JN056565

エビデンスに基づく

精神科看護ケア関連図 改訂版

川野雅資◉編著

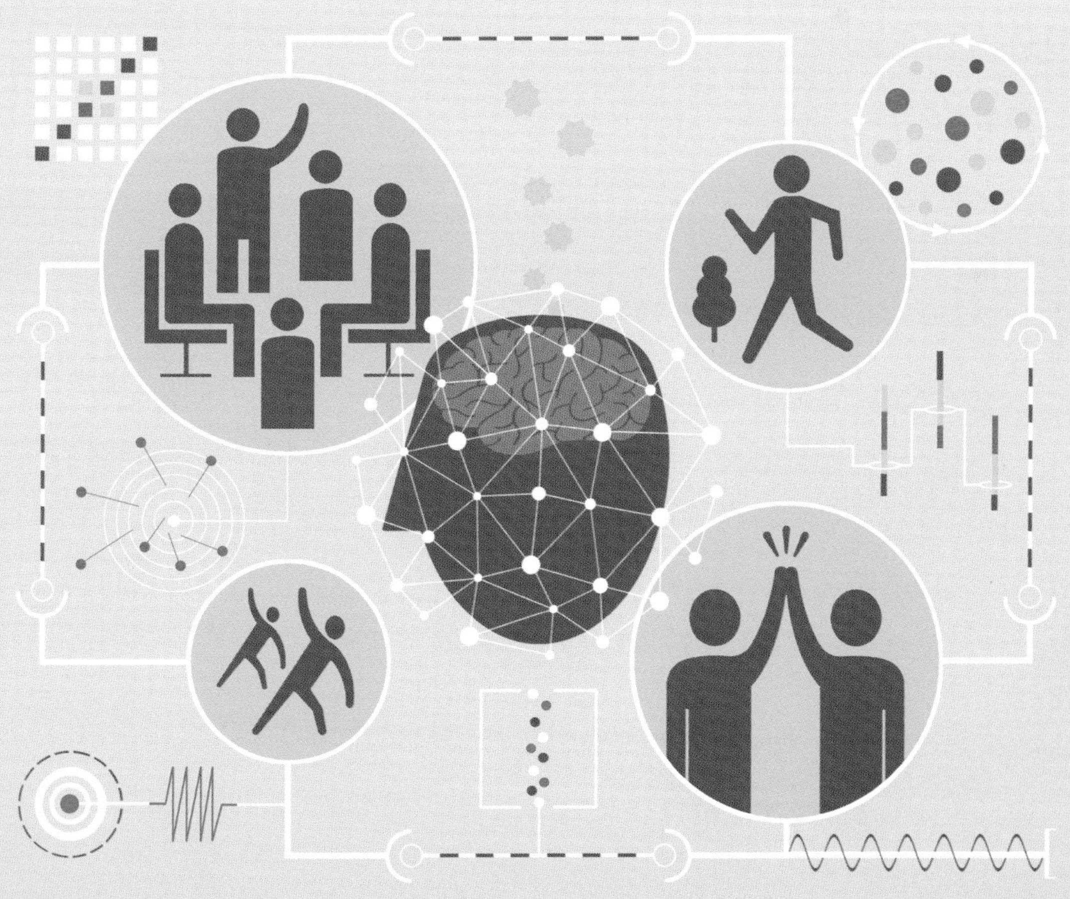

中央法規

改訂版の序文

●

川野雅資

本書『エビデンスに基づく精神科看護ケア関連図』の主旨の第一は，目に見えにくい精神科看護ケアをビジブル（視覚化）することである。その方法として関連図を用いている。もう１つの主旨は最新のエビデンスに基づいているという点である。また，編者が精神科看護の理論的背景として重要視していることの１つである対人関係論を基調にして看護実践を表現している点である。

精神科看護は「対象理解」と表現しても過言ではないであろう。それは，ケアを通して対象を理解し続けることである。そこで重要なのは的確なアセスメントの視点に基づく看護過程の展開である。アセスメントの視点が明確になるように，関連図に発症要因，治療などを示した。

さらに，この改訂版では可能な限り「経過と予後」について記述した。それは経過と予後を見通すことが「今」に重要なヒントを与えるからである。看護過程については，ワンポイントラーニングの事例（p294 参照）である程度編者の考えを記述した。

本書の大きな構成は，初版と同様である。第Ⅰ部では幻覚，妄想など 16 の症状別看護ケアを，第Ⅱ部では統合失調症など 10 の疾患別看護ケアを，第Ⅲ部では，精神科救急看護など 4 の精神科治療に伴う看護ケアを関連図で現し，知識を整理するために 26 のワンポイントラーニングを説明した。そして，初版の発刊（2008 年）から 10 年以上が経過し，精神科看護には多様な変化・革新が生じたことを受けて，この改訂版は，時代のニーズに応えるように内容を最新のものにし，大人の ADHD のように新たな疾患を取り上げ，執筆者もこの要請に応えられる方に依頼した。さらに，トラウマ・インフォームドケアに基づく看護を明示的・暗示的に記したことも改訂版の大きな特徴である。

初版は，非常に多くの読者たちに長きにわたって活用していただき，今回の改訂につながった。この改訂版も初版と同様に，多くの精神科看護ケアにかかわる実践者，教育者，研究者，そして精神科看護を学ぶ学生に活用していただけたら幸いである。

最後になったが前書同様に改訂版も粘り強く細かな校正を手掛けていただいた，中央法規出版の星野哲郎氏に深謝する。

初版の序文

川野雅資

精神看護学はこれまで，個別性，事例性が強調されすぎていた。その背景には，精神疾患そのものに，患者個人の遺伝的要因・生活歴・性格・知的能力・対処能力など，そして家族の患者に対する接し方・理解・取り組みなどと，社会の支援，地域の精神障害への見方などの多様な要因が，経過や予後に影響しているからである。さらに，医療者との信頼関係，受けた医療の水準，医療施設の環境など，医療提供側の要因が大きく影響しているためである。そして，精神保健福祉法，障害者自立支援法などの法律や，地域支援システムなど，わが国の行政の取り組みがこれらの根底を形成しているのである。

このように，病気そのもの，治療そのものという事柄に，患者・家族・医療者・日本という国がもつ精神障害に対する考え方や感情という事柄が幾重にも絡み合って精神疾患の経過・予後を形成していたのである。そのために，一般化するにはあまりにも変動要因が多いと考えてきた。

しかしながら，米国からアウトカムという考え方が導入されて，徐々にエビデンスが紹介されてきた。わが国でもアウトカム研究を実施し，エビデンスが蓄積されるようになってきた。個別性，事例性に，標準的という考え方が組み合わさってきたのである。精神医療にクリニカルパスが導入されてきたのもその流れである。しかしながら精神医療でのクリニカルパスは，必ずしも使いやすいものではない。これを打破するには，標準的ということと個別性ということの兼ね合いができるクリニカルパスの考え方が必要なのであろう。ある程度の看護メニューをもちながら，ある程度の見通しを立てて，個別性に合った看護を提供していく，というテーラーメイドの看護が必要な時代になった。

本書は，精神疾患患者の疾患・状態に応じて，この個別性の有用性を加味しながら，エビデンスに基づきある程度の見通しを立てた看護（テーラーメイド看護）の導きになることを意図したものである。それを関連図として図示した。第Ⅰ部では15の症状別看護を，第Ⅱ部では9つの疾患別看護を，そして第Ⅲ部では4つの精神科治療に伴う看護を示した。そして，全体的に活用できる知識をコラムとして紹介した。

精神看護をこのような考えで紹介する類書は見当たらない。ぜひとも看護学生，臨床看護師，看護教師に活用していただき，内容についてご指導・ご助言を頂ければありがたい。

最後になったが，本書の整理，特に関連図の整理に大変なご尽力を頂いた中央法規出版企画部の澤誠二氏と星野哲郎氏にこの場を借りて深謝する。

凡例

●それぞれの症状疾患などに関する内容は「看護ケア関連図」＋その「解説」というように，２つに分けて構成している。必要と思われる情報は参考文献も含めて掲載した。

●「看護ケア関連図」は，単純化し特殊なもの・個別的なものを除いて，以下の原則に基づいて作成した。

- 誘因・成因を含むその疾患に至る直接的・間接的原因を示した。
- 病態生理学的変化や状態を示した。
- 病態生理学的変化に関連する症状を示した。
- 医師の指示による医学的処置，または福祉的アプローチを示した。
- 観察・アセスメントを含む看護ケアを示した。
- その疾患から生じる全体像について示した。
- 分類，あるいは特殊な部分について示した。
- 看護における判断結果を示した。
- 看護における治療目標を示した。

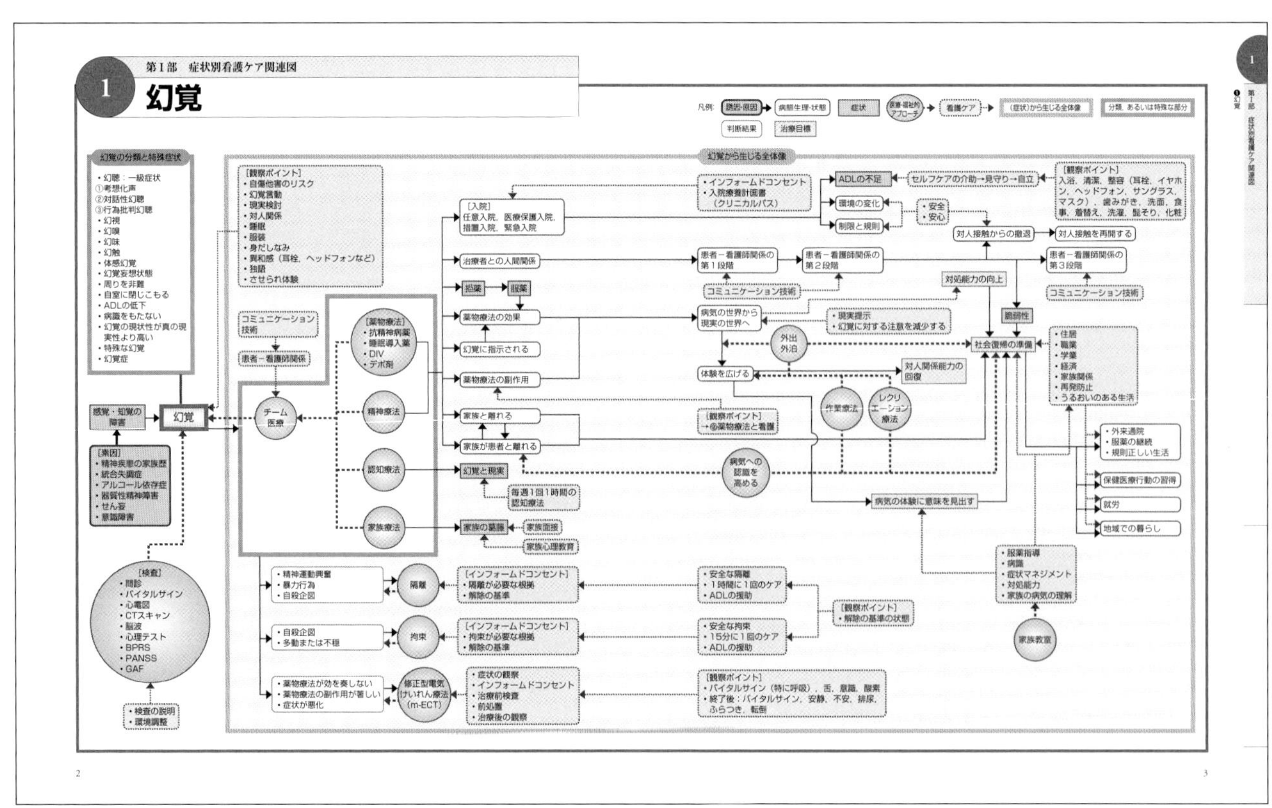

●「解説」では，基本的に以下のような構成をとった。

1　生じるメカニズム

1．定義と具体的症状
2．成り立ち（病態生理）
3．心理社会的反応
4．診断・検査
5．治療
6．治療の経過・予後

2　看護ケアとその根拠

1．観察ポイント
2．看護のポイント
3．治療の第 1 段階における看護
4．治療の第 2 段階における看護
5．治療の第 3 段階における看護

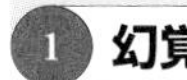

幻覚

I　幻覚のメカニズム

1．幻覚と具体的症状

幻覚（hallucination）は，精神病の代表的な状態像の1つである。「対応する感覚器官への外部の刺激がないのに知覚することで，現実の知覚として体験し，頭の外からくるように感じるものである」[1]と定義される。知覚領域によって，**幻聴**，**幻視**，**幻触**，**体感幻覚**，**幻味**，**幻嗅**などがある。

錯覚（illusion）とは，実際に存在する外界の対象を誤って（歪んで）知覚することである。対象への注意集中が不十分な場合や，不安や恐怖などが強いときに生じ，**錯視**や**錯聴**などがある。

感覚器官の刺激を非常に強く感じる**感覚過敏**，感覚刺激の感じが低下する**感覚鈍麻**，視覚対象が実際よりも大きく見える**大視症**，より小さく見える**小視症**，別の形に見える**変視症**があり，時間体験の異常として，時の経過を速く感じる**時間迅速現象**，遅く感じる**時間緩慢現象**は，気分障害や種々の物質中毒などにあらわれることがある。周囲の状況感覚の時間的記憶の異常として，初めての場面をすでに見たと感じる**既視感（デジャビュ）**と，見なれているはずの場面を初めて見ると感じる**未視感（ジャメビュ）**がある。

幻覚妄想状態は，幻覚と妄想（delusion）を示す精神状態である。幻覚と妄想は，いずれか片方がより顕著にあらわれることがあるものの，幻聴のために妄想を抱くものでも，妄想に没入するために幻聴を聞くものでもない。意味・内容の通じ合う幻覚と妄想が，同時に患者の精神内界に入りこむのである。

幻覚の内容は，妄想のそれに一致して，患者の心を見すかして批判したり，皮肉，非難，叱責するものが多い。

統合失調症の患者は，ほとんどが幻覚妄想状態で，幻覚だけという状態は，むしろまれである。時には，幻覚と妄想の区別がつきにくいこともある。

2．幻覚の成り立ち

幻覚に対して，患者は最初のうちは半信半疑のときもあるが，明瞭な実感を伴うようになると，周囲からの指摘・説得によって判断を変えることはない（**病識欠如**）。

統合失調症性の幻覚（特に幻聴）は，❶全くの意識清明と思われる状態においてあらわれる，❷幻覚状態が過ぎても病識をもたない，❸幻覚の「現実性」は真の知覚とは別の次元の，「より高い」現実性であるかのように見える，❹感覚性の希薄，❺被強制性の性格，❻「声」の「発生源」や「受容」に関する定位の奇妙さがある。総じて統合失調症性の幻覚は，『「対象性」が「主体性」に先行し，「主体性」を支配する状態』であり，この状態は「人間が体験において主体性を保持しうる最後の線がすでに突破された事態」と考えられる。

病因論に関しては，幻覚の発生を感覚器官における興奮の過剰ないし歪みが中枢へ伝達されたものと考える末梢起源説と，幻覚を非感覚的な精神的次元に原発する現象とみなす中枢起源説とがある。知覚の障害とその種類を**［表1］**に示す。

錯覚は，慢性アルコール中毒の振戦せん妄で，幻覚は急性中毒，もうろう状態，意識障害，ある種の急性精神病，LSDや覚醒剤などの精神作用物質，統合失調症，脳器質性，症状性の精神障害の場合に多く生じる。

① 幻聴

幻聴は薬物中毒（覚醒剤），器質性精神障害などでも生じるが，統合失調症で最も多くあらわれる。統合失調症では，意識清明時にさまざまな幻聴，特に人の声が聞こえること（幻声）がしばしば生じる。幻聴との対話は独語としてあらわれる。統合失調症では，思考化声や対話形式，他者の行動に口をはさむ点が特有である。

［表1］知覚の障害とその種類

種類		呈しやすい主な疾患・病態
錯覚		振戦せん妄（慢性アルコール中毒）
幻覚	幻聴	統合失調症
	幻視	意識障害，アルコール・精神作用物質
	幻触	コカイン中毒，統合失調症
	体感幻覚	統合失調症
	幻味	統合失調症
	幻嗅	自己臭恐怖，器質性精神病

幻聴は，単純な物音などの要素的幻聴と，人の声などが聞こえる言語性幻聴がある。統合失調症では，悪口を言われるなど被害的内容をもつ幻聴が多い。

複数の他者が自分の悪口を言い合っているという幻聴は，アルコール幻覚症に多く生じ，被害妄想を伴いやすい。

② 幻視

場面幻視，小動物幻視，小人幻視などがある。せん妄でも幻視があらわれるが，錯視のほうが頻度が多い。統合失調症でも幻視があらわれるが，その頻度は幻聴に比較すると少ないといわれている。

他に，考えている内容が眼の前に書かれて見える（**考想可視**），自分の背後や壁の向こう側に人の姿が見える幻視（**域外幻覚**）もある。

③ 幻触

幻触には，何らかの身体面の基盤が想定されることがあり，コカイン中毒，中高年の慢性幻触症，高年者に多い皮膚寄生虫妄想による。幻触は，触覚機能の幻覚である。

④ 体感幻覚

体感幻覚とは，身体感覚的な幻覚であり，「お腹から破裂音がする」「体を横にすると腹の中のものがなくなってしまう」「触ると手がしびれる」など奇妙でとらえにくいものが多い。統合失調症などであらわれる。

⑤ 幻味

幻味は，実際にはないのに，不快で異常な味がするもので被害妄想を生じやすい。毒のような味がすると食事を拒否する。

⑥ 幻嗅

幻嗅は，不快なにおいを感じる嗅覚の障害で被害妄想を伴っていることが多い。器質性精神病，統合失調症，自己臭恐怖（症）にあらわれる。自己臭恐怖は，自分の身体から不快なにおい（体臭，口臭，ガス，尿臭，腋臭）が漏れ出て他者を不快にして，自分は嫌われていると確信する場合で，思春期に多い。

3．幻覚と心理社会的反応

感覚は外的・内的刺激によってもたらされるものであるが，幻覚の場合は自分で制御することが困難で，現実的なものとして知覚する。内的知覚は外的現実よりも強い影響力をもつようになり，患者はしばしばそれに従って行動する。

これらの幻覚の性質，内容，出現様式，聴覚，視覚，身体感覚について解剖・生理学に基づいた説明は困難で，むしろ妄想と関連した一連の現象である。幻覚に基づいて相手を非難したり，助けを求めたりすることもある。

多くは人からの注目を恐れ，周囲の物音におびえて，家や自室に閉じこもる生活を送るようになる。

指示的性質がいっそう強くなると，日常生活の内容までいちいち命令され，自分の考えや行動が誰かに操られているように感じる（**させられ体験**）。「患者は自分の脳が乗っとられた」「意志の自由がなくなった」などと表現する。このようなときはコントロールを喪失（**無力感**）した感覚になり，強い不安や不穏，精神運動興奮を伴う。幻覚によって意欲の消失ないし低下，自己不確実感を体験する。

4．幻覚の診断・検査

1）診断

シュナイダー（Schneider K）[2]は，統合失調症患者における幻聴と妄想の特異な現象形態に着目して，「控えめながら」これを「一級症状」と呼んで，統合失調症診断の1つの基準と考えた。またコンラッド（Conrad K）[3]は，統合失調症の特徴的な体験のあり方と考え，これをもとに統合失調症の症状，経過を説明した。

統合失調症患者の幻聴の1つをとってみても，妄想や自我障害（作為体験），身体的被影響体験や運動性の言語表出（独語）と密接に融合していて容易に分離できない場合が多い。あるいは，「背景思考が幻聴化する」とすれば，移行期にはそれらの中間形態があらわれる。

シュナイダーの1級症状として重視する幻聴は，❶考想化声（自分の考えが，外から他人や自分のような声で聞こえる），❷対話性幻聴（誰かが自分に話しかけてきて，自分はそれに声を出したりして応答する。または，他人同士が自分について話し合い［対話］をしている），❸行為批評幻聴（自分の行為を細かく批評する声が聞こえる）の3種類が主なものである[4]。

意識障害を伴わない幻覚（統合失調症，アルコール幻覚症など）と意識障害を伴う幻覚（せん妄，もうろう状態（てんかん，ヒステリー），薬物中毒，急性精神病の一部など）の区別が重要である。

知覚の障害は，❶量的な障害，❷質的な障害，❸幻

もくじ

エビデンスに基づく精神科看護ケア関連図 改訂版

第
I
部

症状別看護ケア関連図

1 幻覚

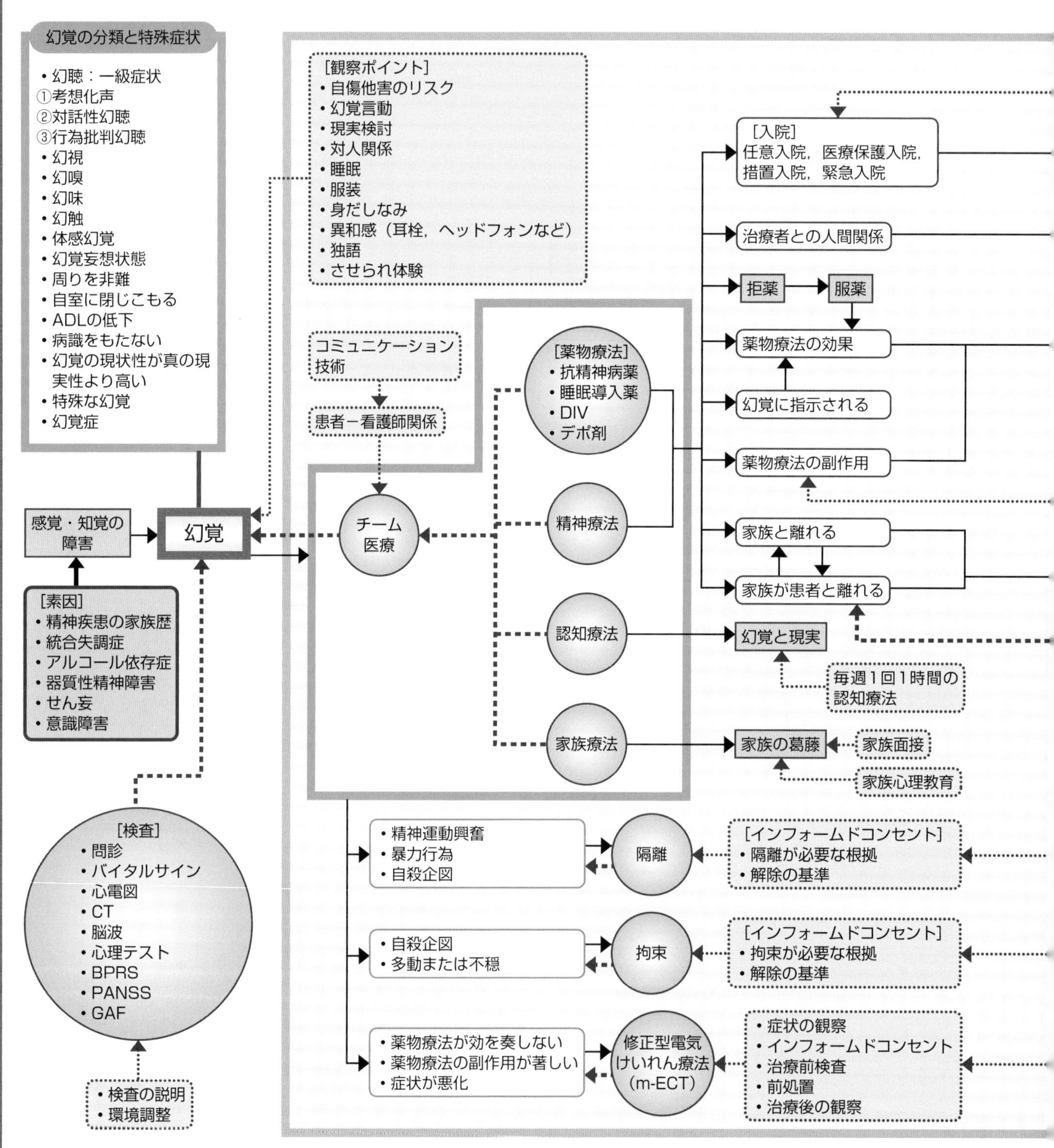
幻覚の分類と特殊症状
・幻聴：一級症状
①考想化声
②対話性幻聴
③行為批判幻聴
・幻視
・幻嗅
・幻味
・幻触
・体感幻覚
・幻覚妄想状態
・周りを非難
・自室に閉じこもる
・ADLの低下
・病識をもたない
・幻覚の現状性が真の現実性より高い
・特殊な幻覚
・幻覚症
[観察ポイント]
・自傷他害のリスク
・幻覚言動
・現実検討
・対人関係
・睡眠
・服装
・身だしなみ
・異和感（耳栓，ヘッドフォンなど）
・独語
・させられ体験
[入院]
任意入院，医療保護入院，措置入院，緊急入院
治療者との人間関係
拒薬
服薬
薬物療法の効果
幻覚に指示される
薬物療法の副作用
コミュニケーション技術
患者－看護師関係
[薬物療法]
・抗精神病薬
・睡眠導入薬
・DIV
・デポ剤
感覚・知覚の障害
幻覚
チーム医療
精神療法
家族と離れる
家族が患者と離れる
[素因]
・精神疾患の家族歴
・統合失調症
・アルコール依存症
・器質性精神障害
・せん妄
・意識障害
認知療法
幻覚と現実
毎週1回1時間の認知療法
家族療法
家族の葛藤
家族面接
家族心理教育
[検査]
・問診
・バイタルサイン
・心電図
・CT
・脳波
・心理テスト
・BPRS
・PANSS
・GAF
・精神運動興奮
・暴力行為
・自殺企図
隔離
[インフォームドコンセント]
・隔離が必要な根拠
・解除の基準
・自殺企図
・多動または不穏
拘束
[インフォームドコンセント]
・拘束が必要な根拠
・解除の基準
・薬物療法が効を奏しない
・薬物療法の副作用が著しい
・症状が悪化
修正型電気けいれん療法（m-ECT）
・症状の観察
・インフォームドコンセント
・治療前検査
・前処置
・治療後の観察
・検査の説明
・環境調整

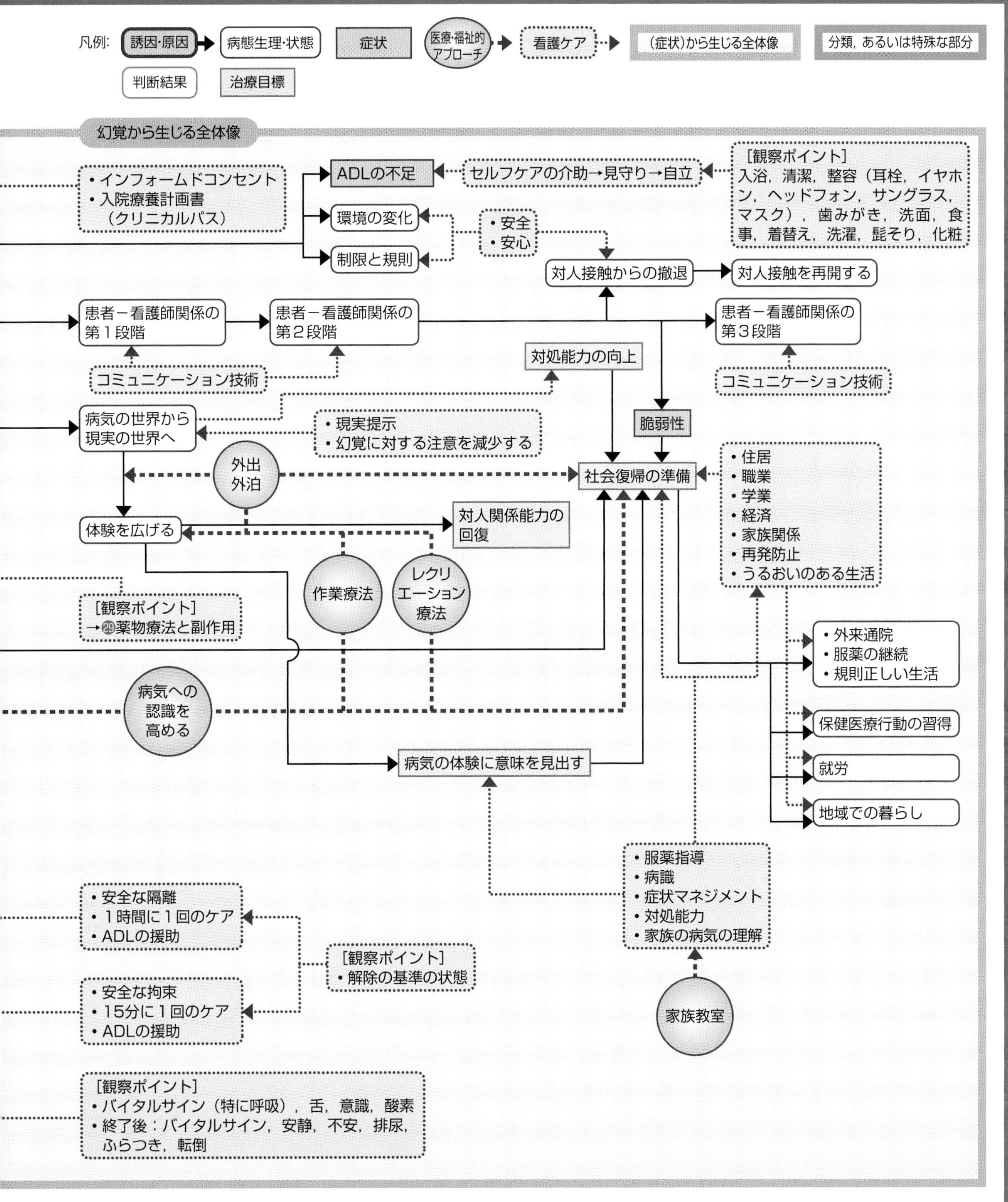
凡例:
誘因・原因
病態生理・状態
症状
医療・福祉的アプローチ
看護ケア
(症状)から生じる全体像
分類，あるいは特殊な部分
判断結果
治療目標
幻覚から生じる全体像
・インフォームドコンセント
・入院療養計画書（クリニカルパス）
ADLの不足
環境の変化
制限と規則
セルフケアの介助→見守り→自立
[観察ポイント] 入浴，清潔，整容（耳栓，イヤホン，ヘッドフォン，サングラス，マスク），歯みがき，洗面，食事，着替え，洗濯，髭そり，化粧
・安全
・安心
対人接触からの撤退
対人接触を再開する
患者－看護師関係の第１段階
患者－看護師関係の第２段階
患者－看護師関係の第３段階
コミュニケーション技術
対処能力の向上
コミュニケーション技術
病気の世界から現実の世界へ
・現実提示
・幻覚に対する注意を減少する
脆弱性
外出
外泊
社会復帰の準備
・住居
・職業
・学業
・経済
・家族関係
・再発防止
・うるおいのある生活
体験を広げる
対人関係能力の回復
作業療法
レクリエーション療法
[観察ポイント] →㉙薬物療法と副作用
・外来通院
・服薬の継続
・規則正しい生活
病気への認識を高める
保健医療行動の習得
病気の体験に意味を見出す
就労
地域での暮らし
・服薬指導
・病識
・症状マネジメント
・対処能力
・家族の病気の理解
・安全な隔離
・１時間に１回のケア
・ADLの援助
[観察ポイント]
・解除の基準の状態
・安全な拘束
・15分に１回のケア
・ADLの援助
家族教室
[観察ポイント]
・バイタルサイン（特に呼吸），舌，意識，酸素
・終了後：バイタルサイン，安静，不安，排尿，ふらつき，転倒

1 幻覚

Ⅰ　幻覚のメカニズム

1．幻覚と具体的症状

幻覚（hallucination）は，精神病の代表的な状態像の1つである。「対応する感覚器官への外部の刺激がないのに知覚することで，現実の知覚として体験し，頭の外からくるように感じるものである」[1]と定義される。知覚領域によって，**幻聴，幻視，幻触，体感幻覚，幻味，幻嗅**などがある。

錯覚（illusion）とは，実際に存在する外界の対象を誤って（歪んで）知覚することである。対象への注意集中が不十分な場合や，不安や恐怖などが強いときに生じ，**錯視**や**錯聴**などがある。

感覚器官の刺激を非常に強く感じる**感覚過敏**，感覚刺激の感じが低下する**感覚鈍麻**，視覚対象が実際よりも大きく見える**大視症**，より小さく見える**小視症**，別の形に見える**変視症**があり，時間体験の異常として，時の経過を速く感じる**時間迅速現象**，遅く感じる**時間緩慢現象**は，気分障害や種々の物質中毒などにあらわれることがある。周囲の状況感覚の時間的記憶の異常として，初めての場面をすでに見たと感じる**既視感（デジャビュ）**と，見なれているはずの場面を初めて見ると感じる**未視感（ジャメビュ）**がある。

幻覚妄想状態は，幻覚と妄想（delusion）を示す精神状態である。幻覚と妄想は，いずれか片方がより顕著にあらわれることがあるものの，幻聴のために妄想を抱くものでも，妄想に没入するために幻聴を聞くものでもない。意味・内容の通じ合う幻覚と妄想が，同時に患者の精神内界に入りこむのである。

幻覚の内容は，妄想のそれに一致して，患者の心を見すかして批判したり，皮肉，非難，叱責するものが多い。

統合失調症の患者は，ほとんどが幻覚妄想状態で，幻覚だけという状態は，むしろまれである。時には，幻覚と妄想の区別がつきにくいこともある。

2．幻覚の成り立ち

幻覚に対して，患者は最初のうちは半信半疑のときもあるが，明瞭な実感を伴うようになると，周囲からの指摘・説得によって判断を変えることはない（**病識欠如**）。

統合失調症性の幻覚（特に幻聴）は，❶全くの意識清明と思われる状態においてあらわれる，❷幻覚状態が過ぎても病識をもたない，❸幻覚の「現実性」は真の知覚とは別の次元の，「より高い」現実性であるかのように見える，❹感覚性の希薄，❺被強制性の性格，❻「声」の「発生源」や「受容」に関する定位の奇妙さがある。総じて統合失調症性の幻覚は，『「対象性」が「主体性」に先行し，「主体性」を支配する状態』であり，この状態は「人間が体験において主体性を保持しうる最後の線がすでに突破された事態」と考えられる。

病因論に関しては，幻覚の発生を感覚器官における興奮の過剰ないし歪みが中枢へ伝達されたものと考える末梢起源説と，幻覚を非感覚的な精神的次元に原発する現象とみなす中枢起源説とがある。知覚の障害とその種類を［表1］に示す。

錯覚は，慢性アルコール中毒の振戦せん妄で，幻覚は急性中毒，もうろう状態，意識障害，ある種の急性精神病，LSDや覚醒剤などの精神作用物質，統合失調症，脳器質性，症状性の精神障害の場合に多く生じる。

① 幻聴

幻聴は薬物中毒（覚醒剤），器質性精神障害などでも生じるが，統合失調症で最も多くあらわれる。統合失調症では，意識清明時にさまざまな幻聴，特に人の声が聞こ

［表1］知覚の障害とその種類

種類		呈しやすい主な疾患・病態
錯覚		振戦せん妄（慢性アルコール中毒）
幻覚	幻聴	統合失調症
	幻視	意識障害，アルコール・精神作用物質
	幻触	コカイン中毒，統合失調症
	体感幻覚	統合失調症
	幻味	統合失調症
	幻嗅	自己臭恐怖，器質性精神病

えること（幻声）がしばしば生じる。幻聴との対話は独語としてあらわれる。統合失調症では，思考化声や対話形式，他者の行動に口をはさむ点が特有である。

幻聴は，単純な物音などの要素的幻聴と，人の声などが聞こえる言語性幻聴がある。統合失調症では，悪口を言われるなど被害的内容をもつ幻聴が多い。

複数の他者が自分の悪口を言い合っているという幻聴は，アルコール幻覚症に多く生じ，被害妄想を伴いやすい。

② 幻視

場面幻視，小動物幻視，小人幻視などがある。せん妄でも幻視があらわれるが，錯視のほうが頻度が多い。統合失調症でも幻視があらわれるが，その頻度は幻聴に比較すると少ないといわれている。

他に，考えている内容が眼の前に書かれて見える（**考想可視**），自分の背後や壁の向こう側に人の姿が見える幻視（**域外幻覚**）もある。

③ 幻触

幻触には，何らかの身体面の基盤が想定されることがあり，コカイン中毒，中高年の慢性幻触症，高年者に多い皮膚寄生虫妄想による。幻触は，触覚機能の幻覚である。

④ 体感幻覚

体感幻覚とは，身体感覚的な幻覚であり，「お腹から破裂音がする」「体を横にすると腹の中のものがなくなってしまう」「触ると手がしびれる」など奇妙でとらえにくいものが多い。統合失調症などであらわれる。

⑤ 幻味

幻味は，実際にはないのに，不快で異常な味がするもので被害妄想を生じやすい。毒のような味がすると食事を拒否する。

⑥ 幻嗅

幻嗅は，不快なにおいを感じる嗅覚の障害で被害妄想を伴っていることが多い。器質性精神病，統合失調症，自己臭恐怖（症）にあらわれる。自己臭恐怖は，自分の身体から不快なにおい（体臭，口臭，ガス，尿臭，腋臭）が漏れ出て他者を不快にして，自分は嫌われていると確信する場合で，思春期に多い。

3．幻覚と心理社会的反応

感覚は外的・内的刺激によってもたらされるものであるが，幻覚の場合は自分で制御することが困難で，現実的なものとして知覚する。内的知覚は外的現実よりも強い影響力をもつようになり，患者はしばしばそれに従って行動する。

これらの幻覚の性質，内容，出現様式，聴覚，視覚，身体感覚について解剖・生理学に基づいた説明は困難で，むしろ妄想と関連した一連の現象である。幻覚に基づいて相手を非難したり，助けを求めたりすることもある。

多くは人からの注目を恐れ，周囲の物音におびえて，家や自室に閉じこもる生活を送るようになる。

指示的性質がいっそう強くなると，日常生活の内容までいちいち命令され，自分の考えや行動が誰かに操られているように感じる（**させられ体験**）。「患者は自分の脳が乗っとられた」「意志の自由がなくなった」などと表現する。このようなときはコントロールを喪失（**無力感**）した感覚になり，強い不安や不穏，精神運動興奮を伴う。幻覚によって意欲の消失ないし低下，自己不確実感を体験する。

4．幻覚の診断・検査

1）診断

シュナイダー（Schneider K）[2]は，統合失調症患者における幻聴と妄想の特異な現象形態に着目して，「控えめながら」これを「一級症状」と呼んで，統合失調症診断の1つの基準と考えた。またコンラッド（Conrad K）[3]は，統合失調症の特徴的な体験のあり方と考え，これをもとに統合失調症の症状，経過を説明した。

統合失調症患者の幻聴の1つをとってみても，妄想や自我障害（作為体験），身体的被影響体験や運動性の言語表出（独語）と密接に融合していて容易に分離できない場合が多い。あるいは，「背景思考が幻聴化する」とすれば，移行期にはそれらの中間形態があらわれる。

シュナイダーの1級症状として重視する幻聴は，❶考想化声（自分の考えが，外から他人や自分のような声で聞こえる），❷対話性幻聴（誰かが自分に話しかけてきて，自分はそれに声を出したりして応答する。または，他人同士が自分について話し合い［対話］をしている），❸行為批評幻聴（自分の行為を細かく批評する声が聞こえる）の3種類が主なものである[4]。

意識障害を伴わない幻覚（統合失調症，アルコール幻覚症など）と意識障害を伴う幻覚（せん妄，もうろう状態（てんかん，ヒステリー），薬物中毒，急性精神病の一部など）の区別が重要である。

知覚の障害は，❶量的な障害，❷質的な障害，❸幻覚，❹失認という項目からなり，❸幻覚はさらに，a）感覚領域の幻覚，b）仮性幻覚，c）特殊な幻覚，d）幻覚症の４つに分類できる。

２）検査

検査は，特に，包括的評価尺度である簡易精神症状評価尺度（Brief Psychiatric Rating Scale：BPRS，18項目）や陽性・陰性症状評価尺度（Positive and Negative Syndrome Scale：PANSS，30項目）を用いることが多い。

BPRSで，そのまま幻覚に関する項目は「幻覚」であるが，その他の「心気的訴え」「不安」「緊張」「敵意」「運動減退」「非協調性」「情動鈍麻」「興奮」なども幻覚とかかわりがある項目である。

PANSSの陽性症状を評価する７項目のうち，そのまま幻覚を評価する「幻覚」という項目の他に，「概念の統合障害」「興奮」「誇大性」「猜疑心」「敵意」の５項目も幻覚とかかわりがある項目である。陰性症状を評価する７項目のうちそのまま幻覚とかかわる項目はないが，「情動の平板」「情動的ひきこもり」「疎通性の障害」「受動性／意欲低下による社会的ひきこもり」「会話の自発性と流暢さの欠如」の５項目も幻覚と関連している。総合精神病理を評価する16項目のうち，直接幻覚を評価する項目はないが，すべてが幻覚とかかわりがある評価項目である。

５．幻覚の治療

１）薬物療法，隔離，拘束，身体療法

幻覚そのものには，抗精神病薬の治療をまず優先する。強固な幻覚にはリスペリドン（リスパダール®）６～９mgを単剤で処方する。時には，リスパダール®液を処方することがある。この場合は，副作用の恐れがあるので抗パーキンソン病薬も合わせて処方する。

精神運動興奮を伴う幻覚や暴力や自殺の危険性があり，どのような治療看護を行っても防ぎきれないときは，隔離室を使用する。治療効果が上がらないときには修正型電気けいれん療法（modified Electroconvulsive Therapy：m-ECT）を行うことがある。

軽度の幻覚にはリスパダール® ２mgを単剤で処方する。抗パーキンソン病薬は処方しないことが多い。遷延化した幻覚にはオランザピン（ジプレキサ®）５～15mgや塩酸ペロスピロン水和物（ルーラン®）24～48mgを処方する。

多量の抗精神病薬は副作用が強いので，抗パーキンソン病薬を同時に処方することが多い。

２）精神療法

まず，患者の氏名を優しく呼んで，関心を向けてもらう。患者はどのような幻覚を体験しているのか，問いかける。事実だけを聞き，否定したり批判しない。幻覚を体験しているときは，どのような感情が生じるのかを問いかけて，そのような感情が生じるとしたらつらいであろう，という幻覚の出来事ではなく，幻覚を体験している患者の気持ちに共感を示す。そして，次のことを患者に提案し，患者にできることを支援する。

①患者には気を散らす工夫を提案する。例えば，幻聴の患者にはヘッドフォンで音楽を聴く。視覚的な幻覚を体験している患者には，その場を離れて何も感じない場所を見出す。離れることができない場合は，その場所でゲーム機など興味がある活動を行う。野外の活動や家族で食事に行くなど，いつもと違う活動を取り入れる

②患者に幻覚を受け入れるように支援する。これは幻覚は自分の生活の一部分である，と理解して幻覚とともに生活する，と考え方を転換するようにする

③患者が幻覚から離れるように支援する。例えば，患者が幻覚に「消えてもらう」ように指示する。今から作業療法に参加するから作業療法が終わるまでは「消えていて」と幻覚に指示する。慣れてくると，自然にその時間は幻覚が消える

Ⅱ　幻覚の看護ケアとその根拠

１．副作用の観察

看護師は患者に副作用が生じていないか，具体的には，抗コリン作用，パーキンソン症候群，悪性症候群，水中毒の徴候（→㉙薬物療法と副作用）がないか観察する。

２．副作用への対応

患者が薬物療法の副作用で苦痛を感じていないか，苦痛を感じている場合は感じている苦痛と客観的に判断できる状態とを照合して，対策を考える。可能な対策は実行する。主治医に報告し処方の検討を行うこともあろ

う。

看護師は，検討の結果にかかわらず，患者に「幻聴」の苦しみを取り除く時期であること，対処できる対策はとっていることを伝え，この時期を一緒に乗り越えるように看護師が自己提供を行う。

3．治療の第1段階における看護

1）患者との間に信頼関係を築くこと

幻覚が強く，自分を傷つける（自傷，自殺），他者を傷つける（他害）行為があり，どのように治療してもその行動が鎮まらない場合に，精神保健福祉法に基づいて隔離・拘束を行うことがある。また興奮が著しい場合，治療効果が上がらない場合には m-ECT を行うこともある。

看護師は，患者との間に信頼関係を築くことが重要で，安心して，安全な治療・看護を患者は受けられていることを保証する。

この時期に幻覚の内容や治療の影響を評価することは重要ではあるものの，症状のチェックをするような面接および患者の幻覚の内容に看護師が興味をもっていろいろと問いかけることは，好ましくない。むしろ行動の変化，生理的覚醒度の変化，認知的対応行動について観察力を発揮する。

2）患者が幻聴で苦しんでいる場合

患者が幻聴で苦しんでいる場合には，刺激的音楽や喧噪を求めるか，姿態の変化（座る，横たわる，立つ，歩く，走る）がないか，人との接触を避けるか，知覚刺激を減少させる行動（例えば，耳を塞ぐ，耳栓をする，目を閉じる）がないか，安静にしていて頭から掛け物を掛けて丸くなって寝ているか，または「声」に対する注意を減少させ（無視する，考えをやめる，他のことを考える）たり，「声」を抑え（「静かにしろ」「あっちへ行け」と言う）たり，「声」を説得したり，それと論争したり，「声」を受け入れ（注意深く聞く，内容を繰り返す，その指示に従う）ているかを観察する。

患者は入院という環境に安心できないことが多い。例えば，「ナースコールのコードから覗かれている」「看護師が自分の噂をしている」などのようにである。このような患者の気持ちを推察して，説明をていねいに行う，ケアを行う前には患者に説明して患者が了承したときに行うことによって，入院と治療が安心できるものであることを保障する。

特に，幻覚によって不足している睡眠，休息，栄養，水分摂取，排泄への援助を行う。

患者は徐々に現実の世界にいる時間が多くなり，幻覚の世界から離れられるようになる。認知療法などの精神療法，家族への心理教育などの家族療法も併用する。

4．治療の第2段階における看護

1）患者・家族への教育

幻覚の世界から徐々に離れられるようになったら，順次薬物療法を軽減する。患者は「自分が苦しんでいたのは幻覚のせいなのだ」と自覚することがあるので，この時期に病気への理解を促すこと，薬物療法が功を奏していること，休息したことが助けになること，信頼感をもてる人とのかかわりが重要であることを教育する。

家族も交えて，服薬指導，症状マネジメント，対処能力をつけること，患者は病気であったことなどの理解を深め，家族も同様に患者の病気について理解を深める。

患者は自分の病気が何であるかを気にすることが多い。患者は「どこが悪いのか」「病気は何であるか」について主治医に問いかけることがある。主治医の説明を看護師も理解し，患者がわからなくなって看護師に問いかけてきたときは，主治医の説明と同様の言葉で主治医の説明を補完する。

説明を受けた患者は不安や当惑を覚えることになるので，看護師は患者の気持ちに添いながら，心配なことはいつでも話し合えること，チームで支えることとともに，相談にのるスタッフの名前と職種を伝える。

2）セルフケア能力への支援

看護師は，「○○様が感じたことは，現実には生じていないことをあたかも現実に生じていることのように感じているだけ」などと伝えることが重要である。患者は徐々にセルフケア能力が高まり，日常的な生活はかなり自立できるようになっているので，不足しているところを支援する。

外出や外泊が重要な治療になる。社会の刺激の中で幻聴が出てきそうになったり，実際に出てくるかもしれない。決して無理はしないで，幻聴が強くなったときは頓服薬を飲む，横になる，家族と会話することなど，自分に合った対処の仕方を試行し体得する機会になる。外泊時には，病いの症状があらわれたら困るという気持ちをもちつつ，生活する大変さや病気の症状が実際にあらわれそうになるときの不気味さや焦りと闘って生活していることに理解を示す。また，服薬を確実に行うにはどうしたらいいのかということも体験する。このようなことで対処能力が向上する。

5．治療の第３段階における看護：回復期

1）脆弱な精神機能の理解

患者と家族は社会復帰の準備をする。仕事（家事を含む）を開始する，余暇活動（趣味，音楽，読書，テレビ鑑賞）を開始する，対人接触を開始する，身体運動をする時期である。

幻覚によって傷ついた精神機能は，脆弱性が完全には払拭されない。過重なストレス，予測外の出来事には対処できないことが多い。どのようなストレスが幻聴の出現などの増悪に結びつきやすいのかということ，そして患者の精神機能は脆弱であることを患者も家族も理解しなくてはならない。

無理をしないで，支援を得て，徐々に社会生活に溶け込んでいくことを修得する。家族からどのような支持を受けたらいいか，医療スタッフや社会の中で，どのような支援を受けたらよいかという体験が退院後に生きてくる。

幻覚が完全に消失するとは限らない。患者は幻覚が生じても，現実の世界では幻覚は生じていないこと，幻覚の「対象性」が「主体性」を支配しないことを実感すれば，幻覚に影響を受けることなく生活ができる。

2）正確な服薬の継続

安定した生活を送るには，外来通院を継続して，服薬を正確に行うことである。コンプライアンスを高め，維持し続けるように，患者も家族も，そして医療スタッフも注意し支え続ける。１回でも飲み忘れることが，やがて幻覚の再燃につながるので確実に服薬することを支える。

3）病いの共有

看護師は，次なる医療スタッフ・福祉スタッフとの橋渡しをして，患者との関係を終結する。看護師も患者も家族も，今回の幻覚という病気，入院という体験から学習したことを今後の人生に生かしていくことを共有する。

6．病気の体験に意味を見出す

幻覚は苦しい体験だったけれども，自分の生活をどのように整えるかを修得できたこと，家族に支えられたこと，助けを求める求め方がわかったこと，など今回の病気の体験，入院という体験で学んだことを患者が実感できるように看護師が支援する。

同様に，家族にも行う。患者と家族とともに，つらさを分かち合いながら，真摯な気持ちで，その中で教えてくれたことは何だったのかを吟味する。

患者や家族は宗教心とは別に，今回の体験は「まさにギフトだった」と表現することがある。幻覚という病気と闘おうとすると苦しいことが次から次に襲ってくるが，病いを「受け入れる」ことができれば，自然と幻覚という病いと一緒に生活できることを学ぶ。闘うのではなく，受け入れて，病気とともに生きていく。この感覚を実感すると，肩の力が抜けて，絶望の中に希望が生まれてくるのを感じる。まさに，光が差してくるのである。自然体を体感することがあると，人生は「かえって病気になってよかった」「幻覚という病が教えてくれた」と感じられるようになる。

7．家族への支援

患者の家族は，例えば，隣の部屋に聞き耳を立てている，窓を開けて「うるさい」と大きな声で叫ぶ，電気から声が聞こえるといって家中の電線をすべて切ってしまうなど病気が発症したころからの異変に気がつき，困惑していることがある。「変だ」と感じていながらもどうしていいのかわからないでいる。受診につながるのに時間を要することがあるが，その当時の恐怖心や早く受診すればよかったという後悔の気持ちが拭えない。

入院して，しばらく患者と離れることで冷静になると同時に，将来に対して悲観的になるなど，複雑な心情で面会に行くことができない家族もいる。

したがって看護師は，そのような家族の複雑な心情に配慮して，面会に来たときには家族の心労をねぎらう。病院によっては定期的な家族面接が組み込まれている病院があり，入院時にそのことを理解して入院している家族には支援の機会が保証されることになる。

入院治療の慌ただしさが一段落したら，家族教室で同様の体験をしている家族同士で支え合う家族心理教育によって，病気の理解と幻覚の理解をし，対処方法を学習してもらう。特に，外出，外泊時の支援と退院後の通院

と服薬，そして患者がストレスをためないように支援する。家族ができている強みを支え，家族も楽しみを見出す活動をともに考えるように支援する。

[川野雅資]

《引用文献》

1) Gelder M, Mayou R, Geddes J 著，山内俊雄監訳：オックスフォード精神医学．p4，丸善，2007．

2) Schneider K，平井静也・他訳：臨床精神病理学．文光堂，1962．

3) Conrad K，中井久夫監訳：分裂病のはじまり．医学書院，1962．

4) 精神医学担当者会議監，山内俊雄，小島卓也，倉知正佳編：専門医をめざす人の精神医学，第2版．医学書院，2004．

《参考文献》

1) Travelbee J，長谷川浩・他訳：トラベルビー人間対人間の看護．医学書院，2006．

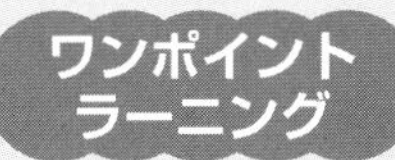

病識

1）病識

統合失調症の患者は，体験していることに対して，「自分が病気であるという正しい認識」[1] が欠如していることが多い。それは，統合失調症の代表的な症状である妄想により自分の世界を体現しているからである。そして，患者が，治療を受けることにより体現したことに向き合い省みることができるとき，私たちは「病識がある」と判断する．

「病識」について加藤[2] は，「個々の諸症状をもつ病がひとつの全体としてとらえ，どんな病気かについて客観的な正しい判断をし，病気の重さについて客観的に正しい理解をする」とまとめている．

「病識がある」ことで，精神障害者は地域で生活をしていくために，服薬を継続し再入院を防ぐことができる．そのため，服薬を継続するために心理教育を行い，かかわりをもつことにより病識をもてるようになることを挙げている[3]。「病識がある」ことにより，調子を崩せば受診行動を起こし悪化を防ぎ，地域で生活を続けることができる。

2）疾病意識（病感）

疾病意識（病感）とは，「病であるという感じ」「変化しているという感じ」の出現と定義されている[2]．患者は，はっきりと病気であると確信できていないが，何か困ったことが起きているという感覚をもち，何とかして欲しいと思い，誰かに付き添われて受診する。このように患者にはっきりと病識のように「病気に対する正しい知識」[1] がなくとも，看護師がまたは医療者が生活をしていくための困りごとや苦痛に感じていることに耳を傾け治療・援助していくことが重要である．

[曽谷貴子]

《文献》

1) 竹島正浩，清水徹男著，吉松和哉・他編：精神看護学Ⅰ　精神保健学，第6版．p224，ヌーヴェルヒロカワ，2015．

2) 加藤敏：統合失調症における病感（疾病意識），病識（疾病洞察）―治療導入・継続に向けた精神病理学の視点．精神科治療学 30（9）：1163-1172，2015．

3) 吉尾隆：服薬指導と病識―統合失調症患者に対する服薬指導が病識に及ぼす影響．精神科治療学 30（9）：1181-1185，2015．

2 妄想

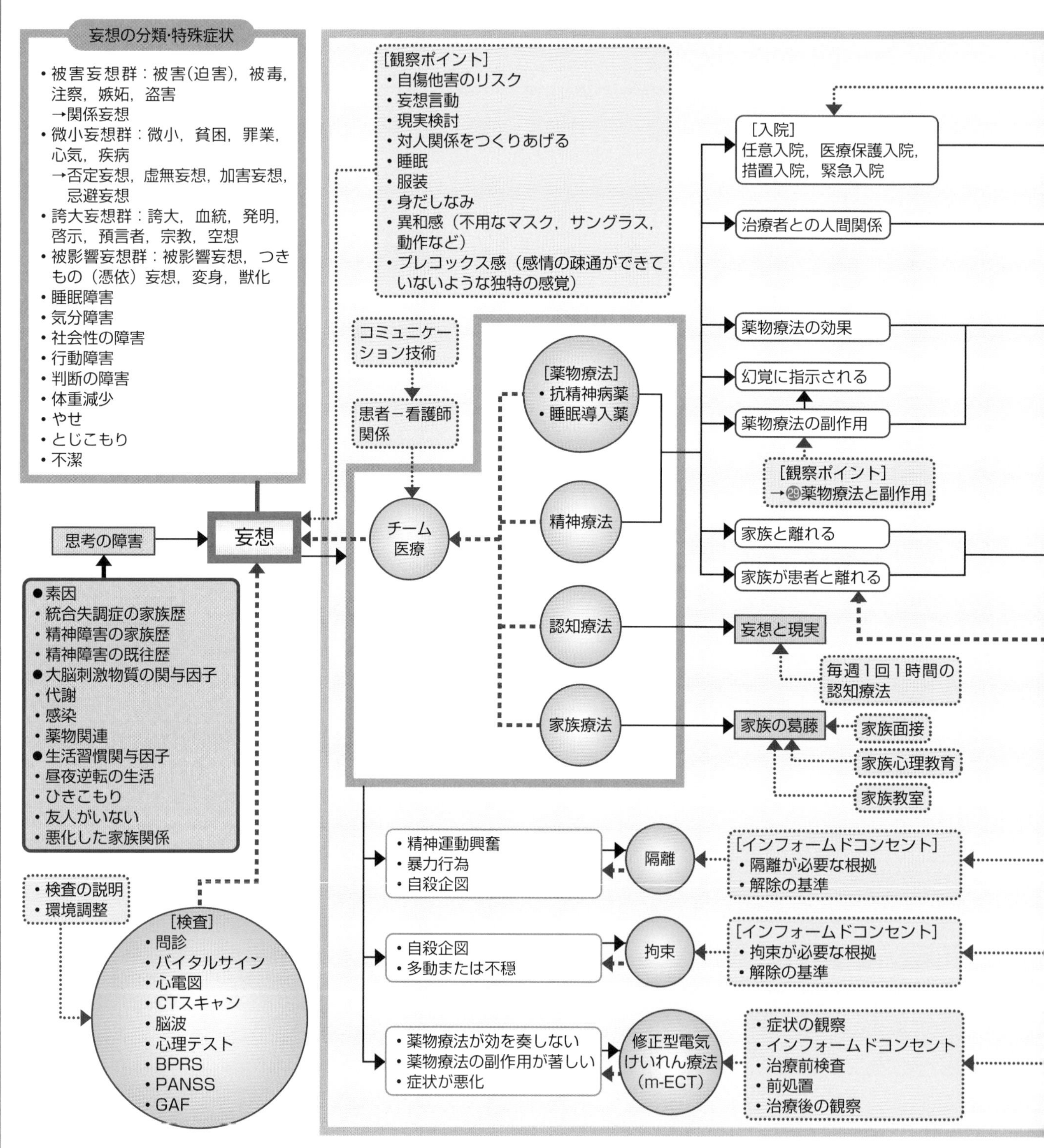
妄想の分類･特殊症状
・被害妄想群：被害(迫害)，被毒，注察，嫉妬，盗害
→関係妄想
・微小妄想群：微小，貧困，罪業，心気，疾病
→否定妄想，虚無妄想，加害妄想，忌避妄想
・誇大妄想群：誇大，血統，発明，啓示，預言者，宗教，空想
・被影響妄想群：被影響妄想，つきもの（憑依）妄想，変身，獣化
・睡眠障害
・気分障害
・社会性の障害
・行動障害
・判断の障害
・体重減少
・やせ
・とじこもり
・不潔
[観察ポイント]
・自傷他害のリスク
・妄想言動
・現実検討
・対人関係をつくりあげる
・睡眠
・服装
・身だしなみ
・異和感（不用なマスク，サングラス，動作など）
・プレコックス感（感情の疎通ができていないような独特の感覚）
思考の障害
妄想
●素因
・統合失調症の家族歴
・精神障害の家族歴
・精神障害の既往歴
●大脳刺激物質の関与因子
・代謝
・感染
・薬物関連
●生活習慣関与因子
・昼夜逆転の生活
・ひきこもり
・友人がいない
・悪化した家族関係
・検査の説明
・環境調整
[検査]
・問診
・バイタルサイン
・心電図
・CTスキャン
・脳波
・心理テスト
・BPRS
・PANSS
・GAF
コミュニケーション技術
患者－看護師関係
チーム医療
[薬物療法]
・抗精神病薬
・睡眠導入薬
精神療法
認知療法
家族療法
[入院]
任意入院，医療保護入院，措置入院，緊急入院
治療者との人間関係
薬物療法の効果
幻覚に指示される
薬物療法の副作用
[観察ポイント]
→29薬物療法と副作用
家族と離れる
家族が患者と離れる
妄想と現実
毎週1回1時間の認知療法
家族の葛藤
家族面接
家族心理教育
家族教室
・精神運動興奮
・暴力行為
・自殺企図
隔離
[インフォームドコンセント]
・隔離が必要な根拠
・解除の基準
・自殺企図
・多動または不穏
拘束
[インフォームドコンセント]
・拘束が必要な根拠
・解除の基準
・薬物療法が効を奏しない
・薬物療法の副作用が著しい
・症状が悪化
修正型電気けいれん療法（m-ECT）
・症状の観察
・インフォームドコンセント
・治療前検査
・前処置
・治療後の観察

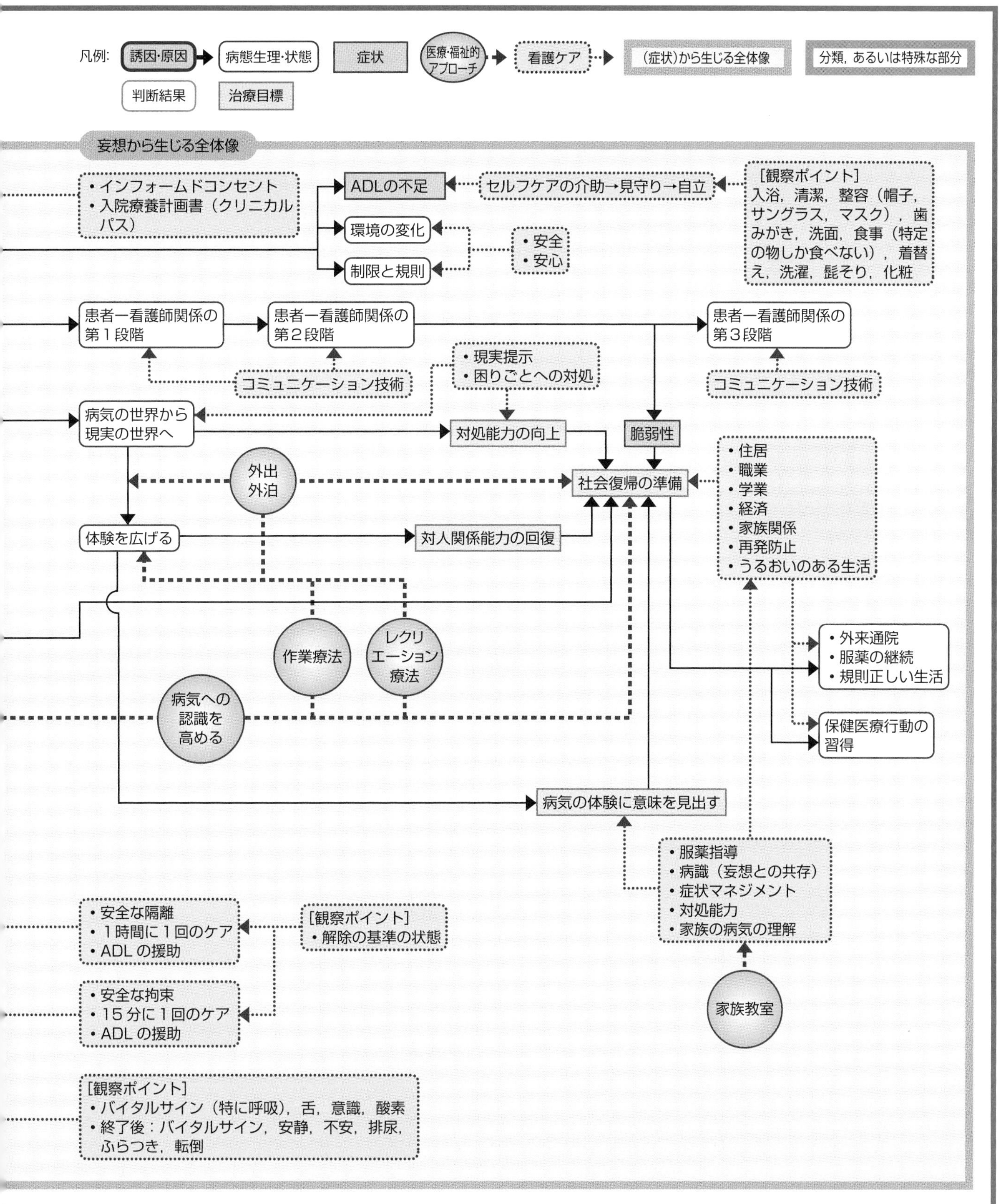
凡例:
誘因・原因
病態生理・状態
症状
医療・福祉的アプローチ
看護ケア
(症状)から生じる全体像
分類，あるいは特殊な部分
判断結果
治療目標
妄想から生じる全体像
・インフォームドコンセント
・入院療養計画書（クリニカルパス）
ADLの不足
セルフケアの介助→見守り→自立
[観察ポイント]
入浴，清潔，整容（帽子，サングラス，マスク），歯みがき，洗面，食事（特定の物しか食べない），着替え，洗濯，髭そり，化粧
環境の変化
制限と規則
・安全
・安心
患者ー看護師関係の第１段階
患者ー看護師関係の第２段階
患者ー看護師関係の第３段階
コミュニケーション技術
・現実提示
・困りごとへの対処
コミュニケーション技術
病気の世界から現実の世界へ
対処能力の向上
脆弱性
外出
外泊
社会復帰の準備
・住居
・職業
・学業
・経済
・家族関係
・再発防止
・うるおいのある生活
体験を広げる
対人関係能力の回復
作業療法
レクリエーション療法
病気への認識を高める
・外来通院
・服薬の継続
・規則正しい生活
保健医療行動の習得
病気の体験に意味を見出す
・服薬指導
・病識（妄想との共存）
・症状マネジメント
・対処能力
・家族の病気の理解
家族教室
・安全な隔離
・１時間に１回のケア
・ADL の援助
[観察ポイント]
・解除の基準の状態
・安全な拘束
・15 分に１回のケア
・ADL の援助
[観察ポイント]
・バイタルサイン（特に呼吸），舌，意識，酸素
・終了後：バイタルサイン，安静，不安，排尿，ふらつき，転倒

2 妄想

Ⅰ　妄想のメカニズム

1．妄想と具体的症状

妄想（delusion）とは，内因性精神病の代表的な状態像の1つである。現実には起こりえていないのに，本人には強い確信となる思考形態である。他者からの訂正には応じることができず，あまりに訂正を強いると本人は訂正している他者に強い不信感を抱く。

妄想の主題は，大きく［表1］の4つに分類できる。

2．妄想の成り立ち

妄想は，漠然とした不自然な雰囲気を感じる妄想気分，具体的な意味を感じる妄想知覚，周りに関係なくおのずとわき上がってくる妄想着想に成り立ちが分けられる。

1）妄想の経過[1)]

妄想を体験している人は，はじめは妄想の内容に半信半疑であったものが，次第に確信へと進む。妄想の主題は微小妄想から始まり，被害妄想を経て，誇大妄想へと向かう。いくつかの妄想体験が結びつき，理屈が通るように整理されて，本人の中で矛盾がないように体系立てられる。さらに長い年月の間に荒唐無稽なものに変化する。

［表1］妄想の主題

①被害（迫害），被毒，注察，嫉妬，盗害妄想などの被害妄想群があり，関係妄想に結びつきやすい

②微小，貧困，罪業，心気，疾病妄想などの微小妄想群があり，否定妄想，虚無妄想，加害妄想，忌避妄想などと結びつきやすい

③誇大，血統，啓示，預言者，宗教，空想妄想などの誇大妄想群

④被影響妄想，つきもの（憑依）妄想，変身，獣化妄想などの被影響妄想

2）妄想が生じる病態生理

妄想は，思考の障害で，統合失調症に顕著にあらわれる。本人の病歴と家族の病歴が素因になることがある。その他の精神障害，例えばうつ病，躁病，パーソナリティ障害，薬物依存にもあらわれるので病歴を知ることが必要になる。

大脳刺激物質の関与による器質的な脳の障害・萎縮も素因になる。代謝，感染，薬物の影響もある。

生活習慣が妄想を増強させる可能性があるので，昼夜逆転の生活やひきこもり，友人がいない，悪化した家族関係は，現実の世界から妄想の世界へと導きやすくなる。

3．妄想と心理社会的反応

妄想が生じることによって，二次的に昼夜逆転，入眠困難などの睡眠障害，イライラ，不安，恐怖，興奮などの気分障害，不登校，出社拒否，ひきこもりなどの社会性の障害が起こり，自ら積極的あるいは健全な対人関係を作り上げることが難しくなる。

また，あちこち歩き回る，不要なマスクをする，室内でサングラスをかける，電気のコードを切断する，布団の下に包丁を隠すなどの行動障害が生じ，身だしなみが場に不適切であったり，違和感を感じることがある，突然不要な契約解除をする，行方不明になるなどの判断の障害が生じやすい。精神障害者独特の感情の疎通性のなさを感じるプレコックス感をあらわす。

4．妄想の診断・検査

検査としては，特に，包括的評価尺度である簡易精神症状評価尺度（Brief Psychiatric Rating Scale：BPRS，18項目）[2)]や陽性・陰性症状評価尺度（Positive and Negative Syndrome Scale：PANSS，30項目）[3)]を用いることが多い。

① 簡易精神症状評価尺度（BPRS）

BPRS で直接妄想に関する項目として，不自然な思考内容について質問する項目がある。例えば，「他人の考えがあなたの頭に入り込んだり，あなたの考えが他人に抜き取られたりしますか」と問うことで，異常，奇妙，風変わり，あるいは奇異な思考内容（思考吹入，思考奪取，思考伝播など），会話内容の不自然さの程度を評価し，さらに会話の解体の程度を評価する。

② 陽性・陰性症状評価尺度（PANSS）

PANSS には，陽性症状を評価する７項目に直接妄想を評価する「妄想」という項目がある。その他に，「概念の統合障害」「興奮」「誇大性」「猜疑心」「敵意」の５項目も妄想とかかわりがある項目である。

陰性症状を評価する７項目があり，そのうち直接妄想とかかわるのは「常同的思考」であるが，他の６項目の「情動の平板」「情動的ひきこもり」「疎通性の障害」「受動性／意欲低下による社会的ひきこもり」「抽象的思考の困難」「会話の自発性と流暢さの欠如」も妄想と関連する。

総合精神病理を評価する 16 項目のうち，直接妄想を評価する「不自然な思考内容」のほか，他の 15 項目も妄想とかかわりがある評価項目である。

5．妄想の治療

1）薬物療法

妄想そのものには，抗精神病薬による治療をまず優先する。強固な妄想にはリスペリドン（リスパダール®）４～６mg を単剤で処方する。時には，リスパダール® 液を処方することがある。この場合は，副作用の恐れがあるので抗パーキンソン病薬も合わせて処方する。

軽度の妄想にはリスパダール® ２mg を単剤で処方する。抗パーキンソン病薬は処方しないことが多い。

遷延化した妄想にはオランザピン（ジプレキサ®）５～15mg や塩酸ペロスピロン水和物（ルーラン®）24 ～48mg を処方する。多量の抗精神病薬は副作用が強いので，抗パーキンソン病薬を同時に処方することが多い。

2）身体療法

妄想により興奮，不穏，そして自殺の危険性が切迫している場合で，薬物療法やどのような対応をしても危険性が防ぎきれない場合に，隔離・拘束を用いることがある。または，修正型電気けいれん療法（m-ECT）を選択する場合がある。

3）精神療法

基本的には支持的，共感的に接する。患者が妄想の世界に取り込まれているときには，「そう考えているのですね。そう考えているとつらいですね」と共感を示す。妄想の内容に関心を寄せるのではなく，妄想の内容にとらわれているとしたら，どんな感情がわくだろうということに関心を寄せて，その感情を言葉で表現する。そして「そう考えていることが眠れないことになっているのでは」と，否定はせずに，生活の困りごとに結びつける。

しばらくすると，「私には，そうは思えない」ということが効果的なことがある。強く否定はしないが，看護師自身の考えを伝える。時には，精神科医とともに症状の説明をすることがよいことがある。また，精神科医，薬剤師とともに「この薬がその考えから離れさせてくれる」ということが有効である。入院生活の不便さ，患者の希望など患者のニードに関心を寄せて，かなえられることを実現する。

4）認知療法

急性の妄想状態の患者には，「被害的なことを考えているけれども，実際にはそのことが生じましたか」と問いかける。「もしかすると，一人でそのように考えていたのかもしれないですね」と患者が妄想を客観化できる言葉をかける。あるいは「ずっとそのことばかり考えているのですね。どんなときに考えないでいられますか」と問いかけて「考えから離れられる時間を増やしましょう」と提案することが可能である。

これは，認知行動療法的な対応である。患者の状態と関係性の深さによって使い分ける。

5）家族療法

家族は，患者の病気を受け入れられない，病気を理解できない，患者が繰り返し妄想内容を言うときの患者への対応の仕方がわからない，などのために疲労しきっていることがある。

そのような家族には，まず，家族の心情を察して，受け止め，「大変でしたね」とか「疲れきりましたね」と共感を示す。そして，心理教育的に，病気の説明や治療の説明をしたり，対処の仕方を伝えることが役に立つ。

また，家族成員が複数の場合には家族間の意見や態度の違いがストレスになることがある。一方，一人で患者の世話をしてきた家族の場合には，その疲労感と今後への不安が強いものである。時には，家族会が助けになることがあるので，家族療法と家族会への参加を促すことが功を奏することがある。

6．思考障害の横断経過・予後予測[4)]

統合失調症では，急性期を過ぎると思考障害が改善することが多いが，躁病や統合失調感情障害と比較すると残存する率が高い。

慢性期において，思考障害が重症であればあるほど，その後の社会適応は不良で，再発率が高い。

急性期における陰性思考障害が重症であるほど，6カ月後の全般的評価が低い。

統合失調症において，2年間の再発の有無は思考障害が他の精神症状よりもよく予測しうる。躁病においても3年間の再発の有無のよい予測因子となる。

Ⅱ　妄想の看護ケアとその根拠

1．副作用の観察

看護師は患者に副作用が生じていないか，具体的には，抗コリン作用，パーキンソン症候群，悪性症候群，水中毒の徴候（→㉙薬物療法と副作用）がないか観察する。

2．副作用への対応

看護師は，患者が薬物療法で苦痛を感じていないか，ある場合は感じている苦痛に対して対策をとる。精神科医師，薬剤師と相談して，薬剤を変更する。または副作用に対処する薬剤などを処方する。このように対策をとっていることを伝え，「今は病気のつらい症状を取り除いている時期であるから，苦しいことに対処しながら一緒に頑張って乗り越えていく」ことを伝える。

3．治療の第1段階における看護

妄想が強くて，自分を傷つける（自傷，自殺），他者を傷つける（他害）行為がある場合で，どのように治療してもその行動が鎮まらないときに，最後の手段として精神保健福祉法に基づいて隔離・拘束を行うことがある。また，興奮が著しい場合にはm-ECTを行うこともある。

看護師は，患者との間に信頼関係を築くことが重要で，安心して，安全な治療・看護を患者は受けられていることを保証する。例えば，医師のインフォームドコンセントの内容をわかりやすい言葉で説明したり，「○○様がゆっくりお休みできるように私たちがお手伝いします」「電話をかけたいときにはテレホンカードで6時から21時まで使用できます」というように伝える。

特に，妄想によって不足となった睡眠，栄養，排泄，休息への援助を行う。例えば，被毒妄想の患者には「今○○様の牛乳を持ってきました」と言って，患者に牛乳パックを開けてもらったり，「○○様のお水ですよ」と言ってペットボトルの口を開けないまま患者に水を渡すことで，安心して水分を摂取できるように援助する。「今日は，△月×日，木曜日でお風呂の日です，さあ○○様お風呂に入りましょう」と入浴に誘うことなどのような一対一の関係の中で，患者は徐々に現実の世界にいる時間が多くなり，妄想の世界から離れられるようになる。

認知療法などの精神療法，家族への心理教育などの家族療法も併用する。家族は，対応に困っていた患者から一時的に離れることによって，もう一度冷静に患者の病気に対処する力がわいてくる。時には，家族同士の家族教室が役に立つことがある。その場で，自分たちだけではないという安心感と先輩になる家族からの助言や発言で目を覚ますことがある。

4．治療の第2段階における看護

妄想の世界から徐々に離れられるようになったら，順次薬物療法を軽減する。

自分が苦しんでいたのは妄想のせいなのだ，と自覚することがあるので，この時期に病気への理解を促すこと，薬物療法が功を奏していること，休息したことが助けになること，信頼感をもてる人とのかかわりが重要であることを伝える。

家族も交えて，服薬指導，症状マネジメント，対処能力をつけること，患者は病気であったことの理解を深め，家族も同様に患者の病気について理解を深める。看護師は，「○○様が考えていることは，現実には生じていないことをあたかも現実に生じていることのように考えているだけ」などと伝えることが重要である。

患者は徐々にセルフケア能力が高まり日常的な生活はかなり自立できるようになっているので，不足しているところ，例えば，金銭管理，潤いのある生活，レクリエーション活動などについて支援をする。

外出や外泊が重要な治療になる。社会の刺激の中で妄想が増強しないか，強くなったときには頓服薬を飲む，横になる，家族と会話するなど自分に合った対処の仕方を試行し体得する機会になる。

また，服薬を確実に行うにはどうしたらいいのかということを体験する。例えば，食事のときには薬を出して食事の横に置いておく，カレンダーを作成してそこに薬袋を貼っておく，ピルケースのようなケースに入れるなど自分が忘れない，家族も気にとめることができる方法を工夫する。このようなことで対処能力が向上する。外泊時に負担でなければ職場や学校の友人や同僚と談話して，徐々に対人関係能力を回復する。

病院では作業療法やレクリエーション療法に参加し，楽しい時間を過ごしたり，メンバー同士と会話をすることで妄想から離れる時間を増やす。

5．治療の第3段階における看護：回復期

患者と家族は社会復帰の準備をする。妄想で傷ついた精神機能はその脆弱性が完全に払拭されたわけではない。不測の刺激，加重な刺激には耐性が整わないことが多い。この脆弱性を患者も家族も，受け入れる社会も理解しなくてはならない。無理をしないで，徐々に社会生活に溶け込んでいく必要がある。

例えば，職場に復帰するにしても，刺激が少ない，比較的単純作業，残業をしない，週40時間以上は働かない，夜間は働かないなど，生活をコントロールする必要がある。

規則正しい生活を送ることができる生活環境にすることに加えて，楽しみや潤いがあることも重要である。

そして，外来通院を継続して，服薬を正確に行うことである。1回でも飲み忘れることが，やがて妄想の再燃につながることはほとんど確実である。入院中の外泊時などで学習した，どうすれば忘れずに服薬ができるか，という体験が退院後に生きてくる。

看護師は，患者との関係に1つの終止符をうち，次なる医療者にバトンタッチをする。そして，今回の妄想という病気，入院という体験から学習したことを今後の人生に生かしていくことを共有する。

6．病気の体験に意味を見出す

精神療法や家族療法，そして看護師との関係が深まる中で，今回の妄想という病気が自分の人生の中でどんな意味をもたらしたのか，吟味する機会にする。

例えば，それまでにあまり関心を払わなかった親が，子どもが妄想で苦しんでいたときにきちんと理解していないがために十分な対応ができなかったことを悔やみ，病気に対しても子どもに対しても積極的な愛情をかけることを学ぶことがある。子どもは，「親は頼りにはできないと思って生きてきたが，本当は違うのだ」ということを実感し，「これからは親を頼って生きていくことも必要だ，いい治療を受ければ苦しいことから学ぶことができ，人生が変わる」ことを体験することができる。

患者も家族も「妄想」という病気がもたらす苦痛から学習し，時にはこれまでよりももっとよい生き方ができるようになることを学べる機会になる。

それは，患者と家族の努力だけでは成し遂げられず，チーム医療にかかわる全職員の積極的で温かい関与から生まれてくる。家族も患者も親戚に支えられたり，職場や学校の人たちに支えられたり，地域の専門職に支えられたりしていることも見逃せない。このような社会を築いていくことが，真に病気から人々が学習することになる。

7．家族支援

妄想は，特に家族が被害的な妄想の対象になっている場合，例えば，母親が作る食事には毒が入っている，自分を廃人にしようとしている，というような妄想が活発なときには，母親が食事を作っても患者は食べないので，家族の雰囲気が悪くなる。

このように家族員の誰かが被害妄想の対象になると，その家族員は患者との関係を構築することが難しいので，他の家族員がその補完をする。この妄想によって家族が傷ついている場合があるので，看護師は家族の話をよく聞いて，誰がどのように傷つき，誰が支援できる人なのかを判断する。また，その支援する人が負担にならないように家族機能が安定するように支える。

患者は，妄想が完全に消失しないと，同様の内容を何回も何回も問いかけてくるので，対応の仕方がわからず疲弊する。例えば，「自分はテレビでバカな番組に出されて恥ずかしい思いをしているのに，給料を払ってもらえない」「出たくないのに昨日もそうさせられた」と毎

日話されると，家族はうんざりしてしまう。うまく話ができずに適当にあしらったりすると，同じことを何回も言う。このような体験をしている家族が多いので，家族教室，家族面接，家族心理教育の機会を設けて，家族が困っていることを解決し，家族が上手な対処方法を身につけられる学習を行う。

妄想が完全に消失しなくても，日常生活が妄想に影響されなければ患者が楽に暮らせることを家族が理解できれば，家族にも希望がわいてくる。看護師は，患者の問題，家族の困難さだけに注目せずに家族の力があるところを見出し，家族の力が発揮できる機会をつくる。

［川野雅資］

《引用文献》

1) Gelder M, Mayou R, Geddes J 著，山内俊雄監訳：オックスフォード精神医学．p4，丸善，2007.
2) Overall JE, Gorham DR: The brief psychotic rating scale. Psychol Res 10: 799-812, 1962.
3) Stanley RK, Lewis AO, Abraham F，山田寛・他訳：陽性・陰性症状評価尺度（PANSS）マニュアル．星和書店，1991.
4) 山内俊雄・他編：専門医をめざす人の精神医学，第3版．p67, 医学書院，2011.

《参考文献》

1)「臨床精神医学」編集委員会：精神科臨床評価検査法マニュアル．アークメディア，2004.
2) Lloyd IS, Barbara D，伊藤弘人・他訳：精神科医療アセスメントツール．医学書院，2000.
3) Trabelbee J，長谷川浩・他訳：トラベルビー人間対人間の看護．医学書院，2006.

N O T E

ワンポイントラーニング ひきこもり

1）ひきこもりの実態

ひきこもりは仕事や学校に行けず，家族以外とは，ほとんど交流がない状態あるいは状況を意味する。

ひきこもりは，人として社会生活，経済活動を送る上で重大な困難に本人と家族が直面する社会的な課題である。齊藤[1]は，ひきこもりを「様々な要因の結果として社会的参加（義務教育を含む就学，非常勤職を含む就労，家庭外との交友など）を回避し，原則的には6カ月以上に渡っておおむね家庭にとどまり続けている状態（他者と交わらない形での外出をしてもよい）を指す現象概念である」と定義した。

川上ら[2]の疫学調査で，厚生労働省は，2006（平成18）年度にひきこもりの平均開始年齢が22.3歳，生涯有病率は1.2％，また，調査時点でひきこもり状態にある子どもをもつ世帯が0.5％（推定26万世帯），20歳代が30～40歳代より多く，男性が多いことを明らかにした。内閣府[3]は2010（平成22）年にひきこもりが23.6万人そして準ひきこもり（「ふだん家にいるが，自分の趣味に関する用事の時だけ外出する」）が46.0万人，総計69.6万人と推計し，再度2015（平成28）年にひきこもりが17.6万人そして準ひきこもりが36.5万人，総計54.1万人と推計した。

川上[5]らは，2016（平成28）年の第二回調査で，ひきこもりを経験した人は2.2％と上昇し，ひきこもりの開始年齢も，27.1歳と上昇した。ひきこもりを経験した人が精神医学的診断を満たしている人は64.1％で，ひきこもりを経験していない比較群の25.3％に対して優位に多い。特に，社会恐怖，大うつ病性障害，アルコール乱用が多い。また，調査時点でひきこもり状態にある子供をもつ世帯が0.57％（推定28万世帯）で第一回調査と大きな違いはないことを明らかにした。川上らの調査結果から，精神疾患の結果ひきこもるのではない，すなわち精神医学的診断を満たしていないひきこもりは，35.9％ということになる。内閣府の推計値からすると，準引きこもりを含めて19.4万人ということになる。

ひきこもり対策として，厚生労働省は，精神保健センター，保健所，自治体などと共同し，ひきこもり支援センター，ひきこもり支援コーディネーター，ひきこもりサポーター制度や人材育成を行い，家庭訪問も含めたサービスを提供している。

2）ひきこもりへの対応

ひきこもりの人とのコミュニケーションには，患者が発話する機会を設けることが大切で，効果的な沈黙を多用し，待つこと，発話を促進するコミュニケーション技術を用いる[6]。具体的には，効果的な沈黙，受け止め，言い換え，問いかけなどの技術を用いて，患者が自分の体験を少しでも多く語れる機会をつくることである。

ひきこもりの人は，精神医学的診断を満たしていなくても視線恐怖や対人恐怖，抑うつ気分，腹痛や頭痛など自律神経症状を体験していることがあるので，他者の視線が気になることや人前で落ち着かなくなること，気分が沈むことなどを問いかけて，調査・診断的（probing）態度と患者が表現した言葉や感情に共感しありのままの理解を深めようとする，理解的（understanding）態度を示すコミュニケーション技術を用いることが役に立つ[6]。

［川野雅資］

《引用文献》

1）齊藤万比古：思春期のひきこもりをもたらす精神科疾患の実態把握と精神医学的治療支援システムの構築に関する研究．厚生労働科学研究（こころの健康科学），平成20年度研究報告書，2009.
2）川上憲人：こころの健康についての疫学調査に関する研究．総合研究報告書，平成16～18年度厚生労働科学研究費補助金こころの健康科学研究事業，2007.
3）内閣府：若者の意識に関する調査（ひきこもりに関する実態調査）報告書（概要版）．2010.
4）内閣府：若者の生活に関する調査報告書．2016.
5）川上憲人・他：精神疾患の有病率等に関する大規模疫学調査研究：世界精神保健日本調査セカンド．厚生労働科学研究費補助金（障害者対策総合研究事業）総合研究報告書，2016.
6）川野雅資：ひきこもり青年の発話を促すコミュニケーション．会話分析でわかる看護師のコミュニケーション技術，p178，中央法規出版，2018.

3 うつ

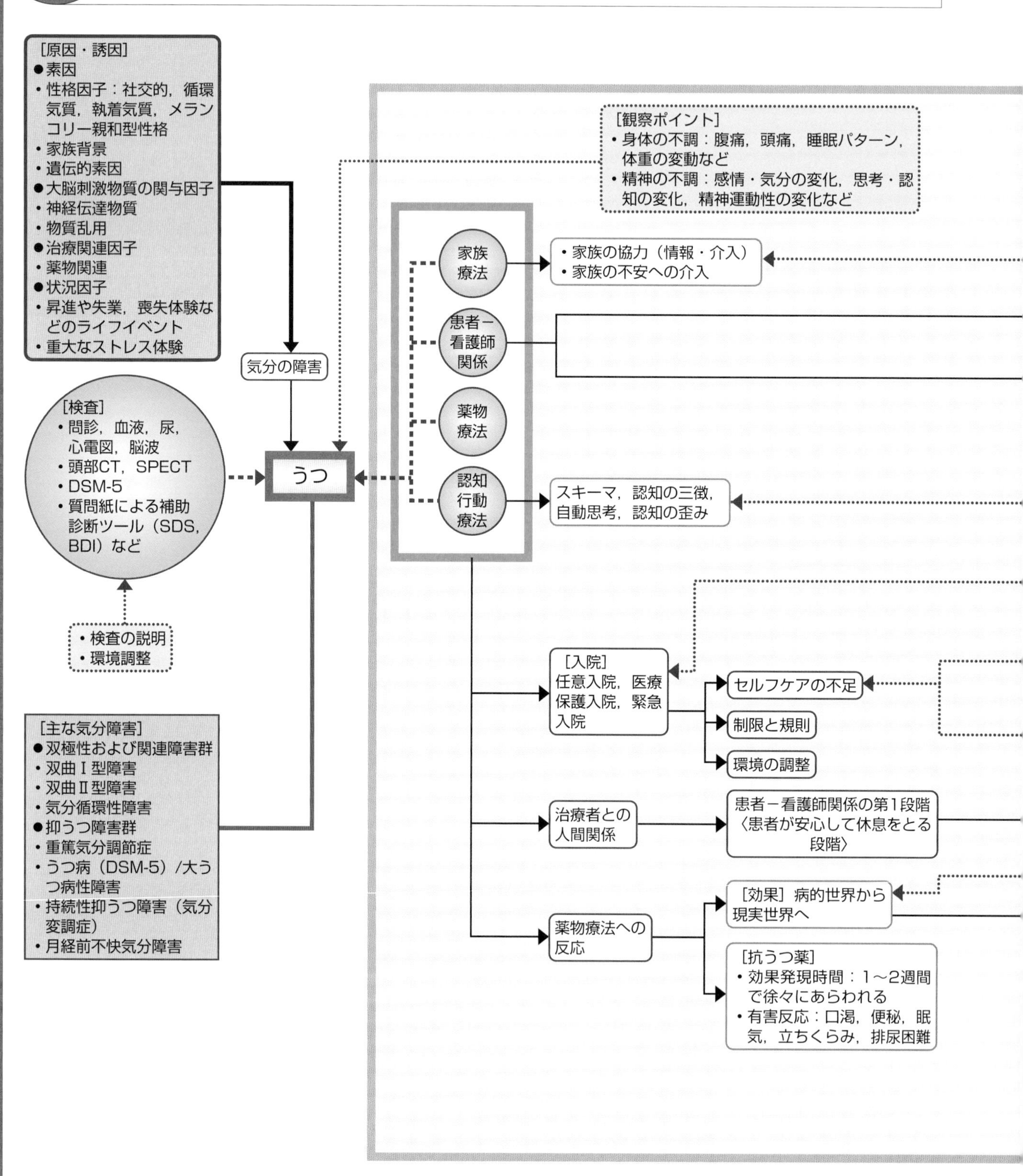

[原因・誘因]
●素因
・性格因子：社交的，循環気質，執着気質，メランコリー親和型性格
・家族背景
・遺伝的素因
●大脳刺激物質の関与因子
・神経伝達物質
・物質乱用
●治療関連因子
・薬物関連
●状況因子
・昇進や失業，喪失体験などのライフイベント
・重大なストレス体験
気分の障害
[検査]
・問診，血液，尿，心電図，脳波
・頭部CT，SPECT
・DSM-5
・質問紙による補助診断ツール（SDS，BDI）など
・検査の説明
・環境調整
うつ
[主な気分障害]
●双極性および関連障害群
・双曲Ⅰ型障害
・双曲Ⅱ型障害
・気分循環性障害
●抑うつ障害群
・重篤気分調節症
・うつ病（DSM-5）/大うつ病性障害
・持続性抑うつ障害（気分変調症）
・月経前不快気分障害
[観察ポイント]
・身体の不調：腹痛，頭痛，睡眠パターン，体重の変動など
・精神の不調：感情・気分の変化，思考・認知の変化，精神運動性の変化など
家族療法
患者－看護師関係
薬物療法
認知行動療法
・家族の協力（情報・介入）
・家族の不安への介入
スキーマ，認知の三徴，自動思考，認知の歪み
[入院]
任意入院，医療保護入院，緊急入院
セルフケアの不足
制限と規則
環境の調整
治療者との人間関係
患者－看護師関係の第1段階〈患者が安心して休息をとる段階〉
薬物療法への反応
[効果] 病的世界から現実世界へ
[抗うつ薬]
・効果発現時間：1～2週間で徐々にあらわれる
・有害反応：口渇，便秘，眠気，立ちくらみ，排尿困難

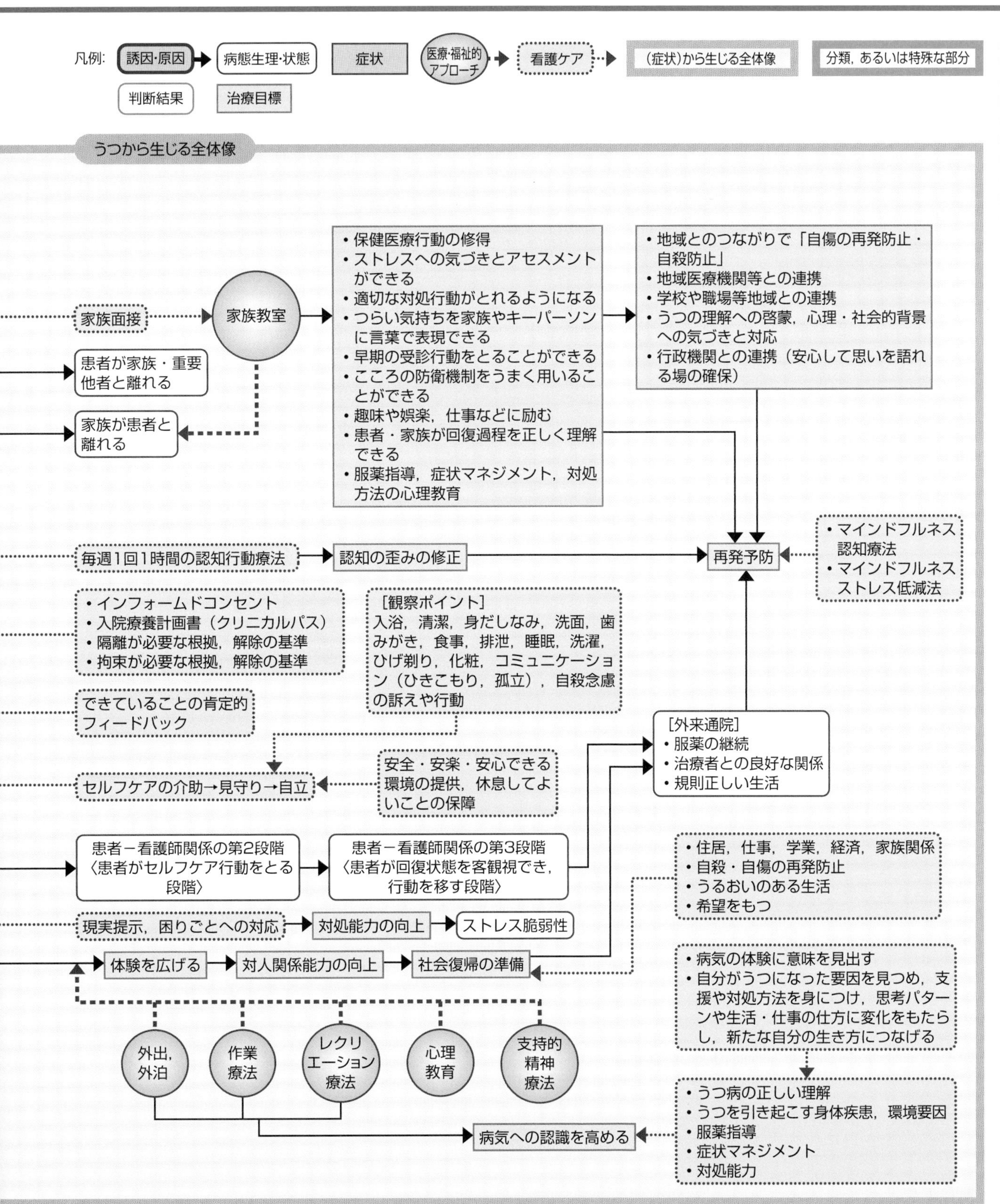
凡例:
誘因・原因
病態生理・状態
症状
医療・福祉的アプローチ
看護ケア
(症状)から生じる全体像
分類，あるいは特殊な部分
判断結果
治療目標
うつから生じる全体像
家族面接
家族教室
・保健医療行動の修得
・ストレスへの気づきとアセスメントができる
・適切な対処行動がとれるようになる
・つらい気持ちを家族やキーパーソンに言葉で表現できる
・早期の受診行動をとることができる
・こころの防衛機制をうまく用いることができる
・趣味や娯楽，仕事などに励む
・患者・家族が回復過程を正しく理解できる
・服薬指導，症状マネジメント，対処方法の心理教育
・地域とのつながりで「自傷の再発防止・自殺防止」
・地域医療機関等との連携
・学校や職場等地域との連携
・うつの理解への啓蒙，心理・社会的背景への気づきと対応
・行政機関との連携（安心して思いを語れる場の確保）
患者が家族・重要他者と離れる
家族が患者と離れる
毎週1回1時間の認知行動療法
認知の歪みの修正
再発予防
・マインドフルネス認知療法
・マインドフルネスストレス低減法
・インフォームドコンセント
・入院療養計画書（クリニカルパス）
・隔離が必要な根拠，解除の基準
・拘束が必要な根拠，解除の基準
[観察ポイント]
入浴，清潔，身だしなみ，洗面，歯みがき，食事，排泄，睡眠，洗濯，ひげ剃り，化粧，コミュニケーション（ひきこもり，孤立），自殺念慮の訴えや行動
できていることの肯定的フィードバック
[外来通院]
・服薬の継続
・治療者との良好な関係
・規則正しい生活
セルフケアの介助→見守り→自立
安全・安楽・安心できる環境の提供，休息してよいことの保障
患者－看護師関係の第2段階〈患者がセルフケア行動をとる段階〉
患者－看護師関係の第3段階〈患者が回復状態を客観視でき，行動を移す段階〉
・住居，仕事，学業，経済，家族関係
・自殺・自傷の再発防止
・うるおいのある生活
・希望をもつ
現実提示，困りごとへの対応
対処能力の向上
ストレス脆弱性
体験を広げる
対人関係能力の向上
社会復帰の準備
・病気の体験に意味を見出す
・自分がうつになった要因を見つめ，支援や対処方法を身につけ，思考パターンや生活・仕事の仕方に変化をもたらし，新たな自分の生き方につなげる
外出，外泊
作業療法
レクリエーション療法
心理教育
支持的精神療法
病気への認識を高める
・うつ病の正しい理解
・うつを引き起こす身体疾患，環境要因
・服薬指導
・症状マネジメント
・対処能力

3 うつ

Ⅰ　うつのメカニズム

1．うつと具体的症状

うつ状態（depressive state）は，**うつ病性障害**（depressive disorders）の診断基準を満たすほどではないが[1]，ICD-10は，気分障害に（mood disorder）に分類する。その症状は次のようである。

① 知覚・思考障害

集中力や注意力が低下し，知的活動の抑制や思考の制止を生じる。自ら決断することができなくなるが，知能低下はない。幻覚が生じることはまれである。

② 感情障害

生命感情が低下する。抑うつ気分，不安・焦燥感，心気的，自分には生きる価値がないという罪責感，生きていても何も良いことがないという喜びや快感の喪失があらわれる。

③ 意欲・行動障害

何をするにもおっくうになり，欲動が減退する。精神運動が抑止され，行動がゆっくりになる。意識はあるが，外部からの刺激に対して反応のない抑うつ性昏迷が生じる。また物事を否定的に受け止め，自尊感情が低下し，死んだほうがましと考え，自殺念慮や自殺企図があらわれる。

④ 身体症状

うつ病患者の85%以上に睡眠障害（熟眠障害・早期覚醒，過眠）があらわれる[2]。自律神経症状（倦怠感，頭重感，発汗，口喝，便秘，心悸亢進，肩こりなど），食欲減退による体重減少，性欲減退による陰萎，生理不順や無月経があらわれる。これらの症状のあらわれ方は人によりさまざまで，個別的である。

⑤ 二次妄想

感情状態から了解は可能であるが，実際には貯金が十分あっても「自分にはお金がない」などの**貧困妄想**，病気や死に関する**心気妄想**，「自分のせいで会社に迷惑をかけた」などの**罪責妄想**，「自分が嫌がらせを受けている」などの**被害妄想**が出現しうる。

⑥ 日内リズム

朝方の気分が悪く，抑制症状が強い（朝方抑うつ）。

2．うつの成り立ち

世界保健機関（WHO）は，2012年時点で，世界で少なくとも3億5千万がうつ病を有していると発表した[3]。わが国においては，厚生労働省によると，うつ病の12カ月有病率は1～2％，生涯有病率は3～7％で欧米に比べると低いといわれている[4]。2017年の患者調査[5]によると，躁うつ病を含む気分［感情］障害の推計患者数は，127万6,000人であった。男性が49万5,000人，女性が78万1,000人であり，圧倒的に女性に多い。日本では15人に1人が，生涯にうつ病に罹患する可能性があるといえる。また，うつ状態は，さまざまな身体疾患や精神疾患，薬物の影響などによって生じる［表1］[6]。

3．うつと心理社会的反応

昇進や失業，また死別などのライフイベント（生活上の出来事）への対処行動がとれないことが原因となり，

［表1］うつ状態を惹き起こす疾患

精神疾患	• アルコール依存症 • パーソナリティ障害 • 統合失調症 • 不安症 / 不安障害 • 認知症 • 薬物乱用 • 季節性感情障害 • 強迫性障害の経過中の抑うつ症状 • 青年期のうつ病性障害 • 大人のADHD（注意欠如・多動症）など
身体疾患	• 神経解剖的疾患（脳卒中，パーキンソン病，ハンチントン舞踏病，外傷性脳損傷） • 神経内分泌疾患（クッシング病，甲状腺機能低下症） • 中毒・離脱（アルコールカフェイン幻覚剤，たばこ） • 治療に用いられる薬剤（ステロイド，αインターフェロン，ジスルフィラム）など

（日本うつ病学会 気分障害の治療ガイドライン作成委員会：日本うつ病学会治療ガイドライン　Ⅱ．うつ病（DSM-5）/ 大うつ病性障害，p11，2016. を参考に作成）

うつ症状を引き起こすことがある。病前性格も，重大なストレス体験に対する耐性の脆弱さ，そして遺伝的素因がうつと関連深い。

病前性格として，社交的で人情味があり，他人と同調しやすく現実的，陽気・活動的な面と，陰気・不活発な両面がある「循環気質」がある。また几帳面で徹底性・仕事熱心，強い正義感・責任感をもつ「執着気質」や，勤勉・良心的で秩序正しく，他人への強い配慮を示す「メランコリー親和型性格」などがある。

4．うつが生じる病態生理

うつ病は，なんらかのストレス負荷をきっかけに脳内モノアミン代謝障害が生じると考えられてきた（モノアミン欠乏仮説）。また，ノルアドレナリン（NA）受容体の感受性亢進（受容体仮説）などもある。さらに脳機能画像解析研究が進み，うつ病では視床下部・下垂体・副腎皮質系の機能障害による高コルチゾール血症が効率に存在し，これが海馬神経を傷害する可能性が報告され，神経細胞傷害仮説が提唱されている。

5．うつの診断・検査

ICD-10においては，気分（感情）障害の中に分類されるが，DSM-5では，気分障害が「双極性障害群」と「抑うつ障害群」として，明確に分類されている［表2］[7]。

DSM-5による「うつ病（DSM-5）/大うつ病性障害」の診断基準を［表3］[7]に示す。

検査は，主に一般的身体状態の把握と身体合併症の鑑別のために，血液・尿検査を行う。向精神薬，特に三環系抗うつ薬などは心筋電動障害をきたす可能性のあるものが含まれるので，必要時は心電図で確認する。

脳波検査は，てんかんや他の医学的疾患による抑うつ障害の鑑別のために行う。また，中枢神経系器質疾患の鑑別のために頭部CT（またはMRI），高齢者では，認知症との鑑別上，脳血流シンチグラフィー（SPECT）を行う。

抑うつエピソードの重症度を数値化するBDI（Beck Depression Inventory），ZungのSDS（Self-rating Depression Scale）などの質問紙は補助診断ツールとして用いる[8]。

［表2］DSM-5の分類

双極性および関連障害群（Bipolar and Related Disorders）

- 双極Ⅰ型障害（Bipolar Ⅰ Disorder）
- 双極Ⅱ型障害（Bipolar Ⅱ Disorder）
- 気分循環性障害（Cyclothymic Disorder）

抑うつ障害群（Depressive Disorders）

- 重篤気分調節症（Disruptive Mood Dysregulation Disorder）
- うつ病（DSM-5）/大うつ病性障害（Major Depressive Disorder）
- 持続性抑うつ障害（気分変調症）（Persistent Depressive Disorder/Dysthymia）
- 月経前不快気分障害（Premenstrual Dysphoric Disorder）

（日本精神神経学会日本語版用語監，高橋三郎，大野裕監訳：DSM-5精神疾患の分類と診断の手引き．pp61-96，医学書院，2015．より作成）

6．うつの治療

①治療の原則

受容的・支持的な態度を基本とし，軽快後の生活指導（心身の休養，環境の調整，病気の説明，入院の要否の判断）が重要となる。

②家族の協力を仰ぐ

生活環境を調整するために，家族の協力が不可欠である。

- **強い励ましを行わない**：患者の罪責感・絶望感を高めるような励ましは行わないようにする
- **服薬の励行**：なるべく家族が管理し，毎回の服薬を励行できるようにする
- **自殺の防止**：特に回復期の抑制症状が軽快化した時期に自殺遂行の危険度が増す
- **重要な決定の延期**：本人の判断力が低下しているため，重要な決定を先延ばしにする

③薬物療法

抗うつ薬には，抑うつ気分・精神運動抑制・不安焦燥に対する効果がある。現在，選択的セロトニン再取り込み阻害薬（SSRI），セロトニン・ノルアドレナリン再取り込み阻害薬（SNRI），ノルアドレナリン作動性・特異的セロトニン作動性抗うつ薬（NsSSA）が第一選択薬として挙げられる。古典的には，三環系抗うつ薬，非三環

［表3］うつ病（DSM-5）／大うつ病性障害の診断基準

A	以下の症状のうち５つ（またはそれ以上）が同じ２週間の間に存在し，病前の機能からの変化を起こしている。これらの症状のうち少なくとも１つは（1）抑うつ気分，または（2）興味または喜びの喪失である。 注：明らかに他の医学的疾患に起因する症状は含まない。 （1）その人自身の言葉（例：悲しみ，空虚感，または絶望を感じる）か，他者の観察（例：涙を流しているように見える）によって示される，ほとんど１日中，ほとんど毎日抑うつ気分　注：子どもや青年では易怒的な気分もありうる （2）ほとんど１日中，ほとんど毎日の，すべて，またはほとんどすべての活動における興味または喜びの著しい減退（その人の説明，または他者の観察によって示される） （3）食事療法をしていないのに，有意の体重減少，または体重増加（例：１か月で体重の５％以上の変化），またはほとんど毎日の食欲の減退または増加　注：子どもの場合，期待される体重増加がみられないことも考慮せよ。 （4）ほとんど毎日の不眠または過眠 （5）ほとんど毎日の精神運動焦燥または制止（他者によって観察可能で，ただ単に落ち着きがないとか，のろくなったという主観的感覚ではないもの） （6）ほとんど毎日の疲労感，または気力の減退 （7）ほとんど毎日の無価値観，または過剰であるか不適切な罪責感（妄想的であることもある。単に自分をとがめること，または病気になったことに対する罪責感ではない） （8）思考力や集中力の減退，または決断困難がほとんど毎日認められる（その人自身の説明による，または他者によって観察される） （9）死についての反復思考（死の恐怖だけではない），特別な計画はないが反復的な自殺念慮，または自殺企図，または自殺するためのはっきりとした計画
B	その症状は，臨床的に意味のある苦痛，または社会的，職業的，または他の重要な領域における機能の障害を引き起こしている
C	そのエピソードは物質の生理学的作用，または他の医学的疾患によるものではない。
注	基準Ａ～Ｃにより抑うつエピソードが構成される
注	重大な喪失（例：親しい者との死別，経済的破綻，災害による損失，重篤な医学的疾患・障害）への反応は，基準Ａに記載したような強い悲しみ，喪失の反芻，不眠，食欲不振，体重減少を含むことがあり，抑うつエピソードに類似している場合がある。これらの症状は，喪失に際し生じることは理解可能で，適切なものであるかもしれないが，重大な喪失に対する正常の反応に加えて，抑うつエピソードの存在も入念に検討すべきである。その決定には，喪失についてどのように苦痛を表現するかという点に関して，各個人の生活史や文化的規範に基づいて，臨床的な判断を実行することが不可欠である
D	抑うつエピソードは，統合失調症感情障害，統合失調症，統合失調症様障害，妄想性障害，または他の特定および特定不能の統合失調症スペクトラム障害および他の精神病性障害群によってはうまく説明されない
E	躁病エピソード，または軽躁病エピソードが存在したことがない 注：躁病様または軽躁病様のエピソードのすべてが物質誘発性のものである場合，または他の医学的疾患の整理学的作用に起因するものである場合は，この除外は適応されない

（日本精神神経学会日本語版用語監，高橋三郎，大野裕監訳：DSM-5 精神疾患の診断・統計マニュアル．pp160-161．医学書院，2014．より）

系抗うつ薬，四環系抗うつ薬などがある。

④ 認知行動療法（CBT）

患者の認知や感情と行動に働きかけ，自身の思考パターン（自動思考）を修正することによって，セルフコントロールの力を高めるものである。治療者と患者が協力して行う構造化された療法である。患者の主体性を尊重し，患者が自分の意見を表現しやすい雰囲気をつくり出し，患者本人が自ら答えをみつけ出せるようにかかわることが重要である。

⑤ 電気けいれん療法

薬物療法では治療が困難な場合や，抑うつ性昏迷や自殺念慮が強い症例で適応になる。現代では，全身麻酔下における修正型電気けいれん療法（modified Electroconvulsive Therapy：m-ECT）が主流である。

⑥ その他

行動療法の１つとして，マインドフルネス認知療法（Mindfulness-Based Cognitive Therapy：MBCT）やマインドフルネス・ストレス低減法（Mindfulness-Based Stress Reduction）などがうつ病の再発予防のために注目されている。

7．うつの一般的回復過程

発症から回復までの過程は，一進一退を繰り返しながら，さまざまな経過をたどる。良くなったと感じても，些細なことで抑うつ状態に戻ることもあり，気長に回復を待つことが重要である。再発の波を最小限におさえ，症状をあまり気にせず，日々の生活を楽しめるようになることをめざしたい。経過を図示したクレイネス曲線［図1］[9]は気分の微細な上下変動をよく示している。

8．うつの経過・予後

個人差はあるものの，治療を開始してから１～２週間

［図1］クレイネス曲線

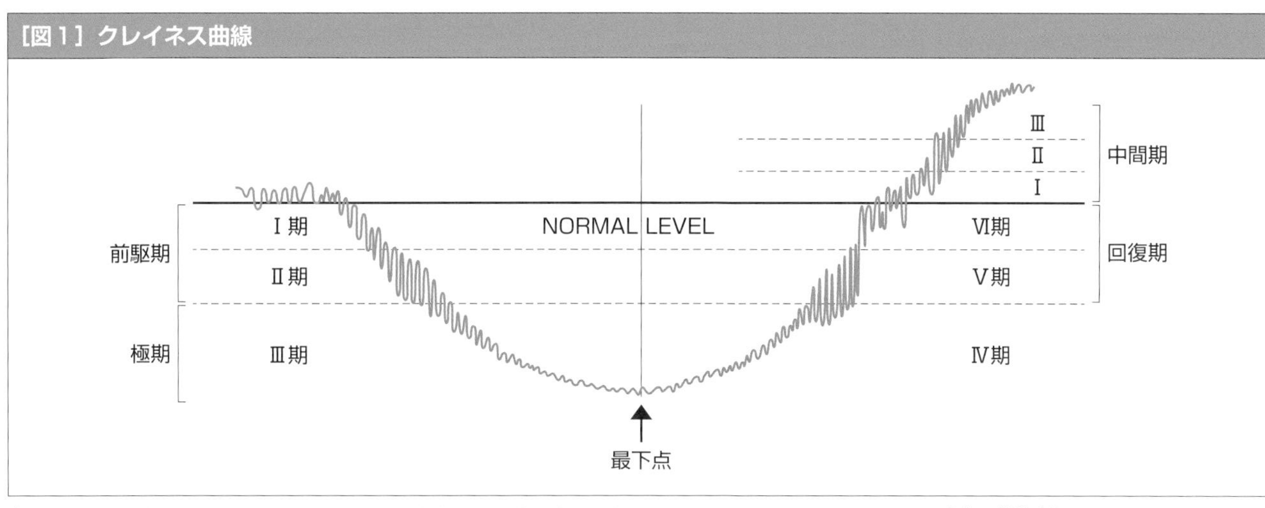

（Kraines SH: Weight gain and other symptoms of the ascending depressive curve. Psychosomatics 13: 23, 1972. より一部改変）

ほどで若干の改善はみられてくる。しかしながら，効果が十分あらわれてくるまでには少なくとも1カ月はかかる。場合によっては半年～1年以上の長期的な治療になることも珍しくない。薬物療法や行動療法が順調に進めば数カ月をめどに復帰できることもある。

再発率が非常に高いので，気長に薬物療法を続け，回復を支えることも重要である。治療を頑張ろうとすることで，それがストレスとなり回復が遅れることもある。まずはゆっくりと休むことで，気力や意欲が自然とわいてくるのを待つとよい。

Ⅱ　うつの看護ケアとその根拠

1．観察ポイント（日常生活への影響）

うつの観察ポイントは，以下の点がある。

1）精神的側面

①**感情・気分**：憂鬱，悲哀感，絶望感，不安・焦燥，自責感情，感情鈍麻など
②**思考・認知**：興味の喪失，思考の混乱，気力の低下，疲労感，自尊心の低下，自殺念慮，自殺企図など
③**精神運動性の変化**：静かに座っていられない，会話の応答に時間がかかる，会話内容が貧困など

2）身体的側面

①**睡眠状況**：入眠障害，不眠，中途覚醒，昼夜逆転などの睡眠パターン
②**栄養状況**：食事摂取量，体重の変動，低栄養など
③**排泄状況**：便秘，下痢などの消化器症状，排尿困難など
④**自律神経症状**：腹痛・頭痛などの疼痛，めまい・しびれ等の身体症状の訴えなど

2．うつと看護

抑うつ状態の程度に応じてケアを行う。軽度の場合は，原因をとり除くことや休息をとることが大切である。睡眠を十分に確保すれば軽快することもある。中等度の場合は，抗うつ薬の治療が必要になることがある。十分な休息をとるために入院治療も有効である。重度の場合は，うつ病と診断され，入院治療が必要である。

いずれにしても，患者の主観的な訴えや表情・態度など，非言語的な行動なども含めて，一次性のうつなのか，二次性のうつなのかをアセスメントする。そして，患者の身体的・心的エネルギーレベルを総合的に判断する。

以下では例えば，中等度の抑うつ状態で入院となった例を挙げる。

3．治療の第1段階における看護

患者は疲労困憊しており，抱えている問題を何とかしたいと望んでいる。落ち込みが激しく希死念慮を抱くこ

ともある。日々の生活の中では「布団から出られない」「お腹もすかないし喉も乾かない」「抜け殻みたいに横になっているだけ」「起き上がるのが怖い」「何もしていない自分がすごく情けない」などの状態となり，自責の念に駆られることもある。洗面や身だしなみを整えることも，おっくうになる。

この場合は，患者にとってストレスとなっている原因を患者と切り離し，面会もしばらく制限する。まずは，患者が安心して休める環境を整える。そして薬物療法を受けながら十分な睡眠と休息をとることである。

内服薬の飲み心地や副作用への対処を行い服薬が改善につながっていることを実感できるように支援する。患者は「どのように休んだらよいのかわからない」と，休み方そのものを知らないことがあるので休息への声かけが重要である。そして休むことそのものに罪責感を抱くことがあるため，声かけを工夫する。「何もしていなくてもとても疲れているときです」「いまは休むことが仕事です」などと患者の状態を客観的に伝え，「遠慮なく休んでください」と行動の決定を促し，休んでよいことを保障する。

時にはセルフケアの全面的な支援，あるいは見守りなど，患者の状態に応じて支援を行う。「自分は，実が半分だけ入ったミカンのようだ。やる気がなかなか満たされないというか……。空洞の部分を残った実から果汁を搾って埋めようとするけど，その端からポタポタ垂れちゃって，結局満たされないというか……」というように当事者はそれほど身を振り絞って頑張っている。そのため支援の際に自尊心を傷つけない配慮が特に重要である。

4．治療の第2段階における看護

数週間の休息がとれたら，徐々に活動を開始する。日内変動がある場合は，夕方に活動量を増やす。認知行動療法を行い，患者の希望に合わせて今後のことを計画する。「毎日ごろごろしたダメ人間」「家族に申し訳ない」「自分のつらさは誰にもわからない」というようにネガティブな発言内容の有無を観察しながら，何をすれば自分の気持ちが楽になるか，何をすれば楽しい気持ちになれるか，一緒に「楽しいこと探し」をする。

このとき看護面接を行い，今できているセルフケア行動について「～ができていますね」「今できることは十分やっています」と賞賛し，自己肯定感が高まる援助を行う。

また，そばにいると安心できるような人がいれば，その人に定期的に面会に来てもらい安心感を強化することも効果的である。何よりも孤独にならないことである。看護師の訪室はできる限り短時間とし，回数を増やすと患者に負担がかからずにすむ。「『やりたい気持ちがあるのにつらくてできない』のは，それこそつらいですよね」「そんなにおつらいときによく頑張っていましたね」などと，頑張っていたことについて認め，今は充電が必要な時期であることを伝える。

5．治療の第3段階における看護

うつ状態から回復することで，さらに回復意欲を高め，自他を尊重し，自分の意見や要望を率直に伝えられるようなアサーティブネスの力を高めていく。患者が自分の回復状態を客観視できるよう，看護師は患者が希望をもてるように支援することが重要である。

患者の目の色の輝き，眼瞼の腫れ具合の変化，活力の有無や全体的な印象の変化を注意深く観察し，患者が自身の要望を表現できるように問いかける。気分や思考，集中力なども回復してくるこの時期は患者の意欲に合わせた活動をともに行う。

例えば，散歩や外出など，外の空気に触れ季節を感じるのもよいだろう。目標を再設定したり，再発を予防するためにはどうしたらよいか，ともに考える支援を行う。「何が引き金だったのか，危険のサインは何だったのか，どうしたら問題が生じたときに解決できるか」[10]，入院の体験で学んだことを振り返る。「寝つけないとき」は追加の睡眠薬を飲むことも可能であるし，温かいミルクを飲む，好きな詩集を読む，好きな絵を眺める，穏やかな音を聴きながら気を鎮める等々のいくつかの解決策を用意して，患者に合わせて現実的な提案をする。患者はだいたい自身の解決策をもっている。ただそのことに気づけていないことが多い。

患者にとって有効な方法が見つかった場合は，「いい方法が見つかりましたね。よかったです。この方法が○○さんには合っているのですね」とその方法を見つけたことの価値を保障する。また，患者が認識している回復のゴールはとても高いことが多い。ゴールの目標をともに考え，設定をし直したり段階的な設定をする必要がある。歪んだ認知を修正したり，人間関係の調整や相談できる相手を探すことも大切である。自分なりの休み方やリラックスの方法を体得できるよう支援する。

6．家族への支援

さらに重要なのは，家族の存在である。患者とともに生活している家族にとってもストレスな状況であり，患者と同様，疲労している。患者にどのように対応したらよいのかわからず，患者以上に動揺し，ショックを受けることがある。家族内でなんとか解決したいと頑張る。頑張れば頑張るほどエネルギーを消耗し，疲れきってしまう。こうした家族の疲労感は患者にも悪影響を及ぼす。そのような悪循環を生じているにもかかわらずそのことに気づかないケースがある。

看護師は，そのような家族の思いをくみ取り，一緒にアセスメントし，支援する。うつ状態には波があるので，調子のよいときとそうでないときがあることを理解する必要があることや，患者に「今日はなぜできないの」と責めたりせず，「できたときに褒める，感謝の気持ちをあらわす」等の助言をする。

また，家族の大変さを推察し，家族を支援しているという姿勢を表し，家族の気持ちを受け止め，具体的な困りごとについて焦点を絞って問いかける。家族の語りに相づちをうち，共感的に聴き，「よく頑張ってきましたね。ご家族もこの間にゆっくり休んでください」等のねぎらいの言葉と態度であらわす。また，今の心情の表現を促し，今ここでの体験を共有し，治療関係を形成することが重要である。

そして，家族が安心して休め，エネルギーを充電できるよう情報提供する。看護師がいつでもお話を聴く旨を家族に伝え，そのような場があることを提示していくことも必要である。

なかには，医療者に相談することを躊躇する家族がいる。その場合は，信頼できる誰かに相談することや，同じ体験を語り合える仲間，たとえば家族会へ参加してみる等，SOSが発信できる場があること，SOSを発信してよいのだということを伝える。

［石川純子］

《引用文献》

1）川野雅資編：精神症状のアセスメントとケアプラン―32の症状とエビデンス集．p58，メヂカルフレンド社，2015．
2）Sunderajan P, Gaynes BN, Wisniewski SR, et al: Insomnia in patients with depression: a STAR*D report. CNS Spectr 15（6）: 394-404, 2010.
3）日本経済新聞：うつ病患者，世界に3億5千万人 WHO推計．http://www.nikkei.com/article/DGXNZO47078010Q2A011C-1CR8000/（2017年4月25日アクセス）
4）厚生労働省ホームページ：うつ病．http://www.mhlw.go.jp/kokoro/speciality/detail_depressive.html）（2017年4月25日アクセス）
5）厚生労働省：平成29年（2017）患者調査の概況．p15．2019．
6）日本うつ病学会 気分障害の治療ガイドライン作成委員会：日本うつ病学会治療ガイドライン Ⅱ．うつ病（DSM-5）／大うつ病性障害．p11，2016．http://www.secretariat.ne.jp/jsmd/mood_disorder/img/160731.pdf（2017年4月25日アクセス）
7）日本精神神経学会日本語版用語監，高橋三郎，大野裕監訳：DSM-5精神疾患の分類と診断の手引き．pp61-96，医学書院，2015．
8）前掲書6，p15．
9）Kraines SH: Weight gain and other symptoms of the ascending depressive curve. Psychosomatics 13: 23-33, 1972.
10）前掲書1，p61.

《参考文献》

1）厚生労働省：うつ病の認知療法・認知行動療法治療者マニュアル．p2，厚生労働科学研究費補助金こころの健康科学研究事業「精神療法の実施方法と有効性に関する研究」，2010．

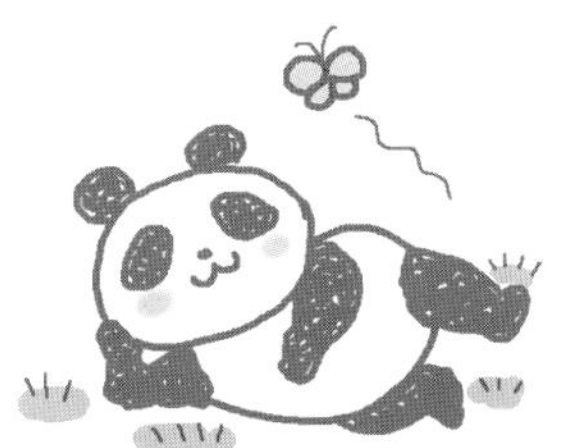

ワンポイントラーニング

電気けいれん療法

電気けいれん療法（electroconvulsive therapy：ECT）は，頭部に電流を流して意図的にけいれん発作を起こすことで，脳の機能を改善する治療法である。今日の標準的な治療は，麻酔科医による全身麻酔管理の下，筋弛緩薬を併用し，けいれんの発生を阻止して行う，修正型電気けいれん療法（modified electroconvulsive therapy：m-ECT）が主流である。

［表］実施の手順

❶嘔吐による窒息や誤嚥防止のため，実施前６～８時間は絶飲食
❷バイタルサインの測定，義歯やコンタクトレンズの除去と確認
❸排泄誘導後，静脈路の確保
❹入室，患者確認
❺電極，モニター類の装着および酸素投与
❻前投薬：硫酸アトロピン 0.5mg，麻酔薬：６プロポフォール 1.5mg/kg，筋弛緩薬：サクシニルコリン 1.0mg/kg 投与
❼バイトブロック挿入
❽通電
❾発作の確認，持続時間の測定
❿酸素投与の再開，バイタルサインの確認
⓫自発呼吸，覚醒の確認
⓬回復室や病棟への移動
⓭体温，血圧，脈拍数，酸素飽和度などの測定
⓮輸液や酸素の管理
⓯意識状態の確認，安全確認
⓰１時間程度の安静を保ち，少量の飲水で嚥下状態の確認

１）適応と禁忌

適応となる疾患は，うつ病の昏迷状態，抗うつ薬が無効な大うつ病，重症な躁病，興奮や混迷が著明な緊張型の統合失調症などである。適応となる状態は，自殺の危険性が高く迅速に症状改善が必要な場合や薬物療法の効果が得られない，副作用が強く出現し，薬剤の調整が難しい場合である。禁忌となる疾患は脳血管障害の急性期や重篤な心疾患である。

２）危険性と副作用

全身麻酔を行う治療の中では安全な治療法で，死亡例は８万治療回数に対して１回以下といわれている。副作用は，通電後の一時的な電圧低下や徐脈，けいれん発作による血圧情報上昇，頻脈，不整脈，発作後の徐脈がある。麻酔からの覚醒時に，せん妄やもうろう状態が出現する場合があるが，多くは数分～数時間で消失する。最も問題になる副作用は記憶障害で，治療前の出来事に関する健忘（逆行性健忘）が，時間とともに回復する。

３）実施方法と看護

通常は週に２～３回，合計６～10回程度の治療を行い，治療効果は２～３回であらわれる。抗けいれん作用のある薬剤は効果を減退するため，数日前から減量もしくは中止する。当日は手術室かそれに準じる呼吸や麻酔管理ができる設備の整った処置室で実施する。手順を**［表］**に示す。

治療に対する不安や恐怖がある場合は，訴えを傾聴し，軽減できるように援助する。また，効果のある治療法であるが，継続的な治療や療養，日常生活について患者とともに考えることが必要である。時間の経過とともに効果が薄れる場合は，維持的な電気けいれん療法を行う。

［田中留伊］

ワンポイントラーニング マインドフルネス

1）マインドフルネス（mindfulness）とは

マインドフルネスは，米国のマサチューセッツ大学のJon Kabat-Zinn（ジョン・カバットジン）が中心になり，宗教性のない具体的な方法としてマインドフルネス・ストレス低減法（Mindfulness-Based Stress Reduction：MBSR）として開発した[1)]。マインドフルネスは，ある特定の方法で注意を向けることで現われる気づきと考えられる。その特定の方法は，「意図的に，価値判断を行わずに，今，この瞬間に集中する方法」である。心の中にわき起こる感情や思考に対して，直接注意を向けて，受容しながら見つめ，観察する。そのことで，ストレスに直面したとき，距離を保ちながら問題を解決していく，という考え方である。

2）マインドフルネスの要素

MBSRの構成要素の主要なものは以下である。

第1は「呼吸法」によるマインドフルネス瞑想である。その時々の自分の呼吸に注意を払う。呼吸の長さ，深さ，周りの香りなど，さまざまなことに気づく。

第2の構成要素は，「ボディ・スキャン」である。身体の各部に自分の注意を向け，今の自分の身体の感覚をありのままに感じることである。いろいろな思考や感情が出てきても，あるがままに感じ，それらと距離をとり，この瞬間に出てくる感覚に気づく。

第3は「ヨーガ瞑想」である。ヨーガ瞑想では，心と身体を結びつけて一体のものとして感じ，体験できるように，ある姿勢や動作を行う。ある姿勢をとるために手足を伸ばし，限界のところでしばらく時間を保ち，また元に戻す。この中で，何かをする（doingモード）から，ただそこにある（beingモード）の相違を感じるとともに，自己の存在感を感じることができる。その他にも，食べる瞑想や歩行瞑想などがある。

3）マインドフルネスの効果

MBSRの効果としては[2)]，全般性不安障害（全般不安症／全般性不安障害），社会不安障害（社交不安症／社交不安障害（社交恐怖）），うつ病，摂食障害，薬物乱用などの精神的問題の改善に有効性が示されている。さらに慢性疼痛，高血圧，不眠症，がん患者の心理的問題の改善などにも，その効果が示されている。

マインドフルネスを応用した療法として，マインドフルネス認知療法（Mindfulness-Based Cognitive Therapy：MBCT）があり，これはうつ病の再発予防を主な目的とした心理療法である。最近のメタ分析によると，MBCTの再発予防率は，MBCTを受けなかった群と比較しても，維持的薬物療法を受けている群と比較しても，より効果があることが示されている[3)]。

［安藤満代］

《文献》

1) Kabat-Zinn J: Full catastrophe living: using the wisdom of your body and mind to face stress, pain and illness. Delacorte, New York, 1990.
2) Watson M, Kissane D, 内富庸介，大西秀樹，藤澤大介監訳：がん患者心理療法ハンドブック．pp69-77，医学書院，2013.
3) Kuyken W, Warren FC, Taylor RS, et al: Efficacy of mindfulness-based cognitive therapy in prevention of depressive relapse an individual patient data meta-analysis from randomized trials. JAMA Psychiatry 73（6）：565-574, 2016.

躁状態

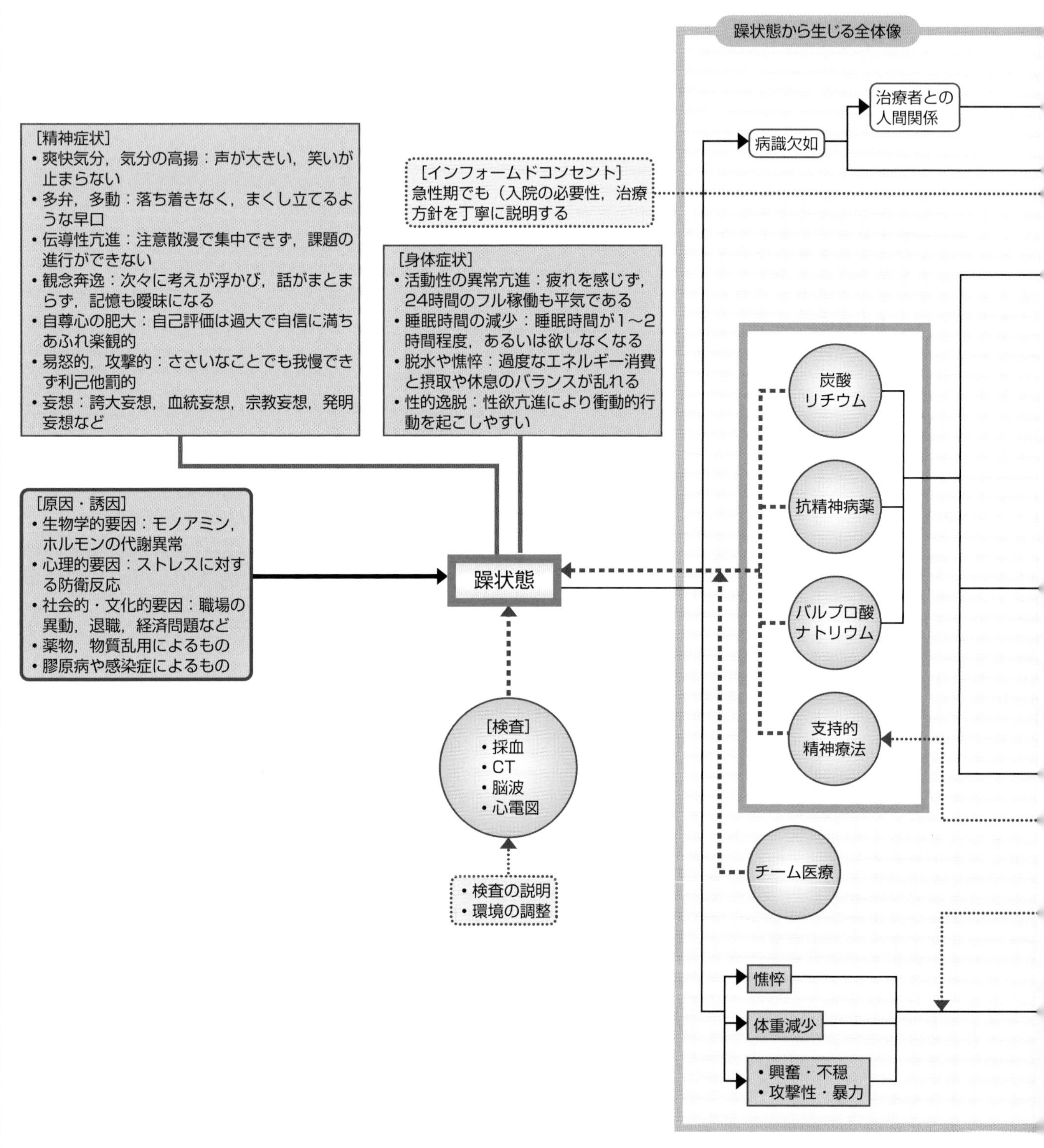

躁状態から生じる全体像
[精神症状]
・爽快気分，気分の高揚：声が大きい，笑いが止まらない
・多弁，多動：落ち着きなく，まくし立てるような早口
・伝導性亢進：注意散漫で集中できず，課題の進行ができない
・観念奔逸：次々に考えが浮かび，話がまとまらず，記憶も曖昧になる
・自尊心の肥大：自己評価は過大で自信に満ちあふれ楽観的
・易怒的，攻撃的：ささいなことでも我慢できず利己他罰的
・妄想：誇大妄想，血統妄想，宗教妄想，発明妄想など
[インフォームドコンセント]
急性期でも（入院の必要性，治療方針を丁寧に説明する
[身体症状]
・活動性の異常亢進：疲れを感じず，24時間のフル稼働も平気である
・睡眠時間の減少：睡眠時間が1～2時間程度，あるいは欲しなくなる
・脱水や憔悴：過度なエネルギー消費と摂取や休息のバランスが乱れる
・性的逸脱：性欲亢進により衝動的行動を起こしやすい
[原因・誘因]
・生物学的要因：モノアミン，ホルモンの代謝異常
・心理的要因：ストレスに対する防衛反応
・社会的・文化的要因：職場の異動，退職，経済問題など
・薬物，物質乱用によるもの
・膠原病や感染症によるもの
躁状態
[検査]
・採血
・CT
・脳波
・心電図
・検査の説明
・環境の調整
病識欠如
治療者との人間関係
炭酸リチウム
抗精神病薬
バルプロ酸ナトリウム
支持的精神療法
チーム医療
憔悴
体重減少
・興奮・不穏
・攻撃性・暴力

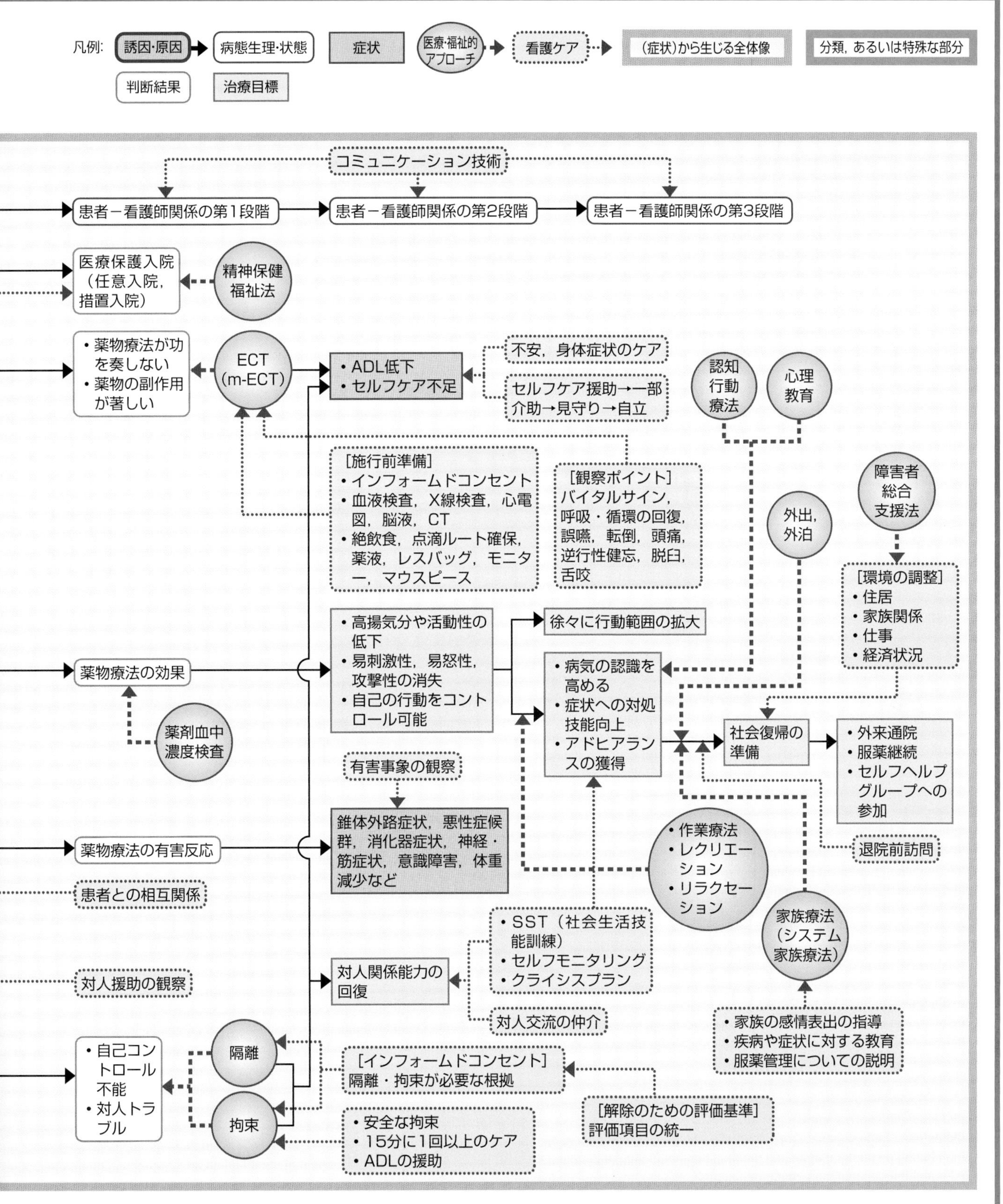
凡例:
誘因・原因
病態生理・状態
症状
医療・福祉的アプローチ
看護ケア
(症状)から生じる全体像
分類，あるいは特殊な部分
判断結果
治療目標
コミュニケーション技術
患者－看護師関係の第1段階
患者－看護師関係の第2段階
患者－看護師関係の第3段階
医療保護入院（任意入院，措置入院）
精神保健福祉法
・薬物療法が功を奏しない
・薬物の副作用が著しい
ECT（m-ECT）
・ADL低下
・セルフケア不足
不安，身体症状のケア
セルフケア援助→一部介助→見守り→自立
認知行動療法
心理教育
［施行前準備］
・インフォームドコンセント
・血液検査，X線検査，心電図，脳液，CT
・絶飲食，点滴ルート確保，薬液，レスバッグ，モニター，マウスピース
［観察ポイント］
バイタルサイン，呼吸・循環の回復，誤嚥，転倒，頭痛，逆行性健忘，脱臼，舌咬
障害者総合支援法
外出，外泊
［環境の調整］
・住居
・家族関係
・仕事
・経済状況
薬物療法の効果
・高揚気分や活動性の低下
・易刺激性，易怒性，攻撃性の消失
・自己の行動をコントロール可能
徐々に行動範囲の拡大
・病気の認識を高める
・症状への対処技能向上
・アドヒアランスの獲得
社会復帰の準備
・外来通院
・服薬継続
・セルフヘルプグループへの参加
薬剤血中濃度検査
有害事象の観察
薬物療法の有害反応
錐体外路症状，悪性症候群，消化器症状，神経・筋症状，意識障害，体重減少など
・作業療法
・レクリエーション
・リラクセーション
退院前訪問
患者との相互関係
・SST（社会生活技能訓練）
・セルフモニタリング
・クライシスプラン
家族療法（システム家族療法）
対人援助の観察
対人関係能力の回復
対人交流の仲介
・家族の感情表出の指導
・疾病や症状に対する教育
・服薬管理についての説明
・自己コントロール不能
・対人トラブル
隔離
拘束
［インフォームドコンセント］
隔離・拘束が必要な根拠
［解除のための評価基準］
評価項目の統一
・安全な拘束
・15分に1回以上のケア
・ADLの援助

4 躁状態

Ⅰ　躁状態のメカニズム

1．躁状態と具体的症状

躁状態（manic state）とは，身体の調子や感情を含めて，すべての生命活動の基礎となっているような気分，すなわち「生命感情」とも呼ばれるものが全体に亢進する状態である[1)]。代表的な主症状を［表1］にまとめた。典型的には双極性障害で認める他に，統合失調症や覚せい剤などによる中毒性精神病であらわれる。また，症状の強さによって明らかな「躁状態」と軽微な「軽躁状態」に大別できる。

① 気分と感情

病的爽快感が持続的に1日の大半を占める。多幸感とともに自己肯定感が高まる一方で，愉快なときばかりでなく，些細な刺激に過敏に反応し攻撃的になりやすい。

② 行動と活動

睡眠欲求は減少し活動性が亢進する。24時間活動しても全く疲れを感じないこともある。対人的には多弁で早口，話題が次々と変わる。他人に対して高圧的で周囲の人とトラブルを起こすことがしばしばある。また，食欲や性欲の亢進や浪費癖があらわれやすい。

③ 思考・意欲・学習面

アイデアがあふれ自己肯定感とともに自分に対して「偉い」「凄い」といった“万能感”が強くなり，誇大的な妄想を抱く場合がある。楽天的かつ飛躍的な思考が目立ち，無謀な計画を実行しようとする。注意散漫で作業能率が悪く生産性が低い。

［表1］躁状態の主な症状

- エネルギーにあふれ，気分が高まり元気になった気がする
- あまり眠らなくても元気
- 急にえらくなったような気がする
- 何でもできる気がする
- おしゃべりになる
- アイディアが次々と浮かぶ
- 怒りっぽくなる
- すぐ気が散る
- ジッとしていられない
- 浪費が目立つ
- 性的逸脱

2．躁状態の成り立ち

1）身体疾患や薬剤要因の検討

中枢神経，脳血管疾患（頭部外傷，多発性硬化症，脳梗塞）など脳の器質的な要因に由来する場合と，ビタミンB_2欠乏症など代謝性疾患，電解質異常（低ナトリウム血症など），内分泌疾患（甲状腺機能亢進），自己免疫疾患（全身性エリテマトーデス（SLE）など），感染症（ヒト免疫不全ウイルス（HIV），インフルエンザなど）によって出現する場合がある。治療を開始する前にこれらの特定できる要因を除外し，鑑別することが重要である。

2）精神科疾患の既往歴や家族歴，および心理的要因

患者は症状を自覚しにくいため，患者自身だけでなく家族などの患者の身近な人からも情報を得るよう努める。双極性障害（躁病エピソード）は，遺伝の影響を強く示す疫学的なデータもある[2)]。

3．躁状態と心理社会的反応

躁状態は病状によって人間関係を著しく損ねる可能性がある。患者本人は，症状や現実に起きていることを冷静に認知し行動できないため，社会的・職業的機能に影響を及ぼし，社会的信用を失う結果に終わることがある。具体的には，自尊心の肥大，睡眠欲求の減少，活動の増加などによって急な仕事の拡大，事業を起こすなどの行動をとり，大きな負債を抱えることがある。

また，躁状態のときには考えが次々と方向も決まらずにほとばしり出る状態（**観念奔逸**）になる。例えば，何度も他人へ電話をかけ，かけられる人も迷惑なばかりか，電話をかけたこと自体を本人が忘れてしまうことが多く，約束事を守れず信用の失墜につながりやすい。躁状態により引き起こされる状況が，社会的，日常生活的な心理的葛藤へ発展し，ストレス反応として反社会的な行動化へ移行する場合がある。

[図1] モノアミン仮説

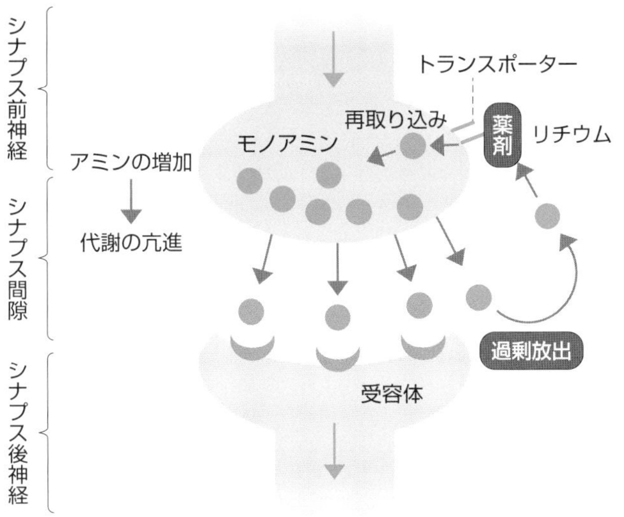

4．躁状態の病態生理

1）生物学的要因

躁状態においては，モノアミン仮説（ドーパミン，ノルアドレナリンなどの増加）が知られている。脳内のアミン代謝系の欠陥は，間脳の機能の先天的な弱さの素因として個人にあるものと考えられる。アミンは，主に間脳・下垂体系の各種のホルモン分泌をコントロールしている。躁状態は，モノアミンの代謝異常を引き起こすため，ホルモンの異常分泌が起こる。このような場合，アミンの絶対量だけでなく，代謝回転の速度も速まっていると考えられる［図1］。

2）心理的要因

発病や再発において，主に双極性障害やパーソナリティ障害，不安障害，統合失調症などに罹患した者が，大きなライフイベント（結婚や昇進など）を通じて心理社会的な要因によって症状を悪化させたり，再燃することがある。また，ボランティアに参加し躁状態になったというケースやストレスに対する防衛反応として躁状態を呈する場合もある。

3）その他の要因

職場の異動や退職などの社会的要因，薬剤，物質乱用によるもの，膠原病や感染症によるものなども要因の1つとして考えられる。

5．躁状態の診断・検査

DSM-5[3]による躁病エピソードおよび軽躁病エピソードの診断基準をそれぞれ［表2・3］に示した。躁病エピソードには，多幸的で爽快気分の目立つ古典的躁病と，易怒的で不快気分の目立つ不快躁病の2つのタイプがあり，最近は後者のタイプが増えている[2]。

6．躁状態の治療

治療の中心は薬物療法で主に気分安定薬を選択する。日本うつ病学会による治療ガイドライン（2017）を［表4］に示す。軽躁状態では，リチウムを第一選択とする。次に選択する治療薬として，バルプロ酸や非定型抗精神病薬（オランザピン，アリプラゾール，クエチアピン，リスペリドンなど），カルバマゼピンなどを推奨している。症状が中等度以上になるとリチウムと非定型抗精神病薬を併用する。その他の推奨している治療として気分安定薬2剤以上の併用や気分安定薬と定型抗精神病薬（クロルプロマジン，スルトプリド，ハロペリドール，レボメプロマジン，チミペロン，ゾテピン）の併用，修正型電気けいれん療法（m-ECT）などがある。

また，精神療法は睡眠時間の減少や周囲への逸脱した行為など自覚できることを問題にし，論議せず丁重にかつ友好的な態度で，服薬や援助が必要な理由として働きかけ，治療関係の確立に努める。

［表 2］DSM- 5 における躁病エピソードの診断基準

A	気分が異常かつ持続的に高揚し，開放的または易怒的となる。加えて，異常にかつ持続的に亢進した目標指向性の活動または活力がある。このような普段とは異なる時間が，少なくとも 1 週間，ほぼ毎日，1 日の大半において持続する（入院治療が必要な場合はいかなる期間でもよい）。
B	気分が障害され，活動または活力が亢進した期間中，以下の症状のうち 3 つ（またはそれ以上）（気分が易怒性のみの場合は 4 つ）が有意の差をもつほどに示され，普段の行動とは明らかに異なった変化を象徴している。 (1) 自尊心の肥大，または誇大 (2) 睡眠欲求の減少（例：3 時間眠っただけで十分な休息がとれたと感じる） (3) 普段より多弁であるか，しゃべり続けようとする切迫感 (4) 観念奔逸，またはいくつもの考えがせめぎ合っているといった主観的な体験 (5) 注意散漫（すなわち，注意があまりにも容易に，重要でないまたは関係のない外的刺激によって他に転じる）が報告される，または観察される。 (6) 目標指向性の活動（社会的，職場または学校内，性的のいずれか）の増加，または精神運動焦燥（すなわち，無意味な非目標指向性の活動） (7) 困った結果につながる可能性が高い活動に熱中すること（例：制御のきかない買いあさり，性的無分別，またはばかげた事業への投資などに専念すること）
C	気分の障害は，社会的または職業的機能に著しい障害を引き起こしている。あるいは自分自身または他人に害を及ぼすことを防ぐため入院が必要であるほど重篤である。または精神病性の特徴を伴う。
D	エピソードは物質（例：乱用薬物，投薬，あるいは他の治療）の生理学的作用や他の医学的疾患によるものではない。 注：抗うつ治療（例：医薬品，電気けいれん療法）の間に生じた完全な躁病エピソードが，それらの治療により生じる生理学的作用を超えて十分な症候群に達してそれが続く場合は，躁病エピソード，つまり双極 I 型障害の診断とするのがふさわしいとする証拠が存在する。
注	基準 A ～ D が躁病エピソードを構成する。少なくとも生涯に一度の躁病エピソードがみられることが，双極 I 型障害の診断には必要である。

＊下線部は DSM- 5 から追加された記述

（日本精神神経学会日本語版用語監，高橋三郎，大野裕監訳：DSM-5 精神疾患の診断・統計マニュアル．pp124．医学書院，2014．より）

［表 3］DSM-5 における軽躁病エピソードの診断基準

A	気分が異常かつ持続的に高揚し，開放的または易怒的となる。加えて，異常にかつ持続的に亢進した活動または活力のある，普段とは異なる時間が，少なくとも 4 日間，ほぼ毎日，1 日の大半において持続する。
B	気分が障害され，かつ活力および活動が亢進した期間中，以下の症状のうち 3 つ（またはそれ以上）（気分が易怒性のみの場合は 4 つ）が持続しており，普段の行動とは明らかに異なった変化を示しており，それらは有意の差をもつほどに示されている。 (1) 自尊心の肥大，または誇大 (2) 睡眠欲求の減少（例：3 時間眠っただけで十分な休息がとれたと感じる） (3) 普段より多弁であるか，しゃべり続けようとする切迫感 (4) 観念奔逸，またはいくつもの考えがせめぎ合っているといった主観的な体験 (5) 注意散漫（すなわち，注意があまりにも容易に，重要でないまたは関係のない外的刺激によって他に転じる）が報告される。または観察される。 (6) 目標指向性の活動（社会的，職場または学校内，性的のいずれか）の増加，または精神運動性焦燥 (7) 困った結果につながる可能性が高い活動に熱中すること（例：制御のきかない買いあさり，性的無分別，またはばかげた事業への投資などに専念すること）
C	本エピソードは，症状のないときのその人固有のものではないような，疑う余地のない機能の変化と関連する。
D	気分の障害や機能の変化は，他者から観察可能である。
E	本エピソードは，社会的または職業的機能に著しい障害を起こしたり，または入院を必要とするほど重篤ではない。もし精神病性の特徴を伴えば，定義上，そのエピソードは躁病エピソードとなる。
F	本エピソードは，物質（例：乱用薬物，医薬品，あるいは他の治療）の生理学的作用によるものではない。 注：抗うつ治療（例：医薬品，電気けいれん療法）の間に生じた完全な軽躁病エピソードが，それらの治療により生じる生理学的作用を超えて十分な症候群に達して，それが続く場合は，軽躁病エピソードと診断するのがふさわしいとする証拠が存在する。しかしながら，1 つまたは 2 つの症状（特に抗うつ薬使用後の，易怒性，いらいら，または焦燥）だけでは軽躁病エピソードとするには不十分であり，双極性の素因を示唆するには不十分であるという点に注意を払う必要がある。
注	基準 A ～ F により軽躁病エピソードが構成される。軽躁病エピソードは双極 I 型障害ではよくみられるが，双極 I 型障害の診断に必ずしも必須ではない。

＊下線部は DSM-5 から追加された記述

（日本精神神経学会日本語版用語監，高橋三郎，大野裕監訳：DSM-5 精神疾患の診断・統計マニュアル．pp124．医学書院，2014．より）

［表 4］躁病エピソードの治療

■最も推奨される治療
• 躁状態が中等度以上の場合：リチウムと非定型抗精神病薬（オランザピン，アリピプラゾール，クエチアピン，リスペリドン）の併用 • 躁状態が軽度の場合：リチウム
■次に推奨される治療
• バルプロ酸 • 非定型抗精神病薬（オランザピン，アリピプラゾール，クエチアピン，リスペリドン，パリペリドン，アセナピン） • カルバマゼピン • バルプロ酸と非定型抗精神病薬の併用
■その他の推奨されうる治療
• 気分安定薬 2 剤以上の併用 • 気分安定薬と定型抗精神病薬（クロルプロマジン，スルトプリド，ハロペリドール，レボメプロマジン，チミペロン，ゾテピン）の併用 • 修正型電気けいれん療法
■推奨されない治療
• ラモトリギン • トピラマート • ベラパミル など

（日本うつ病学会気分障害の治療ガイドライン作成委員会：日本うつ病学会治療ガイドライン　Ⅰ．双極性障害 2017．p6，2017．http://www.secretariat.ne.jp/jsmd/mood_disorder/img/180125.pdf．より）

7．躁状態の経過・予後

基礎疾患や原因にもよるが，躁状態そのものは一過性のものであるため，治療後は社会復帰し元の生活に戻ることが可能である。しかしながら，入退院を繰り返す例もあり，基礎疾患の治療やストレスケアが重要である。

Ⅱ　躁状態の看護ケアとその根拠

1．観察ポイント（日常生活への影響）

1）精神症状の観察ポイント

①**爽快気分，気分の高揚**：声が大きい，笑いが止まらない，突然歌い出すなど
②**多弁，多動**：落ち着きなく，捲くし立てるような早口，時に荒々しい表現がある
③**伝導性の亢進**：注意散漫で集中できず，課題の遂行ができない。また，観念奔逸や対話の逍走など，考えがまとまらず記憶も曖昧になる
④**自尊心の肥大**：誇大的で周囲との協調性がなく，「周囲が自身に合わせるべき」などの偏った認識に陥りやすい
⑤**易怒的，攻撃的**：些細なことに我慢できず利己他罰的になりやすい
⑥**妄想**：誇大妄想，血統妄想，宗教妄想，発明妄想など

2）身体症状の観察ポイント

①**活動性の異常亢進**：疲れを感じず，24 時間のフル活動も平気になる
②**睡眠時間（意欲）の減少**：睡眠時間が 1 ～ 2 時間程度，あるいは欲しなくなる
③**脱水や憔悴**：過度なエネルギー消費に対し，摂取や休息のバランスが乱れる
④**性的逸脱**：性欲亢進により衝動的に性交渉を強要したり，望んだりする

3）日常生活の観察ポイント

①**浪費**：私物を配って回る，抑制のきかない買い物，無謀な投資・起業，電話やメール，ソーシャルネットワークサービス（SNS）の利用回数（通信販売等も含む），手紙などの投函数，家族からの差し入れや多買を強要する
②**セルフケアの不足**：身体や衣類などの私物品の管理ができず清潔保持が困難になる
③**コンプライアンスの低下**：病識に欠け，服薬の拒否や無断離院のリスクがある
④**社会的孤立**：非協調的で横暴な生活態度により孤立しやすいだけでなく，ストレスにうまく対処できず，自殺をほのめかす言動も生じやすい。名誉を損なうような行動を起こしやすい
⑤**家族の疲弊**：本人より家族や周囲の者が巻き込まれ，傷ついたり疲弊したりする

2．躁状態と看護

躁状態・軽躁状態を患者は「調子の良い状態」ととらえ，病状を自覚できていないことが多い。そのため，「いつもより気分がハイに感じたことがありますか？」などの高揚感に焦点をあてた質問よりも，「いつもより活動的で調子が良いと感じたこと」や「普段より仕事がはかどったこと」「よりたくさんアイデアが浮かんだこ

と」など，行動・思考面での活性化を尋ねたほうが，患者にとって答えやすい確認方法となる。

気分・行動・思考の3項目のセルフモニタリング（自己評価）を継続的に続けると自己客観視の訓練ができる。また，その評価を数値化（0～100点など）することで「何が変われば正常化できるか」などの課題の発見や，患者本人のもつ「正常値」の基準を医療者や支援者を含め，検討したり共有することができる。そして，必要に応じて，患者本人が状況別に求める援助方法や対処方法をまとめたクライシスプランを作成する。

躁状態の治療は薬物療法がメインとなるため，薬物の効果とその副作用について状態の変化に応じた援助を行う。患者は誇大的で攻撃的，あるいは挑発的な言動を伴う場合があるが，看護師は患者の自尊心を傷つけず冷静にゆとりある態度で接し，病状に応じた治療環境の調整を図ることが重要である。

3．治療の第1段階における看護

1）急性期の治療法

本人には病気という自覚がない場合が多く，むしろ今の自分が本当の自分で調子が良いと思い込んでいる場合が多い。しかし，家族や周囲は疲弊し困っていることが多いため，入院治療が必要である。治療につなぐポイントは，不眠などで疲労があるのではと，本人の身体面を心配して受診を勧めたり，上司などの協力を得るのも有効的である。

薬物療法が中心となる。気分安定薬の中でもリチウムが第一選択肢で，次いでバルプロ酸ナトリウムも抗躁効果が認められる。興奮や攻撃性などが顕著であれば抗精神病薬を併用することが多い。また，反復性の事例などでは修正型電気けいれん療法（m-ECT）を選択する場合もあるが，初発の事例では薬物療法を優先することが多い。

興奮が強く意思疎通が十分に取れないこともあるが，インフォームドコンセントを心がけて治療を行う。また，躁状態では易刺激性や易怒・興奮性を認めるほか，対人トラブルも多くなるため刺激の統一や遮断を目的とした一時的な隔離を行う場合もある。

2）急性期の看護

急性期では，易刺激的で易怒的，攻撃的なため，静かな環境の調整と冷静な対応が必要である。患者の挑発に対しては議論を避け，丁寧かつ友好的に信頼関係を築くよう心がける。ケアを行う前には，緊張や刺激性が和らぐようひと声かけたり，一度に多くの情報を伝えずわかりやすい言葉で必要最低限のことを伝える。

また，行動抑制がきかず，要求や批判，威嚇，対人トラブルを起こすことが多く，自傷他害を防止し安全と休息の確保に努めるため，隔離や身体拘束が必要になる場合がある。

身体面では，食欲の亢進や多飲水など過剰摂取がみられる反面，精神症状により食や飲水行動にも気が向かないことがあるため，脱水や電解質バランスに注意する。また，活動性の亢進や睡眠欲求の減少により活動と休息のバランスが乱れたり，清潔などのセルフケアに気が配れなくなるため，日常生活のセルフケア側面への観察および援助が必要である。この時期は病識に欠けることが多いため，離院にも注意が必要である。

4．治療の第2段階における看護

1）回復期の治療法

併用していた抗精神病薬を漸減し，うつ状態に転じることに注意しながら気分安定薬による薬物療法を継続する。支持的精神療法を行う。双極性障害の場合再発を繰り返す割合が高いため，維持療法を含め今後の見通しについて査定する。疾病理解につながるよう心理教育を導入する。

2）回復期の看護

急性期症状により社会生活上の大きな傷跡が残ったり，あるいは自分自身で悔いたり悩んだりすることがある。そのような心理的葛藤を理解し，徐々に行動範囲や対人交流の拡大を行う。日常生活活動（ADL）およびセルフケア行動の確認を行い，不足部分の援助から自立へ段階的な支援を行う。発症原因の多くが怠薬やストレスによるものであるため，症状悪化時の対応策を一緒に考える。セルフモニタリングやクライシスプランについて紹介し，看護面談を行いながら自分自身で対応できる手段の獲得への支援を行う。

5．治療の第3段階における看護

1）社会復帰期の治療法

薬物療法を継続しながら，社会復帰を目指し，心理社会的治療を行う。疾病や内服についての心理教育や，治療アドヒアランス獲得のための認知行動療法（CBT）を行う。

2）社会復帰期の看護

社会復帰の準備として，外出や外泊訓練，退院前訪問などを行い，刺激や行動範囲の拡大を図る。必要であれば，家族や職場関係者を交え，退院後の生活設計を話し合う場や疾病教育の場の調整を行う。退院後の社会生活などの不安について看護面談を行ったり，セルフヘルプグループやインターネットを利用した啓発活動などの紹介も１つの対策である。

6．躁状態の家族支援

身近にいる家族が攻撃の対象になったり，躁状態の症状に振り回されたりすることで疲弊してしまうケースが多い。「本来はこのような人じゃない」という思いで，家族が我慢したり，逆に放置することは病状の悪化を招くことにつながるため，一人で悩みを抱え込まず，早期に医療機関や保健所，精神保健福祉センターなどに相談することを勧める。また，それらの機関には，社会資源について精通している精神保健福祉士（PSW）などの専門員がいるため，生活上の困りごとの相談も可能である。

病状から暴力や暴言などで傷ついている家族には，家族のメンタルケアも必要である。また，疾患理解などのために家族会への導入も有効である。

［戸田岳志］

《文献》

1）加藤忠史：双極性障害―病態の理解から治療戦略まで，第2版．p26，医学書院，2011．
2）樋口輝彦，市川宏伸，神庭重信・他編，今日の精神疾患治療指針，第2版，p126，医学書院，2016．
3）日本精神神経学会日本語版用語監，高橋三郎，大野裕監訳：DSM-5 精神疾患の診断・統計マニュアル．pp124-125，医学書院，2014．

N O T E

5 不安

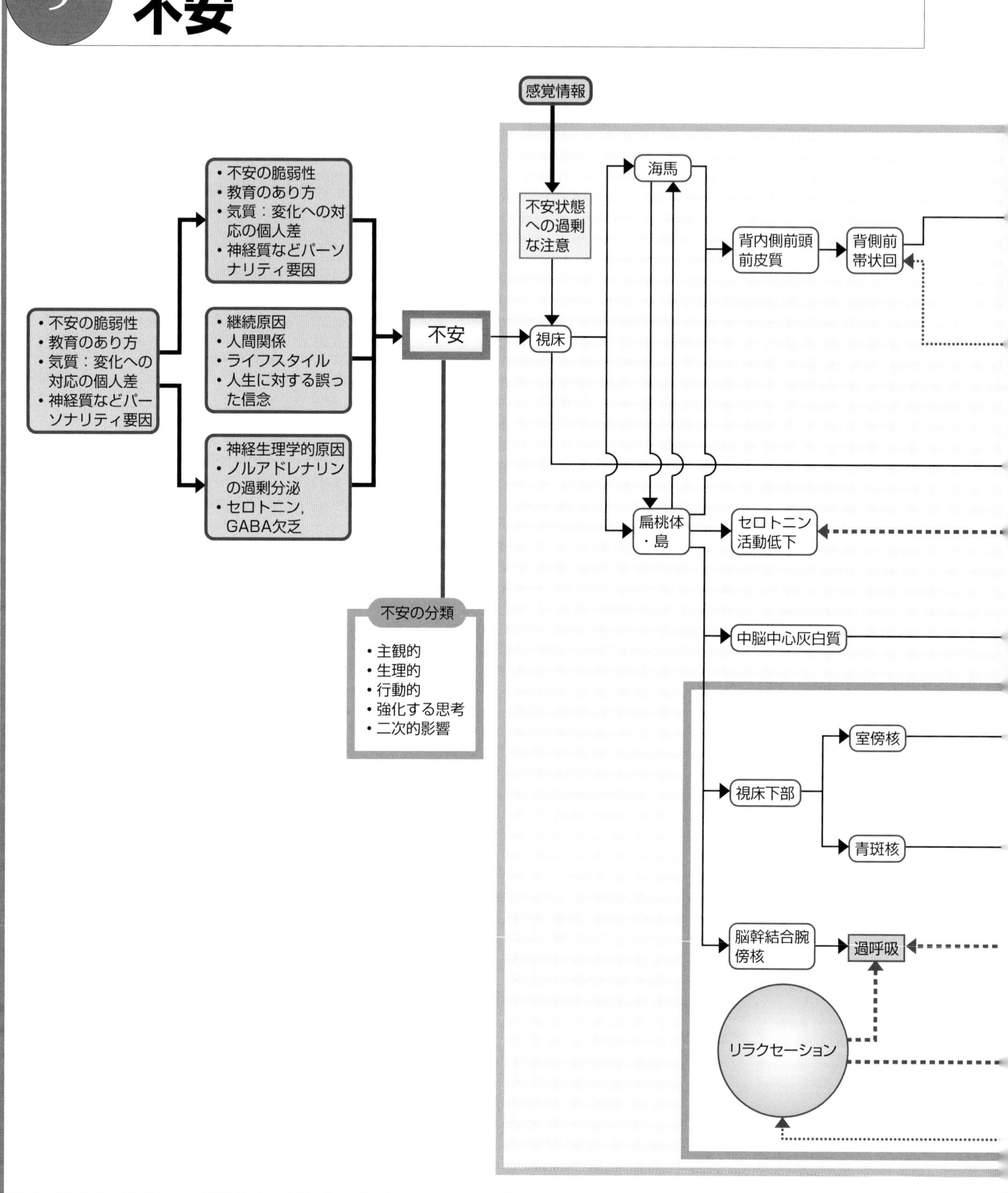
感覚情報
不安状態への過剰な注意
海馬
背内側前頭前皮質
背側前帯状回
・不安の脆弱性
・教育のあり方
・気質：変化への対応の個人差
・神経質などパーソナリティ要因
・継続原因
・人間関係
・ライフスタイル
・人生に対する誤った信念
・神経生理学的原因
・ノルアドレナリンの過剰分泌
・セロトニン，GABA欠乏
不安
視床
扁桃体・島
セロトニン活動低下
不安の分類
・主観的
・生理的
・行動的
・強化する思考
・二次的影響
中脳中心灰白質
室傍核
視床下部
青斑核
脳幹結合腕傍核
過呼吸
リラクセーション

凡例：誘因・原因　病態生理・状態　症状　医療・福祉的アプローチ　看護ケア　（症状）から生じる全体像　分類，あるいは特殊な部分
判断結果　治療目標

不安・恐怖から生じる全体像

腹内側前頭皮質
情動調節
曝露療法
不安に直面して耐えられる回避行動を減少

[治療の第３段階の看護ケア]
- 疾患についての正しい知識を学習する
- 治療に対して正しい知識を身につける
- 肯定的フィードバックを心がける
- リラクセーションを促す
- 規則正しい生活を目指す

モニタリング・評価
認知行動療法
- 不安を引き起こす出来事の評価を変える
- 非適応的振るまいや考え方を修正
- セルフコントロールの方法を学習

予期不安
大脳前頭前野による統制不十分

[治療の第2段階の看護ケア]
- 不安を換気する状況に過剰な注意を向けないように促す
- 対処方法の確認をする
- ストレス刺激を回避するように促す

●薬物療法
- SSRI
- ベンゾジアゼピン

- 不安症状の改善
- 抑うつ防止

[治療の第１段階の看護ケア]
- 服薬確認
- 服薬に対する思いを聴き必要性について話し合う

すくみ反応
外出困難

パニック発作

下垂体
副腎皮質ホルモン促進
血糖値上昇
アドレナリン上昇
交感神経亢進
ノルアドレナリン上昇
血圧・心拍数上昇

[治療の第１段階の看護ケア]
- 安定した呼吸法や心身のリラックスを促す
- 安心できる環境を提供する
- 発作時には付き添う

自律訓練法
疲労を回復して穏やかな気持ちを獲得

[治療の第2段階の看護ケア]
●パニック発作が起こっていないとき
- 患者の訴えを傾聴する
- 会話を促し引き金となった状況や葛藤について話し合い自己洞察を促す

●薬物療法
ベンゾジアゼピン
扁桃体興奮を抑える

ストレス緊張状態をほぐす

5 不安

Ⅰ　不安のメカニズム

1．不安とは

不安（anxiety）は特別な出来事や心理的，精神的なきっかけにより生じる特定の対象をもたない漠然とした恐怖の感情のことで，自分を守るための反応でもある。そのため不安は日常的に感じるレベルから，原因に比べ反応の強さや持続時間が不釣り合いに長い病的な不安までのレベルがある。

不安は以下のような側面で定義されている[1]。❶主観的な不安：不安感と，不安になるのではないかという予期不安，確認を伴う強迫的不安など，❷生理的な不安：動悸，発汗，呼吸困難，振戦，胃腸症状など，❸行動的な不安：焦燥，確認，ひきこもり，飲酒，喫煙，ギャンブル，自傷など，❹不安を強化する思考：悪化する，このまま死んでしまうなど，❺不安の二次的影響：疲労，生活機能の低下，身体疾患などである。

●不安症／不安障害の疫学

2013～2015年の調査[2]によれば，わが国の不安症の生涯有病率は，パニック症／パニック障害0.6％，社交不安症1.8％，特定の恐怖症3.0％，全般性不安障害1.6％で，いずれかの不安症は4.2％であった。しかし1996年の米国の疫学調査による不安症の生涯有病率は23.2％，2006年では16.2％[3]であり，年代は異なっているが日本よりも大きく上回っている。

2．不安の病態

人は身の回りの情報を五感でキャッチし，大脳辺縁系に伝える。大脳辺縁系の海馬で過去の情報と照らし合わせて危険か安全かの判断をし，危険と判断すると不安が生じる。

この判断により大脳辺縁系にある扁桃体が活動を亢進させることにより，**闘争・逃走反応**（fight or flight response）が起こり，脳幹にある青斑核からノルアドレナリンの分泌が促進され，その結果，心拍数や血圧が上昇し，発汗や振戦などの身体反応が起こる。さらに脳幹にある結合腕傍核の亢進により，呼吸が促迫し，時に過換気になる。

扁桃体の活動亢進により中脳中心灰白質の活動が亢進するため，筋肉が緊張して足がすくみ，その場に座り込むような「**すくみ反応**」が生じる。

また，視床下部から下垂体，副腎皮質系が過活動になり，副腎皮質ホルモンが上昇し，血糖値が上昇する。

3．不安の程度

不安は人が生きていくために自分を守る行動としても働く感情であり，「不安」は病的な状態ばかりではない。適度な不安は注意力を高め，脳を覚醒させ感覚を鋭敏にするため，準備をする手助けになり，潜在的に危険な状況に注意を払うことにつながる[4]。ヤーキーズ－ドットソン曲線［図1］が不安（感情覚醒）と行動との関係を示している[5]。不安が募るにつれて行動の効率が至適レベルまで高まるが，それ以上に不安が高まると行動の効率は低下する。

4．不安の原因

1）不安の脆弱性

人はさまざまなライフイベントの中で不安をもたらすネガティブなイベントによるストレスを経験する。しかし誰もが不安症になるわけではない。不安症になりやすい要因を不安の脆弱性[6]と呼ぶ。

不安の脆弱性をもたらす要因に以下の3つがある。❶特に親による罰の使用など幼児期の教育の在り方，❷気質，特に変化への適応の個人差，❸特に神経質のようなパーソナリティ特性である。

2）継続原因

現在の行動，態度，ライフスタイルの中で，発生した不安を継続させる原因を確認する。

筋緊張，不安な独り言（「もしも」といった考え方），人間関係，人生に対する誤った信念，恐怖や恐ろしいと思う状況の継続的回避，運動や動作の欠如，カフェイン・砂糖・ジャンクフード（カロリーは高いが栄養価・栄養素の低

[図1] 不安と行動の関係を示すヤーキーズ - ドットソン曲線

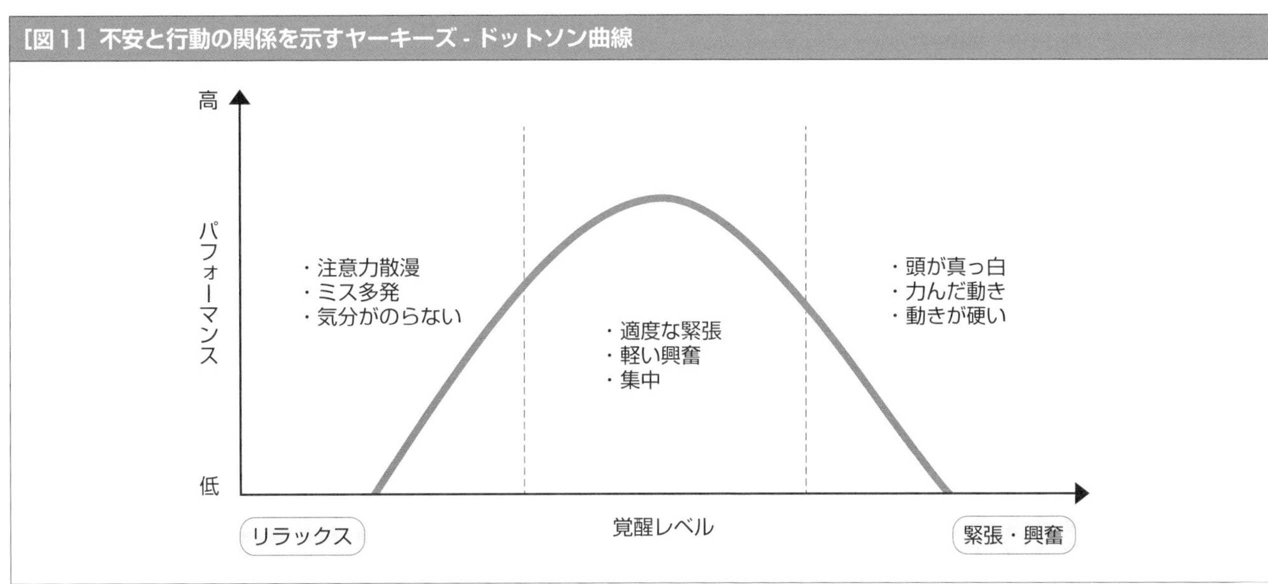

い食べ物）のとり過ぎ，自己養育技術の欠如，過度に複雑なライフスタイルと環境，習慣的な悩み，自信や自己信頼の低下などが不安を継続する原因になる。

3）神経生物学的原因

不安になると，神経伝達物であるノルアドレナリン，アドレナリンが過剰に分泌される。そのためセロトニン，GABA（γ－アミノ酪酸）などが欠乏する不均衡の状態になるということが明らかになっている。しかし，ある脳の機能障害，遺伝子の問題など現在断定できることはなく，解明中である。

5．不安症の分類と症状

1）不安症の分類

不安障害の基底症状は，遺伝子に刻み込まれた本能的なものと，後天的に獲得されたものを対象とした恐怖と強迫である[3)]。恐怖とこだわりの強さ，行動の仕方の三側面を評価して不安障害を分類し，貝谷ら[3)]が作成した［図2］。

[図2] 不安症の症状構成

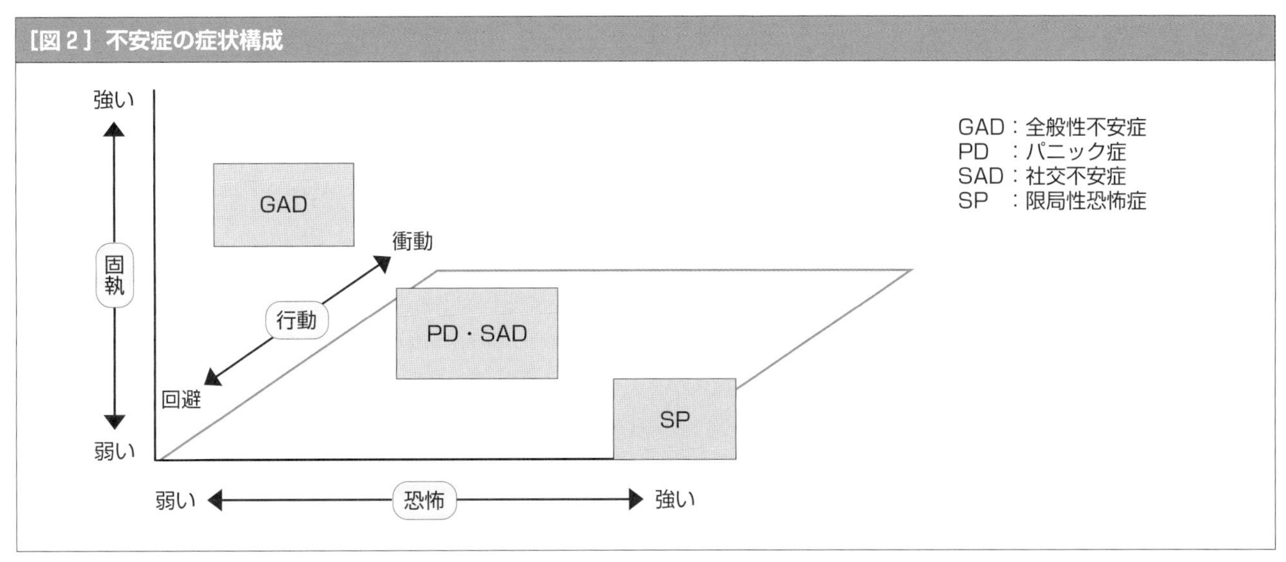

［表1］不安症の定義，原因

不安障害群	原因	定義
分離不安症	身内やペットの死など	愛着をもっている人物からの分離に強い不安をもつ。
選択性緘黙	話すことに対する恐怖	他者の前で狼狽することに対する恐怖から身近な家族が居る場面では話すが，子どもやおとなが話しかけても言葉を発しない。
限局性恐怖症	親の過保護，身体的または性的虐待など環境要因，遺伝的要因	特定の虫や動物，高所，嵐，水などの自然環境，注射針や血液などの医療行為全般，閉所や暗所などの状況に恐怖をもつ。
社交不安症	見知らぬ人や場面に近づかない「行動抑制」あるいは否定的評価への恐怖	自分の振る舞いや行動が他者に否定的な評価や拒絶を受けるのではないかと考えることで，他者の前で極度に緊張し，恐怖を感じると赤面や発汗などの症状があらわれ，日常生活を送ることが難しくなる状態になる。
パニック症	ストレスを感じやすいあるいはストレスへの対処が苦手な人	突然パニックになり，パニックになると動悸，発汗，身震い，息切れなどの症状が起こる。
広場恐怖症	否定的思考や不安に敏感な気質，家族関係など	公共交通機関の利用や広場にいることなどで強い恐怖を覚えたり不安になる。
物質・医薬品誘発性不安症	特定の医薬品の使用後の離脱，服薬中	薬物やアルコールを摂取することによって生じる，離脱あるいは治療薬物による不安に関連している。
全般性不安症	行動の抑制や否定的思考など	仕事への責任，学業，本人や家族の健康など多数の出来事または活動について，過剰な抑制ができない不安や極度の心配が起こる。

2）不安症の症状

① DSM による不安障害群

DSM-5 による不安症群（Anxiety Disorders）について［表1］に示す。

② 社交不安症

社交不安症（Social Anxiety Disorder：SAD）はスピーチや発表などの社会的な対人場面で「恥ずかしい思いをするのではないか」等に加え，「他者に迷惑をかけるのではないか」等を恐れる加害性について，極度の不安を抱き，不安を回避しようとすることで日常生活に支障をきたす疾患である。DSM-5 が定義した社交不安症は，わが国特有と考えられていた「対人恐怖症」と同一の疾患概念である[7]。

③ パニック症

予期せぬ「パニック発作」の反復と「予期不安」と「広場恐怖」を主症状とする疾患である。パニック発作は激しい動悸や息苦しさなどが突然に生じ「自分は死んでしまうのではないか」という不安が反復して生じる。また予期不安は，パニック発作を繰り返すことで，「また同じような発作を起こすのではないか」という不安が生じることをいう。またいつ起こるかわからないパニック発作のために，助けを得られない状況を避けようとすることによって日常生活が著しく制限される。

6．不安症の検査，診断

診断は［表1］に示したように DSM-5 の診断基準で診断する。検査で診断されることはないが，臨床症状を評価するための評価尺度を用いる。

① 不安症

Houk ら（2002）が作成した不安症の重症度を評価する Anxiety Disorder Specific Severity Measure[3] がある。この尺度は 10 項目で構成しており，「全くない：1」から「常に：5」で評価する。各不安障害の恐怖と不安状況に即した質問票もあるが，日本語版の信頼性，妥当性は確認されていない。

② 社交不安症

社交不安症の臨床症状評価には Liebowitz Social Anxiety Scale（LSAS）を用いることが多い。Liebowitz Social Anxiety Scale は行為状況 13 項目，社交状況 11 項目の計 24 項目で構成している。評価は，恐怖感・不安感・回避行動をそれぞれの項目について 0 ～ 3 の 4 段階で行う[8]。LSAS は日本語版（LSAS-J）が作成されており，信頼性，妥当性が確認され，臨床的評価もされている[8]。LSAS-J は確信型対人恐怖の臨床症状の評価には不十分であることが指摘されているため，社交不安／対人恐怖評価尺度（Social Anxiety/Taijin-kyofu Scale：SATS）があり，信頼性，臨床的評価[8] が得られている。

③ 社会恐怖

社会恐怖をスクリーニングする尺度にSocial Phobia Scale（SPS）と Social Avoidance and Distress Scale（SADS）日本語版[9]を用いる。いずれも信頼性と妥当性が確認されている。

7．不安症の治療

不安症の治療は薬物療法，認知行動療法，曝露療法，心身のリラクセーションを行う。また限局性恐怖症などのように，不安の症状があっても社会生活に支障がない場合は治療の対象とならないことがある。

① 薬物療法

薬物療法は，抗不安薬や選択的セロトニン阻害薬であるSSRIを選択する。抗不安薬ベンゾジアゼピンは，有効性が確立されているが，長期使用に対して依存の危険性がある。そのため最近ではSSRIを選択する。SSRIは治療効果に加え，再発予防効果がある[3]。

② 認知行動療法

非適応的な振る舞いや考え方を合理的に修正し，症状のセルフコントロール方法を学習し，患者のQOL（Quality of Life）の向上を目指すのが認知行動療法（CBT）である。認知行動療法は，精神療法の中心的な存在である[10]。

認知行動療法は，❶「不安は生体を守るための情動である」ことを理解する，❷「不安は，自らの情動について過度の防御反応が起こっている」ことを理解する，❸不安には生理的な反応や認知的な反応，行動的な反応の側面があり，それぞれが関連し合っていることを理解する，❹刺激に反応しているのではなく，刺激の主観的解釈に反応していることを理解する，❺生理学的基盤を考え，扁桃体を抑制している前頭葉機能を強化することで認知の修正を行う，ということを理解する。

不安症に対する認知行動療法の構成要素を［表2］に示す[10]。認知行動療法は，患者のQOLの向上に有用であるだけでなく，再発率が低いことからマニュアル化が進み，ある程度標準化されつつある。また，身体的な副作用がなく，治療に対する動機づけが得やすい上に，症状コントロールがつきやすいなどの利点がある。

③ 曝露療法

不安や苦痛を克服するために，恐怖を抱いている対象に曝露することによって，起こると考えていた脅威が現実には起こらないことを認識する。これを繰り返すことによって，回避行動を減少させる。

［表2］不安症に対する認知行動療法の構成要素

不安障害	構成要素
限局性恐怖症	曝露療法（エクスポージャー）
注射・血液タイプの恐怖症	曝露療法（エクスポージャー）と応用緊張法の併用
パニック症	曝露療法（エクスポージャー），内部感覚の曝露療法（エクスポージャー），リラクセーション，認知の修正，選択的注意の修正，呼吸訓練
社交不安症	心理教育，曝露療法（エクスポージャー），認知療法，ロールプレイング，ビデオフィードバック，セルフ・モニタリング，リラクセーション，社会生活技能訓練（SST）
全般性不安症	心理教育，セルフ・モニタリング，認知療法（過剰な心配の修正），不安管理訓練，リラクセーション，曝露療法（エクスポージャー）

（坂野雄二：不安障害に対する認知行動療法．精神神経誌 114（9）：1081，2012．より一部改変）

そのために準備として，❶治療の原理を理解する，❷治療の最終目標を立てる，❸不安階層表をつくる（今までで体験した不安を挙げ，100点満点で階層をつくる），❹日課としてできるような具体的な練習課題をつくる，❺課題に取り組む，❻課題の結果と治療の効果をプラスに評価する，という6段階を順を追って実施し，徐々に不安を低くしていく。

④ 心身のリラクセーション

リラクセーションは，ストレスと過緊張の状態をほぐすもので主に以下の3つがある。

- **呼吸法**：ゆったりした姿勢から鼻で息を吸い，少しずつ吐いていく
- **漸進的筋弛緩法**：ゆったりとした姿勢で身体の筋肉を部位毎に緊張－弛緩を繰り返す
- **自律訓練法**：気持ちを鎮めた上で，瞑想（手足が重たい，手足が温かい，心臓が規則正しく打っている，楽に呼吸している，腹部が温かい，額が心地よく涼しいなど）を行いながら行う。これを行うことによって，疲労を回復し穏やかな気持ちを獲得する。

8．不安症の経過・予後

不安症は慢性のうつ病を併発しやすく，寛解率が低いことが報告されている[3]。しかし不安症は寛解すると再発しにくいこと，パニック症が寛解と再発を繰り返すという研究結果が認められている[3]。また社交不安症は早

期に発症しやすく，うつ病，アルコール依存症などの精神疾患を併存しやすいことが指摘されている[8]。そのため早期診断，早期治療が必要となる。

Ⅱ　不安の患者の治療と看護ケア

1．観察ポイント

不安症は全般的に何らかの刺激に対して反応するのではなく，刺激を認知し主観的に解釈した結果起こる反応[10]である。反応が日常生活には影響がない場合，患者本人はそのときは苦痛に感じるが，反応を自分の中で無視したり，批判することができる場合には，治療の対象にならない。

そのため患者の言動からどのように考えているのかを把握する必要がある。また，どのような刺激に対して症状が起こるのかを見極める。その症状に対する患者の受け止め方である批判力を観察する。例えば，手洗いを頻回に行っている患者の場合は，他の行動を行うことができるのかなど，日常生活への影響についても観察する。また不潔恐怖の患者の場合，皮膚の乾燥や出血などの皮膚の障害が起こっていないかを観察する。

このように不安の程度を確認するとともに日常生活への影響，身体的な状況について観察をする。

2．パニック発作時の治療に伴う看護

1）第1段階（発作中）における看護

パニック発作が起こると，過呼吸になることも多い。過呼吸になることで血液中の炭酸ガスの濃度が低くなり，息苦しさを感じるようになる。このためますます呼吸しようとしてしまい，アルカリ性に傾き，しびれやけいれんなどの症状も出やすくなる[11]。本来，過呼吸は呼吸を遅くすることや呼吸を止めることによって症状が改善するが，患者本人が自力でコントロールすることは難しい。そのため看護師が付き添ったうえで安心するよう声をかけ，ゆっくりと呼吸するように促す。また，安心できるよう環境を整え，心身のリラックスを促す[12]ことも必要となる。

2）第2段階における看護

パニック発作が起こっていないときには，患者の不安な気持ちを傾聴する。また，引き金となった状況や葛藤を言語化[12]できるようにする。そのために自己洞察を促すために，状況について話し合う。

曝露療法や認知行動療法がなされた後に，ストレス刺激を回避するような方法を共に考え，対処できるよう励ます。

3．不安症の患者の治療とケア

1）治療の第1段階における看護

① 薬物療法時の観察と看護

SSRIはセロトニンの濃度を上昇させ，扁桃体の活動を抑制し，不安や緊張を緩和させる働きがある。患者は服薬しても「なかなか良くならない」という焦りや，イライラが募り焦燥感が出現することがある。また，服薬を中断してしまうこともある。

服薬確認を的確に行い，発熱や発汗，嘔気などの副作用が，効果よりも先に出現することがあるため，観察をする。

まず観察で大切になるのは，「薬に対する患者の思い」である。効果を実感できないために不安症状が増幅したり，焦燥感があらわれることがある。この不安や焦燥などの症状が，アクチベーションシンドローム（activation syndrome, 賦活症候群）ではないか観察する。アクチベーションシンドロームは，不安や焦燥感のほか，不眠，アカシジア，パニック発作，衝動性などがあらわれることがある。このような症状があらわれた場合は，ただちに薬剤を中止する。

アクチベーションシンドロームではなく，症状の効果があらわれないために焦りを感じている場合は，薬に対する思いを十分に傾聴し，必要であれば薬物の特徴や作用，作用機序について説明する。さらに不安や緊張の程度，日常生活への影響などの症状が緩和し，薬物が有効に作用しているのか観察する。

SSRIが5-HT$_3$受容体に作用することで起こる副作用である嘔気・嘔吐，下痢などの消化器症状や頭痛などがないか観察する。

② リラクセーション

看護師は信頼関係を構築できるように努め，不安なときに安心できるような声をかける。身体的なリラクセーションには，腹式呼吸を促したり，音楽を流す。看護師は一人ひとりの対象者が自分なりのリラックス方法がで

きているのかを確認する。

また，運動選手のイメージトレーニングのように「うまくいっている」という言葉を唱えるなどの自己暗示方法を一緒に考える。

2）治療の第2段階における看護

① 認知行動療法時の観察と看護

認知行動療法（CBT）は，患者が自分の状態や考え方のくせに気づくことができるよう，自分を振り返る機会になる。認知行動療法は，身体的な副作用がなく患者の治療に対する動機づけを行いやすい[10]。

認知行動療法の導入時は，不安を喚起することがあるため治療に対する患者の思いをよく聴き，治療への動機づけを行う。また，治療が進んだ場合は，患者の考え方のくせである否定的な思考がよくないと自分を責める可能性がある。認知行動療法は，否定的な思考を否定し，肯定的・積極的な思考に転換させることが重要なのではなく，現実的で適応的な思考の仕方もあることを患者が自覚できるようになることが必要[10]である。そのため患者が自己否定的な発言をする場合は，現実的で適応的な考えをすることの重要性について説明をする。

また，患者が自分自身の考え方のくせを改善するために，日常生活の場でも自己の考え方を意識しながら生活するように促す。さらに現実的で適応的な考え方になるように，工夫の仕方（アクションプラン）を患者とともに考える。

② 曝露療法時の観察と看護

曝露療法は行動療法の1つであり，医師や臨床心理士の指示にしたがって，不安を引き起こすような場所，状態に立ち向かえるようにする治療である。医師や臨床心理士の判断に基づいて，不安の少ないことから徐々に不安の高いところに段階を上げていくことになる。対象者が自分の判断で決めたり進めたりしないように注意をすることが重要である。

治療が患者にとって負担になっていないか，治療の影響としての不安状況を確認する。治療の途中で不安のレベルを確認する[13]。また，不安状況であっても患者が努力して行動できたことを認め，努力に対してほめる。看護師は，曝露療法で不安に感じている対象者の思いを理解し，励ますとともに，自己コントロールしていることに対する思いを聴く。

3）治療の第3段階における看護

① 予期不安を防止するための援助

予期不安が再び起こらないようにするため，疾患教育を行い，疾患や治療に対する正しい理解を促す。また，患者が自由に感情を表出できるようにし，道徳的・論理的な解釈はしないように心がけ，患者の感情表出に対して肯定的なフィードバックを行う。そして，徐々に患者が自分の感情を自己洞察し客観的に理解できるように促す。

② ストレス要因の改善

不安障害は外来治療としてフォローされていることが多いため，不安となっているストレス要因を確認する。患者本人が自覚している場合は，どのようにすれば改善ができるのか一緒に話し合う[14]。例えば，職場での人間関係や過労などがないか確認する。職場での人間関係や過労などがあり心理的負担が多い場合は，カウンセリングなどを実施する。

③ 生活要因の改善

不安症状にある患者の生活習慣を確認する。特に飲酒，喫煙，カフェイン等の摂取の有無を確認する。カフェインは飲酒同様，不安を増強させる働きがあるため，漸減できるように支援する[1]。カフェインにも依存性があるため，急激に減らすと離脱症状を伴うことがある。

また睡眠の乱れは不安症状を悪化させる可能性があるため，睡眠のリズムを整えるようにする[1]。睡眠は入眠するときの環境や日中の活動状況と関連があるので，外来の患者には自己管理をするように説明する。

入眠時は，部屋の光や温度調整にも気を配るように促す。また入眠前には軽いストレッチ体操などで緊張をほぐすようにし，テレビやパソコン，ゲームなどを行わないように支援する。

4．不安症のある人の家族への援助

家族や周りの人は不安障害のある人を理解しづらく，「心が弱い」「気にしすぎている」「臆病になっている」などととらえ，本人を非難したり，説得したりすることがある。

しかし，不安症は本人の心が弱いためや気にしすぎているために生じていることではないことを説明し，説得や非難をしないように話す。そのうえで脳内にある神経伝達物質の作用によって脳の機能障害をきたしている1つの疾患であることや治療が必要な状況を理解してもらえるようにわかりやすく説明する。また，患者が不安になることで生じる生理的反応や苦痛状況を説明し，患者がリラックスできるよう環境や生活リズムを整えることの必要性を説明し，協力を求める。さらに患者の治療には一定の時間が必要であることを説明し，焦らないように見守る姿勢をとるように促す。

同時に，看護師は家族の気持ちを受け止め，家族の協力に肯定的な評価をすることが必要である。

［森千鶴］

《文献》

1) 金吉晴：災害時の不安障害のマネジメント．保健医療科学 62（2）：14-149，2013.
2) 川上憲人：精神疾患の有病率等に関する大規模疫学調査研究：世界精神保健日本調査セカンド．平成 26 年度総括・分担研究報告書，厚生労働省厚生労働科学研究費補助金障害者対策総合研究事業，2016. http://wmhj2.jp/WMHJ2-2016R.pdf
3) 貝谷久宣，土田英人，巣山晴菜・他：不安障害研究鳥瞰―最近の知見と展望．不安症研究 4(1)：20-36，2013.
4) ボーン EJ，ガラノ R，野村総一郎，林建郎訳：不安からあなたを解放する 10 の簡単な方法―不安と悩みへのコーピング．星和書店，2005.
5) Yerkes RM, Dodson JD: The relation of strength of stimulus to rapidity of habit-formation. J Comp Neurol Psychol 18: 459-482, 1908.
6) 金美怜：不安障害の診断及び不安の心理療法．お茶の水女子大学子ども発達教育研究センター紀要 3: 123-130，2006.
7) 音羽健司，森田正哉：社交不安症の疫学―その概念の変遷と歴史．不安症研究 7(1)：18-28，2015.
8) 朝倉聡：社交不安症の診断と評価．不安症研究 7(1)：4-17，2015.
9) 金井嘉宏・他：Social Phobia Scale と Social Interaction Anxiety Scale 日本語版の開発．心身医 44（11）：841-850，2004.
10) 坂野雄二：不安障害に対する認知行動療法．精神神経誌 114（9）：1077-1084，2012.
11) 一般社団法人日本呼吸療法学会：過呼吸症候群．2016. https://www.jrs.or.jp/uploads/uploads/files/disease_qa/disease_i04.pdf（2019 年 8月 26 日アクセス）
12) 花澤寿：過呼吸症候群の精神病理．千葉大学教育学部研究紀要 59：229-234，2011.
13) 清水栄司：広場恐怖刺激への段階的曝露療法．精神神経誌 110（6）：497-499，2008.
14) 大迫哲也：不安障害の理解と看護．森千鶴監編著，改訂版これからの精神看護学，pp360-375，ピラールプレス，2016.

N O T E

ワンポイントラーニング 認知行動療法

認知行動療法（cognitive behavioral therapy：CBT）は，1970年代に米国のベック（Beck A）が開発した精神療法である。

主にうつ病やパニック障害などの治療に用いる。抑うつ状態になると，状況や出来事などを悲観的・否定的にとらえがちになり，気分が落ち込み，思うように行動できないという悪循環が生じる。そこで認知行動療法は，状況や出来事などの事実自体ではなく，それに対するとらえ方，すなわち認知を修正することで，気分をコントロールし，適切な行動がとれるように働きかける治療法である。

認知行動療法で扱う認知とは，ものごとの考え方や解釈のことで，感情を左右し行動を決定するという情報処理過程である。情報処理過程には，**自動思考**と**スキーマ**の２つのレベルがある。

自動思考とは，その時々で自然に浮かぶ考えやイメージである。例えば，看護学生が受け持ち患者に話しかけても，患者の反応が不愛想だと「私の話し方が悪いから患者は気分を害した」「私は患者さんに嫌われている」と思うのは，自動思考である。このように自動思考は事実がどうであれ，ほとんど気が付かないうちに決めつけることをいう。

自動思考に影響を与えているのはスキーマである。スキーマは，人それぞれがもっている信念や価値観であり，心の癖のようなものである。自分が嫌われていると考える傾向が強いと，相手の些細な態度に自分が嫌われているという証拠を見つけようとする。また，ちょっとした失敗に対しても悲観的になり自信喪失や意欲低下に陥る。こうしたスキーマに気が付くことで，気持ちのコントロールに役立つ。

認知行動療法は，面接時（通常16～20回）に自動思考とスキーマに注目し，患者の話を聴きその人が直面している問題を洗い出し，治療方針を立てる。患者の自動思考に焦点を当てて認知の修正を促し，さらに心の奥底にあるスキーマに焦点を当てて，患者自身が自分の信念や価値観を見つめなおせるよう支援する。

認知行動療法の治療の特徴は，治療者との面接で話し合ったことを患者が実生活で検証し，患者自身が認知の修正を図れるように援助することである。治療者と患者が一体となって患者の問題を取り込むことから，患者を主体にした治療であり，患者のその後の人生に大きな影響を与える。

［多喜田恵子］

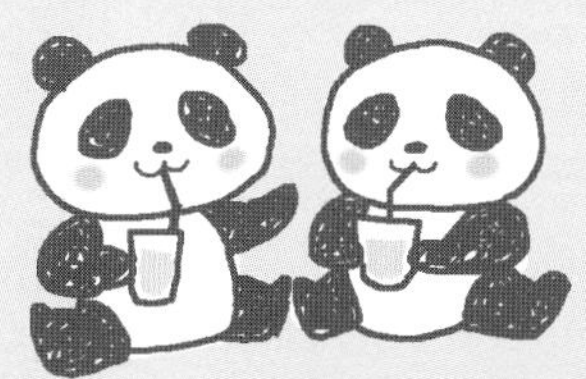

6 恐怖

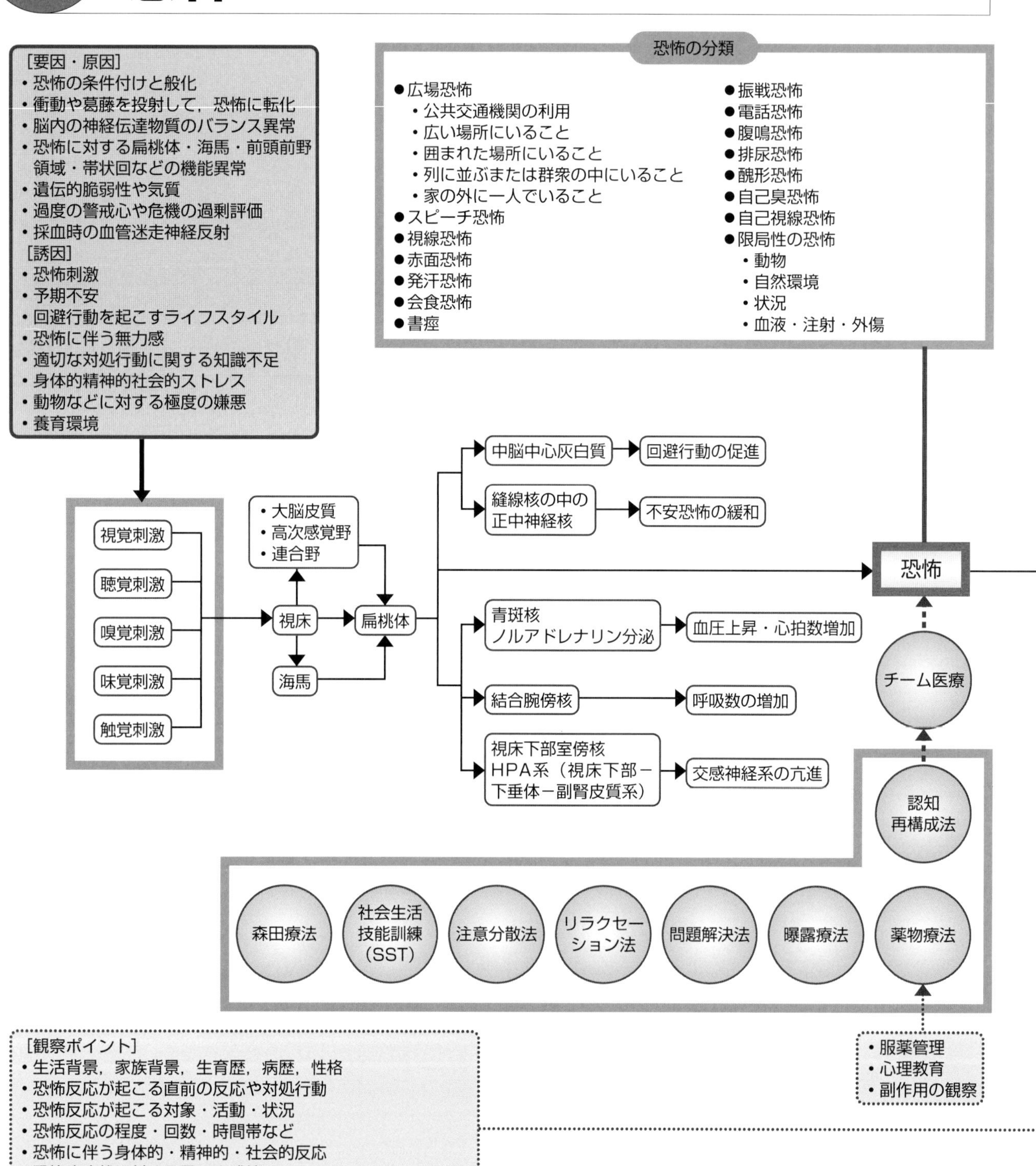

恐怖の分類
●広場恐怖
・公共交通機関の利用
・広い場所にいること
・囲まれた場所にいること
・列に並ぶまたは群衆の中にいること
・家の外に一人でいること
●スピーチ恐怖
●視線恐怖
●赤面恐怖
●発汗恐怖
●会食恐怖
●書痙
●振戦恐怖
●電話恐怖
●腹鳴恐怖
●排尿恐怖
●醜形恐怖
●自己臭恐怖
●自己視線恐怖
●限局性の恐怖
・動物
・自然環境
・状況
・血液・注射・外傷
[要因・原因]
・恐怖の条件付けと般化
・衝動や葛藤を投射して，恐怖に転化
・脳内の神経伝達物質のバランス異常
・恐怖に対する扁桃体・海馬・前頭前野領域・帯状回などの機能異常
・遺伝的脆弱性や気質
・過度の警戒心や危機の過剰評価
・採血時の血管迷走神経反射
[誘因]
・恐怖刺激
・予期不安
・回避行動を起こすライフスタイル
・恐怖に伴う無力感
・適切な対処行動に関する知識不足
・身体的精神的社会的ストレス
・動物などに対する極度の嫌悪
・養育環境
視覚刺激
聴覚刺激
嗅覚刺激
味覚刺激
触覚刺激
・大脳皮質
・高次感覚野
・連合野
視床
海馬
扁桃体
中脳中心灰白質
回避行動の促進
縫線核の中の正中神経核
不安恐怖の緩和
恐怖
青斑核
ノルアドレナリン分泌
血圧上昇・心拍数増加
結合腕傍核
呼吸数の増加
視床下部室傍核
HPA系（視床下部－下垂体－副腎皮質系）
交感神経系の亢進
チーム医療
認知再構成法
森田療法
社会生活技能訓練（SST）
注意分散法
リラクセーション法
問題解決法
曝露療法
薬物療法
・服薬管理
・心理教育
・副作用の観察
[観察ポイント]
・生活背景，家族背景，生育歴，病歴，性格
・恐怖反応が起こる直前の反応や対処行動
・恐怖反応が起こる対象・活動・状況
・恐怖反応の程度・回数・時間帯など
・恐怖に伴う身体的・精神的・社会的反応
・恐怖症症状に対する思いや感情
・予期不安の内容や頻度，恐怖に対する回避行動や対処方法
・恐怖や恐怖症に関する基本的知識
・薬物療法の効果と副作用

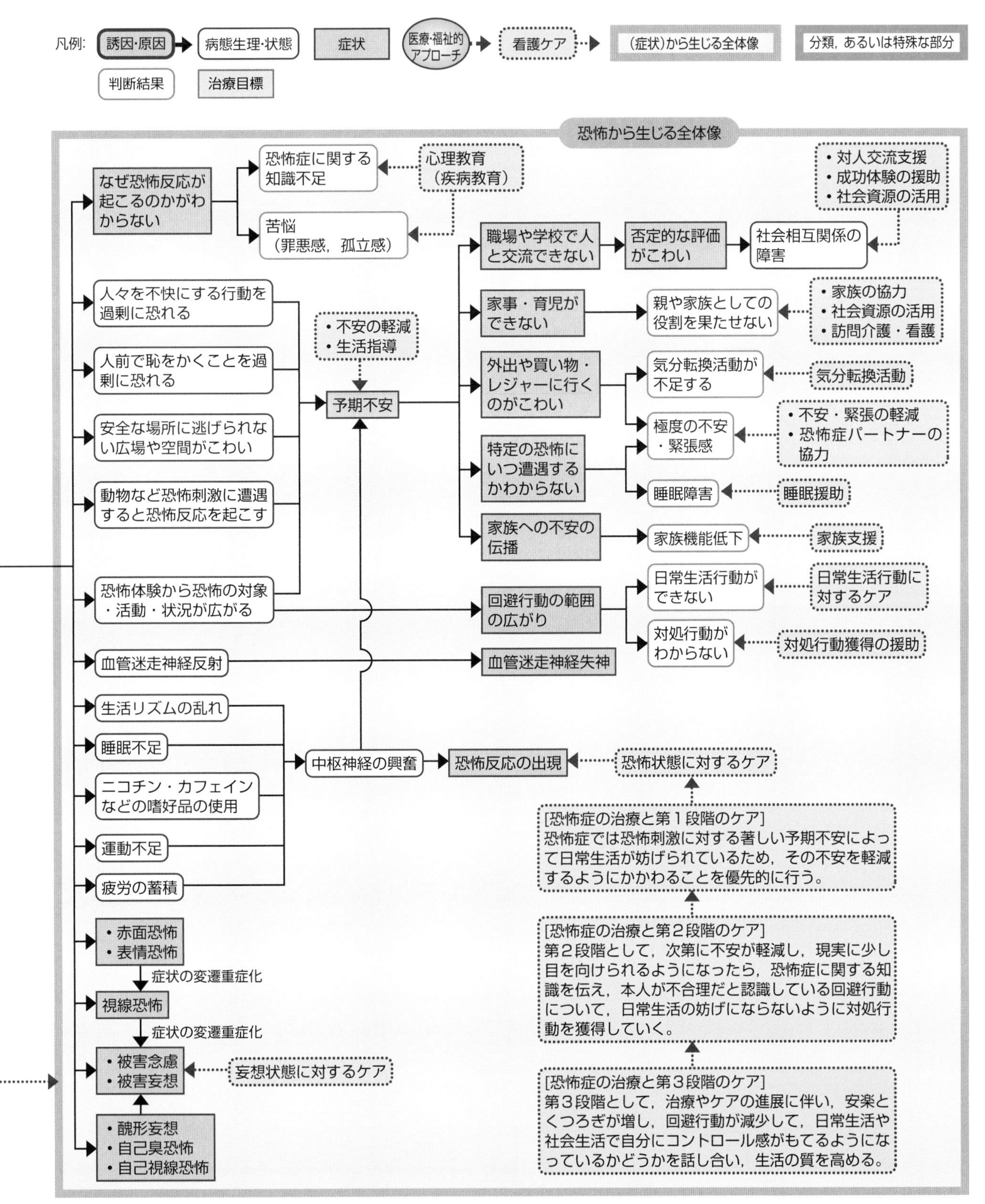
凡例:
誘因・原因
病態生理・状態
症状
医療・福祉的アプローチ
看護ケア
(症状)から生じる全体像
分類，あるいは特殊な部分
判断結果
治療目標
恐怖から生じる全体像
なぜ恐怖反応が起こるのかがわからない
恐怖症に関する知識不足
心理教育（疾病教育）
苦悩（罪悪感，孤立感）
・対人交流支援
・成功体験の援助
・社会資源の活用
職場や学校で人と交流できない
否定的な評価がこわい
社会相互関係の障害
人々を不快にする行動を過剰に恐れる
家事・育児ができない
親や家族としての役割を果たせない
・家族の協力
・社会資源の活用
・訪問介護・看護
・不安の軽減
・生活指導
人前で恥をかくことを過剰に恐れる
外出や買い物・レジャーに行くのがこわい
気分転換活動が不足する
気分転換活動
予期不安
安全な場所に逃げられない広場や空間がこわい
極度の不安・緊張感
・不安・緊張の軽減
・恐怖症パートナーの協力
特定の恐怖にいつ遭遇するかわからない
動物など恐怖刺激に遭遇すると恐怖反応を起こす
睡眠障害
睡眠援助
家族への不安の伝播
家族機能低下
家族支援
恐怖体験から恐怖の対象・活動・状況が広がる
回避行動の範囲の広がり
日常生活行動ができない
日常生活行動に対するケア
対処行動がわからない
対処行動獲得の援助
血管迷走神経反射
血管迷走神経失神
生活リズムの乱れ
睡眠不足
中枢神経の興奮
恐怖反応の出現
恐怖状態に対するケア
ニコチン・カフェインなどの嗜好品の使用
運動不足
疲労の蓄積
[恐怖症の治療と第１段階のケア]
恐怖症では恐怖刺激に対する著しい予期不安によって日常生活が妨げられているため，その不安を軽減するようにかかわることを優先的に行う。
・赤面恐怖
・表情恐怖
症状の変遷重症化
視線恐怖
症状の変遷重症化
[恐怖症の治療と第２段階のケア]
第２段階として，次第に不安が軽減し，現実に少し目を向けられるようになったら，恐怖症に関する知識を伝え，本人が不合理だと認識している回避行動について，日常生活の妨げにならないように対処行動を獲得していく。
・被害念慮
・被害妄想
妄想状態に対するケア
[恐怖症の治療と第３段階のケア]
第３段階として，治療やケアの進展に伴い，安楽とくつろぎが増し，回避行動が減少して，日常生活や社会生活で自分にコントロール感がもてるようになっているかどうかを話し合い，生活の質を高める。
・醜形妄想
・自己臭恐怖
・自己視線恐怖

6 恐怖

Ⅰ 恐怖のメカニズム

1．恐怖と具体的症状

恐怖（fear）とは，外界（環境）にある既知の明らかに存在する対象に対する恐れの感情（情動）を意味し，ある対象・活動・状況によって，自分の存在が脅かされるという危機感を伴う。恐怖は，現在経験されている苦痛と違い，苦痛を予想した反応である。予想される苦痛から逃れることはできないという確信が増せば恐怖は強まり，予想される苦痛から逃れることはできるという確信が増せば恐怖は弱まる。また，対象・活動・状況から逃れることができない場合を想像すると，**予期不安**（よきふあん）が生じる場合がある。

人間は，危険な状況に遭遇したとき，恐怖が喚起されることによって，逃走や闘争のための身体反応（fight or flight response）が起こり，身を守りながら状況に対処しようとする。具体的には，呼吸数や心拍数の増加，血圧上昇，筋肉の緊張，瞳孔散大，顔面の紅潮または蒼白，口渇，声が出ない，発汗，めまい，震え，嘔気・嘔吐，息切れ，動悸，熱感，冷感，腹部不快感などの不安状態でみられる生理的反応があらわれ，身体的な消耗を引き起こす。

恐怖症（phobia）とは，恐れる理由がないとわかっていながら，ある対象や活動・予測できる状況を不釣り合いに強く恐れ，それを避けようとして日常生活に支障をきたし，QOL が低下する。恐怖症は慢性的に持続し，患者は恐怖から解放されたいと願うものの，意のままにならないことが特徴である。DSM-5 では，不安症群に社交不安障害（社交恐怖），広場恐怖症，限局性恐怖症などが含まれ，その対象・活動・状況に従って恐怖の名称がついている。

恐怖は自己防衛的な感情であり，回避・逃避行動をとるだけでは，本質的な恐怖は温存されてしまうため，恐怖症の寛解にはつながらない。

2．恐怖の成り立ち

恐怖反応とは，嫌悪刺激の到来もしくはそれを予期することで生じる反応を指す。恐怖症は，ある対象や活動・状況に対する不合理で過剰な恐怖の持続であり，もともと恐怖反応を示さなかった刺激に対して，後天的に恐怖反応を引き起こすようになったものである。

恐怖の発現には，学習体験，生得的な生物学的要因，遺伝的脆弱性，情報処理や認知に関連したバイアス，養育環境といったさまざまな要因がある。

ここでは，過去の直接的な経験から学習した恐怖，過去の間接的な経験から学習した恐怖，しつけや罰の手段となった対象に対する恐怖について説明する。

① 過去の直接的な経験から学習した恐怖

過去にある対象や活動・状況の中で，苦痛を体験したことが直接的な経験となって恐怖がわき上がるようになることがある。例えば，子どものときに犬にかみつかれて以来，犬が恐くなった人がいる。また，過去の歯科受診で痛かったり怖かったりした経験から歯科を受診できなくなった人がいる。

② 過去の間接的な経験から学習した恐怖

ある対象や活動・状況を恐れて，周囲の人が悲鳴をあげたり逃げたりしている姿を見て，そばでみている人がその声や動作に驚き，その対象や活動・状況に恐れを感じるようになることがある。例えば，母親がゴキブリを見るたびに大声を出して怖がる場面を見たり，他者が電車の踏切で事故にあった場面を目撃したりすると，ゴキブリや電車の踏切を見ただけで怖がるようになる場合がある。

③ しつけや罰の手段となった対象に対する恐怖

ある対象を親の代わりに子どもを罰する恐ろしい存在として教え込むと，子どもは大人になってもその対象を恐れるようになる。例えば，「悪い子は警察に連れていってもらいますよ」などという親の脅かしが繰り返されると，子どもは警察官に深い恐怖を抱くようになる場合がある。

3．恐怖と心理社会的反応

恐怖症には，**恐怖反応→予期不安→回避行動**（→恐怖反応）という悪循環がある。恐怖症では，恐怖の身体的反応・心理的反応に圧倒され，「本当に怖い状況だ」と心身に植えつけられ，「次にまた，このような対象や状況に遭遇したらどうしよう」と予期不安が生まれ，「どうにか避けなければならない」と対象・活動・状況に対する回避行動が広がっていく。

恐怖反応に圧倒されると，心理的反応として，過度に緊張が高まり，危険に対しては敏感で集中するが，他のことに対する注意力・判断力などは低下する。また，社会的反応として，恐怖のため，食事・更衣・移動・排泄・整容・入浴など日常生活行動，掃除・洗濯・炊事・買物などの家事，職業上・学業上の活動，対人関係，生活習慣などを回避し，社会生活が困難となり，ひきこもりとなってしまう場合もある。

4．恐怖が生じる病態生理

1）精神力動論的な視点

精神力動論の立場では，**自我防衛機制**を使って説明する。自我防衛機制は，外界の現実にうまく適応するため，あるいは心の中の不快感や不安を軽減するために，自我が働かせる無意識的な機能である。

恐怖症では，抑圧された衝動や葛藤を外部の対象や状況に写し出して（投射），外部の対象や状況が自分を攻撃する恐怖に転化する。また，抑圧された衝動や欲求を実現することによって受ける懲罰の恐怖を経験する。

2）行動心理学的な視点

行動心理学的には，**恐怖条件づけ**と**般化現象**で説明される。恐怖条件づけとは，恐怖反応を引き起こす嫌悪刺激Ａと恐怖反応を引き起こさない刺激Ｂの両方を同時に提示し続けると，恐怖反応を引き起こさない刺激Ｂだけ提示しても恐怖反応が引き起こされるようになるというものである。

恐怖条件づけの記憶が形成されると，恐怖体験時に視覚，聴覚，嗅覚などの五感で感じたことの一部（刺激Ｂ）に遭遇しただけで，恐怖記憶が想起され，恐怖反応があらわれる。さらに，刺激Ｂを連想するものに遭遇しただけで恐怖反応が起こる般化現象があらわれることがある。

その後，刺激Ｂだけを提示し続けると，恐怖反応はみられなくなる（恐怖条件づけの消去）。しかし，再び，嫌悪刺激Ａと刺激Ｂが同時に提示されると恐怖反応が出現する（恐怖条件づけの再固定化）。

3）神経生物学的な視点

神経生物学的には，大脳辺縁系にある扁桃体の不安・恐怖に対する過剰反応と説明できる。人間は危険を察知したときに不安・恐怖の感情が高まり，扁桃体が興奮し，視床下部，青斑核，結合腕傍核（わんぼうかく），中脳水道周囲灰白質などの脳部位に身体的反応の指令を出す。

具体的には，視覚や聴覚などのさまざまな感覚情報は全て視床に送られ，扁桃体基底外側核に入る。扁桃体基底外側核には，視床から直接入る経路と，視床から大脳新皮質や海馬を経由して扁桃体基底外側核に入る経路があり，扁桃体基底外側核から扁桃体中心核へと移行する。

そして，視床下部室傍核（しつぼうかく）では，コルチゾールを上昇させ，交感神経系が亢進する。青斑核では，ノルアドレナリンが分泌され，血圧の上昇や心拍数の増加が起こり，心身の過覚醒や緊張が増し，不安や恐怖を引き起こす原因となる。

結合腕傍核では，呼吸数の増加や過呼吸が生じる。さらに，中脳中心灰白質では，回避行動を促進する。扁桃体での恐怖は海馬にエピソード記憶として記憶される。その後同じような外的刺激や状況に直面するたびに，海馬の記憶が扁桃体に送られて過去に感じた不安や恐怖が蘇り，ストレス反応を引き起こす。セロトニン神経は，縫線核の中の正中神経核という部位から海馬・扁桃体に軸索が伸びており，不安や恐怖を抑えて心の平静を保つ働きをするが，ストレスによってセロトニン不足が起こる。

5．恐怖の診断・検査

恐怖症では，外界の恐れの対象が多岐にわたり，理由のない恐れや回避によって，社会適応がひどく阻害される。恐怖症は，明らかな器質的病変を基盤としない精神疾患で，患者は病識をもち，現実検討能力が保たれ，現実との接触は障害されておらず，人格の崩れもない。恐怖症は，生来の素質に環境因子が加わって準備状態をつくり，それにストレス因子が働いて発症する。

恐怖症を発症しやすい人格の特性としては，猜疑心が強く安全感がもてない，仕事熱心であるが柔軟性がない，小心で心配性，自己懲罰的であるなどがある。

恐怖関連刺激状況下でのPET検査（positron emission tomography，陽電子放出断層撮影）や磁気共鳴機能画像法（functional magnetic resonance imaging：fMRI）などの脳機能的画像検査では，扁桃体や海馬，前頭前野領域および帯状回などの機能異常が指摘されている。

不安は漠然とした対象のないおそれであり，状況と反応の関連が薄れる。回避行動には強迫傾向が含まれる場合もあり，不潔恐怖に伴う洗浄強迫，眠れない恐怖に伴う就眠儀式などがある。統合失調症では病的体験に伴う不安・恐怖がある。

ここでは，広場恐怖症（agoraphobia），社交不安障害（社交不安症）（Social Anxiety Disorder：SAD），対人恐怖症，特定の恐怖症（限局性恐怖症，specific phobia）について説明する。

1）広場恐怖症

開放空間に対する恐怖ばかりでなく，群衆がいるとか，安全な場所に容易に逃げ出すことが困難であるなど，広場と関連した状況に対する恐怖も包括されている。その状況では，いつも恐怖，不安，または回避が生じ，著しい苦痛あるいは社会的・職業的な機能障害を引き起こし，典型的には6カ月以上持続する。

具体的には，公共交通機関の利用（自動車，バス，列車，船，航空機など），広い場所にいること（駐車場，市場，橋など），囲まれた場所にいること（店，劇場，映画館など），列に並ぶ，または群衆の中にいること，家の外に1人でいることなどの状況に対する恐怖である。広場恐怖症では，恐怖となる状況を完全に避けるか，極度の恐怖感に耐えるか，または家族などの信頼できる恐怖症パートナーとだけ出かけることができるかのいずれかである。

2）社交不安障害（社交不安症）（SAD）

他者の注視を浴びる可能性のある特定の社交的な状況で恐怖または不安が著しく高まる。人前で恥をかいたり笑われたりした嫌な体験の記憶が心に強く刻まれて，次も失敗するかもしれないと思い，人前に出ることに強い不安や恐怖を感じ，回避するようになる[1)]。

個人によって苦手な場面や状況は異なり，**スピーチ恐怖**，**視線恐怖**，**赤面恐怖**，**発汗恐怖**，**会食恐怖**，**書痙**（しょけい），**振戦恐怖**，**電話恐怖**，**腹鳴**（ふくめい）**恐怖**，**排尿恐怖**などの症状を訴える。患者は不安や緊張を感じやすく，周囲からの評価を気にし過ぎる傾向がある[2)]。

発症しやすい年代は自意識が高まる思春期の頃と社会的責任が増す中年期の頃である。患者や家族はもともとの性格や個性であると思いがちであるが，症状の原因は脳内の神経伝達物質のアンバランスによるものであり，治療可能な病気である。

3）対人恐怖症

社交不安障害と対人恐怖症には違いがある。対人恐怖症は他者とかかわる場面で自分の存在や行動が人を不快にさせているのではないかと恐れ，対人関係を避ける。日本人には，協調性や他者への気遣いを大切にする文化があり，対人恐怖症は日本人になじみの深い症状であるといえる。

対人恐怖症の症状は，**赤面恐怖・視線恐怖**など社交不安障害と重なるものが多い。それに加えて，自分の身体の醜（みにく）さが人を不快にすると悩む**醜形**（しゅうけい）**恐怖**，自分の身体から嫌な臭いが漏れ出て，人を不快にすると悩む**自己臭恐怖**，自分の視線が人を不快にすると悩む**自己視線恐怖**などの妄想的確信に達する症状も含む。

多くの場合，患者は赤面恐怖を克服しようと努力しているうちに，赤面恐怖から**表情恐怖**へ，表情恐怖から**視線恐怖**へと重症化していく。そして，視線恐怖の段階になると被害的で加害的な関係念慮や関係妄想が目立ってくる。

この症状の変遷にはっきりと示されるように，赤面という自然な羞恥感情のあらわれをあるがままに受け入れないために，羞恥が恥辱と変わってさらに恐怖と化し，ついに視線恐怖に至って罪の意識を深めていくところが，対人恐怖の精神病理の基本である。

4）特定の恐怖症（限局性恐怖症）

特定の状況や対象に対して著しい恐怖や不安を抱き，恐怖に対する回避が起きて，個人の生活の著しい妨げになる。DSM-5では，動物（クモ，虫，犬など），自然環境（高所，嵐，水など），血液・注射・負傷（注射針，侵襲的な医療処置など），状況（航空機，エレベーター，閉所），その他（窒息や嘔吐につながる状況，子どもでは大きな音や着ぐるみなど）の5つのサブタイプに分かれている。

状況のタイプの発症年齢のピークは，小児期と20歳代で，動物，自然環境，血液・注射・負傷のタイプは当初小児期に出現することが多い[3)]。

採血が誘因となって起こる血管迷走神経反射では，恐怖の刺激により第1相では呼吸数や心拍数が増加するが，第2相では急激に血圧が降下し血管迷走神経失神を起こす。疾病恐怖は，感染にさらされる可能性を恐れる場合は特定の恐怖症に分類され，重篤で進行性の身体疾患に罹患している可能性への頑固な信念の場合は，心気障害に分類される。

6．恐怖の治療

恐怖症では，ある対象や状況に対する生々しい恐れの感情が自分の意志に反してあらわれ，自分ではどうすることもできないと感じて，苦手な場面を回避し，社会適応が非常に阻害される。恐怖症の治療には，心理教育，認知再構成法，曝露（ばくろ）療法（エクスポージャー），問題解決法，注意分散法，リラクセーション法，薬物療法，森田療法，生活指導などがある。

1）心理教育

心理教育では，恐怖症という受容しにくい問題をもつ人たちに，心理面への十分な配慮をしながら，恐怖症の病態と治療に関して，正しい知識や情報を伝え，恐怖症は克服できるという希望を与えていく。そして，恐怖症がもたらす諸問題に対する対処方法を修得してもらい，主体的な療養生活を営めるように援助する。

具体的には，継続的に心理教育を実施し，理由のない恐怖と回避が恐怖症を悪化・遷延させる要因であり，認知再構成法や曝露療法などのメカニズムをきちんと理解してもらい，治療への動機づけを行う。

2）認知再構成法

認知再構成法は，認知行動療法（CBT）の基本的な手技の1つで，患者が精神的に動揺したときに瞬間的に浮かんでくる考えやイメージ（自動思考）と現実とを対比しながら，その歪みを明らかにして，問題に対処し，非適応的な行動の修正や症状の軽減を図っていく。

恐怖症では，ネガティブな予測，過剰な自己注目という認知が起こり，安全行動，回避という行動につながり，物事を必要以上に悪くとらえる傾向にあるので，その誤った認知を修正することで，症状を軽くすることができる[4)]。

コラム法［表1］では，不快な感情が生じた出来事，そのときの感情のスコアと自動思考，自動思考を裏付ける根拠，対処行動と合理的思考・感情のスコアを書き出して，認知の修正を図る。また，カードの表面に鍵となる自動思考を書き，裏面に適切な考え方や対処方法などを書いて，ポケットや財布に入れて持ち運べるようにしたコーピングカードなどのツールを使用する。

3）曝露療法

曝露療法（エクスポージャー）は行動療法の1つであり，恐怖刺激に対して，徐々に曝露を繰り返し，脱感作を図る治療方法である。

曝露療法には，自覚的障害単位（Subjective Unit of Disturbance：SUD）を用いて最も怖く感じる場面を100として数値化・序列化し，SUDが低い項目から段階的に課題設定をする段階的曝露，高い項目から進めるフラッディング，治療者が自ら恐怖対象に触れている様子を見せながら現実曝露を促すモデリング法，恐怖対象のイラストや写真などによるイメージ曝露，恐怖対象を文字化する筆記曝露，筋弛緩法などの不安対処技法と組み合わせて低強度から高強度の刺激まで漸進的に曝露する系統的脱感作法などがある[5,6)]。

自分に生じた不快な反応（認知，気分・感情，身体的反応）を無理に抑えようとせず，それらの反応が自然におさまる（馴化（じゅんか））に任せることが基本となる。不快な反応が生じた状況を回避せず，その場にふみとどまることによって，曝露による不安・恐怖はピークに達し，緩やかに低下していく。

4）問題解決法

問題解決法では，恐怖症の悪循環を維持しているメカニズムを同定し，悪循環を解消するための見通しを立てることで，現実的な目標と解決策を見出すことができる。問題解決のステップには，問題の同定，目標の設定，解決策の作成，実行可能な解決策の選択，解決策の実行と結果の評価の5つがある。

5）リラクセーション法

リラクセーション法は，心身の緊張を自分で緩めるための技法の総称で，腹式呼吸法，漸進的（ぜんしんてき）筋弛緩法，自律訓練法，バイオフィードバック法，ストレッチング，イ

［表1］認知再構成法（コラム法）

日時，出来事	気分・感情（その強さ）	自動思考（ネガティブな考え）	根拠	対処行動	代わりの考え（合理的思考）	考えを変えた後の感情
3/8 自宅にスピーチの原稿を忘れた	不安 90 恐怖 90	みんな，こっちを見てる！笑われるにちがいない！	スピーチの原稿がないと，発表が上手に伝わらない	手元の資料でできるだけのことをしよう	発表者の意図をしっかりと伝えれば，スピーチの原稿はなくてもかまわない	不安 40 恐怖 30

メージ技法などがある。リラクセーション法は，慢性的な心身の不安緊張の緩和を目的として，入浴中や寝る前などに行い，リラックス感を得るようにする。恐怖反応が生じた場面や状況で心身が緊張してきたときには，基本的にリラクセーション法を用いず，緊張に曝露し，緊張がピークに達し，その後緩やかにおさまるのを体験することが大切である。

6）注意分散法

注意分散法とは，ただ1つのことに注意が集中し過ぎることが要因で，何らかの問題が生じている場合に，意図的に注意を複数の対象に分散させることによって問題解決を図ろうとする技法である。

恐怖症では，対人場面において，自分の心身の恐怖反応や他者の受けとめと反応に対して過剰な自己注目的認知が起こっている。そのため，自己注目しつつ，他の事象にも注意を向ける練習をし，注意の分散を図る。

例えば，他者の内面ではなく，髪型，腕時計，声の調子など他者の外面に注意を向けたり，空や雲の様子，壁や床の色，空調の音など周りの環境に目を向けたりする。

7）薬物療法

薬物療法の目的は，アンバランスになっている脳内物質を調整して，過敏になった扁桃体を正常な状態に戻し，予期不安を抑え，恐怖を和らげ，身体症状を抑制することである。

恐怖症の治療には，主にSSRI（選択的セロトニン再取り込み阻害薬），抗不安薬，β遮断薬の３種類が使用される。SSRIは神経伝達物質のバランスを整え，不安・恐怖を起こりにくくするが，効果があらわれるまでに２～３週間かかり，中長期的な服用が必要である。抗不安薬は脳神経の昂ぶりを抑え，リラックスさせる神経伝達物質GABA（ギャバ）（γ-アミノ酪酸）の働きを促進し，強い不安・恐怖を軽減し，服用後すぐに効果が得られる。β遮断薬は交感神経の過剰な興奮をとめ，動悸や震えなどの身体症状を抑える。

8）森田療法

森田療法は，症状を人間の自然の心情のあらわれとしてあるがままに受容させることによって，症状へのとらわれからの脱却を図ることを治療理念とする。患者は感情や気分や思考をあるがままに肯定し，生の欲望に根差した自己実現の欲求に応じて周囲とのバランスのとり方を会得することが目標となり，それによって執着がとれて，症状から解放される。

対人恐怖症の患者には，安全感をもてる環境の提供，健康な側面の活性化，感情や欲求の明確化，自律性の向上，そして，恐怖は恐怖としてくくることで，健康な面から切り離すように援助する[7]。

9）生活指導

予期不安や恐怖反応の出現は，日頃のライフスタイルの影響を受ける。そのため，その人のライフスタイルを十分に観察し，生活習慣の乱れを改善し，規則正しい生活をすることが大切である。

具体的には，睡眠不足や睡眠リズムの乱れ，食生活の乱れ，タバコやコーヒーなどの刺激物のとり過ぎ，アルコールの飲み過ぎ，運動不足，疲労の蓄積などについて，生活習慣の改善に取り組んでいく。

7．恐怖の経過・予後

広場恐怖症は通常，無治療の場合，重症度の軽快および増悪を繰り返す。そして，不安を誘発する状況下でも十分に安心していられるようになるまで曝露療法を繰り返すことによって90％以上の患者に効果がある。そのため，認知行動療法で極端な思考や誤った信念を認識してコントロールするように患者を指導すると同時に，曝露療法の指導を行うとよい。

限局性恐怖症では，曝露療法を忠実に実行した患者の90％以上で効果があり，曝露療法はほぼ全例で限局性恐怖症に必要となる唯一の治療法である。

社交不安障害は慢性に経過し，治療を必要とする。社交不安障害では，認知行動療法が効果的である。認知行動療法を行うと同時に曝露療法の指導を行うとよい。抗不安薬は中枢神経系に作用し，眠気や記憶障害を引き起こす場合があるため，認知行動療法の妨げにならないように，抗うつ薬（通常，SSRI）の使用が望ましい。

Ⅱ　恐怖の看護ケアとその根拠

1．観察ポイント（日常生活への影響）

恐怖症に罹患した患者は過去の恐怖体験に結びつくよ

うな対象・活動・状況にであうと不安・恐怖が蘇り，ストレス反応を起こす。そして，恐怖体験を事前に阻止しようとして予期不安が働き，日常生活・社会生活での回避行動が広がっていくことによって，生活の質が低下する。そのため，恐怖の内容と広がり，恐怖に対する反応，恐怖が患者に与える影響，恐怖症に対する知識や対処方法などを継続的に観察する。

①生活背景，家族背景，生育歴，対人関係，学歴，職歴，既往歴，性格など

②恐怖反応が起こる直前の反応や対処行動

③恐怖反応が起こる対象・活動・状況（場面・場所・時期など）

- 広場恐怖（公共交通機関の利用，広い場所にいること，囲まれた場所にいること，列に並ぶまたは群衆の中にいること，家の外に一人でいること）
- スピーチ恐怖，視線恐怖，赤面恐怖，発汗恐怖，会食恐怖，書痙，振戦恐怖，電話恐怖，腹鳴恐怖，排尿恐怖，醜形恐怖，自己臭恐怖，自己視線恐怖
- 限局性の恐怖（動物，自然環境，状況，血液・注射・外傷，その他）

④恐怖反応の程度，回数，時間帯など

⑤恐怖に伴う身体的・精神的・社会的反応

- 呼吸数や心拍数の増加，過換気，血圧上昇，筋肉の緊張，瞳孔散大，顔面の紅潮または蒼白，顔をしかめる，口渇，声が出ない，発汗，めまい，震え，食欲不振，嘔気・嘔吐，息切れ，動悸，熱感，冷感，腹部不快感，睡眠障害など
- 苦悶様表情，不安・緊張感の高まり，疲労感，集中力・注意力・判断力の低下，ひきこもりなど
- 生活習慣，1日の過ごし方，対人関係，日常生活行動，家事，職業上・学業上の活動，興味や関心，気分転換活動，楽しみや生きがいなど

⑥恐怖症症状に対する思いや感情（予期不安，怒り，悲しみ，無力感，罪悪感，孤独感，葛藤，あきらめ，受容，より良く生きたい欲求など）

⑦予期不安の内容や頻度，恐怖に対する回避行動や対処方法

⑧恐怖や恐怖症に関する基本的知識

⑨薬物療法の効果と副作用（眠気，めまい，ふらつき，食欲不振，倦怠感など）

2．看護のポイント

ある対象・活動・状況に対して恐怖を経験したとき，患者はこのような強い恐怖反応が，なぜ起こるのかを理解できていないことも多い。しかし，恐怖反応が繰り返される中で予期不安や回避行動が広がり，日常生活や社会生活での支障が大きくなってくると，患者の不安が増大し，治療やケアを求めてくることがある。

恐怖症をもつ対象のケアは，３つの段階が考えられる。第１段階として，恐怖症では恐怖刺激に対する著しい予期不安によって日常生活が妨げられているため，その不安を軽減するようにかかわることを優先的に行う。

第２段階として，次第に不安が軽減し，現実に少し目を向けられるようになったら，恐怖症に関する知識を伝え，本人が不合理だと認識している回避行動について，日常生活の妨げにならないように対処行動を獲得する。

そして，第３段階として，実際の場面で人間関係や社会生活を円滑にするためのスキルや社交術を使えるように促し，コントロール感がもてるようにかかわり，生活の質を高めていく。

3．治療の第１段階における看護

広場恐怖は逃げることが困難な場所や状況あるいは助けが得られそうにない場所や状況にいることで生じる恐怖反応である。特定の恐怖（限局性恐怖）は，恐怖となる刺激に曝露することで直後に恐怖反応が起こる。社交不安や対人恐怖は，自分が恥をかいたり人を不快にさせたりする行動を怖れ，怖れている状況に曝露することで恐怖反応が起こる。患者は恐怖症が原因で恐怖反応が生じていることを知らず，罪悪感や孤独感・自分に対する怒りなどにさいなまれ，不安感が高まっている。

まず，看護師は患者・家族との治療的信頼関係の構築に努め，心痛を受容し共感を示す。患者に静かで刺激の少ない安心感のある環境を提供し，安全を保証する。そして，対処ができるようになるまでは恐怖反応を起こす対象・活動・状況には直面しないように伝える[8)]。

温浴・マッサージなどのリラクセーションや，ランニング・体操などの身体的活動を行い，患者の過剰なエネルギーを発散し，活動と休息のバランスを整えていく。栄養のある食事を勧め，食事のときには落ち着いた雰囲気を保つ。不安や恐怖反応を軽減するSSRI，抗不安薬，β遮断薬の服薬指導を丁寧に行い，医師の指示通りに与薬する[9)]。不安感が強いときには，患者のパーソナルスペースを確保しながら，そばにいることを伝える。

4．治療の第2段階における看護

患者が落ち着いているときをみはからって，恐怖症に対する思いや感情などを言語的に表現するように促す。看護師は，患者に恐怖への対処方法の習得や症状の緩和を行うことができることを伝える。

まず，恐怖症の病態と治療について説明し，患者に恐怖の刺激となっているものと，日常生活を妨害している回避行動とを区別できるように援助する。

社交不安や対人恐怖に対しては，心理教育を用いて，苦手な状況で患者が気にしている特徴を他者が敏感に察知して悪い印象を抱いているという認知と，他者の反応や認知とには大きなズレがあり，患者は誤った推測をしている可能性があることを理解してもらう。医師とともに系統的脱感作法などの曝露療法について詳細に説明し，漸進的に曝露を行い，患者の成功体験を一緒に喜び，肯定的なフィードバックをする。

日常生活でリラックス感が得られるように腹式呼吸法や漸進的筋弛緩法などのリラクセーション技法を指導し，健康な側面を活性化し自律性を高める[10]。

生活指導としては，カフェインやニコチンのとり過ぎ，睡眠不足などは中枢神経を刺激し，不安・恐怖の生理学的症状を増すことを伝える。

5．治療の第3段階における看護

治療やケアの進展に伴い，安楽とくつろぎが増し，回避行動が減少して，日常生活や社会生活で自分にコントロール感がもてるようになっているかどうかを話し合う。

対人関係で緊張や不安が大きい人，コミュニケーションが苦手な人には，SST（社会生活技能訓練）のトレーニング法であるモデリングやロールプレイを経て，実際の場面で人間関係を円滑にするためのスキルや社交術を使えるように促す。家族や友人の支援を得ることがエンパワメントにつながることを指導する。

6．家族への支援

看護師は家族に対して労をねぎらいながら，信頼関係の構築に努める。家族の語る動揺や混乱というつらい状況に受容・共感的に耳を傾ける。不安を抱く家族を支えるために，家族の理解のペースに合わせて，恐怖症の病態と治療について説明する。恐怖刺激が何であって，どのような反応や回避行動に至るのかを伝える。

患者の不安・恐怖が増強していくときに，家族がどのようにかかわり，どのようなときに受診すべきかを助言する。患者の恐怖に対する対処行動を知ってもらい，そのなかで家族にできる援助内容を伝える。

［村上茂］

《引用文献》

1）水島広子：ぐっと身近に人がわかるシリーズ　正しく知る不安障害—不安を理解し怖れを手放す．pp90-106，技術評論社，2010．
2）木村昌幹：ササッとわかる「SAD 社会不安障害」あがり症の治し方．pp10-46，講談社，2012．
3）音羽健司：不安と不安障害．落合慈之監．精神神経疾患ビジュアルブック，pp192-199，学研メディカル秀潤社，2015．
4）伊藤絵美：事例で学ぶ認知行動療法．pp164-195，誠心書房，2008．
5）松永寿人：特定の恐怖症（限局性恐怖症）．樋口輝彦・他編，今日の精神疾患治療指針，第2版，pp170-173，医学書院，2016．
6）原田誠一：恐怖症の治療—限局性恐怖症と失敗恐怖の診療の工夫．森山成彬・他編，外来精神科診療シリーズ　メンタルクリニックでの主要な精神疾患への対応［2］　不安障害，ストレス関連障害，身体表現性障害，嗜癖症，パーソナリティ障害，pp27-33，中山書店，2016．
7）樋口正元：森田療法．新福尚武編，精神医学大事典，pp843-845，講談社，1984．
8）ジュディス M シュルツ，シェイラ L ヴィデベック著，田崎博一・他監訳：看護診断にもとづく精神看護ケアプラン，第2版．医学書院，2007．
9）山田和夫監：図解やさしくわかる社会不安障害．pp69-84，ナツメ社，2014．
10）リンダ J カルペニート著，新道幸恵監訳：看護診断ハンドブック，第10版．pp507-512，医学書院，2013．

《参考文献》

1）ゲイル W スチュアート，ミシェル T ラライア著，安保寛明，宮本有紀監訳：精神科看護—原理と実践，原著第8版．pp359-391，エルゼビア・ジャパン，2007．

ワンポイントラーニング SST

1）SST（Social Skills Training）とは

SST とは“Social Skills Training”の略で，「社会生活技能訓練」や「生活技能訓練」などとよばれている。リハビリテーション技法として米国でリバーマン（Liberman RP）らにより開発された SST は，1994 年に「入院生活技能訓練療法」として診療報酬に組み込まれ，1995 年に「SST 普及協会」が発足以来，全国的に急速に普及した。SST は，その人の暮らす文化圏の中で適切で自然な対人行動を獲得するための認知行動療法的学習法を基盤においている。今日，SST は医療機関や社会復帰施設，作業所，さらには，司法・更生分野や学校教育現場など，さまざまな領域で効果的援助技法として浸透している。所定の研修の受講により看護師も実践できる支援方法であり，その技法を日頃の看護実践に活用することができる。

2）SST の概要

SST でいう生活技能とは，生活の中で必要とされる効果的な対人行動を指し，言語的な要素と非言語的要素に分かれる。具体的には**社会的状況を評価・判断し，自分の意思や感情を伝達するコミュニケーションの技能**が中心になり，**❶受診技能**（外界からの情報を受けとめる），**❷処理技能**（受信した情報を社会的文脈の中で推論する），**❸送信技能**（自分の気持ちや意思を人に伝える行動）の 3 つに分かれる。

SST では焦点となる技能や用いる手続きの違いにより援助方法が分かれる。主なものは，**❶問題解決技能訓練**，**❷基本訓練モデル**，**❸モジュールを用いた訓練**などである。問題解決技能訓練は直接問題に働きかけるのではなく，働きかけ方を考える認知的技能の練習をする。これに対して，直接問題に働きかける行動的技能の練習を基本訓練モデルという。また，モジュールを用いた訓練としては，服薬自己管理，症状自己管理，余暇の過ごし方などがあり，自立した生活のための技能を整理しマニュアル化している。

SST の基本的理念としては，①**リハビリテーションモデル**，②**脆弱性－ストレス－対処モデル**，③**ストレスの相互作用モデル**，④**スキル欠損仮説**がある。SST はその人のもてる力や残存能力を発見し，開発を目指すリハビリテーションモデルに基づいている。SST は当事者が望む生活の在り方に焦点を当て，必要なコミュニケーション技能を学ぶ希望志向的アプローチである。

3）SST の実践

ここでは基本訓練モデルについて紹介する。SST は主にグループで行い，6～8 名程度の参加者に対して SST を運営するリーダー，コリーダーを務めるスタッフが参加する。SST の進め方およびグループのルールをあらかじめ掲示して，はじめに確認をする。ウォーミングアップの後，相談したい希望者の練習する行動を決める。普段の様子を実際にロールプレイしてもらった後，その良かったところをほめ，さらに改善するとよい提案をし（教示），モデリングを示し，新しい行動の練習をし，そのよい点をほめるといったことを繰り返し，続いて宿題を設定する。宿題は失敗の可能性もあることを伝えた上で，無理をしないこと，またチャレンジした結果を次回の SST で報告することを伝える。最後に，参加者全員で感想を共有し終了する。

SST は患者のみならず家族支援にも実施している。SST が単独で効果を示すことは少なく，さまざまなリハビリテーションプログラムと組み合わせて実施することにより再発予防の効果が上がる。日頃の支援で重要なのは，患者が自身の希望や目標を伝える関係ができているか，である。そうした伝えられる場を普段から用意しているのかを考慮することが看護師に求められる。

［鈴木啓子］

7 強迫

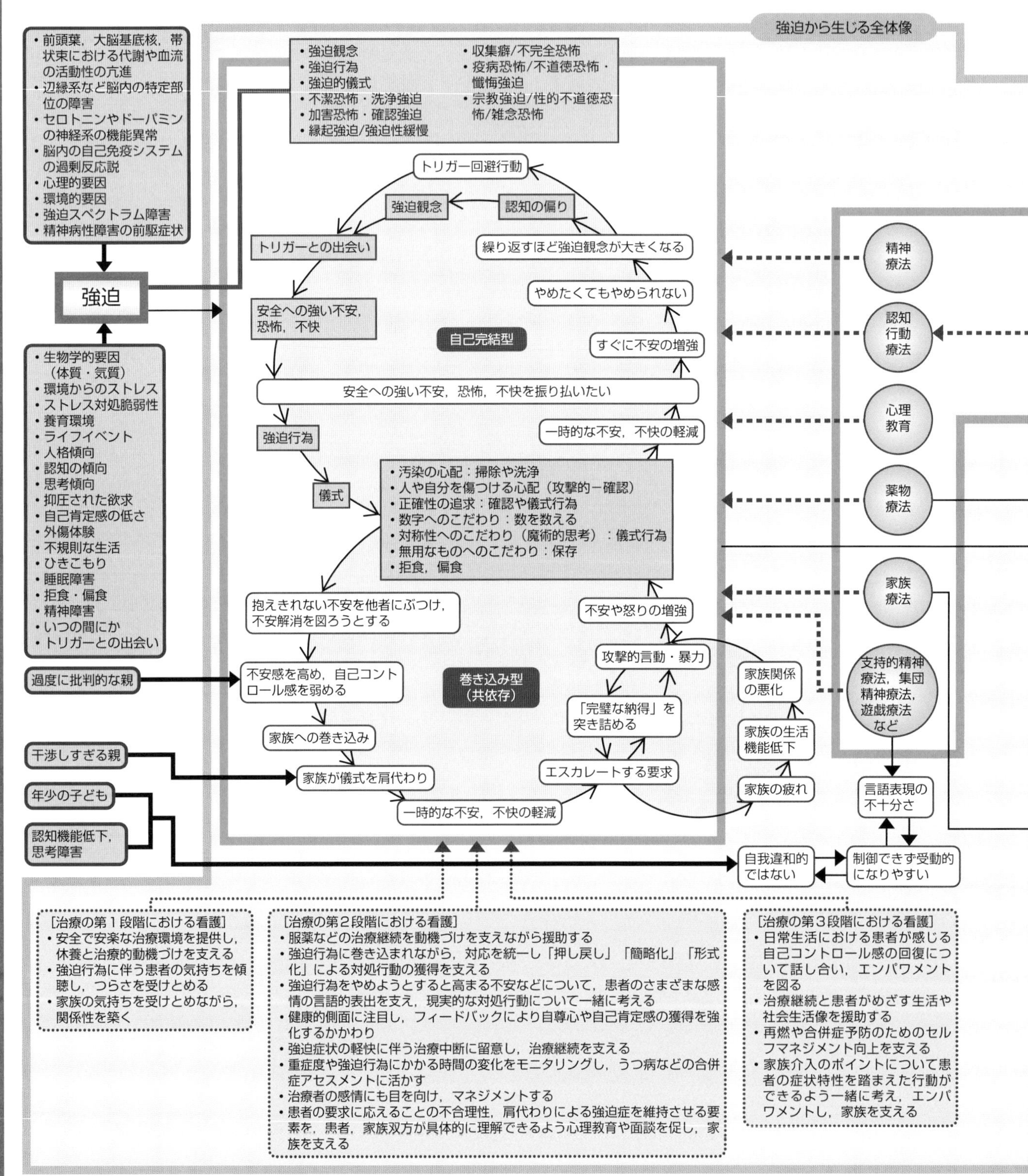
強迫から生じる全体像
・前頭葉，大脳基底核，帯状束における代謝や血流の活動性の亢進
・辺縁系など脳内の特定部位の障害
・セロトニンやドーパミンの神経系の機能異常
・脳内の自己免疫システムの過剰反応説
・心理的要因
・環境的要因
・強迫スペクトラム障害
・精神病性障害の前駆症状
強迫
・生物学的要因（体質・気質）
・環境からのストレス
・ストレス対処脆弱性
・養育環境
・ライフイベント
・人格傾向
・認知の傾向
・思考傾向
・抑圧された欲求
・自己肯定感の低さ
・外傷体験
・不規則な生活
・ひきこもり
・睡眠障害
・拒食・偏食
・精神障害
・いつの間にか
・トリガーとの出会い
過度に批判的な親
干渉しすぎる親
年少の子ども
認知機能低下，思考障害
・強迫観念
・強迫行為
・強迫的儀式
・不潔恐怖・洗浄強迫
・加害恐怖・確認強迫
・縁起強迫/強迫性緩慢
・収集癖/不完全恐怖
・疾病恐怖/不道徳恐怖・懺悔強迫
・宗教強迫/性的不道徳恐怖/雑念恐怖
トリガー回避行動
強迫観念
認知の偏り
トリガーとの出会い
繰り返すほど強迫観念が大きくなる
やめたくてもやめられない
安全への強い不安，恐怖，不快
自己完結型
すぐに不安の増強
安全への強い不安，恐怖，不快を振り払いたい
一時的な不安，不快の軽減
強迫行為
儀式
・汚染の心配：掃除や洗浄
・人や自分を傷つける心配（攻撃的ー確認）
・正確性の追求：確認や儀式行為
・数字へのこだわり：数を数える
・対称性へのこだわり（魔術的思考）：儀式行為
・無用なものへのこだわり：保存
・拒食，偏食
抱えきれない不安を他者にぶつけ，不安解消を図ろうとする
不安や怒りの増強
攻撃的言動・暴力
不安感を高め，自己コントロール感を弱める
巻き込み型（共依存）
「完璧な納得」を突き詰める
家族関係の悪化
家族の生活機能低下
家族への巻き込み
家族が儀式を肩代わり
エスカレートする要求
家族の疲れ
一時的な不安，不快の軽減
精神療法
認知行動療法
心理教育
薬物療法
家族療法
支持的精神療法，集団精神療法，遊戯療法など
言語表現の不十分さ
自我違和的ではない
制御できず受動的になりやすい
[治療の第1段階における看護]
・安全で安楽な治療環境を提供し，休養と治療的動機づけを支える
・強迫行為に伴う患者の気持ちを傾聴し，つらさを受けとめる
・家族の気持ちを受けとめながら，関係性を築く
[治療の第2段階における看護]
・服薬などの治療継続を動機づけを支えながら援助する
・強迫行為に巻き込まれながら，対応を統一し「押し戻し」「簡略化」「形式化」による対処行動の獲得を支える
・強迫行為をやめようとすると高まる不安などについて，患者のさまざまな感情の言語的表出を支え，現実的な対処行動について一緒に考える
・健康的側面に注目し，フィードバックにより自尊心や自己肯定感の獲得を強化するかかわり
・強迫症状の軽快に伴う治療中断に留意し，治療継続を支える
・重症度や強迫行為にかかる時間の変化をモニタリングし，うつ病などの合併症アセスメントに活かす
・治療者の感情にも目を向け，マネジメントする
・患者の要求に応えることの不合理性，肩代わりによる強迫症を維持させる要素を，患者，家族双方が具体的に理解できるよう心理教育や面談を促し，家族を支える
[治療の第3段階における看護]
・日常生活における患者が感じる自己コントロール感の回復について話し合い，エンパワメントを図る
・治療継続と患者がめざす生活や社会生活像を援助する
・再燃や合併症予防のためのセルフマネジメント向上を支える
・家族介入のポイントについて患者の症状特性を踏まえた行動ができるよう一緒に考え，エンパワメントし，家族を支える

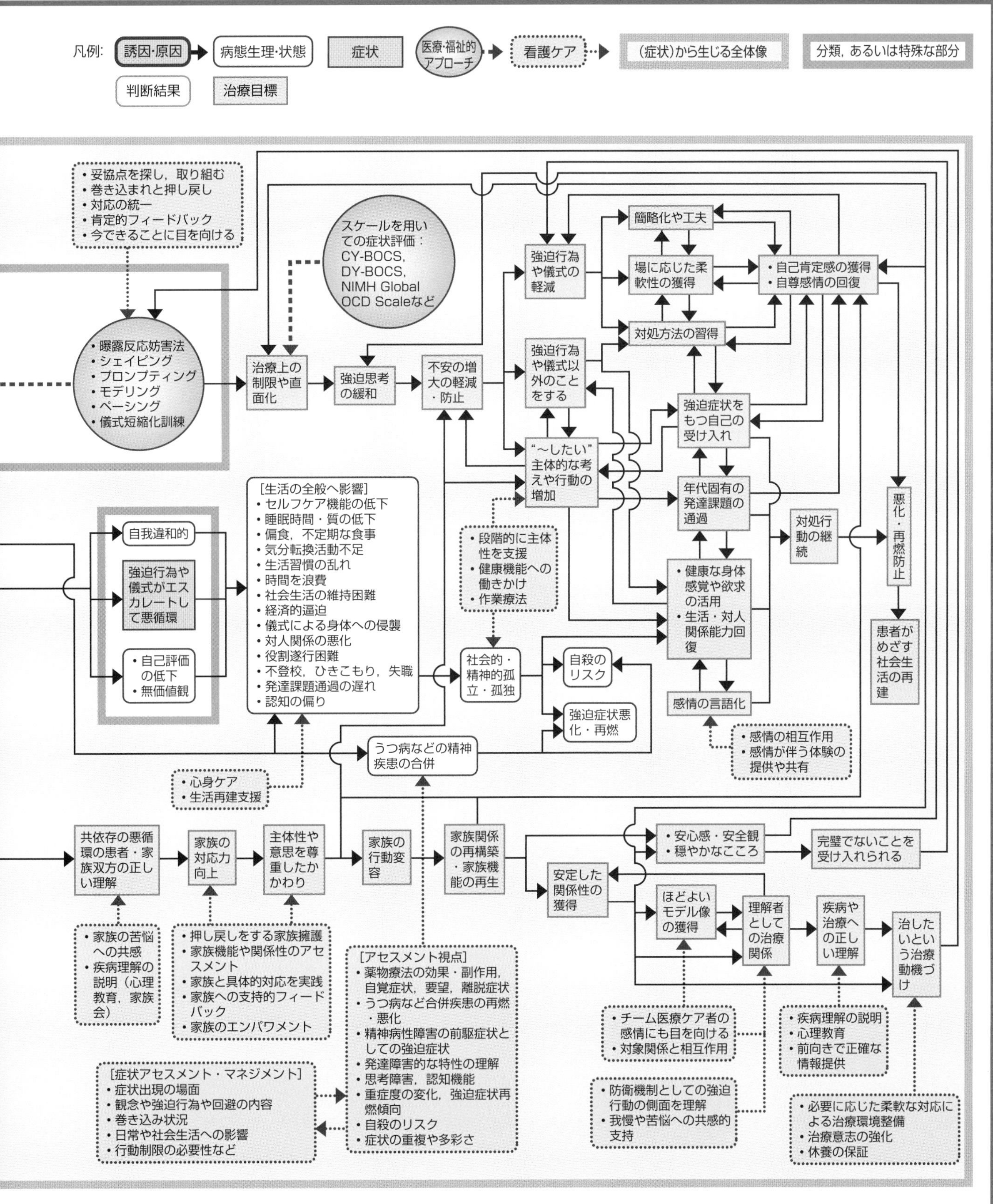
凡例:
誘因·原因
病態生理·状態
症状
医療·福祉的アプローチ
看護ケア
(症状)から生じる全体像
分類，あるいは特殊な部分
判断結果
治療目標
・妥協点を探し，取り組む
・巻き込まれと押し戻し
・対応の統一
・肯定的フィードバック
・今できることに目を向ける
スケールを用いての症状評価：CY-BOCS，DY-BOCS，NIMH Global OCD Scaleなど
・曝露反応妨害法
・シェイピング
・プロンプティング
・モデリング
・ペーシング
・儀式短縮化訓練
治療上の制限や直面化
強迫思考の緩和
不安の増大の軽減・防止
強迫行為や儀式の軽減
強迫行為や儀式以外のことをする
簡略化や工夫
場に応じた柔軟性の獲得
・自己肯定感の獲得
・自尊感情の回復
対処方法の習得
強迫症状をもつ自己の受け入れ
"～したい"主体的な考えや行動の増加
年代固有の発達課題の通過
対処行動の継続
悪化・再燃防止
患者がめざす社会生活の再建
・健康な身体感覚や欲求の活用
・生活・対人関係能力回復
感情の言語化
・感情の相互作用
・感情が伴う体験の提供や共有
・段階的に主体性を支援
・健康機能への働きかけ
・作業療法
社会的・精神的孤立・孤独
自殺のリスク
強迫症状悪化・再燃
自我違和的
強迫行為や儀式がエスカレートして悪循環
・自己評価の低下
・無価値観
[生活の全般へ影響]
・セルフケア機能の低下
・睡眠時間・質の低下
・偏食，不定期な食事
・気分転換活動不足
・生活習慣の乱れ
・時間を浪費
・社会生活の維持困難
・経済的逼迫
・儀式による身体への侵襲
・対人関係の悪化
・役割遂行困難
・不登校，ひきこもり，失職
・発達課題通過の遅れ
・認知の偏り
うつ病などの精神疾患の合併
・心身ケア
・生活再建支援
共依存の悪循環の患者・家族双方の正しい理解
家族の対応力向上
主体性や意思を尊重したかかわり
家族の行動変容
家族関係の再構築・家族機能の再生
・安心感・安全観
・穏やかなこころ
完璧でないことを受け入れられる
安定した関係性の獲得
ほどよいモデル像の獲得
理解者としての治療関係
疾病や治療への正しい理解
治したいという治療動機づけ
・家族の苦悩への共感
・疾病理解の説明（心理教育，家族会）
・押し戻しをする家族擁護
・家族機能や関係性のアセスメント
・家族と具体的対応を実践
・家族への支持的フィードバック
・家族のエンパワメント
[アセスメント視点]
・薬物療法の効果・副作用，自覚症状，要望，離脱症状
・うつ病など合併疾患の再燃・悪化
・精神病性障害の前駆症状としての強迫症状
・発達障害的な特性の理解
・思考障害，認知機能
・重症度の変化，強迫症状再燃傾向
・自殺のリスク
・症状の重複や多彩さ
[症状アセスメント・マネジメント]
・症状出現の場面
・観念や強迫行為や回避の内容
・巻き込み状況
・日常や社会生活への影響
・行動制限の必要性など
・チーム医療ケア者の感情にも目を向ける
・対象関係と相互作用
・防衛機制としての強迫行動の側面を理解
・我慢や苦悩への共感的支持
・疾病理解の説明
・心理教育
・前向きで正確な情報提供
・必要に応じた柔軟な対応による治療環境整備
・治療意志の強化
・休養の保証

7 強迫

Ⅰ　強迫のメカニズム

1．強迫症／強迫性障害と具体的症状

強迫症（Obsessive-Compulsive Disorder：OCD）は，自分でもコントロールできない不快な考え（強迫観念）が浮かび，それを振り払おうとしてさまざまな行為（強迫行為，儀式）を繰り返し行うという特徴がある。時間を浪費し，日常生活に支障をきたし，日々の生活習慣や職業上の機能，社会的活動，他者との関係などを大きく妨げる。

強迫観念とは，自分の意に反して不安あるいは不快な考えが浮かんで，抑えようとしても抑えられない，その内容が「不合理」だとわかっていても頭から追い払うことができない観念のことをいう。「攻撃，汚染，性，保存や節約，宗教，対称性や正確さ，身体」などに関する強迫観念がある。

強迫行為とは，しばしば強迫観念から生まれた不安にかきたてられ不安を軽減するために行われる行為である。自分で「やりすぎ」「無意味」とわかっていてもやめられず，「疲れ果てた」「やめたい」と思ってもやめられず深刻な苦痛が起こる。強迫行為は意識されて定形化された反復行動であり，数唱や確認（例：ドアの鍵閉め確認を何度もする），あるいは回避（例：汚いと思った場所を触らない）などがある。「清潔を保つ，確認を行う，儀式的

［表１］強迫症の主なタイプ

①不潔恐怖・洗浄強迫	•どれだけ手や身体を洗ってもきれいになった気になれず執拗に手洗いや入浴などの洗浄行為を続ける。汚したくない「聖域」を決め，そこを守るために心身が疲労困憊しても洗い続ける •または，汚染されたと考えられる対象（例：便，尿，埃，虫，フケ，ドアノブ）に対する強迫的回避が現れ，少しでも気になると徹底して洗浄する
②加害恐怖・確認強迫	•「自分の過失によって取り返しのつかない事態になるのではないか」，何も起こしていないにもかかわらず「人を傷つけてしまったのではないか」と恐れるなど，自己に対する病的疑念をもち，振り回され，確認行為を繰り返す ・例：運転中，誰かを誤って轢かなかったかを心配し，引き返すなどして何度も確認して振り回される。心配で外出が困難になることもある
③縁起強迫	•不安や心配事につながるイメージや考えを打ち消そうとして，儀式を作り，行う ・例：道路の白線を踏むと悪いことが起きる ・例：踏まないように歩き，少しでも踏むと初めから歩き直す
④強迫性緩慢	•１つのことをするために，あらゆる確認を頭の中でするために物事が進まず，納得がいくまで行為を繰り返し，慎重さゆえに動作が緩慢になるタイプで特定の行為に長時間を費やす •動作が極端に緩慢でフリーズしているように見える •今行っていることをやめて，次の行動に移るという踏ん切りがつかない状態にある
⑤収集癖	•収集した物や情報が捨てられず，“ゴミ屋敷”と呼ばれるような状況に陥り，周りの人や家族を巻き込むこともある
⑥不完全恐怖	•物事が順序立って揃っているかが気になって仕方がなく，自己の決めた秩序やルールに完璧に合わないと気がすまない •秩序やルールどおりになっているかについての確認に膨大な時間がかかり，少しでも違っていると儀式行為を繰り返す場合もある •また，会話における繰り返しの確認行為のために，会話がなかなか進まない場合もある
⑦その他の症状のタイプ	•疾病恐怖，不道徳恐怖・懺悔強迫，宗教強迫，性的不道徳恐怖，雑念恐怖などがある •抜毛症（強迫的な髪の毛の抜去）と爪噛みは，強迫症と関連する行動パターンであり，自慰行為も強迫的に行われる場合もある •自殺念慮も強迫観念としてみられることがあり，その実際のリスクについては慎重な評価を要する[1]

＊１つだけでなく複数の症状をあわせもつ人も少なくない

行為，数える，整理整頓，物をためる，集める」という強迫行為がある。

強迫症の主なタイプを［表1］に示す。

2．強迫症／強迫性障害の成り立ち

1）病因と有病率

強迫症は神経症の一型だが，神経症の原因とされる心因（心理的・環境的原因）よりも，脳機能画像研究によって，前頭葉，大脳基底核（特に尾状核），帯状束において代謝や血流などの活動性の亢進が指摘されている。

有病率は，DSM-5[2]によると，米国における強迫症の有病率は1.2%であり，若干女性に多い。年少児の強迫症は，多少男児に多いようであるが16歳ころから性差はなくなり，この男女差は年齢が高くなるにつれてなくなる[3]。わが国における一般人口における強迫性障害患者数や有病率は，おおむね欧米と同様であると推定されている。

2）強迫症と併存しやすい病気は複数ある

強迫症におけるうつ病の生涯有病率はおよそ67%との報告があり[4-7]，強迫症の症状に苦しむうちにうつ病になることもある。強迫症によく見られるその他の精神科診断は，全般不安症／不安障害，限局性恐怖症，パニック症／パニック障害，摂食障害，パーソナリティ障害などである。また強迫症とトゥレット症や注意欠如・多動症（ADHD）は高率に合併するとの報告がある[3]。

3）強迫症が生じる病態生理

強迫症が生じる病態生理を［図1］に示す。

3．強迫症／強迫性障害と心理社会的反応

強迫症は，たいていの場合，強い不安や苦痛を伴って体験されており，その不安や苦痛を和らげるための手立てを講じている。それらに時間を費やし，症状がエスカレートしながら，日常生活に支障をきたしたり，日々の生活習慣や職業上の機能，社会的活動，家族を含む他者との関係などを大きく妨げるものとなる。

こころに生じる強迫観念の不合理さに気づいていたり，強迫行為に疲れ果てていても，自分から専門家へは

［図1］強迫症発症の複合的要因モデル

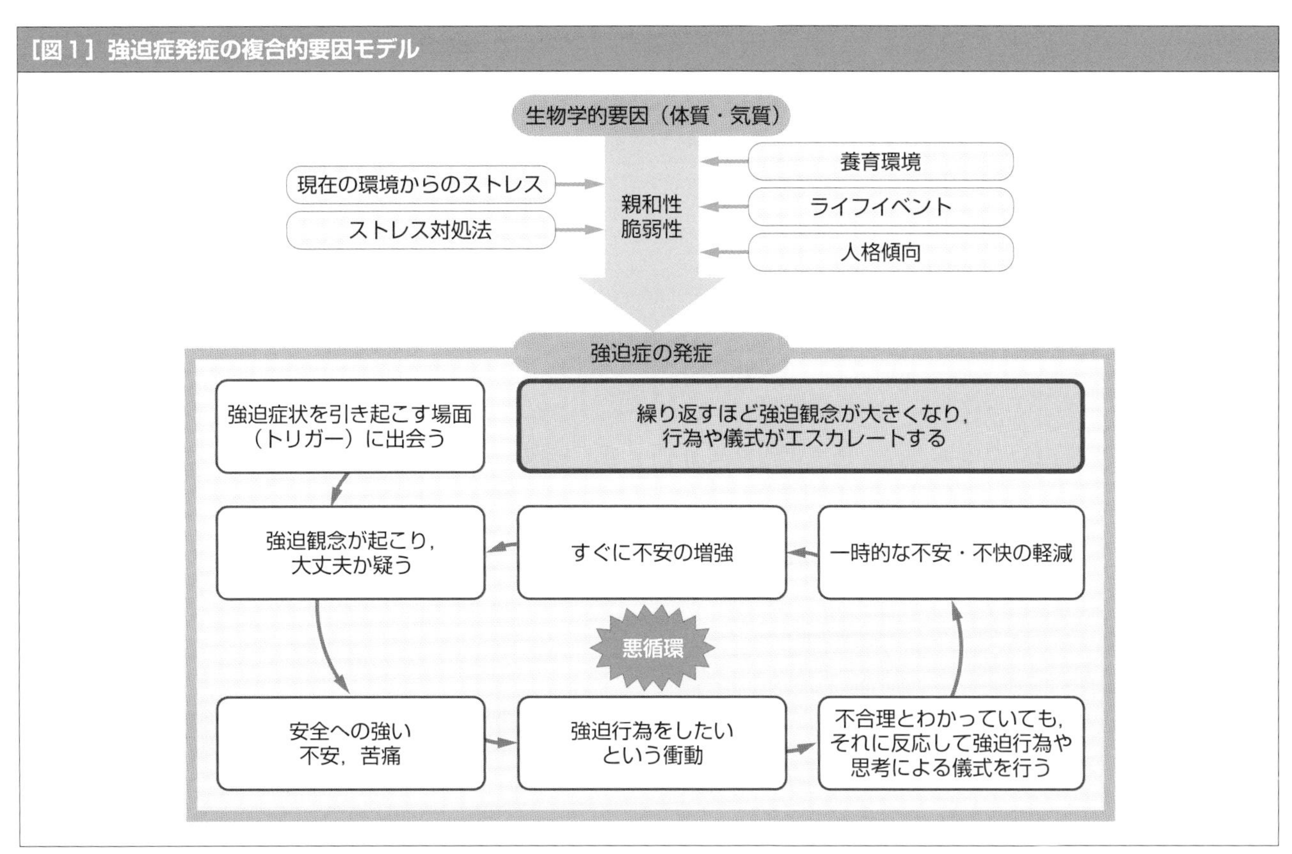

[表 2] DSM-5における強迫症 / 強迫性障害の診断基準

A	強迫観念，強迫行為，またはその両方の存在 強迫観念は以下の（1）と（2）によって定義される： （1）繰り返される特徴的な思考，衝動，またはイメージで，それは障害中の一時期には侵入的で不適切なものとして体験されており，たいていの人においてそれは強い不安や苦痛の原因となる （2）その人はその思考，衝動，またはイメージを無視したり抑え込もうとしたり，または何か他の思考や行動（例：強迫行為を行うなど）によって中和しようと試みる 強迫行為は以下の（1）と（2）によって定義される： （1）繰り返しの行動（例：手を洗う，順番に並べる，確認する）または心の中の行為（例：祈る，数える，声に出さずに言葉を繰り返す）であり，その人は強迫観念に対して，または厳密に適用しなくてはいけないある決まりに従ってそれらの行為を行うよう駆り立てられているように感じている （2）その行動または心の中の行為は，不安または苦痛を避けるかまたは緩和すること，または何か恐ろしい出来事や状況を避けることを目的としている。しかしその行動または心の中の行為は，それによって中和したり予防したりしようとしていることとは現実的な意味ではつながりをもたず，または明らかに過剰である 注：幼い子どもはこれらの行動や心の中の行為の目的をはっきり述べることができないかもしれない
B	強迫観念または強迫行為は時間を浪費させる（1日1時間以上かける）。または臨床的に意味のある苦痛，または社会的，職業的，または他の重要な領域における機能の障害を引き起こしている。
C	その障害は，物質（例：乱用薬物，医薬品）または他の医学的疾患の直接的な生理学的作用によるものではない。
D	その障害は他の精神疾患ではうまく説明できない（例：全般不安症における過剰な心配，醜形恐怖症における容貌へのこだわり，ため込み症における所有物を捨てたり手放したりすることの困難さ，抜毛症における抜毛，皮膚むしり症における皮膚むしり，常同運動症における常同症，摂食障害における習慣的な食行動，物質関連障害および嗜好性障害群における物質やギャンブルへの没頭，病気不安症における病気をもつことへのこだわり，パラフィリア障害群における性的衝動や性的空想，秩序破壊的・運動制御・素行症群における衝動，うつ病における罪悪感の反芻，統合失調症スペクトラム障害および他の精神病性障害群における思考吹入や妄想的なこだわり，自閉スペクトラム症における反復的な行動様式）
▶該当すれば特定せよ 病識が十分または概ね十分：その人は強迫症の信念がまったく，またはおそらく正しくない，あるいは正しいかもしれないし，正しくないかもしれないと認識している。 病識が不十分：その人は強迫症の信念がおそらく正しいと思っている。 病識が欠如した妄想的な信念を伴う：その人は強迫症の信念は正しいと完全に確信している。	
▶該当すれば特定せよ チック関連：その人はチック症の現在症ないし既往歴がある。	

（日本精神神経学会日本語版用語監，髙橋三郎，大野裕監訳：DSM-5 精神疾患の診断・統計マニュアル．p235，医学書院，2014．より）

相談せず，隠しながら対処しようとする傾向がある。そのため，治療を受けることなく，長い期間，1人でつらさを抱え，苦しんでいるケースも少なくない。また，強迫性障害によるさまざまな困難を抱えながらも，汚染の心配などから外出自体が躊躇され，受診行動が難しいケースもありうる。身近な家族らが「適切な治療により，よくなる可能性がある」など，前向きで正確な情報を伝える[8]。

4．強迫症 / 強迫性障害の診断・検査

1）DSM-5における強迫症 / 強迫性障害の診断基準

DSM-5における強迫症 / 強迫性障害の診断基準を［表2］[2]に示す。

強迫症は人によって症状のあらわれ方がさまざまであり，複数の症状をあわせもつ人も少なくない。治療は，症状の特性や精神病理，治療的動機づけの程度などを考慮した上で選択するため，それらを踏まえた診断と検査を行う。

2）検査

強迫症状はうつ病や統合失調症などの他の精神疾患や脳炎，脳血管障害，てんかんなどの脳器質性疾患でもあらわれるため，これらを疑う場合は鑑別のための血液・髄液などの検査，頭部CT，MRIなどの画像検査や脳波検査などが必要である。

5．強迫症 / 強迫性障害の治療

強迫症の治療法には，薬物，および認知行動療法（Cognitive Behavioral Therapy：CBT）があり，それぞれの

有効性が実証されている。個々の治療は，症状の特性や精神病理，治療的動機づけの程度などを考慮し選択する。さらに病気自体や治療および対処などについて，患者や家族に十分な理解を促す心理教育は，治療的動機づけを高め，かつ周囲からの一貫した支持を得て安定的治療環境を構築する上で重要である。

再発予防効果が高い代表的な治療法である曝露反応妨害法（Exposure and Response Prevention：ERP）は，これまで恐れ，回避していたことにあえて直面化し（曝露法），不安を軽減するための強迫行為をあえてしないこと（反応妨害法）を継続的に練習し，不安が自然に消失するまでそこにとどまるという方法である。強迫行為をしなくても強い不安が弱くなり，不安がなくなることを実感できれば，強迫行為をする必要はないとわかり，やがて強迫行為をしなくても大丈夫になり，次第に強迫行為をしなくなる方向に向かう。その効果には，洞察や治療的動機づけの程度が影響するため，予めこれらを評価し適応を判断する必要がある。

6．強迫症 / 強迫性障害の経過・予後

1）経過

強迫症患者の 20 ～ 30％は症状が著明に軽快するが，40 ～ 50％の患者では中等度の軽快にとどまる。残りの 20 ～ 40％の患者では病気がそのまま持続するか，症状が悪化する。強迫症の 1/3 にうつ病が認められ，強迫症のすべてに自殺のリスクがある。小児期や青年期に発症する強迫症の多くは，慢性に経過して寛解増悪を繰り返し，重症度や予後がさまざまに異なる。

2）予後

強迫症に対する有効な治療法がいくつか確立され，個人差はあるものの，受診に至り治療が継続できた患者の多くでは，生活全般における支障の軽減や，社会的適応能力の改善が認められている[8)]。

治療予後を長期的にフォローアップした研究はいまだ多くないが，心理教育，薬物療法，そして認知行動療法（CBT）を組み合わせた治療を一年間継続した場合の強迫性障害患者の平均改善率，すなわち Yale-Brown Obsessive-Compulsive Scale で評価した重症度得点の減少率はおおむね 50％程度という研究[9)]があり，この中で薬物療法に関しては，従来，選択的セロトニン再取り込み阻害薬（SSRI）など第一選択の抗うつ薬に中等度以上の反応性を示す患者の割合は約 50％と考えられている。

薬物療法に対する反応性の予測因子としては，❶男性でとくに早発例，❷罹病期間が長期，❸対称性へのこだわり / 儀式行為，物の溜めこみ，性的，宗教的などの純粋強迫観念などの強迫症状，❹症状に関する奇異な信念や魔術的思考の存在，❺全般性不安障害，あるいは全般性に特定される社交恐怖の併存，❻チック障害との関連性，❼統合失調型人格障害の併存などがあり，これらの要素を認めた場合は SSRI に対する抵抗性が予想される[9,10)]ことが指摘されている。

回復には以下のようにさまざまな段階がある。

❶軽快：手洗いの時間が最も長いときよりも短くなるなどがあり，本人は楽になったと感じることもあるが，再燃の可能性が高い
❷寛解：強迫観念が浮かんでもやりすごすことができ，日常生活が元の状態に戻る
❸薬を服用しての回復：薬の効果を得ながら回復している状態で恐怖や避けたいものがほとんどない状態。回復を保ち続けるためには薬物療法を継続する必要がある
❹曝露反応妨害法（ERP）のみでの回復：強迫症からほぼ解放され，社会復帰や健康な生活を取り戻した状態[3)]

これらは，状態に応じた治療の継続や再発の症状に注意を払うなどの対応が必要となる。

Ⅱ　強迫の看護ケアとその根拠

1．観察ポイント

- **症状のあらわれ方や複数の症状をあわせもつ多様性に応じた個別のアセスメント**

人によって症状のあらわれ方はさまざまであり，複数の症状をあわせもつ人も少なくない。統合失調症により思考障害や現実検討能力の低下があるために病識に乏しい場合や偏食や不定期な食事など食生活に問題をもつケースが多い。

過剰な儀式のために皮膚が剝がれるまで洗う，血が出るまで磨く，過剰な清掃過程で消毒液を多量に吸い込むなど，儀式が影響して身体的な問題へと発展することがあるため，総合的な心身のアセスメントを行う。

さらに児童・思春期に強迫症を発症した場合には強迫

症をもつ子どもが年代固有の課題を通過し，最終的に安定的な人格を形成できるような援助を行う[9]。

2．治療の第1段階における看護

①“やっと治療にたどりついた”これまでの我慢や苦悩の過程に寄り添うケア

強迫症状は本人が症状を「隠しながら対処しようとしている」ので，多くの場合，初診時には強迫症状に強い苦痛を感じ，不安に強くとらわれている。本人なりに止めようと努力していたり，無視や行為を中断するなどの制御や抵抗が難しい状態にいることを理解する。

看護師は行為に至ってしまった悲しさや寂しさなどの気持ちをくみながら，「今まであなたなりにがんばってきましたね。今はひと休みしてたて直しましょう」と休むことの保障や，「あなたのことがとても心配です」というメッセージを届けることが大切である。

②“理解されている”と患者が感じられるような患者－治療者間の信頼関係の確立

強迫症は隠したがることが多い障害であるため，治療関係もできあがらないままに質問すると，「大丈夫」「別に何もない」としばしば否定することが多い[1]。患者のこれまでの我慢や努力を認め，自己効力感を高める動機づけを図りながら，躊躇する気持ちに共感し，健康的な部分や長所に視点を移しながら，患者のがんばりをほめ，努力をサポートする役割を担う。

人に委ねることの苦手さがある患者が，「この人に任せてみてもいいかな」と思えることが大切であり，そのことによって，その後の治療上の制限や直面化が治療的な意味をもってくる。

③「治したい」という気持ちがわき，動機づけを支える

患者自身が治療方針の決定にかかわることで，「治そう」という意欲を高め，治療効果をあげようという考え方を**アドヒアランス**という。

例えば「100％完璧な手洗いを98％にするのは，どのあたりを減らすことができますか？」と，本人の100％完璧に手洗いをしたい気持ちに寄り添いながら強迫症状を縮小していけるよう妥協点を探して進める。

このような働きかけから「本当は手洗いばかりしている自分がいやだった」という気持ちを表出し，強迫行為を自発的に「やめたいこと」という治療への動機づけを生む。また，他にやりたいことに気持ちを向け，健康に機能している身体感覚や欲求に働きかけていく。

3．治療の第2段階における看護

①十分な疾病に関する説明と心理教育によって，病気や治療への正しい理解を促す

強迫症治療に伴う患者の不安や治療法の希望を聞き，医療者に相談しやすくする。治療に対する同意や意思を高める上で患者と十分に話し合い，「適切な治療により回復が期待でき，よくなる可能性があること」を伝え，前向きで正確な情報を伝える。

例えば，悪循環の図を見ながら，不安になっても強迫行為をしないことが大切になることを確認し，治療には不安に立ち向かう勇気がいること，一時的に不安や不快になっても乗り越えれば不安や不快は軽くなり，生活を楽しめるようになることを説明する。

治療経過に伴った患者の気がかりに配慮した対応を行い，患者を中心にしながら話し合い，患者の同意を得て治療がすすむように段階的に患者の主体性を支援する。

②やめようとすると不安が高まり“やめたくてもやめられない”治療への抵抗感を理解する

強迫行為は主に強迫観念に伴って高まる不安を緩和および打ち消すための行為で，“疲れ果てた”“やめたい”と思っていても，やめようとすると不安が募ってきて，その行為を行わないと，とても耐えられないほどの強い不安や恐怖（例：“だれかを傷つけてしまわないか心配でたまらない”）に追い立てられて，自分ではなかなかコントロールできず，やめられない苦しい状態にあることを理解する。

③強迫症は生活のすべてに影響することを理解し，柔軟な対応で生活を整える

症状が重くなると強迫行為に大半の時間をとられて他のことをする余裕がなくなり，行けない場所が増えるなど，日常生活に大きな影響が生じる。「儀式」を終えたいという思いと仕事（宿題）や出勤（登校）時間などの責任を果たしたいという思いの板挟みで苦しみ，儀式とその他の責任のために慢性的な睡眠不足に陥ることがある。

入院生活においては，患者が病棟の基本的ルールに適応できない場合があり，医療者は現実的な範囲で柔軟に対応する発想が求められる。例えば，入院中の入浴で，強迫行為のために時間がかかる，一人でないと入れない，儀式的入浴をする，などの際に，医療者は治療段階に応じて個別対応を行う。

④ 感情の言語化―これまで抱えてきたさまざまな感情を言葉にすることを助ける

強迫症の患者は，悲しさ，怒り，喜びなどの自分自身の感情を表出することが苦手なことが多い。確認行為時に患者自らが考えた不安の内容を相手に伝えることにより，徐々に考えを伝えることができ，対処行動が増えていく。さらに，過去や日常の出来事の話題で感情が自然に伴うようになることが回復のサインになる。

⑤ 巻き込まれと押し戻し―穏やかに，しかし，きっぱりと短く簡潔な言葉を繰り返し，対応を統一する

治療スタッフは，家族と同じような悪循環に陥らない工夫をする。仲間で分担できる強みがあり，信頼関係を育みつつ，患者の強迫行為に巻き込まれながら「押し戻す」タイミングを図っていく。この押し戻すときが真の意味で患者と出会うときであり，治療の展開点でもある。「これだけ真剣に付き合ってくれた人が言うのだから…」という思いがわいたのなら，巻き込まれたことが治療的に成功したことになる。

「1回だけ」「しなくても大丈夫だよ」「20分経つよ」など穏やかに，しかし，きっぱりとした言葉かけを行う。患者に，「強迫症状の軽減へ向けて“どのように対応してもらいたいか”」を尋ねることで，患者が強迫症状から離れやすい対応がみつかる。

⑥ 健康に機能している身体感覚や欲求に働きかけ，成功体験を重ね，強みをみつける

患者は強迫観念により，不安が増強し，“自分ではできない”と思い込んで，自分でできることに制限をかけていることがある。また，“自分には価値がない”という自己評価の低さや無価値観が生じている。これらに対し，自分でできること（例：掃除や洗濯物を畳むことも1つ）が増えることによって，自己肯定感が増し，強迫症状が軽減する。

一方，挑戦したことの結果がうまくいかない場合には，自信をもつことができずにパニックになることがある。その都度本人と振り返り，挑戦できたことをフィードバックする。本人が示した考えや行動を支持し，ほめるかかわりは，好ましい行動を強化する要素となり，加えて成功体験を重ねることによって，強迫についての行動変容へつながる。

⑦ 強迫症状の特徴や達成度に合わせ，簡略化や工夫ができるように支援する

本人の特徴や達成度に合わせ，家での生活においても応用が利く方法を検討する。症状が複数ある場合は，❶生活に最も支障をきたしていること，❷比較的容易で，毎日取り組める課題を検討し，介入のターゲットを決める。日常生活でやるべきことや愉しみが可能になる程度に簡略化や形式化ができるよう，症状と対応の個別性に応じて患者とともに考える。

⑧ 症状の転換に伴う治療中断に留意し，治療継続ができるよう援助する

治療に伴い，強迫症状が軽快し，患者自身が“楽になった”と感じる。それに伴う自己判断から再燃の可能性が高いことに留意し，治療継続ができるように援助する。

⑨ 強迫症状と上手につきあえるよう，今できることに目を向ける働きかけをする

症状の再発や悪化を予防するには，強迫性障害の悪循環に入らないように，患者自身が自分をよく知ることが大切である。不安やストレスは，ゼロにはならなくても，時間が経てば必ず少なくなることの理解や，適度な休憩をとることの必要性を実感できるよう，そして「今」の自分にできることに目を向けられるように働きかける。

⑩ 治療者が，患者にとっての“対象”となる

治療者が理想的な“完璧”な人間として存在するのではなく，“すべて一人で抱え込まなくても大丈夫なんだ”“頼ってもいいんだ”などと患者が感じられるような対象となり，“完璧にできない自分でもそんなに悪くないか”“まあ，このくらいでいいか”と思え，振る舞いにゆとりがでて穏やかに過ごせるように働きかける。

また，時として患者が治療者の対応の違いによって混乱する場合がある。例えば，すべてのスタッフに同じ対応を求め「あの看護師さんはこのくらい付き合ってくれた」というように患者にとって“よく巻き込まれてくれたスタッフ”と同じ対応を他のスタッフにも求めることがある。スタッフ全員が一致して対応すべきことと，ある程度幅をもたせて対応すべきことを明確にし，お互いに確認しあいながら実践する。

⑪ 重症度や強迫行為にかかる時間の変化を合併症のアセスメントに活かす

患者は，その日の体調によって，強迫症状にかかる時間が変化するなど，強迫症状の重症度は経過中しばしば変動する。これに対して，「長くとも○分経ったら，いったんトイレから出る」というガイドラインを作り，対処する。また，かかわるスタッフによって所要時間が変化している場合がある。患者の変化を読み取り，心身状態や患者－治療者関係のアセスメントに活かす。さらに，抑うつや不安症状が出現している可能性やうつ病な

どの合併症を考慮する。本人の苦痛は，はたで見るより深刻で，自殺の危険などに注意する。

⑫ 治療者の気持ちにも注目し，患者との相互作用の成長過程を歩む

強迫行為は，“怒りの表現”と理解できる側面もあり，強迫行為に付き合うと，治療者も彼らの怒りに影響されてイライラしたり，慇懃無礼な態度に腹が立つことがある。そして，その執拗さに意地悪を言いたくなることもあるかもしれない。

そのようなときには，彼らの怒りに反応している看護者自身をみつめながら，そういうやり方でしか怒りを表現できなかった患者の人生に思いをはせる。治療者の不安は患者に伝わりやすいものである。患者の感情の相互作用のプロセスを経ながら，一緒に成長過程を歩むことが必要である。

3．治療の第3段階における看護

① 日常生活における患者が感じる自己コントロール感の回復について話し合い，エンパワメントを図る

強迫観念が浮かんでもやりすごすことができ，簡略化や形式化によって日常生活が健康的なものへ近づく。“完璧でなくてもまあいいか”と思えたり，他者に頼ることができ，折り合いをつけながら生活を送っていることを支持し，思いの言語化を支えながらエンパワメントする。

② 治療継続と患者がめざす生活や社会生活像を援助する

回復を保つためには，薬物療法を含む治療継続が必要なことを患者とともに確認し，患者がめざす生活や社会生活像について話し合う。

③ 再燃や合併症予防のためのセルフマネジメント向上を支える

抑うつや不安症状の出現，うつ病などの合併症を考慮しアセスメントする。また，患者特有の症状悪化や再燃の徴候についての理解を患者と家族とともに共有し，悪循環に再び陥らないためのセルフマネジメント向上を支え，再燃予防と早期対処へとつなげる。

4．家族への支援

● 巻き込みや儀式の肩代わりによる家族の負の連鎖「共依存」からの抜け出しを支える

家族は，しばしば患者に対し過度の責任感や罪悪感を抱いており，家族が「苦しんでいる本人を受けとめること」に必死になってしまい，要求に応えることが患者のためと考える傾向がある。しかし患者の要求がますますエスカレートし（例：言い方や表情など），対応できなくなると，これが患者の不安や怒りを増幅させるといった悪循環に陥る。患者は，「完璧な納得」を突き詰めるなかで不安焦燥が高じ，意のままにいかなければ，時に暴力行為に至ることがある。

このような巻き込みによる不安増強過程や，要求に応えることの不合理性，肩代わりによる強迫症を維持させる要素を，患者，家族双方が理解することが必要である。

また，家族介入のポイントは，家族が儀式を手伝わないことが援助になること，強迫症について患者の些細な変化に一喜一憂せず小さな進歩に注目し小さな成功を評価しほめて支えることや非難ではなく説明をすること，無視せず支持すること，簡潔明瞭なコミュニケーションで一致した対応をとること，患者と決めたルールを感情的に変えないことや家族自身がルールに強迫的にならずに柔軟に対応することなどがある［表3］[11]。

［高間さとみ］

［表3］家族介入の8つのポイント

①儀式を手伝わないことが最良の援助	儀式を肩代わりしないこと
②強迫症について日々の比較をしない	細かな変化に一喜一憂せず進歩を思い出し，調子が悪ければ明日また挑戦すればよいと考えよう
③小さな進歩に注目しほめる	小さな変化でも躊躇せずにほめて，小さな成功を評価することで元気づけよう
④非難せずに説明する，無視せず支持する	周りの人の神経に触るのは強迫症という障害であって，その人間自身ではないことを理解し，激励と人間らしい扱いを心がけよう
⑤簡潔明瞭なコミュニケーションをとる	一生懸命に説明しようとせず，対応を一致させて簡単明快に対応しよう
⑥きちんとした線引き，しかし気持ちの浮き沈みに敏感に	不安と怒りは表裏一体。家族の感情がルールにならないように気をつけよう
⑦クリーンなユーモアは有効	ユーモアには治癒力がある。ただし，本人の気分に配慮し，急性期は控えよう
⑧柔軟に対応すること	ガイドラインに対して，強迫的にならずに柔軟に対応しよう

（堀越勝：家族療法．齊藤万比古・他編，子どもの強迫性障害―診断・治療ガイドライン，pp240-241，星和書店，2012．より一部改変）

《文献》
1) 原井宏明・他：図解やさしくわかる強迫性障害．ナツメ社，2016.
2) 日本精神神経学会日本語版用語監，高橋三郎，大野裕監訳：DSM-5 精神疾患の診断・統計マニュアル．医学書院，2014.
3) 井上令一監：カプラン臨床精神医学テキスト，第3版—DSM-5診断基準の臨床への展開．メディカル・サイエンス・インターナショナル，2016.
4) 松永寿人，切池信夫，大矢健造・他：強迫性障害（強迫性障害）に関する 9施設共同研究—半年間の総初診患者における強迫性障害患者の割合，及びその臨床像に関する検討．精神医学 46（6）：629-638, 2004.
5) 松永寿人：強迫性障害の comorbidity—その内容，臨床的意義，留意点，今後の展望について．精神科 5: 95-103，2004.
6) Denys D, Tenney N, van Megen HJ, et al: Axis I and II comorbidity in a large sample of patients with obsessive-compulsive disorder. J Affect Disord 80（2-3）: 155-162, 2004.
7) Pigott TA, L' Heureux F, Dubbert B, et al: Obsessive compulsive disorder: comorbid conditions. J Clin Psychiatry（suppl）55: 15-27, 1994.
8) 松永寿人：強迫性障害．厚生労働省，みんなのメンタルヘルス．https://www.mhlw.go.jp/kokoro/speciality/detail_compel.html（2019年 6月 21 日アクセス）
9) 松永寿人：強迫性障害に対する現在の薬物療法—その実際と効果予測．臨床精神薬理 12（9）：1923-1932，2009.
10) 松永寿人：強迫性障害の臨床像・治療・予後—難治例の判定，特徴，そして対応．精神経誌 115（9）：967-974，2013.
11) 齊藤万比古，金生由紀子編：子どもの強迫性障害—診断・治療ガイドライン．pp240-241，星和書店，2012.

N O T E

8 不眠・睡眠障害

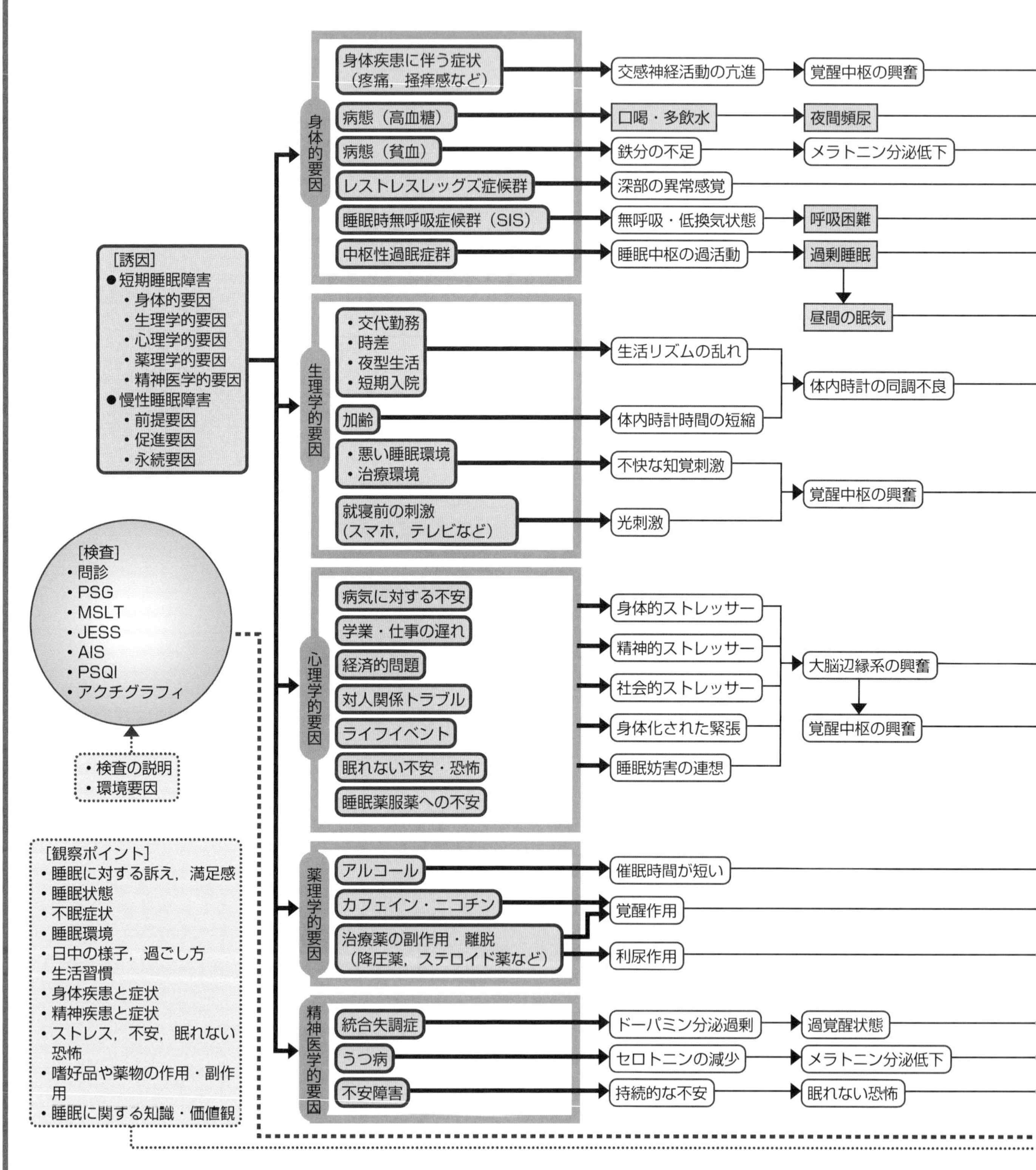
[誘因]
●短期睡眠障害
・身体的要因
・生理学的要因
・心理学的要因
・薬理学的要因
・精神医学的要因
●慢性睡眠障害
・前提要因
・促進要因
・永続要因
身体的要因
身体疾患に伴う症状（疼痛，掻痒感など）
交感神経活動の亢進
覚醒中枢の興奮
病態（高血糖）
口喝・多飲水
夜間頻尿
病態（貧血）
鉄分の不足
メラトニン分泌低下
レストレスレッグズ症候群
深部の異常感覚
睡眠時無呼吸症候群（SIS）
無呼吸・低換気状態
呼吸困難
中枢性過眠症群
睡眠中枢の過活動
過剰睡眠
昼間の眠気
生理学的要因
・交代勤務
・時差
・夜型生活
・短期入院
生活リズムの乱れ
体内時計の同調不良
加齢
体内時計時間の短縮
・悪い睡眠環境
・治療環境
不快な知覚刺激
覚醒中枢の興奮
就寝前の刺激（スマホ，テレビなど）
光刺激
[検査]
・問診
・PSG
・MSLT
・JESS
・AIS
・PSQI
・アクチグラフィ
・検査の説明
・環境要因
心理学的要因
病気に対する不安
学業・仕事の遅れ
経済的問題
対人関係トラブル
ライフイベント
眠れない不安・恐怖
睡眠薬服薬への不安
身体的ストレッサー
精神的ストレッサー
社会的ストレッサー
身体化された緊張
睡眠妨害の連想
大脳辺縁系の興奮
覚醒中枢の興奮
[観察ポイント]
・睡眠に対する訴え，満足感
・睡眠状態
・不眠症状
・睡眠環境
・日中の様子，過ごし方
・生活習慣
・身体疾患と症状
・精神疾患と症状
・ストレス，不安，眠れない恐怖
・嗜好品や薬物の作用・副作用
・睡眠に関する知識・価値観
薬理学的要因
アルコール
催眠時間が短い
カフェイン・ニコチン
覚醒作用
治療薬の副作用・離脱（降圧薬，ステロイド薬など）
利尿作用
精神医学的要因
統合失調症
ドーパミン分泌過剰
過覚醒状態
うつ病
セロトニンの減少
メラトニン分泌低下
不安障害
持続的な不安
眠れない恐怖

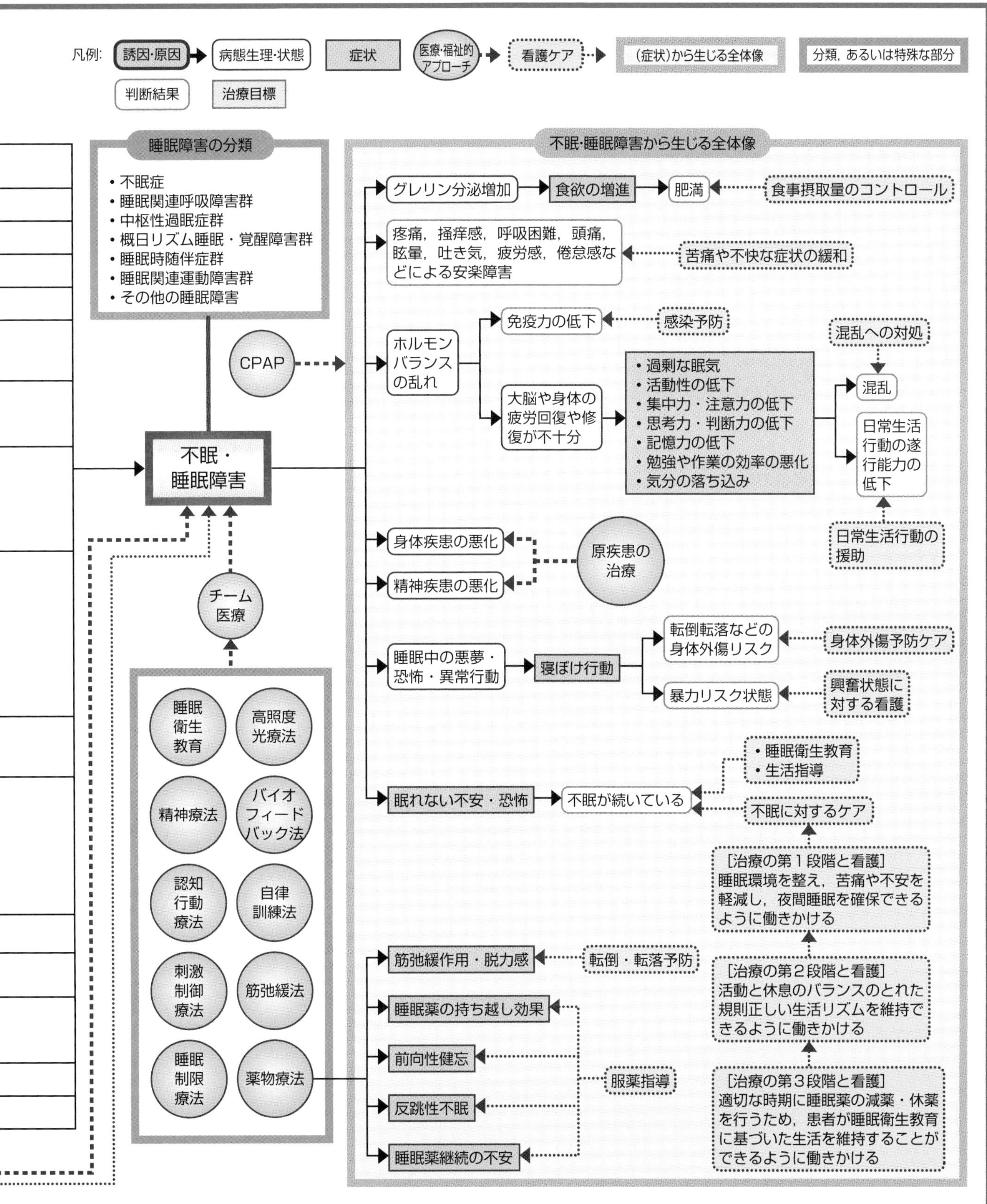
凡例:
誘因・原因
病態生理・状態
症状
医療・福祉的アプローチ
看護ケア
(症状)から生じる全体像
分類，あるいは特殊な部分
判断結果
治療目標
睡眠障害の分類
・不眠症
・睡眠関連呼吸障害群
・中枢性過眠症群
・概日リズム睡眠・覚醒障害群
・睡眠時随伴症群
・睡眠関連運動障害群
・その他の睡眠障害
不眠・睡眠障害
CPAP
チーム医療
睡眠衛生教育
高照度光療法
精神療法
バイオフィードバック法
認知行動療法
自律訓練法
刺激制御療法
筋弛緩法
睡眠制限療法
薬物療法
不眠・睡眠障害から生じる全体像
グレリン分泌増加
食欲の増進
肥満
食事摂取量のコントロール
疼痛，掻痒感，呼吸困難，頭痛，眩暈，吐き気，疲労感，倦怠感などによる安楽障害
苦痛や不快な症状の緩和
免疫力の低下
感染予防
ホルモンバランスの乱れ
大脳や身体の疲労回復や修復が不十分
・過剰な眠気
・活動性の低下
・集中力・注意力の低下
・思考力・判断力の低下
・記憶力の低下
・勉強や作業の効率の悪化
・気分の落ち込み
混乱への対処
混乱
日常生活行動の遂行能力の低下
日常生活行動の援助
身体疾患の悪化
精神疾患の悪化
原疾患の治療
睡眠中の悪夢・恐怖・異常行動
寝ぼけ行動
転倒転落などの身体外傷リスク
身体外傷予防ケア
暴力リスク状態
興奮状態に対する看護
・睡眠衛生教育
・生活指導
眠れない不安・恐怖
不眠が続いている
不眠に対するケア
[治療の第1段階と看護]
睡眠環境を整え，苦痛や不安を軽減し，夜間睡眠を確保できるように働きかける
[治療の第2段階と看護]
活動と休息のバランスのとれた規則正しい生活リズムを維持できるように働きかける
[治療の第3段階と看護]
適切な時期に睡眠薬の減薬・休薬を行うため，患者が睡眠衛生教育に基づいた生活を維持することができるように働きかける
筋弛緩作用・脱力感
転倒・転落予防
睡眠薬の持ち越し効果
前向性健忘
服薬指導
反跳性不眠
睡眠薬継続の不安

8 不眠・睡眠障害

Ⅰ　不眠・睡眠障害のメカニズム

1．睡眠に関する基礎知識

1）睡眠の定義と働き

睡眠（sleep）とは，生理的リズムで生じる覚醒水準の周期的な低下であり，刺激によって覚醒が可能な状態を指す。睡眠をとり，身体や脳を休ませることで，人間は心身の疲労の回復，組織の損傷の修復，成長の促進などを図る。

寝返りは，寝たまま身体の向きを変えることによって，血液循環の偏りを正し，体熱を発散させ，背骨などの修復を図り，気持ちよく眠ることができる働きがある。

2）睡眠のメカニズム

睡眠は，睡眠ホメオスタシス（恒常性維持）機構と体内時計（概日リズム，サーカディアンリズム）機構の２つのメカニズムによって，睡眠の質や量・タイミングが制御されている。人間は起きている時間が長ければ長いほど，体内にプロスタグランジン D_2 やアデノシンなどの睡眠物質がたまり，睡眠を誘発するホメオスタシス機構が働く。また，視床下部の視交叉上核にある体内時計機構によって，自律神経系，内分泌ホルモン系，免疫・代謝系などが１日のリズムを刻み，昼夜や季節の変化に適応するように調節する。

体内時計は24時間周期よりも長いが，朝の光や食事時間，社会的活動などを手がかりに体内時計を24時間に合わせ，１日の生活に適応している。

3）睡眠の種類

睡眠には，睡眠の75～85％を占めるノンレム（Non-REM）睡眠と，睡眠の15～25％を占めるレム（REM）睡眠の２つの種類があり，一晩に90分の睡眠周期を４～５回繰り返す。

ノンレム睡眠は，脳の休息（大脳皮質の活動低下）の度合いに従い，Stage 1～Stage 4へと深くなり，副交感神経が亢進し，体温・血圧・心拍数・呼吸が低下して安定する。Stage 3・4で出現する徐波睡眠は最初の睡眠周期で最も多く出現し，さまざまなホルモンを分泌し，心身の疲労の回復や組織の損傷の修復，記憶の強化などを促す。

レム睡眠では，骨格筋が弛緩し，急速な眼球運動（rapid eye movement）以外は運動が抑制される。また，脳は活発に働き，夢体験を生じ，体温，血圧，心拍数，呼吸の変動が激しい。

4）睡眠と免疫機能・内分泌機能

サイトカインは免疫系による感染症への防御反応として産生され，ノンレム睡眠を増加する。それによって，睡眠中の成長ホルモンやプロラクチンの分泌量が増え，身体の疲労回復や修復に役立つ。

メラトニンは体内時計と網膜から入る光に制御され，分泌量が増えると体温・脈拍・血圧が低下し，自然な眠りにつくことができる。

コルチゾールの日内変動は早朝高値・夜間低値であるが，過度なストレスを受けると分泌量が増加し，不眠を引き起こしやすい。

不眠は食欲を抑制するレプチンの分泌を低下させ，食欲を増進するグレリンの分泌を増加させるため，肥満になるリスクが高くなる。

2．不眠・睡眠障害と具体的症状

1）睡眠障害とは

睡眠障害（Sleep Disorders）は，不眠や過眠など睡眠・覚醒自体の異常，睡眠中の異常な行動や筋活動，睡眠中の呼吸障害などが生じる疾患の総称である。

不眠障害（Insomnia Disorders）とは，入眠困難・中途覚醒・早朝覚醒によって，睡眠の量や質に関する苦痛や不満があり，日常生活に支障をきたしている状態を指す。

睡眠をとらせないことを**断眠**という。

睡眠不足は睡眠時間が確保されていない状態を指し，頭痛，眩暈，嘔気などの体調不良のほか，起床困難や日中の過剰な眠気，気分の落ち込みや焦燥感，注意力や集中力・記憶力の低下，作業や勉強の効率の悪化などを認め，事故の危険性を高める。通常，睡眠時間が4時間以下に減少すると日中の眠気が急激に強まる。

熟眠障害とは，睡眠時間は十分であるが，ウトウトした眠りで寝た気がしないという患者の主観的評価である。わが国では，不眠の有訴者率は大人の30%以上で，6～10%は不眠障害に罹患している。

2）分類と症状

米国睡眠医学会による睡眠障害国際分類第3版（ICSD-3）では，不眠症は不眠障害に改名され，不眠症状が3カ月以上持続する慢性不眠障害，不眠症状が3カ月未満の短期不眠障害，その他の不眠障害の3つに分類されている。

慢性的な不眠や睡眠不足は，自然治癒力やQOLを低下させ，うつ病などの精神疾患，糖尿病や高血圧症などの生活習慣病になるリスクを高める。

ICSD- 3の睡眠障害の分類［表1］[1]に基づいて睡眠障害の具体的な症状について述べる。

① 不眠障害（不眠症）

週に3夜以上，夜間に入眠困難，中途覚醒，早朝覚醒のうち1つ以上の症状［表2］があり，日中の機能障害を呈する。

［表1］米国睡眠医学会による睡眠障害国際分類第3版（ICSD-3）の睡眠障害

①不眠症
②睡眠関連呼吸障害群（閉塞性睡眠時無呼吸症候群・中枢性睡眠時無呼吸症候群など）
③中枢性過眠症群（ナルコレプシー，特発性過眠症など）
④概日リズム睡眠・覚醒障害群（睡眠・覚醒相後退障害，交代勤務障害など）
⑤睡眠時随伴症群（睡眠時遊行症，レム睡眠行動障害など）
⑥睡眠関連運動障害群（レストレスレッグス症候群など）
⑦その他の睡眠障害

（米国睡眠医学会，日本睡眠学会診断分類委員会訳：睡眠障害国際分類，第3版．ライフ・サイエンス，2018．より作成）

② 睡眠関連呼吸障害群

この中で，閉塞性睡眠時無呼吸症候群では，睡眠中に気道が閉塞して無呼吸や低呼吸の状態になり，中枢性睡眠時無呼吸症候群では，呼吸中枢の異常により無呼吸や低呼吸の状態になる。

③ 中枢性過眠症群

この中で，特発性過眠症では，夜間十分な睡眠をとっていても日中に過度の眠気が続き，数時間の昼寝をしても爽快感がなく，翌朝起床時や午睡時の起床が困難である。反復性過眠症では，1日12～18時間も眠り続ける傾眠期が反復して生じる。ナルコレプシーでは，居眠りの反復，情動脱力発作，睡眠麻痺（金縛り），入眠時幻覚，夜間の中途覚醒がみられる。

④ 概日リズム睡眠・覚醒障害群

この中で，睡眠相後退型では，睡眠時間帯が通常より極端に遅くなり，夜中にならないと寝つけず，起床時間も遅くなる。無理をして早く起床すると眠気や強い倦怠感が生じ，社会生活に支障をきたす。

睡眠相前進型では，睡眠時間帯が極端に早まり，夕方の強い眠気と早朝の不眠を訴える。

交代勤務型では，通常の睡眠時間帯に労働勤務が割り当てられるため，不眠や日中の眠気，倦怠感，作業遂行能力の低下などが出現する。

時差型では，体内時計と滞在地の生活時間帯のずれが生じ，不眠や日中の強い眠気や機能障害などが起こる。

⑤ 睡眠時随伴症群

ノンレム睡眠からの覚醒時に起こる睡眠時随伴症の中で，睡眠時遊行症（ゆうこうしょう）（夢遊病（むゆうびょう））では，睡眠中に突然起き上がり，開眼して無目的に歩き回る。睡眠時驚愕症（きょうがくしょう）（夜驚症（やきょうしょう））では，睡眠中に恐怖の叫び声をあげ，発汗や呼吸

［表2］不眠障害の臨床症状

①入眠障害	就床してもなかなか寝つけず，入眠に30分～1時間以上かかり，本人が苦痛であると感じている状態
②中途覚醒	入眠した後，翌朝起床するまでの間，夜中に何度も目が覚める状態
③早朝覚醒	朝早くから目覚めてしまい，その後眠れない状態。本人が望む時刻，あるいは通常の起床時刻の2時間以上前に覚醒してしまう

数・心拍数の増加などの自律神経反応を起こす。いずれも小児にみられ，健忘を伴い成長とともに消失することが多い。

睡眠関連食行動障害では，睡眠中に食物の摂取や飲水を繰り返して，１日の摂取カロリーの大半を摂取し，朝の食欲不振や腹部膨満感などを引き起こす。若年成人で発症し，慢性経過をたどりやすい。

レム睡眠に伴って起こる睡眠時随伴症の中で，レム睡眠行動障害は，老年期に好発し，レム睡眠中に骨格筋の抑制機構が働かなくなり，恐怖や怒りの感情を伴う夢をみて，激しい寝言や殴る蹴るといった暴力的な行動があらわれる。

悪夢障害では，生きるか死ぬかの恐ろしい出来事の悪夢を頻繁にみて，目覚めたときも夢の内容を鮮明に覚えており，眠ることが恐くなる。

⑥ 睡眠関連運動障害群

この中で，レストレスレッグス症候群（むずむず脚症候群）では，夜間睡眠時に下腿，時に大腿深部にむずむず感など不快で耐え難い異常感覚が生じ，脚を動かしたい欲求に圧倒され，睡眠が障害される。この症状は脚を動かすと楽になり，夜間後半〜早朝には軽減ないし消失する。

周期性四肢運動障害では，睡眠中あるいは覚醒時に下肢に周期的な不随意運動が起こり，睡眠が障害される。

3．不眠・睡眠障害の成り立ち

1）不眠・睡眠障害

不眠・睡眠障害の成り立ちには，❶高血圧，高血糖，貧血などの病態や，疼痛・掻痒感・咳嗽・呼吸困難・頻尿・下痢などの身体的疾患の症状に伴う身体的（physical）要因，❷寝具の寝心地・騒音・光・におい・不快な温度や湿度などの睡眠環境，時差・交代勤務・旅行などの生活リズムの変化，運動不足・過労・空腹・満腹などの好ましくない生活習慣，鼻腔・口腔吸引，各種モニター類の装着，体位変換などの治療環境に伴う生理学的（physiological）要因，❸薬物や嗜好品（アルコール，カフェイン，ニコチンなど）の副作用や離脱などに伴う薬理学的（pharmacologic）要因，❹病気や人間関係に関連した不安，心痛，勉学や仕事の遅れ，療養や失業による経済問題，自己価値の低下などに伴う心理学的（psychologic）要因[2]，❺統合失調症，うつ病，不安障害などの精神障害に伴う精神医学的（psychiatric）要因の５つがある。

2）不眠障害

不眠障害を生じやすい体質や性格（前提要因）をもつ人は，身体的・心理的・社会的ストレスにより入眠困難や中途覚醒・早朝覚醒を起こしやすい（促進要因）。通常，これらの症状はストレッサーの消失とともに改善する（短期不眠障害）。しかし，慢性不眠障害になる患者の場合は，ストレッサーと不眠症状が持続している間に不眠による夜間の苦痛や翌日の体調の悪さを恐れ，精神的緊張と興奮が高まり，睡眠が妨げられるという悪循環が起こる（永続要因）[3]。

4．不眠・睡眠障害と心理社会的反応

不眠・睡眠障害による心理的反応としては，抑うつ気分，焦燥感や緊張感の増強，意欲や活力の減退，注意力・集中力・記憶力・判断力の低下，不明瞭な話し方，対人関係での過敏さや怒りっぽさなどがあらわれる。また，見当識障害や錯覚・幻覚などの知覚障害，被害妄想などの思考障害を生じることがある。

就床時間になると，強い不眠や健康状態に対する不安・緊張状態が増悪する（眠れない恐怖）。社会的反応としては，社会的・職業的機能障害や学業成績の不振が生じ，仕事や自動車運転中に過失や事故を起こす傾向が高まる。

5．不眠・睡眠障害が生じる病態生理

1）睡眠時無呼吸症候群（SAS）

閉塞性睡眠時無呼吸症候群（Sleep Apnea Syndrome：SAS）は，レム睡眠中に咽頭開大筋の緊張と相動性活動が低下し，持続時間の長い顕著な無呼吸や低呼吸が持続するために起こる。徐々に低酸素血症になっていく。中枢性睡眠時無呼吸症候群は，動脈血二酸化炭素分圧（$PaCO_2$）濃度が無呼吸の閾値以下であると換気努力が休止し，中枢性無呼吸が引き起こされるため生じる。

睡眠関連低換気は，肺の力学的構造が正常な患者で，覚醒中と睡眠中の高炭酸ガスや低酸素に対する換気応答の低下により，肺胞換気を維持するには不十分となるために生じる。睡眠時に動脈血酸素飽和度（SpO_2）が低下する。

特発性中枢性肺胞低換気では，換気を調節する延髄化学受容器の病変が疑われる。後天性の患者では，ポリオや脳幹梗塞など，脳幹機能を侵す中枢神経系病変が認められることがある。

2）中枢性過眠症群

中枢性過眠症群は夜間の睡眠障害の代償，睡眠中枢の過活動，覚醒中枢の機能不全などが原因で，日中の過剰な眠気が３カ月以上継続し，日常生活に支障をきたす。

情動脱力発作を伴うナルコレプシーでは，ニューロペプチドオレキシンを含む視床下部ニューロンが激減しており，思春期に生じるオレキシン細胞の自己免疫破壊と考えられている。

3）概日リズム睡眠・覚醒障害群

睡眠・覚醒相後退障害は，体内時計のタイミングが遅れるために睡眠時間帯が遅れることによって生じる。睡眠・覚醒相前進障害は加齢により視交叉上核の細胞数が減少し，体内時計の周期が短縮することによって出現する。

時差型は，体内時計のリズムと現地時間との不調和と睡眠損失が原因である。

交代勤務型は，睡眠時間帯に労働を余儀なくされることで惹起されるが，交代勤務に対する適応能力には個人差がある。

不規則睡眠－覚醒型では，体内時計の構造異常や機能異常のために活動と休息の不規則パターンが引き起こされ，入眠時刻と起床時刻が24時間中変動することによって生じる。

自由継続型は，体内時計が１日24時間に同調していくための光の因子がない視覚障害のある患者などに起きる。

4）睡眠時随伴症群

睡眠時随伴症群では，睡眠中に中枢神経系の活動の賦活が骨格筋と自律神経系の経路へ伝わるために生じ，寝ぼけ行動を起こす。睡眠時遊行症，睡眠時驚愕症では，徐波睡眠が不安定なため，睡眠初期と１回目の徐波睡眠中か２回目の徐波睡眠中に覚醒障害が起こる。

レム睡眠行動障害では，50歳以上の男性で，パーキンソン症候群，レビー小体型認知症，ナルコレプシー，脳卒中などの基礎神経疾患があることが主な素因である。またレム睡眠行動障害では，情動をコントロールする大脳辺縁系に病変が広がり，身体的・精神的・社会的ストレスが誘因となって暴力的で不快な夢をみる。さらに，脳幹部の神経細胞にαシヌクレインタンパクが蓄積し，モノアミン系脳内伝達物質の減少により，睡眠中に手足の筋肉抑制の維持ができなくなるため，夢の中の行動が出現する。

5）睡眠関連運動障害群

レストレスレッグス症候群では，鉄，ドパミン，遺伝的性質が病理の主因と考えられている。周期性四肢運動障害では，ドパミン作動性機能障害が指摘されている。

6．不眠・睡眠障害の診断・検査

不眠・睡眠障害の診断を行うため，患者や家族の訴えをよく聴き，睡眠・覚醒の状態，症状の出現時期・持続期間や誘因，既往歴，家庭生活と生活習慣，職業歴，社会的な問題などを聴取する。

そして，睡眠に関する満足度を確認した上で，不眠症状，日中の強い眠気，睡眠時間帯の異常，睡眠中のいびきや無呼吸，睡眠中の異常感覚や不随意運動，睡眠中の異常行動などの問題を特定する［図1］[4]。

患者の主訴や臨床症状，家族からの情報や睡眠日誌の記載などを総合的に判断し，必要に応じて，睡眠ポリグラフ検査（睡眠ポリソムノグラフィ検査，睡眠時無呼吸検査，PSG），反復入眠潜時試験（MSLT）などを実施して確定診断と重症度の判定を行う。

また，日本語版エプワース眠気尺度（JESS）は問診に用いて，患者の主観的な眠気を評価する。

アテネ睡眠尺度（AIS）は不眠障害判定スケールで，セルフチェックに使用することができる。

アクチグラフィは，腕時計型の圧センサーを用いて連続して活動量を測定し，日中の活動量や睡眠覚醒の概日リズムなどを把握することができる。

ピッツバーグ睡眠質問票（PSQI）は，自記式質問紙で，睡眠の質，睡眠時間，入眠時間，睡眠効率，睡眠困難，眠剤の使用，日中の眠気などによる日常生活への支障という７つの構成要素からなり，主観的な睡眠の質の低下を評価することができる。

PSGでは，１泊２日で睡眠中の脳波，眼球運動，オトガイ筋表面筋電図，心電図，鼻口気流，いびき音，胸部・腹部の呼吸運動，SpO_2，前脛骨筋表面筋電図，体位などの測定，呼吸イベント・いびき・異常運動などのビデオ記録を行い，睡眠中に起こるさまざまな状態を解析する。また，自宅でも行うことができる簡易型睡眠検査では，無呼吸回数，無呼吸指数，動脈血酸素飽和度などを測定し，睡眠時無呼吸症候群を洗い出す。

MSLTは，眠気が強いほど入眠までの時間が短縮することを前提に，PSGを用いて睡眠潜時を１日４～５回測定する。入眠潜時とは，消灯あるいは就床時刻から睡眠段階２（軽い寝息を立てる）の眠りに入る前までの所

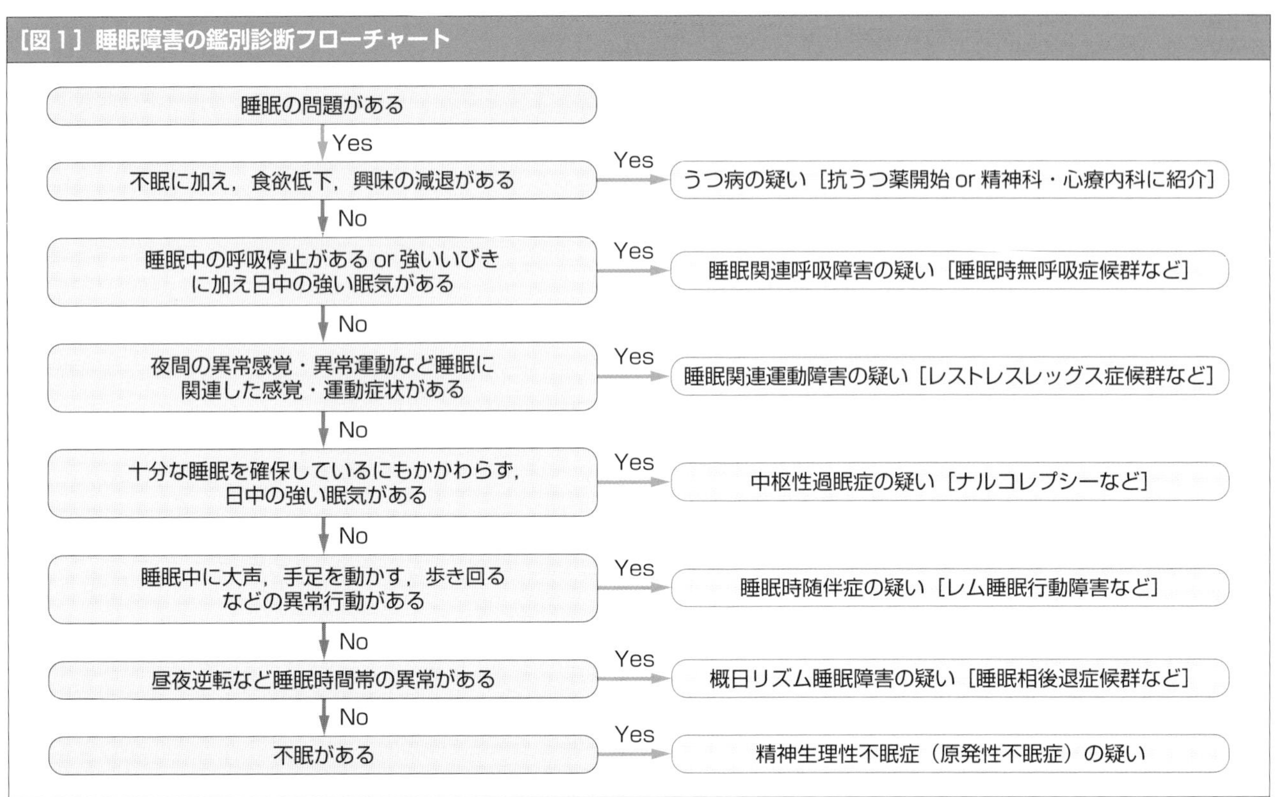

［図１］睡眠障害の鑑別診断フローチャート

（睡眠障害医療における政策医療ネットワーク構築のための医療機関連携のガイドライン作成に関する研究班：睡眠障害医療における政策医療ネットワーク構築のための医療機関連携のガイドライン．睡眠医療 2(3)：261-336，2008．より一部改変）

要時間をいう[5)]。

7．不眠・睡眠障害の治療

不眠・睡眠障害の治療では，患者の睡眠の質と量を改善し，睡眠に対する苦痛や不満を取り除き，日常生活の支障を軽減することを目的とする[6)]。治療には，薬物療法と非薬物療法があり，効果的に併用する。不眠の初期治療では，睡眠衛生教育を行うことが基本で，薬物治療を開始し，睡眠がとれるようになってからも睡眠環境の見直しを継続する。

1）薬物性治療

睡眠薬の使用に際しては，不眠・睡眠障害の原因や特徴を把握し，適切な薬剤の選択，服薬指導を行う。薬物療法では，最少の有効維持用量を処方し，治療当初は２～３週間ごとに経過をみて，有効性，起こりうる副作用，継続投与の必要性を評価する。そして，非薬物性治療を併用しながら，用量の漸減と中止を行う。

わが国で使用可能な睡眠関連治療薬［表3］[7)]には，❶ベンゾジアゼピン系，❷非ベンゾジアゼピン系，❸メラトニン受容体作動薬，❹オレキシン受容体阻害薬，❺抗うつ薬，❻抗精神病薬などがある。

非ベンゾジアゼピン系睡眠薬は，催眠作用に関連したベンゾジアゼピン受容体（ω_1受容体）に作用するが，抗不安作用・筋弛緩作用・抗けいれん作用に関連したベンゾジアゼピン受容体（ω_2受容体）には作用しないため，転倒や脱力などの副作用が極めて少ない。また，6～12カ月と長期間服用しても耐性が形成されず，反跳（リバウンド）性不眠が生じにくい。睡眠薬の効果が不十分な場合は，ミルタザピン，ミアンセリンなどの抗うつ薬やクエチアピンなどの非定型抗精神病薬を用いる場合がある。SSRI（選択的セロトニン再取り込み阻害薬）は夜間の中途覚醒回数を増加させやすい。

睡眠薬の半減期の長さにより，超短時間作用型（約2～4時間），短時間作用型（約6～10時間），中間作用型（約20～30時間），長時間作用型（30時間以上）の4つに分類され，不眠症状によって選択する。

薬物療法を開始するときには，❶医師の指示を守って服薬すること，❷生活リズムに沿って就床直前に服用す

［表 3］不眠治療に用いられる主たる睡眠薬リスト

分類	一般名	商品名	作用時間	半減期（時間）	用量（mg）
メラトニン受容体作動薬	ラメルテオン	ロゼレム®	超短時間作用型	1	8
非ベンゾジアゼピン系	ゾルピデム	マイスリー®		2	5 ～ 10
	ゾピクロン	アモバン®		4	7.5 ～ 10
	エスゾピクロン	ルネスタ®		5 ～ 6	1 ～ 3
ベンゾジアゼピン系	トリアゾラム	ハルシオン®		2 ～ 4	0.125 ～ 0.5
	エチゾラム	デパス®	短時間作用型	6	1 ～ 3
	ブロチゾラム	レンドルミン®		7	0.25 ～ 0. 5
	リルマザホン	リスミー®		10	1 ～ 2
	ロルメタゼパム	エバミール® ロラメット®		10	1 ～ 2
	フルニトラゼパム	サイレース®	中間作用型	24	0.5 ～ 2
	エスタゾラム	ユーロジン®		24	1 ～ 4
	ニトラゼパム	ベンザリン® ネルボン®		28	5 ～ 10
	クアゼパム	ドラール®		36	15 ～ 30
	フルラゼパム	ダルメート®	長時間作用型	65	10 ～ 30
	ハロキサゾラム	ソメリン®		85	5 ～ 10
オレキシン受容体阻害薬	スボレキサント	ベルソムラ®	短時間 - 中間作用型	10	15 ～ 20

（厚生労働科学研究・障害者対策総合研究事業「睡眠薬の適正使用及び減量・中止のための診療ガイドラインに関する研究班」および日本睡眠学会・睡眠薬使用ガイドライン作成ワーキンググループ編：睡眠薬の適正な使用と休薬のための診療ガイドライン—出口を見据えた不眠医療マニュアル．p36，2013．に一部追加）

ること，❸睡眠薬は持ち越し効果を考えて，起床時間から逆算して，6～7時間前までに服用すること，❹アルコールとの併用は原則禁忌であること，❺日常生活に睡眠衛生教育など非薬物性治療での学びを取り入れることなどを説明する。

2）非薬物性治療

不眠・睡眠障害の非薬物性治療には，睡眠衛生教育，認知行動療法（CBT），認知再構成法，刺激制御療法，睡眠制限療法，筋弛緩療法，自立訓練法，バイオフィードバック法，高照度光療法などがある。

① 睡眠衛生教育

睡眠衛生とは，睡眠に関連する問題を解決し，睡眠の質や量の向上に努めることである。睡眠衛生教育に際しては，睡眠に関する科学的根拠に基づく正しい知識を普及するため，「睡眠障害対処 12 の指針」**［表 4］**[8] を活用する。

［表 4］睡眠障害対処 12 の指針

1．睡眠時間は人それぞれ，日中の眠気で困らなければ十分
2．刺激物を避け，眠る前には自分なりのリラックス法
3．眠たくなってから床に就く，就床時刻にこだわりすぎない
4．同じ時刻に毎日起床
5．光の利用でよい睡眠
6．規則正しい 3 度の食事，規則的な運動習慣
7．昼寝をするなら，15 時前の 20 ～ 30 分
8．眠りが浅いときは，むしろ積極的に遅寝・早起きに
9．睡眠中の激しいイビキ・呼吸停止や足のぴくつき・むずむず感は要注意
10．十分眠っても日中の眠気が強いときは専門医に
11．睡眠薬代わりの寝酒は不眠のもと
12．睡眠薬は医師の指示で正しく使えば安全

② 認知行動療法

認知行動療法（CBT）は，慢性的な不眠に陥った患者が寝室に行くだけで苦痛に感じるような認知の歪みを修正し，就床時刻に寝室に行って眠ることができるように行動や気分を改善する治療法である。不眠障害，概日リズム睡眠障害，睡眠時無呼吸症候群などに実施する。通常，１回50分のセッションを４～８回で行う。睡眠日誌に基づいて適切な就床・起床時間を設定したり治療効果を確認する。

睡眠日誌は，布団にいた時間を矢印で示し，眠っていた時間を黒塗りし，日中も含めてウトウトしていた時間を斜線で記入して，睡眠生活習慣を把握する。患者には10～30日間程度，毎日睡眠日誌を記入するように依頼する。

不眠障害の認知行動療法では，睡眠衛生教育，漸進的筋弛緩法，刺激制御療法，睡眠制限療法などを組み合わせて行うことが多い。刺激制御療法と睡眠制限療法を併用することで寛解率が高くなる。

③ 認知再構成法

認知再構成法は，精神的に動揺したときに瞬間的に浮かんでくる考えやイメージ（自動思考）と現実を対比し，その歪みを明らかにして，問題に対処し，非適応的な行動を修正したり症状を軽減する認知行動療法の基本的な手技で，コラム法［表５］[9]ともいわれる。

④ 刺激制御療法

慢性的な不眠障害では，寝床に就いて眠れなかったという経験や記憶から，寝床に就くと目がさえるという条件不眠に陥っている。刺激制御療法は，こうした悪循環を断つために，条件不眠を引き起こす刺激をとり去る。具体的には，寝具や寝室は夜間睡眠と性生活以外使わないようにする。

さらに，眠気があるときのみに寝床に就き，15分程度経っても眠れなければ離床する。眠れずに起きている間は時計を見ず，刺激が強いことはしない。昨晩眠れなかったとしても，起床時刻は一定にし，日中は仮眠や昼寝はしない。不眠を治そうとする患者の強い動機づけが大切であり，常に患者を励まし続けなければならない。

実践すれば比較的効果が高いので，１週間徹底して行い，その後は様子をみて決めることを提案する。

⑤ 睡眠制限療法

睡眠制限療法は，床上時間を制限することで睡眠効率を高め，不眠の改善を目指す技法である。睡眠日誌で得た情報にもとづいて，２週間の平均睡眠時間を算出し，その時間を床上時間とする。昼寝や仮眠はしない。日中の過剰な眠気を避けるため，床上時間の下限は５時間とし，起床時間を一定にする。

５日間の睡眠効率（総睡眠時間／総床上時間×100）が85％以上の場合は床上時間を15～20分増やし，80～85％であれば，床上時間は変えない。１～２週間徹底して行い，その後は様子をみて決めることを提案する。

⑥ 筋弛緩療法

不眠障害では，就寝前でも交感神経系の緊張が亢進しており，不眠の要因になっている。筋弛緩療法は，末梢の筋肉を弛緩させ，全身の持続性の筋緊張を減弱させることによって入眠へと導く。

漸進的筋弛緩療法は，まず，前腕部，上腕部，頸部などの特定の筋肉を収縮させて，筋緊張が高まった感覚を覚える。次に，緊張した部位の筋肉を弛緩させ，筋緊張が解けていく際の感覚と，筋が弛緩した状態の感覚を覚える。

１日２～３回行い，最終回は就寝直前に行う。

⑦ 自律訓練法

自律訓練法は，注意の集中や自己暗示の練習を段階的に行うことで全身の緊張を解き，リラックスした状態を

［表５］認知再構成法における思考記録表

日時，出来事	気分・感情（その強さ）	自動思考（ネガティブな考え）	根拠	対処行動	代わりの考え（合理的思考）	結果
6/10 寝床に入ってから眠るまで	不安 80 焦り 70	眠れないかもしれない。 眠れなかったらどうしよう。	いつも眠れないから	考えごとをしないようにした	眠れる日もある。 眠れないことがあってもなんとかやってこれている。	焦り 20 無能感 30
6/11 朝，起きた時	憂鬱 90 だるさ 60	眠れなかったのでだるい。 仕事に行きたくない。	眠れないと調子が悪くなってしまうから	仕事を休んだ	眠れないことだけが原因とは限らない。 寝不足でもできる仕事はある。	憂鬱 40 だるさ 30

（上村佐知子：認知行動療法．梶博久・他監，睡眠障害―知る診る治す，pp63-65，メジカルビュー社，2014．より）

引き起こし，入眠へと導く。重感練習，温感練習，心臓調整練習，呼吸調整練習，腹部温感練習，額涼感練習の6段階の各項目を一定の順序で行う。

例えば，重感練習では，安楽椅子姿勢などの楽な姿勢で「右手が重い」と自己暗示を20～30秒間行い，腕の屈伸3回，深呼吸，開眼という消去動作を行う。

⑧ バイオフィードバック法

バイオフィードバック法は，通常では認識することが困難な生体内の生理現象を視覚や聴覚などで感知できる知覚信号に変換し，その知覚信号に基づいて，変化をコントロールできるように訓練する。

不眠障害では，筋肉の緊張を筋電図で測定し，音に変換して，その音の変化を認識して，筋緊張をほぐし入眠しやすくすることができる。

⑨ 高照度光療法

屋外では，空や周囲のものから反射してくる太陽光で十分な光量を得られる。しかし，自然の太陽の光を継続的に長時間浴びることは意外と難しい。光療法によって，体内時計をリセットして，生体リズムを整えることで，夜にぐっすりと深い睡眠が得られる。

光療法では，2,500～10,000ルクスの高照度光を使用し，網膜から視床下部の視交叉上核に伝わり，体内時計を調整する。その後，光の信号は松果体に送られ，メラトニンの分泌を抑制し，再び約14～16時間後に分泌されて眠気を催すようになる。

日中の時間帯の高照度光は位相反応を起こさないが，早朝の時間帯の高照度光は深部体温および睡眠相を早め，前夜の就寝時刻前の高照度光は深部体温および睡眠相を遅くする。

8．不眠・睡眠障害の経過・予後

睡眠薬の減量開始の時期としては，睡眠障害およびその原因が消失していること，不眠に対する恐怖が消失していることが必要である。不眠障害の半数以上は2カ月以内に自然治癒する。しかし，不眠障害が数カ月以上の長期にわたり持続すると，交感神経緊張や視床下部－下垂体－副腎皮質系機能の亢進など生理的過覚醒と呼ばれる状態に陥るため，不眠が重症・難治化する。心気的・強迫的な性格傾向の強い患者の場合には，不眠症状へのこだわりが生じて不安が増強し，不眠が悪化・遷延しやすい。不眠体験を持続させず，むしろ発症初期に治療を行うことで，慢性不眠障害を防止することができる。

高齢者においては，深い睡眠が減少し，朝まで持続して眠れなくなる。就寝環境が変わったり，周囲の物音など些細な刺激があるだけでも目が覚めてしまう。日中の活動性が乏しく，基礎代謝も低いために睡眠のニーズそのものが減少するのに加えて，睡眠を妨げる身体合併症の頻度が増加し，睡眠が低質になる[10)]。

睡眠時無呼吸症候群では，夜間のCPAP（シーパップ，持続陽圧呼吸療法）療法による治療改善効果が著明である。ナルコレプシーでは，規則正しい睡眠習慣に戻し，日中に起こる過眠に対しては覚醒効果をもつ精神賦活薬を朝と昼に投与する。症状は10年・20年と経つうちに軽くなる傾向がある。睡眠相後退型では，毎日1～2時間ずつ寝る時間を早めて調節する時間療法があるが，望ましいタイミングで概日リズムを維持することが難しいため，数日～2週間ほどで効果があらわれる高照度光療法を用いる。その後は，効果を維持するために，時々高照度光療法を行う。レム睡眠行動障害では，ほとんどの患者は再発予防のため薬剤を服用し続ける必要がある。

Ⅱ　不眠・睡眠障害の看護ケアとその根拠

1．観察ポイント

不眠・睡眠障害には，身体的要因，生物学的要因，薬理学的要因，心理学的要因，精神医学的要因がある。さらに，慢性不眠障害を引き起こす身体化された緊張と学習された睡眠妨害的連想がある。そのため，睡眠状態，睡眠障害に関連する影響因子や誘因，睡眠に関する知識などの観察を継続する。

①睡眠に対する訴え，就床時間，起床時間，入眠困難，中途覚醒の回数と状況，早朝覚醒，睡眠時間，熟睡感，目覚めの爽快感，悪夢，昼寝，睡眠中の言動など
②就寝前の習慣・就床行動・就寝時の緊張感，寝具・寝衣，睡眠環境，治療環境
③日中の眠気，あくび，倦怠感，焦燥感，疲労感，集中力や作業能力の低下など
④身体疾患と身体的状況（疼痛，掻痒感など），精神疾患と精神状態，心理的状況（ストレス，不安，眠れない恐怖など），嗜好品や睡眠薬の使用と効果・副作用など
⑤日中の過ごし方，生活習慣（運動，テレビの視聴，スマートフォンの使用など）
⑥活動と休息のバランスに関する基本的知識・価値観

2．治療時の看護

不眠・睡眠障害をもつ対象の看護ケアは，３つの段階が考えられる。第１段階は，不眠の徴候をとらえ，苦痛や不快な症状・不安を軽減し，睡眠を確保できるように働きかける。

第２段階は，睡眠衛生教育，生活指導，服薬指導を行い，夜は睡眠でき，活動と休息のバランスのとれた規則正しい生活リズムを維持できるように働きかける。

そして，第３段階は，適切な時期に睡眠薬の減薬・休薬を行うため，睡眠衛生教育に基づいた生活を維持するように働きかける。

3．治療の第１段階における看護

看護師は患者との治療的信頼関係の構築に努め，不安や心配事を話しやすい温かな雰囲気をつくり傾聴する。検査や治療を効果的に行い，疼痛の緩和や不快感の軽減に努め，眠りやすい状態にする。就眠前の水分摂取を少なくするように伝え，心身がリラックスできるように足浴や呼吸法などを一緒に行う。

また，手の届く範囲にナースコールがあることを説明し，お茶・眼鏡・タオルケットの準備，音楽・読書・ミルクを飲むなど普段就寝前に行っている習慣ができるように援助する。

睡眠時は消灯または照度を低くし，医療機器などの音，寝返りできるルート類の長さ，安全な点滴台の位置，病室の温度・湿度などを調節し，刺激の少ない静かな環境を提供する。また，安楽な体位の工夫，良肢位の保持，適切な間隔での体位変換を行う。

睡眠薬は就床前に服薬するように伝える。眠ろうとすることの焦りや緊張を和らげる。不安・焦燥感が強いときは看護師がそばで話をしたり，適切に頓服薬を与薬したりする。適時病室を訪問し，睡眠状態を観察する。患者に睡眠の満足感が得られたときには一緒に喜び，肯定的フィードバックを行う。

4．治療の第２段階における看護

睡眠薬を服用しながら夜間睡眠がとれるようになると，患者の不安や苦痛はかなり軽減する。患者は認知行動療法や筋弛緩法などの非薬物性治療も併用しているので，看護師は睡眠衛生教育や生活指導などを通して，活動と休息のバランスのとれた規則正しい生活リズムを維持できるように援助する。１日の日課表を一緒に考え，日中の活動や対人交流を楽しむことができるように工夫する。

5．治療の第３段階における看護

医師は患者の不眠症状が改善し，日中の心身の調子がよくなれば，適切な時期に睡眠薬の減薬・休薬を行うため，患者は睡眠衛生教育に基づいた生活を維持することが大切である。看護師は治療経過で生じる患者の感情や気分や思考をあるがままに受容し，真摯な気持ちで一緒に対処方法を考えていく。

6．家族への支援

患者はストレッサーと不眠症状が持続している間に不眠による夜間の苦痛や翌日の体調の悪さを恐れ，精神的緊張と興奮が高まり，睡眠が妨げられるという悪循環を起こしている。看護師は，家族に対して労をねぎらいながら，信頼関係の構築に努める。

不安を抱く家族を支えるために，家族の理解のペースに合わせて，不眠・睡眠障害の病態生理と治療について説明する。

病棟では，睡眠衛生教育や生活指導などを通して，活動と休息のバランスのとれた規則正しい生活リズムを維持できるように援助していることを伝え，患者と家族が互いに歩み寄れる日課を考えていくことができるように支援する。

［村上茂］

《引用文献》

1）米国睡眠医学会，日本睡眠学会診断分類委員会訳：睡眠障害国際分類，第3版．pp xv-xvii ライフ・サイエンス，2018.

2）井澤晴美，酒井礼子：不眠．関口恵子・他編：根拠がわかる症状別看護過程，改訂第3版―こころとからだの69症状・事例展開と関連図，pp418-428，南江堂，2016.

3）中山真：「眠れません……」を解決する不眠症診療＆マネジメントマニュアル―7つの主訴でわかる！ 10の問診でわかる！ 睡眠薬の使いどき・やめどきがわかる！ pp49-50，メディカ出版，2013.

4）田ヶ谷浩邦，清水徹男：一般医療機関における睡眠障害スクリーニングガイドライン．睡眠医療 2(3)：267-270，2008.

5）松浦雅人編：睡眠とその障害のクリニカルクエスチョン200．診断と治療社，2014.

6）小川朝生，谷口充孝編：内科医のための不眠診療はじめの一歩―誰も教えてくれなかった対応と処方のコツ．pp21-24，羊土社，2013.

7）厚生労働科学研究・障害者対策総合研究事業「睡眠薬の適正使用及び減量・中止のための診療ガイドラインに関する研究班」および日本睡眠学会・睡眠薬使用ガイドライン作成ワーキンググループ編：

睡眠薬の適正な使用と休薬のための診療ガイドライン―出口を見据えた不眠医療マニュアル．p36，2013.
8) 睡眠障害の診断・治療ガイドライン研究会，内山真編：睡眠障害の対応と治療ガイドライン，第2版．pp262-263，じほう，2012.
9) 栂博久，櫻井滋監，高橋昌克編：睡眠障害 知る診る治す．pp63-65，メジカルビュー社，2014.
10) 三島和夫：高齢者の睡眠と睡眠障害．保健医療科学 64（1）：27-32，2015.

《参考文献》

1) 岡島義：認知行動療法で改善する認知症．スバル舎，2012.
2) 渡辺紀雄：自分でできる「不眠」克服ワークブック―短期睡眠行動療法自習帳．創元社，2011.

ワンポイントラーニング 補完代替療法

1）補完代替療法の考え方

補完代替療法（complementary and alternative medicine：CAM）は，通常の医療とはみなされない，多様な医療，ヘルスケアシステム，実践や商品をいう。補完代替療法の関心が高まった理由は，非侵襲的であり，副作用が少ない，有効な通常の治療法がない，などが考えられ，近年それを利用している人口が増えている。補完代替療法の基本的な考え方として，「人間は身体，精神，霊的，感情からなり，これらの部分が統合されている」「健康とは人間のこれらの部分のバランスがとれた状態である」「身体は本来，自然治癒力をもっている」などがある[1]。

そこで補完代替療法は，人間は統合されたものとして，バランスを整え，自然治癒力を高めて病気や症状に向かおうとする考え方である。補完代替療法の具体的なものは，漢方薬，鍼灸，指圧，ハーブ，瞑想，ヨーガ，食事療法など多岐にわたる。

2）精神科で用いる補完代替療法の効果

抑うつ・不安への補完代替療法の効果についてのメタアナリシスの研究から，西洋オトギリソウは効果があると考えられているが，メタアナリシスは，中等度以上の大うつ病性障害に対しては効果が乏しいことを示している。また運動療法，鍼灸療法なども，一般医学分野で要求される水準と比較して，研究方法としては質が低いと考えられている[2]。

認知症の中でも，落ち着きがない，怒りっぽいという症状があるときには，精神活動を安定させる漢方の「抑肝散」が効くが，「無気力や無関心」の症状があるときは，この「抑肝散」の効果は期待できないと考えられている。

漢方では，患者の「体質や病態」を「証（しょう）」と呼び，より効果的な処方のためには「証」の決定が重要になる。それと同様に，「全体性」と「個別性」を考える必要があり，多くの人には効果があるが，当該の人には合わないという場合があり，全体性と個別性を考える必要がある[3]。

3）看護師が用いる補完代替療法

マッサージ，アロマセラピー，ヒーリングタッチ，タクティールケアなどは，看護師が臨床で用いることができる補完代替療法である。精神科におけるマッサージなどの効果は，身体的なリラックス効果以外にも，患者に安心感を与える，大切にされているという感じを与える，患者が言語化しがたい気持ちを受け止めるなど，患者の苦痛の理解を促進すると考えられる[4]。また，アロマセラピーは入眠困難の改善にも有用と考えられている。

補完代替療法は，副作用が少ないと考えられているが，一方でその効果が十分に検証されているとはいいがたい。看護師が実施する際には，上司と相談の上，安全性の確認や，万一の場合に備えた対応方法などを考えておく必要がある。患者側も，補完代替療法にどこまで期待できるかを十分に考えて利用する必要がある。

［安藤満代］

《文献》

1) スプリングハウスコーポレーション編，池川清子，江川幸二監訳：ナースのための補完・代替療法ガイドブック，第2版．p7，メディカ出版，2005.
2) 川口彰子，渡辺範手：抑うつ・不安のオルタナティブ・メディスン―定性的レビュー．心身医学 54（9）：861-866，2014.
3) 原田信哉：精神科医療に漢方は役立つか．精神科看護 39（11）：11-18，2012.
4) 堀みどり，土山美穂：患者の肌に触れ，体温や息づかいを感じること．精神科看護 39（1）：19-23，2012.

9 自殺

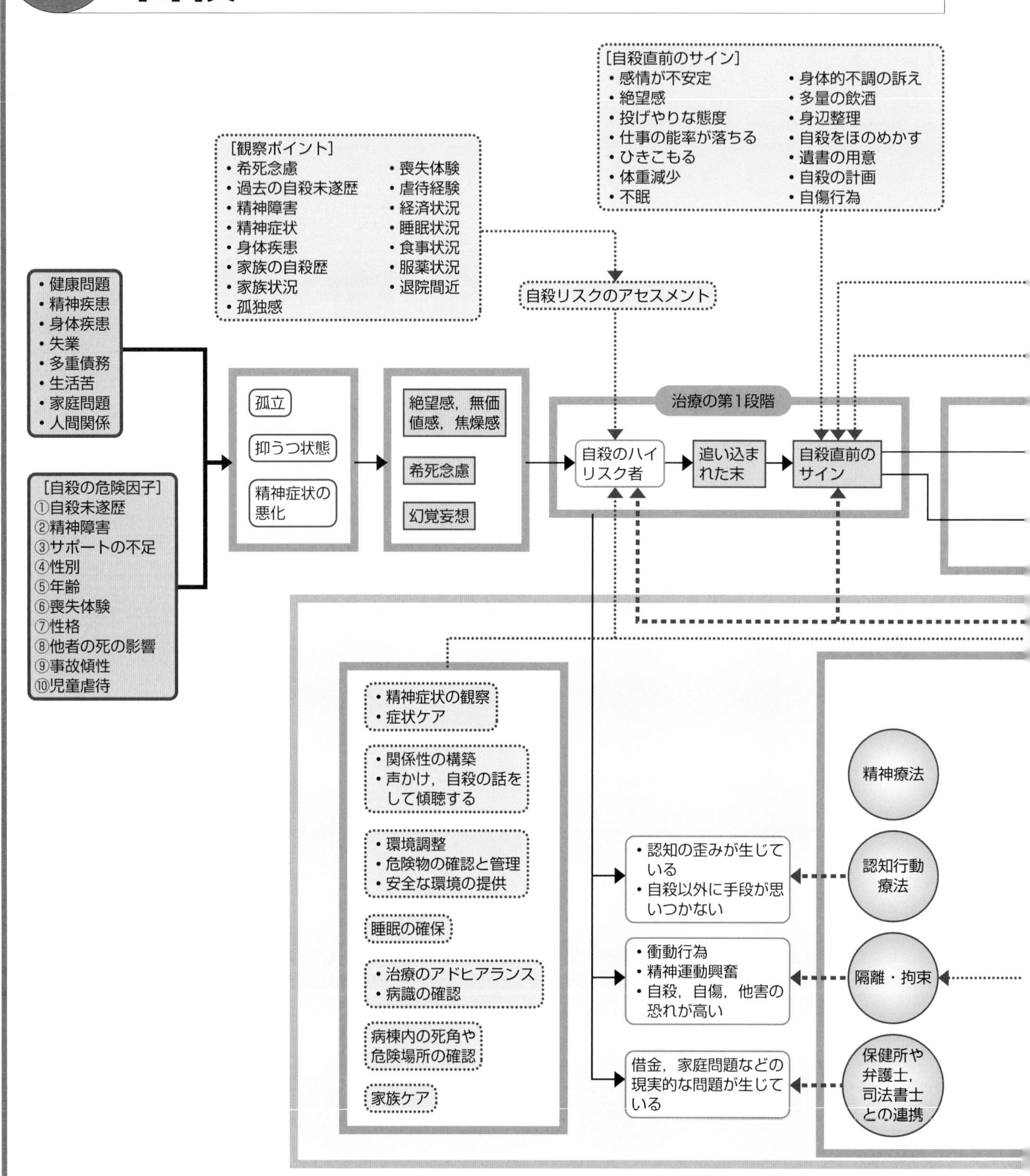
[自殺直前のサイン]
・感情が不安定
・絶望感
・投げやりな態度
・仕事の能率が落ちる
・ひきこもる
・体重減少
・不眠
・身体的不調の訴え
・多量の飲酒
・身辺整理
・自殺をほのめかす
・遺書の用意
・自殺の計画
・自傷行為
[観察ポイント]
・希死念慮
・過去の自殺未遂歴
・精神障害
・精神症状
・身体疾患
・家族の自殺歴
・家族状況
・孤独感
・喪失体験
・虐待経験
・経済状況
・睡眠状況
・食事状況
・服薬状況
・退院間近
自殺リスクのアセスメント
・健康問題
・精神疾患
・身体疾患
・失業
・多重債務
・生活苦
・家庭問題
・人間関係
[自殺の危険因子]
①自殺未遂歴
②精神障害
③サポートの不足
④性別
⑤年齢
⑥喪失体験
⑦性格
⑧他者の死の影響
⑨事故傾性
⑩児童虐待
孤立
抑うつ状態
精神症状の悪化
絶望感，無価値感，焦燥感
希死念慮
幻覚妄想
治療の第1段階
自殺のハイリスク者
追い込まれた末
自殺直前のサイン
・精神症状の観察
・症状ケア
・関係性の構築
・声かけ，自殺の話をして傾聴する
・環境調整
・危険物の確認と管理
・安全な環境の提供
睡眠の確保
・治療のアドヒアランス
・病識の確認
病棟内の死角や危険場所の確認
家族ケア
・認知の歪みが生じている
・自殺以外に手段が思いつかない
・衝動行為
・精神運動興奮
・自殺，自傷，他害の恐れが高い
借金，家庭問題などの現実的な問題が生じている
精神療法
認知行動療法
隔離・拘束
保健所や弁護士，司法書士との連携

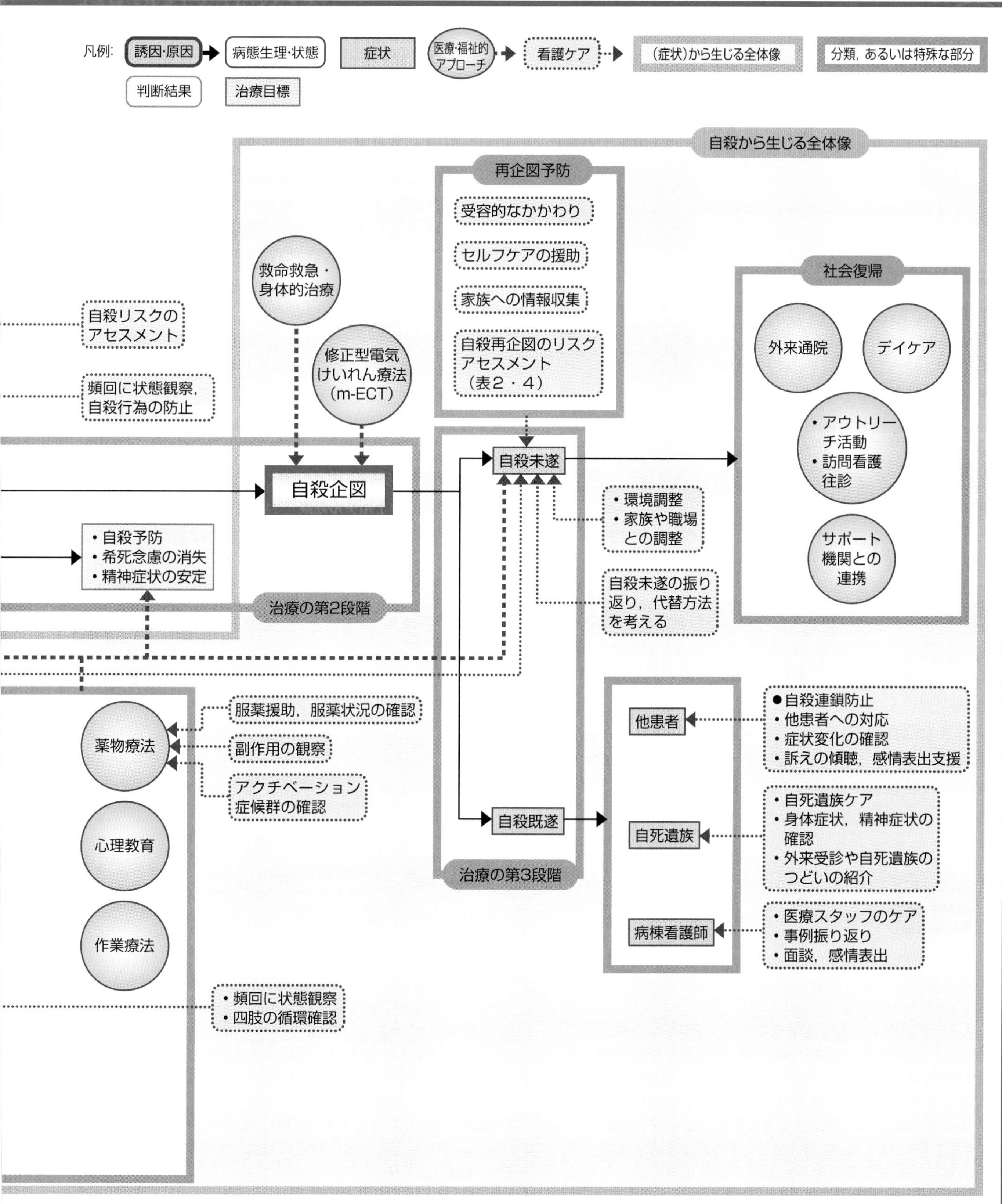
凡例:
誘因・原因
病態生理・状態
症状
医療・福祉的アプローチ
看護ケア
(症状)から生じる全体像
分類，あるいは特殊な部分
判断結果
治療目標
自殺から生じる全体像
再企図予防
受容的なかかわり
セルフケアの援助
家族への情報収集
自殺再企図のリスクアセスメント（表2・4）
救命救急・身体的治療
修正型電気けいれん療法（m-ECT）
自殺リスクのアセスメント
頻回に状態観察，自殺行為の防止
自殺企図
自殺未遂
社会復帰
外来通院
デイケア
・アウトリーチ活動
・訪問看護往診
サポート機関との連携
・環境調整
・家族や職場との調整
自殺未遂の振り返り，代替方法を考える
・自殺予防
・希死念慮の消失
・精神症状の安定
治療の第2段階
服薬援助，服薬状況の確認
副作用の観察
アクチベーション症候群の確認
薬物療法
心理教育
作業療法
自殺既遂
治療の第3段階
他患者
●自殺連鎖防止
・他患者への対応
・症状変化の確認
・訴えの傾聴，感情表出支援
自死遺族
・自死遺族ケア
・身体症状，精神症状の確認
・外来受診や自死遺族のつどいの紹介
病棟看護師
・医療スタッフのケア
・事例振り返り
・面談，感情表出
・頻回に状態観察
・四肢の循環確認

4．自殺が生じる病態生理

生物学的要因としては，セロトニン神経系の機能低下による情動や認知行動の変化，ノルアドレナリンの減少によるストレス耐性の低下，ドーパミン過剰による幻覚や興奮がある。また，遺伝的要因が関与することもあり，自殺企図者には高い割合でその家族に自殺行動が見られる[5)]。しかし，自殺は多様な要因が複雑に絡み合って生じることが多いため，遺伝的要因については慎重に判断する必要がある。

自殺を企図する者の多くは，精神疾患や精神上の問題を抱えている。最も注意が必要なのはうつ病であるが，自殺のリスクが高いのはうつ病だけではない。統合失調症患者の自殺も多く，病状の回復過程において現実的な問題に直面し抑うつ状態となる場合や，幻覚妄想などの精神症状の悪化による場合がある。その他にもアルコール依存症，パーソナリティ障害でも自殺が起きやすい。また，身体疾患からうつ病となり自殺を企図するケースもある。

5．自殺の診断・検査

自殺は，その行為を実施することで死に至ることを予測し，自ら意図して実行することであるが，幻覚妄想等の精神症状による自殺行為もあり，死に至ることを予測しない突発的な自殺も広く含めて自殺と判断し，自殺対策を行う。

自殺の危険因子の1つにうつ病がある（→⑱うつ病・双極性障害）。うつ病に関する評価尺度には，ハミルトンうつ病評価尺度（HAM-D），ベック抑うつ評価尺度（BDI），ツングうつ病自己評価尺度（SDS），PHQ-9日本語版などがある。自殺の危険に関する評価としてはSAD PERSONSスケール，Suicide Intentスケール（SIS）がある。

6．自殺の治療

自殺を企図する者の9割以上に精神医学的な診断がつくといわれており，治療においてはまず自殺の危険因子である精神疾患の治療が求められる。薬物療法を中心に，精神療法，心理教育，認知行動療法（CBT），家族や職場との環境調整，サポート機関の紹介を状態に合わせて実施する。

自殺の治療においては，精神症状の治療とともに睡眠の確保が予防に有用であるといわれており[6)]，状況に合わせた睡眠薬の使用と睡眠環境調整を行い，睡眠時間と質の確保を図る。また，重症うつ病の患者や自殺の危機が迫っている急性期には医師の指示のもとで修正型電気けいれん療法（m-ECT）を合わせて実施することもある。

薬物療法では抗うつ薬を用いることが多いが，SSRI（選択的セロトニン再取り込み阻害薬）やSNRI（セロトニン・ノルアドレナリン再取り込み阻害薬）の投与初期に不安や焦燥感が生じ，衝動的になるアクチベーション症候群にも注意が必要である。自殺未遂歴がある場合は衝動行為が自殺既遂にいたる恐れもあり，特に18歳未満の大うつ病性障害の患者への投与は自殺のリスクを増すため慎重に行わなければならない。

7．自殺の経過・予後

うつ病は早期に適切な治療が実施されれば，数カ月以内に症状が改善し退院に至ることが多いが，一方で再発を繰り返すことも多い。再発の場合はできるだけ早期に発見し，受診につなげることが大切である。本人に加え家族に対しても，再発の予兆や観察ポイントをあらかじめ伝えておき，再入院となった場合も短期で退院できるようにすることが望ましい。

Ⅱ　自殺の看護ケアとその根拠

1．観察ポイント（日常生活への影響）

自殺リスクの高い患者への観察ポイントを［表3］にまとめた。睡眠状況や食事状況，服薬や精神症状は精神科において常に観察しているポイントであり，変化を把握しやすい。希死念慮や過去の自殺未遂歴を患者に聞く際は，その前段階として患者が話してもらえるような関係性を構築しておく必要がある。

2．自殺と看護

自殺の危険因子に精神障害があるが，うつ病と統合失調症では，自殺にいたる経過が異なることが多い。うつ病の多くは希死念慮が認められるが，統合失調症の場合，幻覚や妄想といった病的体験が関連し，希死念慮が

［表3］自殺リスクの高い患者への観察ポイント

• 希死念慮	表出しているか，発言内容や頻度，手段まで述べているか，身辺整理していないか
• 過去の自殺未遂歴	どのような手段を用いたか，回数，間隔頻度，過去の自殺未遂の認識
• 精神障害	うつ病，アルコール依存症，統合失調症，パーソナリティ障害
• 精神症状	急性期症状，幻覚妄想の有無，心気症状，罪業妄想の有無，焦燥感，病識
• 身体疾患	がん，慢性疾患，進行性の疾患，身体機能の喪失，痛みの有無
• 家族の自殺歴	自殺者の有無，時期，患者が何歳の頃か
• 家族状況	家族構成，患者との関係性，家族の不和がないか
• 孤独感	身内の存在，面会状況，孤立していないか
• 喪失体験	離婚，死別，離職
• 虐待経験	身体的虐待，性的虐待，心理的虐待，ネグレクト
• 経済状況	借金，仕事の有無，役職の重圧，入院費が払えないという発言
• 睡眠状況	不眠，早朝覚醒
• 食事状況	食欲，食事摂取量，暴飲暴食，飲酒状況
• 服薬状況	拒薬，薬を溜め込んでいないか，副作用の有無，服薬アドヒアランス
• 退院間近	うつの回復期，将来への絶望感，精神状態が落ち着き現実的な問題や不安が生じていないか

ないにもかかわらず自殺に至ることがある。日ごろ病棟で実施している精神症状の観察や症状に対するケアが自殺予防につながる。

希死念慮がある場合，自殺について積極的に話題にしながら患者の話を傾聴する。自殺の話をすることは看護師にとってもエネルギーを要すため，誰しもができることならば避けたいと考えやすい。患者から「死にたい」と言われ，とっさに「頑張りましょう」や「そんなこと言わないでくださいよ」などの声かけをして，話を明るい話題に変えたくなるが，安易な励ましは逆効果である。話題を変えられると，患者は話をしたのに聴いてくれないと思い，以後は患者の思いを表出してくれなくなる。看護師から死を話題にするには状態やタイミングなどを考慮しないといけないが，患者から死の話題を話したときは，自殺について話し合える絶好の機会だととらえ，積極的に聴く姿勢をとる。患者が自分に対して話し

［表4］自殺したいと打ち明けられたら

- 誰でもよいから打ち明けたのではない
- 患者は生と死の間を揺れ動いている
- 時間をかけて訴えに傾聴する
- 沈黙を共有してもよい
- 話をそらさない
- 安易な激励をしない
- 批判しない
- 世間一般の価値観を押しつけない
- 悩みを理解しようとする態度を伝える
- 十分に話を聴いたうえで他の選択肢を示す

（高橋祥友：自殺の危険―臨床的評価と危機介入，第3版．p171，金剛出版，2014．より）

てくれたことに感謝を示し，真摯に話を傾聴する。

話の際には患者の表情と反応，具体的な方法があるのかなどを聴取し，自殺のリスクアセスメントを同時に行う。患者に自殺したいと打ち明けられた際の心構え[7]を［表4］に示す。

3．治療の第1段階における看護（自殺予防）

精神科入院中の自殺はどの時期にも生じるが，多いのは入院後3カ月以内であり全体の半数を占めている。疾患で見るとうつ病では1カ月以内に既遂に至っている割合が高いが，統合失調症では入院間もない時期だけでなく，1年以上入院している患者の自殺も割合としては多い[8]。

自殺予防のために看護師が実施することは，まず患者と関係性を築き，自殺の話をしてリスクアセスメントをすることである。患者と自殺の話をする中で，自殺をし

ないと患者に約束をすることもあるが，家族が実施する場合に比べ，看護師の場合は自殺予防の効果はさほど期待できない。むしろ自殺をしないと約束をすることで，看護師側が安心してしまうというリスクのほうが大きい。約束に対し過度に期待するのではなく，話をした際の患者の反応（目の動き，表情，声のトーン）を見て，状況を判断する。

自殺の手段となり得る危険物を目に触れないことは予防効果になる。紐，薬品，鋭利な物の持ち込みがないか確認し，状況によってはシーツやカーテンを片付けることもある。危険物の確認は入院時や外出外泊時だけでなく定期的に確認をする必要がある。携帯やタブレット端末については，インターネットで容易に自殺の情報を検索することができるため，主治医と相談して状況に応じて管理する。

病棟の部屋については，一般病室を用いる場合，ナースステーション周辺やできるだけ目の届きやすい部屋にして巡回をこまめにする。

自殺予防のための病棟での取り組みとしては，①これまでにあった自殺場所の把握，②患者への接触の多さ，③職員間のコミュニケーションの良さ，④危険場所を点検している，⑤危険場所を特定しているの５項目が効果的である[9)]。

入院中の患者の自殺は病棟の中だけでなく，外出や外泊時にも生じやすい。医師が外出や外泊許可の判断を下すが，看護師は医師に対して最近の様子や精神症状などの情報提供を事前に行う。無断離院となった際は，精神保健福祉法第39条に基づき警察に探索保護願い（行方不明者届）を提出し，家族に連絡をする。その際の警察への情報提供として，服装や持ち物，人物の特徴を伝えられるようにする。

自殺を企図する者の中には，経済問題や家庭問題などの具体的な問題が生じていることがあり，その際は医療に加え家族，保健所，弁護士・司法書士などのチームでかかわることが必要である。状態が安定した後は，退院後の訪問看護や往診などのアウトリーチ活動が再入院の防止とともに自殺の予防に効果的である。

4．治療の第２段階における看護（自殺企図が生じた際の対応）

希死念慮が強く自殺企図が切迫している場合は，医師の指示のもと隔離拘束やm-ECTを実施することがあるため，緊急時に備えてm-ECTの手順を予め知っておく必要がある。

［表5］胃洗浄の手順

❶胃管，漏斗，注入・吸引用のシリンジ，生理食塩水，活性炭，バイトブロック，排液バケツを準備する
❷義歯がある場合は外す。両下肢を屈曲し，左側臥位にしてやや頭部を低めにする
❸医師が胃管を挿入し，胃に挿入されたか確認する
❹生理食塩水を胃管の先に付けた漏斗から200mL入れる
❺サイフォンの原理を利用して排液が透明になるまで繰り返し洗浄する
❻排液内を観察し，内容を確認する
❼活性炭と緩下剤を注入し，胃管を抜去する

＊胃洗浄は服毒後１時間以内が望ましい。食道穿孔の恐れがある場合は用いない

縊死（首吊り）の場合，発見したらすぐに応援を呼び，ロープをはさみで切り患者を下ろし，心肺蘇生など応急処置を実施する。警察が検死の際に確認するため，ロープは結び目を避けて切るようにする。

服毒の場合は，意識レベル，バイタルサイン，腹部症状，嘔吐・吐血の有無，口腔粘膜の状態を確認する。患者の意識がある場合は何をいつ飲んだのか聴取し，種類や時間を特定する。ガソリンなどの揮発物質，漂白剤入りの洗剤を服用した場合や意識のない患者の場合は，催吐禁忌であるため嘔吐をさせない。

服毒の場合は何を服用したのか明らかにすることが重要であり，ゴミ箱や周囲に薬や毒物の痕跡がないか確認を合わせて行う。服用した内容によって胃洗浄［表5］や活性炭の投与，血液検査や心電図，CT検査を実施する。

5．治療の第３段階における看護（自殺企図後の対応）

1）自殺未遂の場合

身体治療が終了後，自殺未遂時の様子を家族から情報

収集する。患者本人に対しては，関係性を構築するために訴えを受容するかかわりから始める。自殺という手段を用いたことに否定的な態度を示さずに，自殺に至った背景に着目しつらさなどの感情の部分に共感する。繰り返し話をしていく中で自殺を振り返り，自殺以外の対処方法を一緒に検討していく。

同時に精神症状や服薬状況を確認し，セルフケアの介助が必要な場合は計画し実施する。

自殺未遂は自殺の重要な危険因子であり，長期のフォローアップが必要となる。

2）自殺既遂の場合

① 周囲の患者への対応

病棟で自殺が生じると他患者に大きな影響を及ぼし，自殺の連鎖となる恐れがある。そのため看護師は亡くなった患者と交流のあった患者を中心に，いつもより観察を注意深く行う。患者から聞かれることがあるかもしれないが，無理に隠そうとしても患者は何となく気づいていることが多く，隠すことで間違った情報や噂として広まりかねない。患者に聞かれた際は冷静に事実のみを伝え，その際は場所を選び患者の感情が表出できるようにする。

② 看護師のケア

患者の自殺が起こると，そこで働く医療スタッフも衝撃が大きく，ケアが必要となる。チーム内で自殺事例の振り返りを行い，予防策を検討する。この際に誰が悪いといった犯人探しや他者を責めるようなことがあってはならない。患者と密接にかかわっていた看護師に対しては，師長などの管理者が個別に面談を行い，気持ちの表出を助ける。時間をおいて何度かフォローアップする。

③ 自死遺族のケア

時に医療者に対し不満や怒りを向けることがあるが，遺族対応は冷静に誠実な対応で行う。遺族の身体面，精神面の状況をアセスメントして，落ち着いたタイミングで外来受診や自死遺族のつどいを紹介する。

［櫻井信人］

《引用文献》

1）杉山直也・他編：プライマリ・ケア医による自殺予防と危機管理―あなたの患者を守るために．p161，南山堂，2010.
2）自殺対策支援センターライフリンク編：自殺実態白書 2013. http://www.lifelink.or.jp/hp/whitepaper.html（2017 年 4月 27 日アクセス）
3）高橋祥友：自殺の危険―臨床的評価と危機介入，第3版．p55，金剛出版，2014.
4）高橋祥友・他著：自殺予防へのプロの対応―医療従事者のための早期発見と治療．pp52-53，医学と看護社，2013.
5）張賢徳編：精神科臨床リュミエール 29　自殺予防の基本戦略．p24，中山書店，2011.
6）小高真美：自殺のリスク評価における睡眠問題の意義―心理学的剖検から見えてきた自殺予防のヒント．精神科治療学 30（3）：301-306，2015.
7）前掲書 3，p171.
8）大類真嗣・他：精神科医療機関における自殺の経験および自殺予防に役立っていると考えられる取り組み．精神経誌 114（12）：1420-1427，2012.
9）森隆夫：精神科病院の実態調査に基づく自殺リスクの評価と GP ネットワークの問題点．精神科治療学 30（4）：435-440，2015.

《参考文献》

1）厚生労働省：平成 28 年版自殺対策白書．日経印刷，2016.

ワンポイントラーニング 自死遺族ケア

自死遺族とは自殺後に遺された遺族をいう。自殺対策基本法には自殺者の親族等に対する支援の充実を示し，自殺総合対策大綱には自死遺族への支援として，遺族の自助グループ等の運営支援，学校職場での事後対応の促進，遺族等のための情報提供の推進，遺児への支援を示している。自死遺族のケアはポストベンションに当たるが，一方で自死遺族自身も自殺のハイリスク者であり，自死遺族ケアは自殺予防にもつながる。

人を亡くすと遺された人には大きな悲しみが生じる。これは当然の反応である。自死遺族は悲しみの感情以外に，自責の念，疑問，否認，忘却，他罰感，安心感，罪悪感，不安，怒り，羞恥などさまざまな感情や思いが生じることが多い**［表］**。

［表］自死遺族の感情と思い

自責の念	あのとき気づいていれば。声をかけていれば。 どうして防げなかったのだろう。
疑問	何で自殺をしたのか。 理由を知りたい。でももう知ることはできない。 ずっと答えが出ないまま苦しい。
否認	自殺なんてしていない。信じない。
忘却	当時のことはあまり覚えていない。
他罰感	○○のせいで自殺してしまった。 ○○がきちんと見ていれば自殺しなかった。
安心感	（病状が悪化していた事例や未遂を繰り返していた事例など）開放された。ほっとした。ゆっくり休んでねと言いたい。 （この安心感に対し罪悪感を抱くことがある）
罪悪感	自分だけ生きているなんて申し訳ない。 遺された自分はもう楽しんではいけない。 一生罪を背負っていく。
不安	自分も自殺をするのではないか。 この気持ちが癒されることはない。この先どう生きていけばいいのか。
怒り	勝手に死ぬなんて許せない。何で自殺を選んだんだ。
羞恥	周りに知られたくない。誰にも自殺と言えない。 自殺を隠して生きるしかない。葬式もできない。

自死遺族はさまざまな感情の中で悩み苦しんでおり，不眠や食欲低下，抑うつ状態になることもあり，精神科を受診することも少なくない。亡くなって間もない時期は薬物療法や入院治療が必要になることがある。

自死遺族のケアで重要なのは，身体症状や精神症状の観察に加え，安心して感情を表出できる場の確保と傾聴の姿勢である。**［表］**のように自死遺族はさまざまな感情を抱いている。その感情を否定することなくすべてを受け入れて傾聴する。悲しみや怒りなどその人のペースに合わせて全てを受け入れることが大切である。この際，評価や説得などは必要なく意味をなさない。感情の表出や話すことによって，自死遺族は気持ちの整理ができ，亡くなった人との思い出を振り返るなど，死別からの新たな生活を歩むことができる。

各都道府県には自死遺族のつどいがあり，情報提供や参加を勧めるのもよい。全国の自死遺族のつどいの情報は以下のページを参照。

- **全国自死遺族総合支援センター**
  http://www.izoku-center.or.jp/bereaved/wakachiai.html

［櫻井信人］

《参考文献》

1）櫻井信人・他：自死遺族が必要とする看護ケアのニード．新潟県立看護大学看護研究交流センター年報 19：5-6，2008.
2）櫻井信人・他：自死遺族のつどいを運営・継続するために必要な要素．関西国際大学紀要 19：17-25，2018.

ワンポイントラーニング ピアサポート

英語のピア（peer）には，同じ立場・対等・同僚・同輩・仲間という意味が，サポート（support）には，支える・支援する・応援する・援助するなどの意味がある。ピアサポートを直訳すると「仲間を支援する」ということになり，精神保健医療福祉の分野においては，同じ症状や障害，体験をもつ者同士が相互的に支えあうことを意味する。

日本におけるピアサポートは第二次世界大戦以降のセルフヘルプグループに始まり，多様に変化を遂げてきた。近年においては，全国的に自治体などでピアサポーター（ピアサポート活動において主体的に役割意識をもち実践する人）養成研修を開催し多くのピアサポーターが活動の場を広げている。2014（平成26）年度精神障害保健福祉等サービス体制整備促進事業に関する調査研究で，全国64自治体（都道府県，政令指定都市）のうち54.7％がピアサポーターの養成を目的とした取り組みを行っていると回答している。厚生労働省もその効果を検証し積極的な活用を推奨している。特に，わが国の精神保健の大きな課題である長期入院患者の退院支援や精神障害者への偏見に対する普及啓発活動に期待が寄せられている。実際に講師活動などによる普及啓発，医療機関・福祉サービス提供事業所などとの連携による地域移行支援，地域生活支援活動が大半を占めている。

精神科看護の現場では「傾聴」「共感」という言葉がよく用いられる。専門的知識を有し多くの臨床体験に基づく看護援助の1つではあるが，ピアサポーターの「傾聴」「共感」「体験」はそれを大きく凌駕する。その最大の要因は障害の当事者であることに尽きる。自身が体験した不安・恐怖・苦悩や回復への過程などに基づく理解や語りは深く対象者に浸透する。その結果，患者–看護師関係とは異なる信頼関係が構築され，治療や支援に大きな影響をもたらすこととなる。

ピアサポーターの有効な活用を考える際に，看護師は「ピアサポーターと協働する」という意識をもつことが重要になる。そのためには，ピアサポーターがどのような教育を受けているのか，養成者がどのような点に留意しているのか等の学習の機会を十分にもち理解を深めることが必須である。

［岡本一郎］

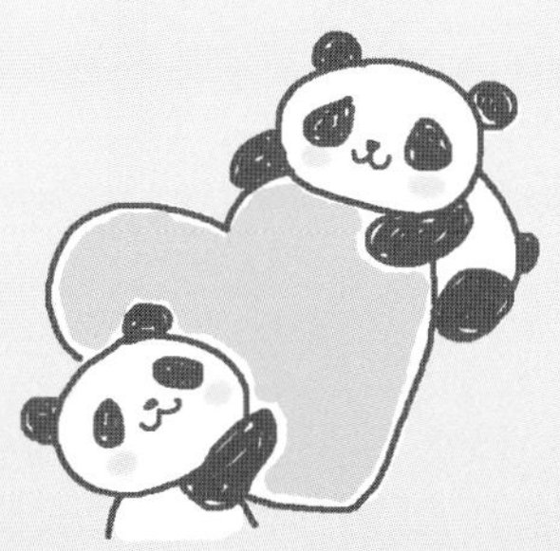

10 拒食・過食

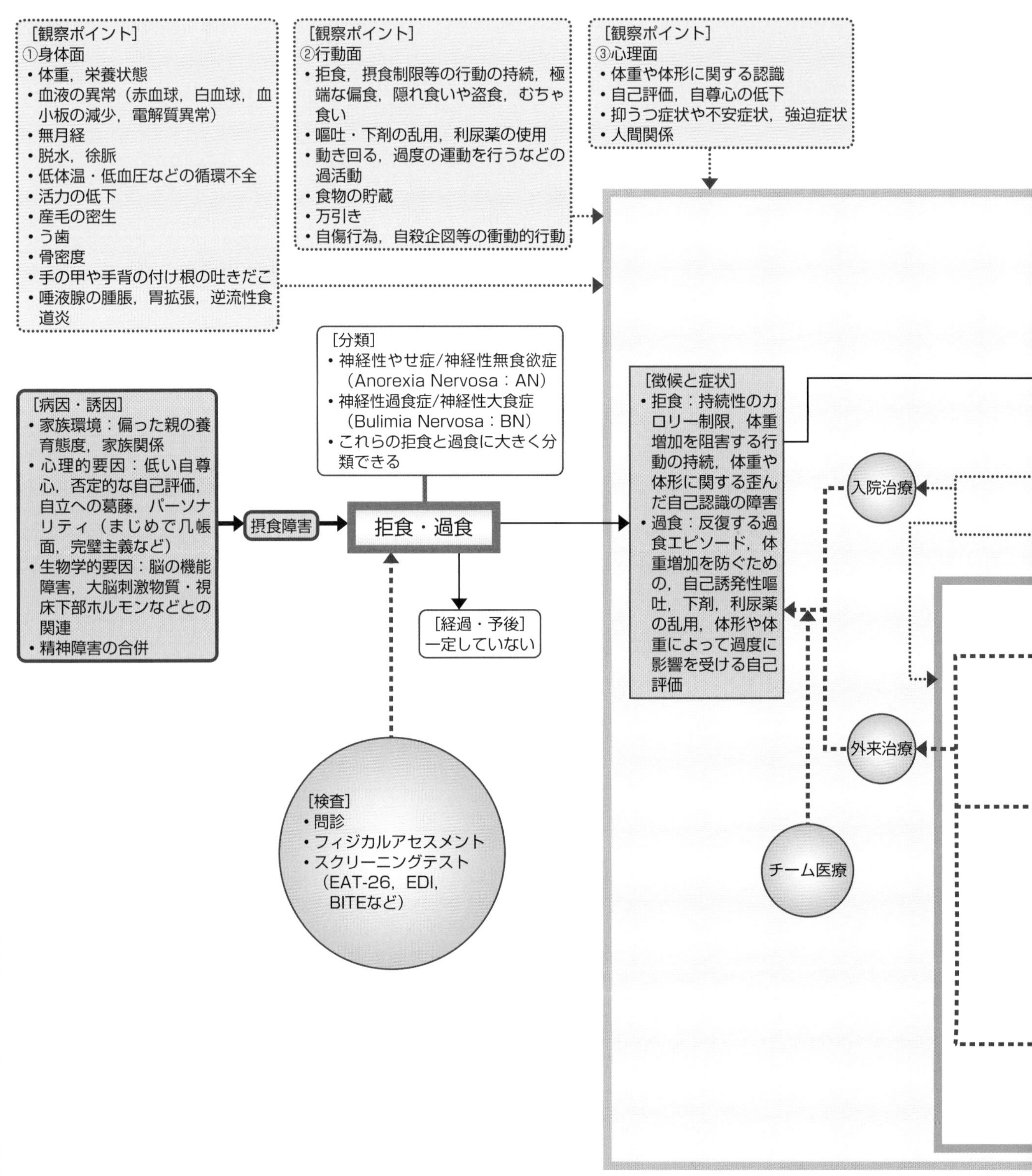
[観察ポイント]
①身体面
・体重，栄養状態
・血液の異常（赤血球，白血球，血小板の減少，電解質異常）
・無月経
・脱水，徐脈
・低体温・低血圧などの循環不全
・活力の低下
・産毛の密生
・う歯
・骨密度
・手の甲や手背の付け根の吐きだこ
・唾液腺の腫脹，胃拡張，逆流性食道炎
[観察ポイント]
②行動面
・拒食，摂食制限等の行動の持続，極端な偏食，隠れ食いや盗食，むちゃ食い
・嘔吐・下剤の乱用，利尿薬の使用
・動き回る，過度の運動を行うなどの過活動
・食物の貯蔵
・万引き
・自傷行為，自殺企図等の衝動的行動
[観察ポイント]
③心理面
・体重や体形に関する認識
・自己評価，自尊心の低下
・抑うつ症状や不安症状，強迫症状
・人間関係
[分類]
・神経性やせ症/神経性無食欲症（Anorexia Nervosa：AN）
・神経性過食症/神経性大食症（Bulimia Nervosa：BN）
・これらの拒食と過食に大きく分類できる
[病因・誘因]
・家族環境：偏った親の養育態度，家族関係
・心理的要因：低い自尊心，否定的な自己評価，自立への葛藤，パーソナリティ（まじめで几帳面，完璧主義など）
・生物学的要因：脳の機能障害，大脳刺激物質・視床下部ホルモンなどとの関連
・精神障害の合併
摂食障害
拒食・過食
[経過・予後]
一定していない
[検査]
・問診
・フィジカルアセスメント
・スクリーニングテスト（EAT-26，EDI，BITEなど）
[徴候と症状]
・拒食：持続性のカロリー制限，体重増加を阻害する行動の持続，体重や体形に関する歪んだ自己認識の障害
・過食：反復する過食エピソード，体重増加を防ぐための，自己誘発性嘔吐，下剤，利尿薬の乱用，体形や体重によって過度に影響を受ける自己評価
入院治療
外来治療
チーム医療

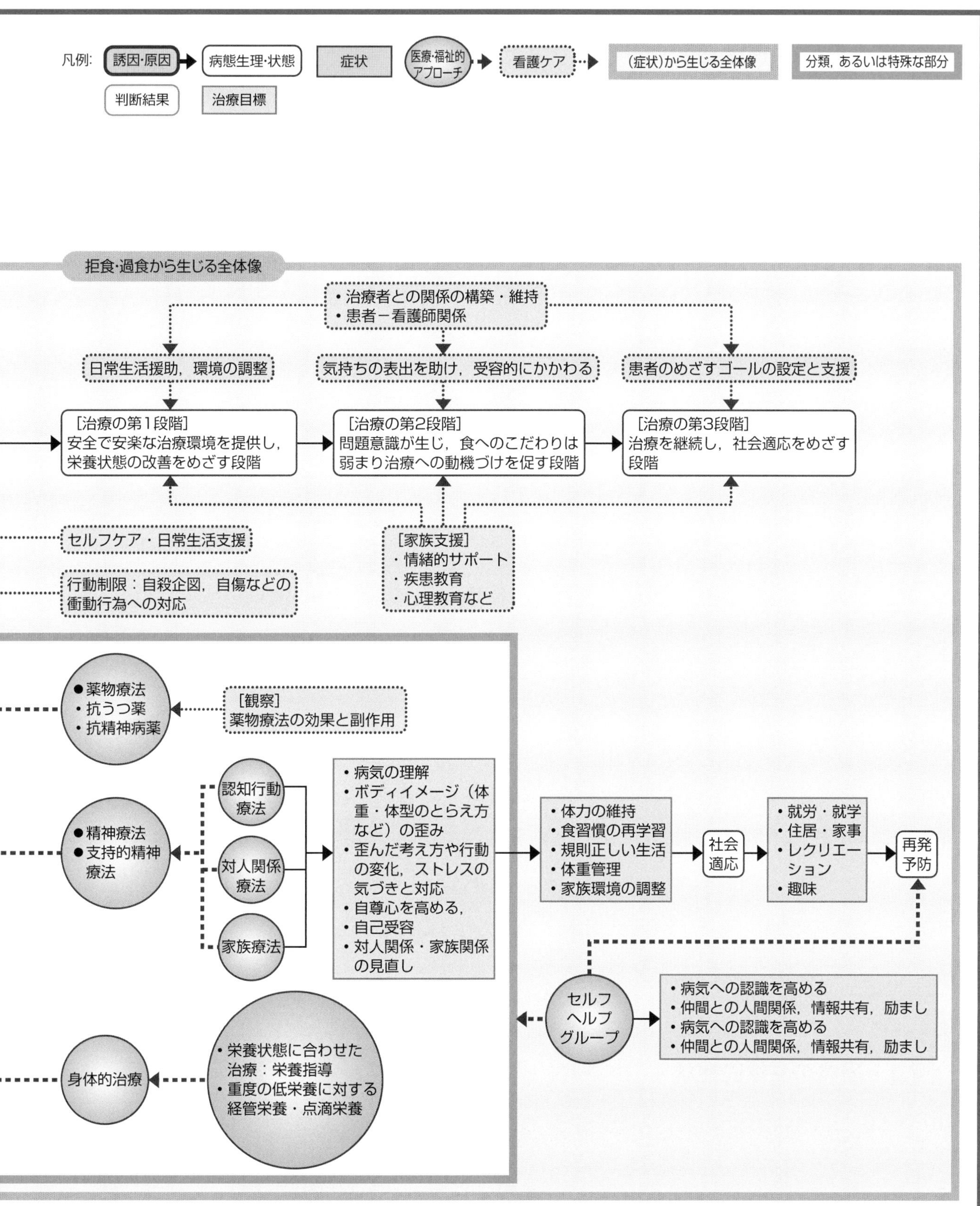
凡例:
誘因・原因
病態生理・状態
症状
医療・福祉的アプローチ
看護ケア
(症状)から生じる全体像
分類，あるいは特殊な部分
判断結果
治療目標
拒食・過食から生じる全体像
・治療者との関係の構築・維持
・患者－看護師関係
日常生活援助，環境の調整
気持ちの表出を助け，受容的にかかわる
患者のめざすゴールの設定と支援
[治療の第1段階]
安全で安楽な治療環境を提供し，栄養状態の改善をめざす段階
[治療の第2段階]
問題意識が生じ，食へのこだわりは弱まり治療への動機づけを促す段階
[治療の第3段階]
治療を継続し，社会適応をめざす段階
セルフケア・日常生活支援
行動制限：自殺企図，自傷などの衝動行為への対応
[家族支援]
・情緒的サポート
・疾患教育
・心理教育など
●薬物療法
・抗うつ薬
・抗精神病薬
[観察]
薬物療法の効果と副作用
●精神療法
●支持的精神療法
認知行動療法
対人関係療法
家族療法
・病気の理解
・ボディイメージ（体重・体型のとらえ方など）の歪み
・歪んだ考え方や行動の変化，ストレスの気づきと対応
・自尊心を高める，
・自己受容
・対人関係・家族関係の見直し
・体力の維持
・食習慣の再学習
・規則正しい生活
・体重管理
・家族環境の調整
社会適応
・就労・就学
・住居・家事
・レクリエーション
・趣味
再発予防
セルフヘルプグループ
・病気への認識を高める
・仲間との人間関係，情報共有，励まし
・病気への認識を高める
・仲間との人間関係，情報共有，励まし
身体的治療
・栄養状態に合わせた治療：栄養指導
・重度の低栄養に対する経管栄養・点滴栄養

10 拒食・過食

Ⅰ　主な摂食障害と特徴

神経性やせ症／神経性無食欲症（拒食）（Anorexia Nervosa：AN）は体重増加または肥満になることへの強い恐怖からの持続性のカロリー制限，体重増加を阻害する行動の持続，病的なやせがあるのに，体重を増やそうとしないなど，体重や体形に関する歪んだ自己認識の障害が認められる。拒食は安心感と達成感を得るために本人にとっては持続する必要性が存在する。

神経性過食症／神経性大食症（過食）（Bulimia Nervosa：BN）は反復する過食エピソード，それに伴う体重増加を防ぐための，自己誘発性嘔吐，下剤，利尿薬の乱用などの不適切な代償行動があり，自己評価は体形や体重によって過度に影響を受ける。ストレスなどのネガティブな気持ちに対する不適切な対処行動でもある。

●**疫学**

世界保健機関（WHO）が策定するICD-10診断基準では，摂食障害は「生理的障害及び身体的要因に関連した行動症候群」の1つに分類されている。患者数は1998年の厚生省研究班の全国の約2万3,000施設を対象とした疫学調査[1]によると，患者は年間2万3,000人と推定され，摂食障害全体で1980年からの20年間に約10倍の増加があり，1990年代後半の5年間には急増している[2]。医療機関を訪れるのは一部であることが多く，実際にはさらに多い数の患者がいることになる。一般に90％が女性であると報告されている。

Ⅱ　拒食・過食のメカニズム

1．拒食・過食の具体的症状

拒食・過食は，食行動の障害である。しかし，単なる食行動の異常ではなく，体重に対する過度のこだわり，体重や体型が自己評価に過剰に影響を及ぼすことなどの心理的要因に基づく食行動の障害であり，心身両面からの治療が必要な障害である。

拒食・過食の摂食障害は大きく分けて，神経性やせ症／神経性無食欲症（AN）と神経性過食症／神経性大食症（BN）に分類される[3]。

① 拒食

拒食の徴候と症状は，体重増加または肥満になることへの強い恐怖から持続性のカロリー制限，体重増加を阻害する行動の持続，病的なやせがあるのに体重を増やそうとしないことなど，体重や体形に関する歪んだ自己認識の障害がある。拒食は安心感と達成感を得るために本人にとって持続する必要がある。

具体的な症状としては極端なやせの場合には，低栄養・無月経となり，血液の異常，ホルモンバランスの乱れ，電解質異常，脂質代謝異常，皮膚の乾燥，うぶ毛が濃くなる，脱毛などの髪のトラブルなどが生じる。栄養障害が長期にわたると脳萎縮や認知機能低下を生じるような脳の異常，骨粗鬆症が起こる。自己誘発による嘔吐，それに続発する胃酸の逆流によるう歯，下剤の乱用による低カリウム血症に起因した筋力低下，不整脈，腎機能障害などが生じる。

② 過食

過食の徴候と症状は，反復する過食エピソード，それに伴う体重増加を防ぐための，自己誘発性嘔吐，下剤，利尿薬の乱用などの不適切な代償行動がある。

2．拒食・過食の成り立ち

拒食・過食のような摂食障害の発症には美容や健康上の理由による肥満蔑視や，やせ願望のような文化社会的要因，低い自尊心・否定的な自己評価・成熟することへの自立葛藤などの精神・心理的要因，偏った親の養育態度・家族関係などの家族環境，摂食行動をコントロールする神経系，遺伝的素因などの生物学的要因が関与している[4]。

●**拒食・過食が生じる病態生理**

人の食行動を適切にコントロールする中枢は視床下部であり，食欲にはいくつかの神経伝達物質，視床下部ホルモンなどが関与することが明らかになっている。現時点では，摂食障害を直接引き起こす原因物質は特定されていないが，摂食抑制作用にレプチン，摂食促進作用にグレリンなどの物質の関与が研究されている[4]。

3．拒食・過食と心理社会的反応

食行動の障害では過度の食事制限や反対にむちゃ食いや1日中だらだらと食べる，食べたものを吐き出す，盗食，食べるものを万引きするなど，個人差はあるが社会生活にも影響するさまざまな行動が出現する。

そのため，家族や友人，職場の同僚などとの食事を一緒に楽しむことができないことや，体型や体重に関連することへの強いこだわりから，他への関心のなさが対人関係に影響を及ぼす。うつ症状などを合併している場合には，ひきこもり状態になるなど，社会的に孤立し就労や就学にも影響する。

4．摂食障害（拒食・過食）の診断・検査

現在DSM-5は神経性やせ症/神経性無食欲症，神経性過食症/神経性大食症と診断基準を示している。

スクリーニングテストには，国際的に用いている摂食態度検査（Eating Attitudes Investigatory Test：EAT），通常はその短縮版EAT-26を用いる。

また過食には過食症質問表（Bulimic Investigatory Test, Edinburgh：BITE）を最もよく用いる[3]。

しかし，摂食障害はさまざまな問題が複雑にからみ合っていることが多く，直接面接法を用いながら生理的・心理的・社会的側面から多面的にとらえる必要がある。

5．拒食・過食の治療

治療は，食行動の改善，低栄養に関連する身体合併症に対する治療，心理面での治療が重要である。治療は重症度や症状，年齢などの患者側の要因に加え，本人の治療への動機づけの視点を重視する。

治療には，❶身体治療，❷薬物療法，❸精神療法（認知行動療法（CBT），対人関係療法，家族療法，支持的精神療法）などがある。入院治療が必要な場合があり，栄養状態の改善を中心とした食事療法・栄養療法，身体合併症の治療，自傷行為や自殺企図などの精神症状に対する治療が重要である。また，治療の動機づけを促すことや，❹セルフヘルプグループでの治療，相互支援も有効である。

1）身体療法

低栄養，無月経など栄養障害の改善と合併症の予防・治療を目的とする。

食事療法は，患者一人ひとりの栄養摂取量，栄養状態の評価を行い，患者に合わせた栄養指導を実施する。体重減少が顕著な場合は経管栄養や点滴栄養が必要な場合がある。

低栄養に起因する身体合併症に対する治療を同時に実施する。

2）薬物療法

食行動の異常を直接回復させる薬物の効果は実証されていないが，SSRI（選択的セロトニン再取り込み阻害薬）や第2世代抗精神病薬のオランザピンやクエチアピン等の少量投与の使用効果が検討されている。うつ病，強迫性障害，アルコール依存症，不安症などの精神疾患の合併が影響している場合も多く，これらに対する薬物療法の効果により食行動の改善が期待される[5]。

3）精神療法

拒食・過食の治療においては特に，本人自身の病気に対する取り組みと，治療への動機づけを強化，維持することが必要となる。そして患者に応じて，さまざまな精神療法を用いることが効果的である[6]。

- **認知行動療法**：体型や体重，ストレスをため込みやすい独特な歪んだ考え方や行動をよりよい方向にむけた変化を目指す。
- **対人関係療法**：家族や恋人など重要な人との現在の対人関係に焦点をあて，その関係の在り方を変化させる。
- **家族療法**：摂食障害の発症や症状には患者と家族との関係が関連しており，治療は患者だけに焦点を当てるのではなく家族を1つのシステムとしてとらえ，治療対象とする。
- **支持的精神療法**：患者に寄り添い，傾聴や共感的態度を示し，患者を見守ることで，患者の不安を軽減し，問題に立ち向かえるように支援する。支持的なアプローチはすべての精神療法に内在している。

4）セルフヘルプグループ（自助グループ）

摂食障害の共通する悩みや問題について，同じ問題を抱える仲間との交流を通して，気持ちや思いを表現することや，情報提供などを行い，支え合いながら成長し変化していくことを目的として活用する。

6．拒食・過食の経過・予後

摂食障害の予後についてはさまざまであり，治療の継続により回復していくことが多いが，回復率，転帰についての報告は少なく，一定していない[7]。一般的に患者は受診，治療に結びつくまでに時間を要することが多く，診断，治療の遅れはその後の経過に大きく影響する。

米国における10年間の予後研究では，患者の1/4は寛解し，1/2は顕著に改善して，かなり良好に機能している。残りの1/4は7％が死亡し，慢性的過少体重のため機能が障害されている。スウェーデンと英国のそれぞれ10年および30年以上にわたる研究では，死亡率は18％と示されている[8]。

発症や経過については心理社会的要因が関与していることが多く，心理面を含めた回復には時間がかかる。経過のなかで症状や環境の変化に合わせた長期的な支援が重要となる。

Ⅲ　拒食・過食の看護ケアとその根拠

1．観察ポイント（日常生活への影響）

1）神経性無食欲症（拒食）

①身体面

絶食，拒食による摂食制限による体重減少，低栄養がある。低栄養に関連する，血液の異常（赤血球，白血球，血小板の減少，電解質異常），無月経，脱水，徐脈・低体温・低血圧などの循環不全，活力の低下，産毛の密生，う歯，骨粗鬆症などがある。

②行動面

体重増加を阻害する拒食，摂食制限等の行動の持続，極端な偏食，隠れ食いや盗食，むちゃ食いなどの食行動の異常がある。太ることへの恐怖心から，嘔吐や下剤の乱用，利尿薬の使用がある。活動面ではじっとしていられず，動き回る，過度の運動を行うなどの過活動がある。食べるものへの強い執着があり食物の貯蔵やその他に万引き，自傷行為などの問題行動がある。

③心理面

病気の初期には病識が欠如していることが多い。病的なやせがあるのに体重を増やそうとしないなど，体重や体形に関する歪んだ自己認識の障害，自己評価が低い自尊心の低下が認められる。抑うつ症状や不安症状，強迫症状などが認められることがある。

2）神経性大食症（過食）

①身体面

体重は比較的に標準体重で保たれる。自己嘔吐による手の甲や手背の付け根の吐きダコや，う歯，エナメル質の腐食，唾液腺の腫脹，胃拡張，逆流性食道炎などが認められる。嘔吐や下剤の乱用により，低カリウム血症や不整脈を観察する。

②行動面

絶食や食事制限，隠れ食いや過食（むちゃ食い）の反復がある。食直後の自己嘔吐や下剤の乱用，利尿薬の使用がある。活動は低下することも過活動になることもある。薬物の乱用や，自傷行為，自殺企図，衝動的行動が認められることがある。

③心理面

やせ願望は強くない場合が多いが，体重増加に対する恐怖心は強く，過食後の自己嘔吐などの排出行動につながる。体型に対する自己認識に歪みがあり，正常体重にもかかわらず自分の体型に対し否定的になる。病識はもっている場合が多い。過食に対し自己嫌悪感が強く，二次的に抑うつが生じる場合がある。体型に対する劣等感から対人関係に不安感を抱き回避的になることがある。

2．治療時の看護ケア

患者は病識がなく，治療への動機づけが全くない場合がある。まず患者との信頼関係を築き，患者が自分自身の状態に問題意識をもてるように支援し，支持的にかかわることが重要である。うつ病，強迫性障害，アルコール依存症など，他の精神疾患を合併していることがあり，治療が効果的に行われるように患者，家族を含めた治療関係を結ぶことが必要である。

3．治療の第1段階における看護

- **安全で安楽な治療環境を提供し，栄養状態の改善を目指す段階**

患者はまだ病気であるという認識がなく，自分自身の食行動や体重減少を問題と考えていない段階で治療への動機づけがない。まずは現在の状態による身体症状や生活上の困りごとに焦点をあてながら，必要な栄養療法や薬物療法などの治療協力が得られるように支持的にアプローチし信頼関係を築く。患者が落ち着いて過ごせるように環境を整える。同時に病気に対する理解や食事習慣を再獲得できるように家族も含め，心理教育的かかわりや認知行動療法を併用する。

衝動性が高まり，自傷・自殺企図・暴力行為等，行動のコントロールができない場合には，行動制限などが必要である。日常生活が困難になっている場合もあり，環境調整，セルフケアへの支援が必要である。

4．治療の第2段階における看護

●問題意識が生じ，食へのこだわりは弱まり治療への動機づけを促す段階

病状が落ち着くと，入院治療から外来治療が中心となる。患者は自分自身を何とかしたいとは考えるが，このまま今までの状態を変えたくないという両価的な考えをもっている。食行動の異常をなくすことに焦点をあてるのではなく，行動や症状を維持させている患者の思いを表現できるようにかかわる。患者の病気への理解を深め，治療への動機づけをもてるように促す。

5．治療の第3段階における看護

●治療を継続し，社会適応をめざす段階

目指すゴールは患者によって異なり，患者の目指すゴールに向けた個別性の高いかかわりが重要である。拒食や過食といった問題行動に焦点をあてるのではなく，拒食や過食によって，患者は何とか心のバランスをとっていることを家族や周囲の者が理解できるように支援する。患者がありのままの気持ちを表現しても良いことを認識し，引き続き気持ちや思いを表現できるように支持的にかかわる。患者が自分のペースで治療に向かい，治療が継続できるように支援し社会適応を目指す[9]。

セルフケアグループの活用も有効であり，仲間を作り人間関係をもつことで，当事者同士，思いを分かち合い，病気への認識を高め学び，成長していくことを目的とする。

6．家族への支援

摂食障害は，患者本人だけでなく，家族にも深刻な影響を与える。特に患者のケアに主に当たる家族の役割は大きい。治療パートナーとして大きな力をもっている家族を支援することは早期の段階から重要である。

一般的には家族に対して，情緒的なサポート，必要に応じた助言や疾病教育や心理教育，地域で利用できる医療機関や社会資源についての情報提供を行う。病気についての病態や治療，病期による状態の変化，今後の見通し，対応方法，長期的な見通しについて，丁寧に説明する。

専門的な家族へのかかわりとしては，家族をシステムとしてとらえ，摂食障害における症状や行動を，家族の中の円環的な相互交流として理解しようとするシステムアプローチなどの家族療法がある。特に構造的家族療法やモーズレイ・アプローチ（family based therapy）[10,11]は家族療法の中でも特に注目されている。

また摂食障害は長期化し慢性化することや，再発することもある。その場合は家族への心理的，経済的な負担は長期化する。そのため家族会などの自助サポートグループへの参加を促すことが効果的である。

家族支援は早期から開始し，情緒的にも切れ目がないように常に専門スタッフと協同しながら継続していく。

［萩　典子］

《文献》

1）特定疾患治療研究事業未対策疾患の疫学像を把握するための調査研究班：特定疾患治療研究事業未対象疾患の疫学像を把握するための調査研究班研究業績集．平成11年度研究事業，pp266-310，2000.
2）中井義勝，久保木富房，野添新一・他：摂食障害の臨床像についての全国調査．心身医学 42（11）：729-737，2002.
3）日本精神神経学会日本語版用語監，髙橋三郎，大野裕監訳：DSM-5精神疾患の診断・統計マニュアル．pp332-347．医学書院，2014.
4）松下正明総編集：臨床精神医学講座　摂食障害・性障害．pp24-35，中山書店，2000.
5）日本摂食障害学会監：摂食障害治療ガイドライン．pp34-36，医学書院，2014.
6）切池信夫監：摂食症と過食症の治し方．pp71-84，講談社，2016.
7）前掲書 5，pp252-259.
8）井上令一監，四宮滋子・他訳：カプラン臨床精神医学テキスト―DSM-5診断基準の臨床への展開，第3版．p574，メディカル・サイエンス・インターナショナル，2016.
9）水島弘子：「拒食症」「過食症」の正しい治し方と知識．pp91-112，日東書院，2016.
10）ジャネット・トレジャー・他，友竹正人・他訳：モーズレイ・モデルによる家族のための摂食障害こころのケア．新水社，2008.
11）ジャレット・トレジャー・他編，中里道子・他訳：モーズレイ摂食障害支援マニュアル．金剛出版，2014.

11 暴力

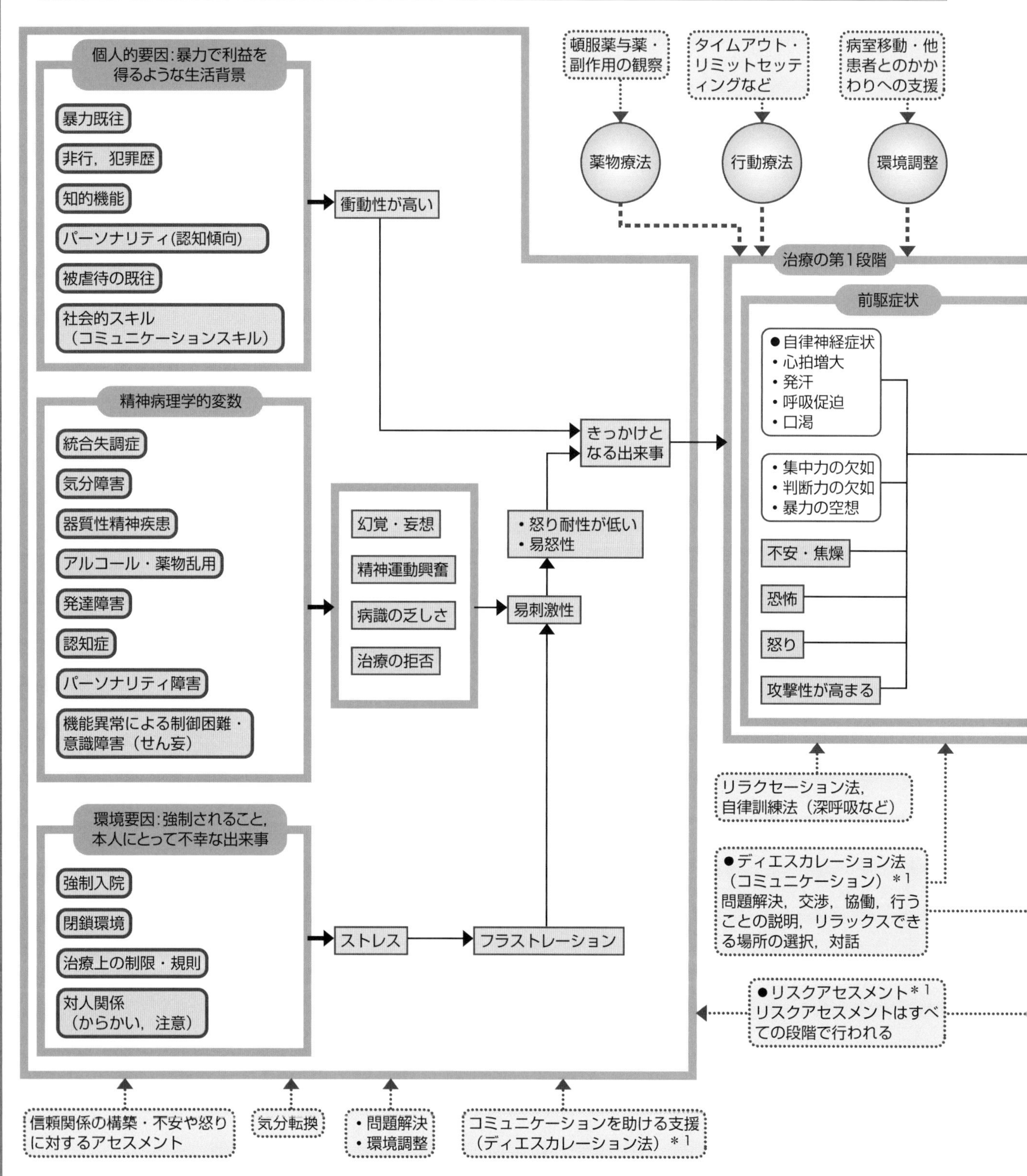
頓服薬与薬・副作用の観察
タイムアウト・リミットセッティングなど
病室移動・他患者とのかかわりへの支援
薬物療法
行動療法
環境調整
治療の第1段階
前駆症状
●自律神経症状
・心拍増大
・発汗
・呼吸促迫
・口渇
・集中力の欠如
・判断力の欠如
・暴力の空想
不安・焦燥
恐怖
怒り
攻撃性が高まる
個人的要因：暴力で利益を得るような生活背景
暴力既往
非行，犯罪歴
知的機能
パーソナリティ（認知傾向）
被虐待の既往
社会的スキル（コミュニケーションスキル）
衝動性が高い
きっかけとなる出来事
精神病理学的変数
統合失調症
気分障害
器質性精神疾患
アルコール・薬物乱用
発達障害
認知症
パーソナリティ障害
機能異常による制御困難・意識障害（せん妄）
幻覚・妄想
精神運動興奮
病識の乏しさ
治療の拒否
・怒り耐性が低い
・易怒性
易刺激性
環境要因：強制されること，本人にとって不幸な出来事
強制入院
閉鎖環境
治療上の制限・規則
対人関係（からかい，注意）
ストレス
フラストレーション
リラクセーション法，自律訓練法（深呼吸など）
●ディエスカレーション法（コミュニケーション）＊1
問題解決，交渉，協働，行うことの説明，リラックスできる場所の選択，対話
●リスクアセスメント＊1
リスクアセスメントはすべての段階で行われる
信頼関係の構築・不安や怒りに対するアセスメント
気分転換
・問題解決
・環境調整
コミュニケーションを助ける支援（ディエスカレーション法）＊1

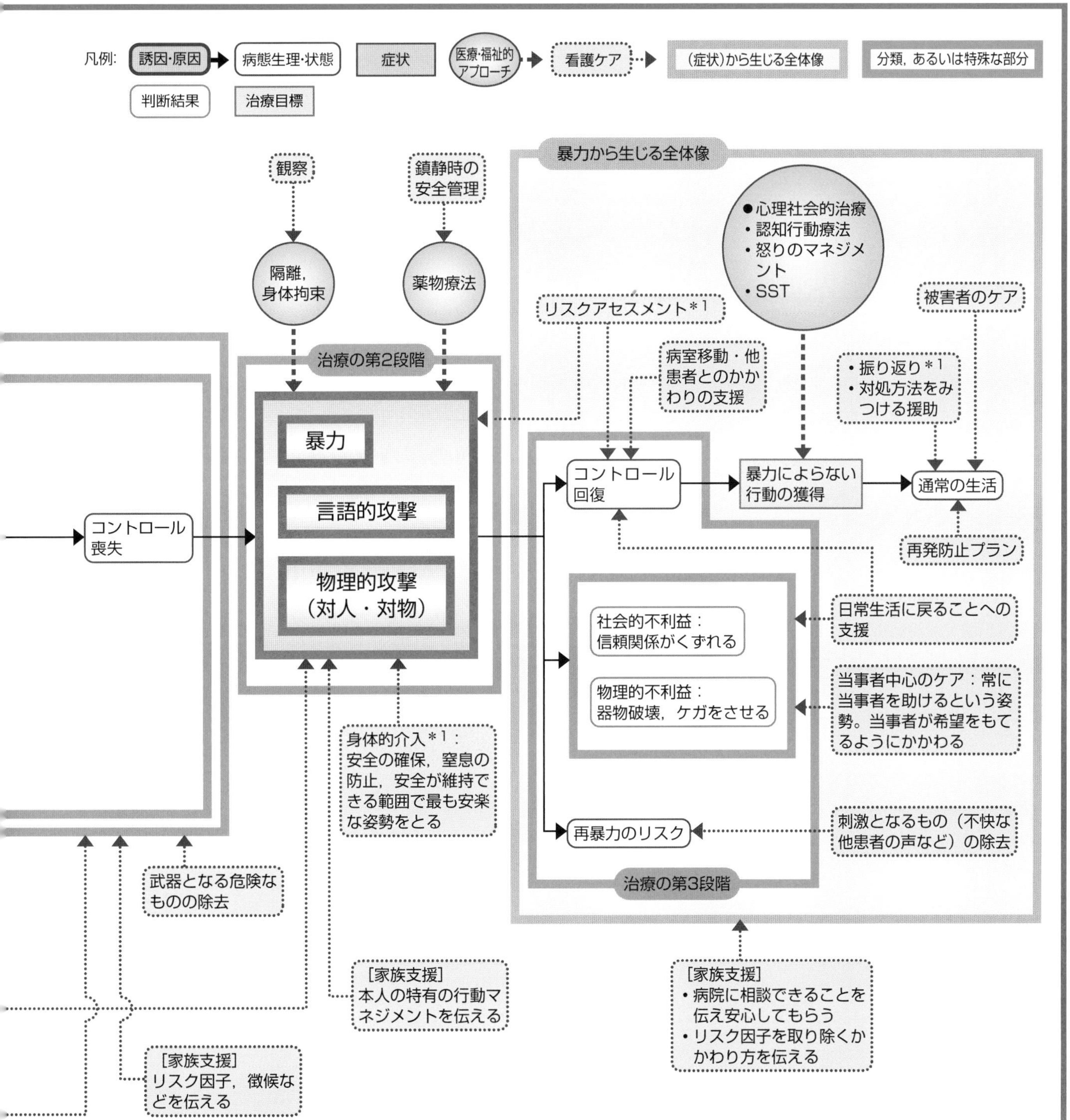

凡例：誘因・原因　病態生理・状態　症状　医療・福祉的アプローチ　看護ケア　（症状）から生じる全体像　分類，あるいは特殊な部分
判断結果　治療目標

観察
隔離，身体拘束
鎮静時の安全管理
薬物療法
治療の第2段階
暴力
言語的攻撃
物理的攻撃（対人・対物）
コントロール喪失
身体的介入＊1：安全の確保，窒息の防止，安全が維持できる範囲で最も安楽な姿勢をとる
武器となる危険なものの除去
［家族支援］本人の特有の行動マネジメントを伝える
［家族支援］リスク因子，徴候などを伝える

暴力から生じる全体像
●心理社会的治療
・認知行動療法
・怒りのマネジメント
・SST
リスクアセスメント＊1
病室移動・他患者とのかかわりの支援
・振り返り＊1
・対処方法をみつける援助
被害者のケア
コントロール回復
暴力によらない行動の獲得
通常の生活
再発防止プラン
日常生活に戻ることへの支援
社会的不利益：信頼関係がくずれる
物理的不利益：器物破壊，ケガをさせる
当事者中心のケア：常に当事者を助けるという姿勢。当事者が希望をもてるようにかかわる
再暴力のリスク
刺激となるもの（不快な他患者の声など）の除去
治療の第3段階
［家族支援］
・病院に相談できることを伝え安心してもらう
・リスク因子を取り除くかかわり方を伝える

＊1：包括的暴力防止プログラム（CVPPP）などトレーニングを受けて行う包括的なマネジメントにのっとったもの（リスクアセスメント，ディエスカレーション，身体介入，振り返りについてそれぞれ決められた方法を用いるが基本的態度として患者としてではなく人として互いを尊重し協働するという姿勢をもつことを重視する）

11 暴力

Ⅰ　暴力のメカニズム

1．暴力と具体的症状

暴力（aggression and violence）とは狭義には身体的攻撃行為で他者に向けられるものであり，殴るなどの「身体的暴力」を意味する。しかし広義には暴言や威嚇，脅迫など「言語的暴力」，器物を破壊する「物への暴力」，心を傷つける「心理的暴力」なども含まれている。この中にはセクシャルハラスメントやいじめ，虐待も含まれ，さらには自己に向かう攻撃行為，すなわち自傷や自殺も含まれる。

医療で対応する暴力についての定義に「危害を加える要素をもった行動で容認できないと判断される，すべての脅威を与える行為」[1]がある。この場合，暴力は言語的なものも含まれ，社会的に認められない有害なものである。

暴力を考えるときには２つの暴力について検討する必要がある。１つは健常者が，待ち時間が長い，サービスが悪いと理不尽なクレームをつけて激高し暴力に至るような場合で迷惑行為，犯罪行為として考えられるものである。こうした暴力はケアとして扱うよりも防犯としての対策が重視されるため警備や警察力に頼る事故防止策をとることになる。

もう１つは精神症状で被害妄想が強くスタッフを敵と見なしたり，あるいはストレス耐性の低さから我慢ができずに家族に怒りをぶつけたり，当事者同士でけんかをするような精神障害に起因して起こるものである。

また精神医療のもつ強制という側面も暴力にかかわる。最も大きな強制は入院を強制するというものであり，さらに隔離や身体拘束という拘束的対応がある。看護ケアの中でも安全を維持するために持ち物制限や出入りの制限など多くの制限がかけられている。こうした環境そのものが当事者にとっては不快刺激であり，看護師は当事者を看護する人，当事者は看護される人というようにとらえたかかわり方は管理的な対応となりやすく，特に暴力の引き金になる。

本項で扱う暴力はこのように当事者の症状や疾患の結果として生じている暴力であり，近年精神科医療の中で重要な概念とされている「リカバリー」[2]と離れたものではなく，看護ケアとして援助すべきものである。患者は疾患により平常で穏やかに振る舞うというコントロールを喪失している。また，衝動性や攻撃性が高い患者は，暴力を起こしたことが患者の社会復帰の阻害要因になる。看護師は患者が暴力的になっているときだけではなく日常のケアでも「暴力を起こさずに希望をもって生活を送ることができる」ように援助する必要がある。

2．暴力の成り立ち

精神障害者が常に暴力的であると考えるのは大きな誤りである。多くの場合，疾患がもたらす攻撃性は，きちんと治療をして病状が安定すれば起こらないものであり，暴力は急性期の入院初期にあって，病識が乏しい状態で閉鎖環境に入院する閉塞感や恐怖感，病棟内で治療上の制限，他者から受けるストレスなどの要因が加わって発生する。

精神科における暴力発動は１年間に１施設当たり25件程度が起こっている。その対象は約68％当事者同士であり，また，28％が職員対象であり，その80％は看護師（助手含む）である[3]。

精神科における暴力については，症状だけで起こるものは40％程度で，残りはさまざまな要因が加わっている[4]。暴力という行為は悪としてとらえるべきではない。看護師は治療上のあらゆる環境を安全安心なものになるように調整する必要がある。

精神疾患が原因で暴力が生じている場合は，スタッフを攻撃の対象にする場合と当事者を攻撃対象にする場合，あるいは物を対象にする場合がある。特に，治療に対する同意が得られない場合などはスタッフが攻撃対象となることが多い。

また治療には不満はないが，他の患者がうるさいとか行動が不愉快だなど不快刺激となっている場合は，患者同士のトラブルが問題になる。

また，感情のコントロールやストレス耐性が低くコミュニケーションスキルが低い場合は怒りを物にぶつける行動をとる。

精神障害者は怒り耐性が低い場合が多く，病棟で「みんなの前で注意された」とか「からかわれた」というようなことが引き金になる。

3．暴力と心理社会的反応

暴力を起こすと患者の社会復帰の阻害要因になる。暴力を起こすことで患者は暴力的であるというラベリングをされ，社会的に信用がなくなる。さらに物理的にも暴力を行ったことで被害があるとこれに対する賠償など，不利益が生じる。看護師は，この不利益から患者を守る必要がある[5]。

4．暴力が生じる病態生理

1）攻撃性の生理的作用

攻撃性は攻撃を起こす内的過程であるが，また神経伝達物質ではドーパミン，ノルアドレナリン，セロトニンがその量の多少によって攻撃性との関連が認められている。特にセロトニンは不安や衝動性を抑制するという「ブレーキ」の役割をもつ神経に関与し，セロトニンの減少が攻撃性を高めるとされている。飲酒行動でもセロトニンが減少する[6]。

攻撃性の前駆症状は不安や焦燥である。焦燥はよく「イライラ」と表現し身体的な攻撃行動に移行しやすい[7]。

患者の攻撃行動が恐怖からの自己防衛でもある。これは闘争迷走反応でよく知られる。恐怖という感情に対して戦うという選択をとるためである。

2）暴力リスクファクター

暴力のもっとも重要な予測因子は過去の暴力歴である。これまでに暴力をしたことがある人については注意が必要である。さらに精神症状，非行歴，アルコール薬物の使用，虐待歴などがリスクファクターである[8]。

人は，1歳くらいから怒りが生じるようになり，身体的攻撃は2～3歳から始まるとされる。男性は身体的攻撃，女性は言語的あるいは関係性攻撃（悪い噂を流す）を示しやすい。社会的スキルの獲得に伴って児童期から攻撃行動は減少するが，青年期以降になると危ない武器を使用したダメージの大きい攻撃パターンに変化する。非行歴や虐待歴は，暴力的な環境では暴力をすることで要求を通し利益を得るという行動になり，その体験を行うとか，あるいは見たりすることで学習するために暴力をしやすくなる。

他には，ソーシャルスキルの中で特に他者とコミュニケーションをとるスキルが低い場合とストレス耐性が低くその対処能力が低い場合に暴力リスクの要因になる。例えば，家族や他者からいろいろ言われたり，お願いしたことを断られたときに言葉で意思疎通を図り，問題解決することができずに暴力になる。また要求が満たされない葛藤や不満をうまく解消することができないときに暴力という手段をとる。

症状は特に被害妄想や「誰かを殴れ」と聞こえてくるような幻聴（命令性の幻聴）で暴力が起こりやすい[9]。

3）暴力を起こす疾患

① 統合失調症

統合失調症の攻撃性は多くの場合，幻覚，妄想，精神運動興奮という陽性症状が関与している。異常体験そのものが当事者には怖いものであり，妄想で相手を悪魔と思い込む場合がある。また看護師がケアしようとすることすら怖い体験になることもある。特に，入院初期などでは知らないところに入院したことへの恐怖[10]がある。こうした恐怖から逃れるために攻撃行動がでる。

② 気分障害

躁状態は激しい興奮性を伴っているので，攻撃性が高まる。一方，うつ状態は自己に向けた攻撃性により自殺企図が起こることが多いが，他罰的になって攻撃的になる場合と抗うつ薬服用によるアクチベーションシンドロームで生じやすくなる攻撃性がある。

③ 認知症

認知症の認知機能障害の結果，曲解，誤解を生じやすく，また，前頭葉機能低下による情動変化により暴言暴力が起こる。アルツハイマー病の物盗られ妄想，レビー小体型認知症の幻視や妄想，前頭側頭型認知症の衝動行為，血管性認知症の易怒性などが出現して暴力に至る[11]。

認知症の攻撃性は，当事者が驚愕するようなことで発動する。できる限り落ち着いた環境を整えて安心してもらうことが対応策になる。

そのため急に患者の手をとろうとして触ったり抱えたりすることは患者の恐怖心を起こすことにつながるので，安易に身体介入することを避ける。当事者が好きなこと，楽しいことに話題を変えるというように安心できるものに注意を向けていくことが効果的である。

④ 器質性障害

脳器質性障害では脳の機能異常により攻撃性があらわ

れる。外側視床下部後部，扁桃核，眼窩前頭前皮質などの機能低下で突発的な暴力行為が出現する。このような場合はまず当事者，周囲の安全を守るように保護的なかかわりを優先し援助する。

⑤ 発達障害

ADHDは衝動性のコントロールが十分にできない場合が多く，また自閉スペクトラム症の場合は不測の事態によるパニック状態となって暴力行為が出現することが多い。発達障害の場合，対象の発達の程度もさまざまであることから個人によって攻撃の引き金となるもの，攻撃の特徴が異なる。

また知的能力障害が加わっている場合は「馬鹿にされた」というような認知によって「キレた」状態になることがある。発達の特徴に合わせて予防策を講じることが必要である。

⑥ 物質使用障害

アルコールや薬物は，使用状態であると暴力リスクが高い。アルコールや薬物使用中は一見理論的に話しているように見えても「しらふ」の状態ではない。後から忘れていたりするので議論は避ける。離脱症状では幻覚妄想にもとづく暴力が起こる。このときは安心できるかかわりをもつ。

慢性期では依存症になったことにより信用や財産，家族などを失っていくことから自分がこんな目にあったのは，と被害的な認知を生じさせやすく攻撃的になる。

⑦ パーソナリティ障害

境界性パーソナリティ障害は，感情の不安定さから衝動的で攻撃的な言動があらわれる。自己愛性パーソナリティ障害は他者からの批判を受けつけずトラブルとなりやすい。反社会性パーソナリティ障害は反社会的行為を起こしやすい。

パーソナリティ障害は，当事者が周囲を管理するための行動になりやすいため，巻き込まれないように必ず複数で聞くが対応は1人で行う。このことで「違う説明をされた」とか「そんなことは言っていない」と言われるようなことを防いで対応ができる。

5．暴力の診断・検査

アセスメントツールとしてリカバリーの視点を取り入れたSTART（Short-Term Assessment of Risk and Treatability）[12]が開発されている。また，BVC（Broset Violence Checklist）[13]という短期的な暴力の徴候をチェックするものがある。

6．暴力の治療

1）薬物療法

原疾患での興奮や焦燥に対してはそれぞれの疾患に対しての薬物療法を行う。また抗てんかん薬であるカルバマゼピンやバルプロ酸ナトリウムは興奮や攻撃行動にも有効とされている。

焦燥や怒り，興奮の強い際には頓服薬としてベンゾジアゼピン系の薬剤や抗精神病薬であるハロペリドール，リスペリドンやオランザピンなどを用いるがハロペリドールは副作用が強くまた飲みやすさという点からリスペリドンの内服液やオランザピンの口腔内崩壊錠，アセナピンの舌下錠などを使うようになっている。

身体的な暴力が激しく鎮静が必要な際は筋肉内注射や静脈内注射を用いる。ベンゾジアゼピン系薬剤やバルビツール系薬剤の静脈内投与は呼吸抑制が起こることがある。

2）その他の身体的治療

興奮状態が遷延し，他の治療法で改善がない場合には修正型電気けいれん療法（m-ECT）を行うことがある。

3）心理社会的治療

暴力の原因がキレやすい認知傾向にある場合は，認知行動療法（CBT）を用いる。現在では**アンガーマネジメント**と呼ばれる怒りのコントロールに特化した認知行動療法が臨床場面だけでなく学校や職場にも導入されている。

特に，児童思春期には行動修正のためのアプローチを使う。主にタイムアウト（相互に話し合った枠組みの中で自分から積極的に休息を選択することで怒りをおさめる），リミットセッティング（限界点を決めてそれ以上の行動に対して決められた介入を行う）を利用して，行動修正を図る。これには正の行動強化，あるいは負の行動を消去するための方法を使う。

再発防止プランとしてはセイフティプラン[14]，クライシスプラン[15]で事前に危機的状況についてのアセスメントとマネジメントプランを作成して対処する。基本的には「どのようなことがきっかけで」「どのような変化が生じ」「どのような状態になるか」を同定し，それに対してそれぞれの段階で「どのようなことを当事者が行うか」「当事者はどのような介入を望むか，またどのような介入は望まないか，そして，援助者はどのように手助けするか」をプランする。これによって大きな暴力に至る前に落ち着くことができるようになる。

7．暴力の経過・予後

暴力の治療は「入院環境の中で暴力が起こらない」という短期的なゴールと「退院後も暴力がなく過ごせる」という長期的なゴールがある。短期的なゴールは精神症状の消退，また障害の受容によって自然に軽減するのが普通であるが，いわゆる「キレやすい」性格傾向などで暴力が続くケースもある。しかし暴力は患者自身にとってもやむにやまれぬ形で発動するものである。

患者が暴力をせざるを得ない背景を理解するように患者と対話していくことで患者は暴力のない方法での対処を身につけることができる。治療は長期にわたることがあるが，看護師は患者の暴力を否定的にとらえず患者が希望をもてるようにかかわる必要がある。

Ⅱ　暴力への看護ケアとその根拠

1．観察ポイント

暴力は突発的なこともあるが予測指標としての暴力の誘因となる各因子を観察することでその徴候に気づく。

入院におけるストレスとなる要因，状況（入院環境の中で本人にとってストレスとなるもの，プライドを傷つけられるもの，入院，治療に対する言動，治療に対する協力度，患者との関係の取り方，本人にとっての不幸な出来事，コミュニケーションスキル），**精神症状**（思考内容および思考形式の障害の程度，精神運動興奮，敵意，抑うつ），**攻撃性の徴候**（不安，焦燥，イライラ，易刺激性，乱暴さなど），**ストレス，怒りの高まりに対する対処の仕方**（自分の中でのいらだちの高まりをどのようにコントロールできるか）等を観察し，攻撃性が高まる前に介入する。

すでに攻撃性が高まってきた状態では，表情，視線，筋の緊張など**覚醒レベル，標的となっている人は誰か，エスカレートしそうかどうか，周囲の状況で危険となるものはないか**，を観察する。

身体的介入をした場合は**外傷，痛みはないか，呼吸循環状態はどうか**という患者の身体的安全の観察が重要であり，リスクを軽減させることが主眼になる。また，一度興奮したあとは，**十分に鎮静され落ち着いているか，再攻撃の徴候，暴力行為をしたこと，被害者に対する言動，治療者の介入に対する態度**を観察し，再び暴力に至らずにすむようこころがける。

2．暴力への看護介入

患者の暴力のない普段の状態は暴力に至らないようにケアを提供することが重要である。攻撃性が高まりコントロールを失っている状態は安全を保持しつつ患者の興奮を鎮める援助が必要である。暴力事態後コントロールを回復した状態では，再び暴力行為を行わないで生活を送ることができるように援助することが重要である。

暴力という場面では看護師も冷静さを失い，つい感情的な対応になり，騒ぎを鎮めることに集中しやすい。

しかしながら，患者は暴力を起こしたくて行っているわけではなく，暴力という行為がおさまり，穏やかさを取り戻すことができるように支援するという姿勢である。暴力に対応するのは看護技術であって，常に当事者中心に当事者が最も落ち着いて安心できるように支援する。

パーソンセンタードケア（Person Centered Care）が重要で臨床場面ではつい当事者を人ではなく患者＝patientとして処遇しやすい。当事者も看護師も人として協働する姿勢がもっとも暴力を減らす。この考え方をすれば，看護師は威圧的，高圧的，管理的にならずに，制限の少ない方法をとるように心がけることになる。

こうした暴力に対する介入スキル習得として**包括的暴力防止プログラム**（Comprehensive Violence Prevention and Protection Programme：CVPPP*，シーブイトリプルピー）（詳細は「日本こころの安全とケア学会」（http://jascmh.starfree.jp/）参照）がもっとも主流である。アセスメントからコミュニケーション法（怒りを鎮めるために行うコミュニケーション法はディエスカレーション技法と呼ばれている），身体介入，振り返りまでを含む包括的なプログラムであり，暴力への対応はこうしたトレーニングに基づいて行われることが望ましい。

このようなトレーニングプログラムは**攻撃性マネジメントトレーニングプログラム**と呼び，欧米では多数のプログラムが展開されている。これらのプログラムについてのエビデンスは，効果としてけがが減少したとするものや，自信につながるというものがあれば効果がないとする報告もあり，一様ではない。Richterら[16]は，インシデントの減少やけがの減少といった直接的な効果については明らかではないとしながらも精神医療での「包括的な」トレーニングを推奨する，としている。英国などでは精神科の中でもリスク高い職場では受講が義務づけられている。少なくともこうしたプログラムでスタッフが対応に落ち着きと自信をもてることは患者にも良い影響を及ぼす。スタッフの自信は患者の攻撃に対するネガティブな態度を減らすからである[17]。

3．治療の第１段階における看護：暴力のない普段の状態

患者が病状によって暴力を起こす可能性があるときは，患者の暴力へのリスクアセスメントを定期的に行い，介入プランを決める。患者の入院，治療環境についての思いを傾聴し患者が不快に思う環境，状況を表現できるように助け，表現できたことを認める。本人にとって不快となる環境，状況についてはできうる限り問題解決をするよう努め，快適な環境を整える。レクリエーションや活動に誘い，気分転換を促すことが攻撃性を低める介入である。また，日常からコミュニケーションスキルのトレーニング，アンガーマネジメントなどのプログラムに参加し，怒りへの対処スキルを学ぶように援助する。

患者が自己の暴力に対する問題に気づいている場合には，暴力を起こさずに対処することについて期間を話し合い，一定期間に暴力がなかった場合，正の強化を図るかかわりをする。実際の場面で実際に攻撃性が見られた際に，セルフマネジメントできるよう看護師が助けることを話し合っておくと，実際の場面で活用できる。

また，同時に患者の思いをよく聴く。認知行動的には認知傾向や不快を表出するスキル（コミュニケーションスキル）を確認し，攻撃行動を誘発する因子，あるいは攻撃行動を下げることができる因子を聞きながら患者が怒りの徴候に気がつき対処できるように支援する。

ストレングスを取り入れてみると不安，怒りがある状態であっても自分で行えること（例えば，からかわれても言い返さないでいることができるとか），あるいはできなくなること（例えば，悔しい思いが募ってしまって解消する方法を忘れてしまうとか）を聞くことで患者とスタッフがお互いにどのような行動をすればよいかを確認できる。

また，**トラウマ・インフォームドケア**からは自分がコントロールを失ったときにスタッフにどのような支援をしてほしいか，あるいはされたくないとか，ということを聞いて，患者がされたくないことをしないでケアの方法を考えることで患者を支援する。これをもとに患者とともにリスクアセスメントを定期的に行い，介入プランを決めておく。

4．治療の第２段階における看護：攻撃性が高まりコントロールを失っている状態

患者の攻撃性が高まり暴力に発展しそうなときには，ディエスカレーション法[8]によりバーバル，ノンバーバルな技法を用いて沈静化を図る。

これには姿勢，距離等の非言語的コミュニケーション技術に留意しながらかかわりをもつ。暴力のリスクを判断して武器が及ばない程度の距離を保つ。ノンバーバルに「味方である」ことを示すよう身振りを使い急激な動作をして驚かせない。不安に寄り添い，共感，傾聴すること，決して管理的，指示的，威圧的にならず，患者と協働して問題が解決されるように話す。このとき面子をつぶさないようにかかわること，安全で静かな場所に移動するなど不快な環境を調整しつつ互いに満足のいく方法で交渉する。

さらに第１段階で行ったリスクアセスメントに基づいた介入プランを実行し，患者の興奮を抑えるようにつとめる。このとき，**タイムアウト**（あらかじめ決めておいた方法で，部屋で休むなどの休息方法をとる），**リミットセッティング**（介入をする限界となる行動の段階を決めておく）を活用する。

身体的暴力に及びそうな場合は，リスクアセスメントに基づいた適切な人数（少なくとも３名以上が望ましい）でかかわる。身体的介入を行う場合は絶対に不必要な力や過剰な拘束を行わない。決められた方法で行う。このとき，安全を維持できる範囲で患者にとって最も不快の少ない方法で行う。常にていねいに説明し，患者の恐怖，不安を除去する。必ず患者の声に耳を傾け，質問や要求に返事をする。看護師は味方であり助けにきた存在であることを言語・非言語のメッセージで伝え，患者と対話をするよう努める。また，時には指示に基づいて行動制限，投薬を行う。

5．治療の第３段階における看護：暴力事態後コントロールを回復した状態

患者がコントロールを回復しても，再び興奮状態に陥らないように，観察を続け，徐々に観察の間隔をあけるようにする。

起こっていた状況を説明し，さらにまた元通りの生活に戻るための手順などを話し合い，介入後信頼関係が崩れないようにつとめる。

しっかりと興奮が収まった際には，患者と短時間話し合いを行い，振り返りを行う機会を設け，患者の事態に対する思いを聴くとともに，再発防止プランを一緒に考える。その後患者が怒りをコントロールできるように，社会生活技能訓練（SST）や怒りのマネジメントなど治療プログラムを勧める。

6．家族への支援

暴力の対象が家族に向けられる場合，暴力そのものが入院の契機となることも多い。家族に対しては，入院中は患者も看護師も安全な環境が提供されていることを説明する。看護師は患者とともに暴力のアセスメントを行うが，家族に対してのかかわり方も一緒に検討する。患者にも家族に対しても看護師が味方であることを伝える。退院に向けては家族が退院に対して不安に思うことについて看護師は医療とつながっていること，状況によっては病棟という安全な環境でケアを受けることができるという安心感をもってもらうようにかかわる。

［下里誠二］

《引用文献》

1) 下里誠二：暴力はどのように研究されてきたか．包括的暴力防止プログラム認定委員会編，医療職のための包括的暴力防止プログラム，p23，医学書院，2005.
2) 中井久夫：治療的「暴力」抑制論．精神看護 8(6)：100-109，2005.
3) 鮫島隆晃，岡本呉賦：神科病院における暴力行為の実態調査—精神科医療安全士の導入に向けて．精神科治療学 31（11）：1465-1469，2016.
4) 中谷真樹，安克昌：精神科患者の暴力への対処．精神科治療学 11(10)：1027-1035，1996.
5) 大島巌：「希望としてのソーシャルワーク」と本学会での取り組み—当事者主体の支援への途．社大福祉フォーラム 2014 報告，第 53 回日本社会事業大学社会福祉学会基調報告．社会事業研究 54：4-8，2015.
6) 角典哲：暴力の生理学的側面．藤本修編著，暴力・虐待・ハラスメント，pp33-41，ナカニシヤ出版，2005.
7) 仙波純一：攻撃性の前駆症状としての焦燥．精神科治療学 21（8）：817-823，2006.
8) 下里誠二：包括的暴力防止プログラムの構成要素．包括的暴力防止プログラム認定委員会編，医療職のための包括的暴力防止プログラム，pp46-81，医学書院，2005.
9) Steinert T: Prediction of inpatient violence. Acta Psychiatr Scand (Suppl) 106（412）：133-141, 2002.
10) 向谷地生良：暴力に対して援助者はどこに立つべきか．包括的暴力防止プログラム認定委員会編，医療職のための包括的暴力防止プログラム，pp28-34，医学書院，2005.
11) 古田伸夫，三村將：老年期にみられる攻撃性．精神科治療学 21（9）：937-944，2006.
12) Webster CD, Martin M, Brink Y, et al（2012），菊池安希子監訳：START—「心配な転帰」のリスクと治療反応性の短期アセスメント．星和書店，2018.
13) 下里誠二・他：精神科閉鎖病棟における暴力の短期予測—Broset Violence Checklist（BVC）日本語版による検討．精神医学 49（5）:529-537，2007.
14) 佐藤真希子：連載 米国の隔離・身体拘束最小化方策＝「コア戦略」とは・2　セイフティプラン．精神看護 17（2）：65-67，2014.
15) 野村照：問題行動によって措置入院を繰り返す統合失調症患者におけるセルフモニタリングシートとクライシスプラン作成の実践．司法精神医学 9(1)：30-35，2014.
16) Richter D, Needham I, Kunz S: The effects of aggression management training for mental health care and disability care staff: a systematic review. Richter D, Whittington R eds, Violence in Mental Health Settings: Causes, consequences, management. Springer, New York, pp211-227.
17) Shimosato S, Kinoshita A: Degree of anger during anger-generating situations among psychiatric staff nurses: association between nurses' attitudes toward service users' aggression and confidence in intervening in aggressive situations. J Psychosoc Nurs Ment Health Serv 56（9）：51-59, 2018.

《参考文献》

1) 井上正憲，増茂尚志，中村敬・他：パーソナリティ障害における攻撃性と衝動性．精神科治療学 21（9）：971-979，2006.
2) 兼本浩祐，前川和範，桜井礼二：脳器質性疾患による攻撃性 4の増大．精神科治療学 21（9）：929-935，2006.
3) 松本俊彦：嗜癖の攻撃性と衝動性．精神科治療学 21（9）：953-690，2006.

12 水中毒

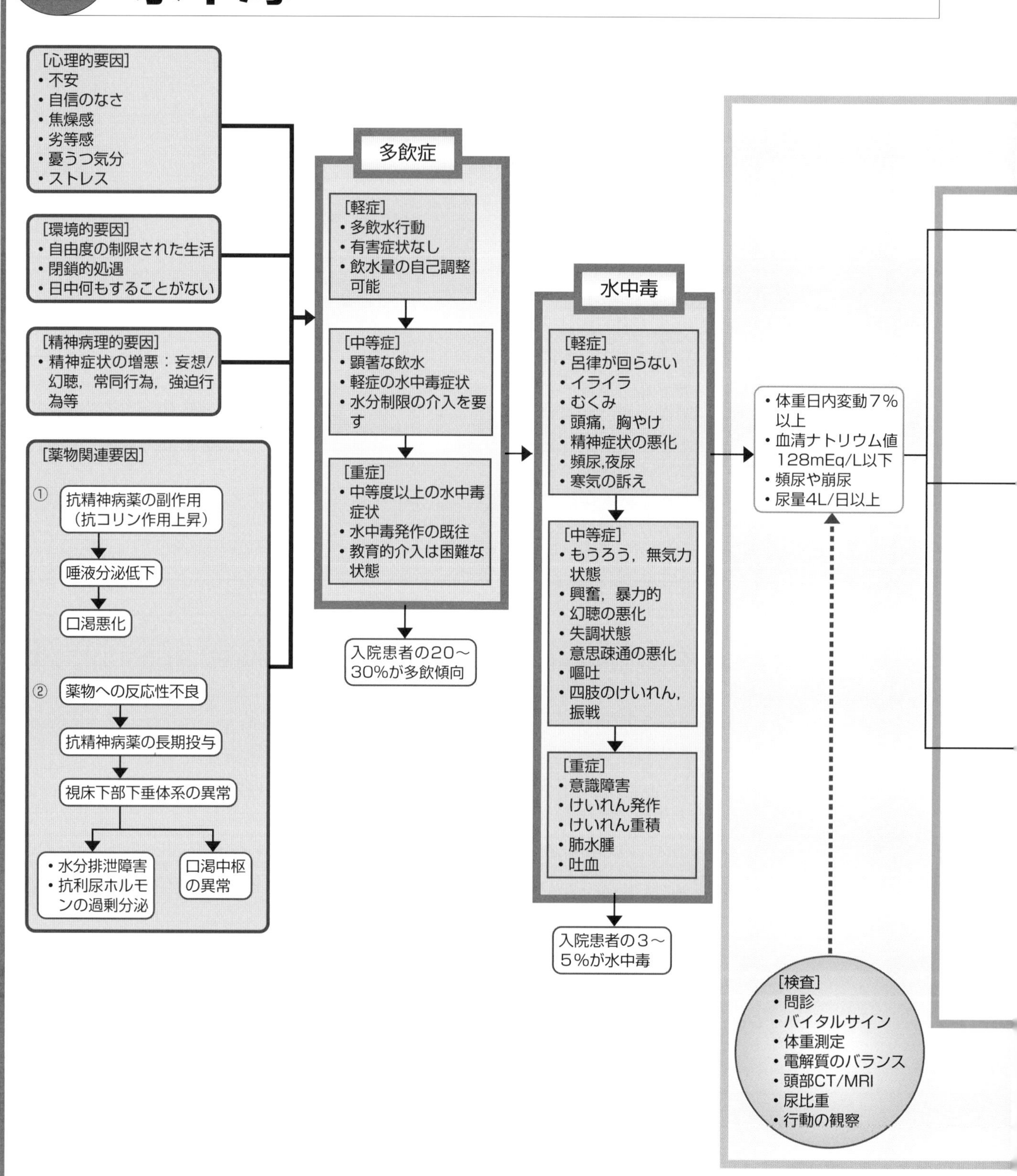

［心理的要因］
・不安
・自信のなさ
・焦燥感
・劣等感
・憂うつ気分
・ストレス
［環境的要因］
・自由度の制限された生活
・閉鎖的処遇
・日中何もすることがない
［精神病理的要因］
・精神症状の増悪：妄想/幻聴，常同行為，強迫行為等
［薬物関連要因］
①
抗精神病薬の副作用（抗コリン作用上昇）
唾液分泌低下
口渇悪化
②
薬物への反応性不良
抗精神病薬の長期投与
視床下部下垂体系の異常
・水分排泄障害
・抗利尿ホルモンの過剰分泌
口渇中枢の異常
多飲症
［軽症］
・多飲水行動
・有害症状なし
・飲水量の自己調整可能
［中等症］
・顕著な飲水
・軽症の水中毒症状
・水分制限の介入を要す
［重症］
・中等度以上の水中毒症状
・水中毒発作の既往
・教育的介入は困難な状態
入院患者の20〜30%が多飲傾向
水中毒
［軽症］
・呂律が回らない
・イライラ
・むくみ
・頭痛，胸やけ
・精神症状の悪化
・頻尿,夜尿
・寒気の訴え
［中等症］
・もうろう，無気力状態
・興奮，暴力的
・幻聴の悪化
・失調状態
・意思疎通の悪化
・嘔吐
・四肢のけいれん，振戦
［重症］
・意識障害
・けいれん発作
・けいれん重積
・肺水腫
・吐血
入院患者の3〜5%が水中毒
・体重日内変動7%以上
・血清ナトリウム値128mEq/L以下
・頻尿や崩尿
・尿量4L/日以上
［検査］
・問診
・バイタルサイン
・体重測定
・電解質のバランス
・頭部CT/MRI
・尿比重
・行動の観察

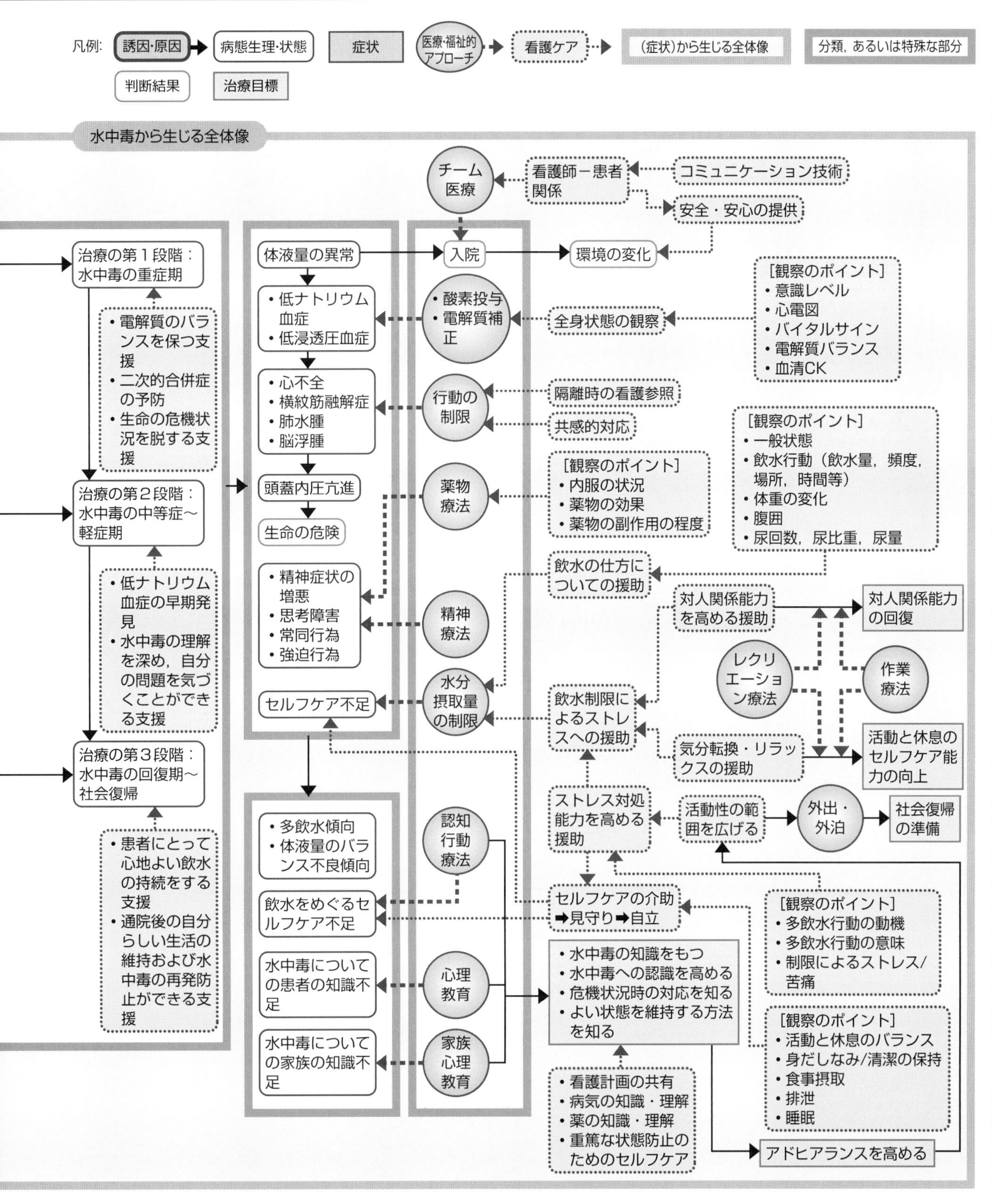
凡例:
誘因・原因
病態生理・状態
症状
医療・福祉的アプローチ
看護ケア
(症状)から生じる全体像
分類，あるいは特殊な部分
判断結果
治療目標
水中毒から生じる全体像
チーム医療
看護師－患者関係
コミュニケーション技術
安全・安心の提供
治療の第１段階：水中毒の重症期
•電解質のバランスを保つ支援
•二次的合併症の予防
•生命の危機状況を脱する支援
治療の第２段階：水中毒の中等症～軽症期
•低ナトリウム血症の早期発見
•水中毒の理解を深め，自分の問題を気づくことができる支援
治療の第３段階：水中毒の回復期～社会復帰
•患者にとって心地よい飲水の持続をする支援
•通院後の自分らしい生活の維持および水中毒の再発防止ができる支援
体液量の異常
•低ナトリウム血症
•低浸透圧血症
•心不全
•横紋筋融解症
•肺水腫
•脳浮腫
頭蓋内圧亢進
生命の危険
•精神症状の増悪
•思考障害
•常同行為
•強迫行為
セルフケア不足
入院
環境の変化
•酸素投与
•電解質補正
全身状態の観察
[観察のポイント]
•意識レベル
•心電図
•バイタルサイン
•電解質バランス
•血清CK
行動の制限
隔離時の看護参照
共感的対応
薬物療法
[観察のポイント]
•内服の状況
•薬物の効果
•薬物の副作用の程度
[観察のポイント]
•一般状態
•飲水行動（飲水量，頻度，場所，時間等）
•体重の変化
•腹囲
•尿回数，尿比重，尿量
飲水の仕方についての援助
精神療法
水分摂取量の制限
対人関係能力を高める援助
対人関係能力の回復
レクリエーション療法
作業療法
飲水制限によるストレスへの援助
気分転換・リラックスの援助
活動と休息のセルフケア能力の向上
ストレス対処能力を高める援助
活動性の範囲を広げる
外出・外泊
社会復帰の準備
•多飲水傾向
•体液量のバランス不良傾向
飲水をめぐるセルフケア不足
水中毒についての患者の知識不足
水中毒についての家族の知識不足
認知行動療法
心理教育
家族心理教育
セルフケアの介助➡見守り➡自立
[観察のポイント]
•多飲水行動の動機
•多飲水行動の意味
•制限によるストレス/苦痛
•水中毒の知識をもつ
•水中毒への認識を高める
•危機状況時の対応を知る
•よい状態を維持する方法を知る
[観察のポイント]
•活動と休息のバランス
•身だしなみ/清潔の保持
•食事摂取
•排泄
•睡眠
•看護計画の共有
•病気の知識・理解
•薬の知識・理解
•重篤な状態防止のためのセルフケア
アドヒアランスを高める

12 水中毒

Ⅰ　水中毒のメカニズム

1．水中毒と具体的症状

水中毒（water intoxication）は一般的に多飲から始まるが，「多飲症（polydipsia）」は過剰に飲水をしてしまう行動に着目した病態であり，飲水に関するセルフケア能力の低下から過剰な水分摂取により生活に支障をきたすことである[1)]。これに対して**「水中毒」とは「多飲症」に誘発される希釈性の低ナトリウム血症により諸症状をきたしている状態**である。

「水中毒」の主な症状は精神症状，神経症状に大別でき，また合併症の症状として代表的なものである［表1］。

また，川上らによる重症度分類による水中毒の症状を参考に整理した［表2］[1)]。軽症の水中毒の段階の前には，有害な症状の出現のない明らかな多飲水行動を認める。水中毒とは多飲症の中等度から出現し，重度の多飲症であらわれる症状である。

［表1］水中毒の主な症状

精神症状	• イライラ • ぼんやり • 怒りっぽい • 激しい興奮・暴力 • 精神運動興奮状態 • 幻聴などの精神症状の悪化
神経症状	• ふらつき • 頭痛 • 手足の震え • 失調状態 • 不随意運動 • 脱力感 • 無気力 • もうろう状態 • けいれん • 意識障害，昏睡
合併症	• 肺炎 • 肺水腫 • 横紋筋融解症 • 急性腎不全 • 敗血症 • DIC（播種性血管内凝固症候群） • ARDS（急性呼吸窮迫症候群）

（川上宏人，松浦好徳編著：多飲症・水中毒—ケアと治療の新機軸．pp19-21，146-148，医学書院，2010．を参考に作成）

2．水中毒の成り立ち

1）有病率

多飲症の体系的な定義づけがなされていないことから，近年まで疫学的調査の評価基準がまちまちであったが，おおよそ精神科入院患者の中で20～30％に多飲傾向があり，そのうち3～5％は水中毒であるといわれている[2)]。

2）発症の経過

一般的に多飲水を慢性的に認める患者で，過剰な飲水の結果，水中毒の症状があらわれる。多飲水のみの経過を含めて水中毒には3つの段階がある[3)]。

第1段階は多飲の段階で精神疾患の発症から5～15年で生じ，二次的に多尿も生じるが，周囲に気づかれないことがあり，既述した多飲症と重なる。

第2段階は多飲を呈するようになってから1～10年で生じ，頭痛，かすみ目，食欲低下，嘔吐，下痢，筋けいれん，精神症状の悪化など水中毒の出現である。

第3段階は大量の水の摂取が長期間続いた結果，膀胱，腸の拡張，腎不全，心不全，水腎症，骨密度の減少などが出現する身体合併症があらわれる段階である。

3）主な原因

水中毒を含む多飲症の原因は未だに確定していない。現段階では単一の原因によるものではなく，器質的要因，精神病理的要因，心理的要因，薬物治療，喫煙などの要因が複合的にかかわって出現すると考えられている[4)]。すなわち，器質的な脳の変異，遺伝，内分泌異常，原疾患の精神症状，常同行為，心因・ストレスの関与，内服している向精神薬の影響などが挙がる［表3］。

● 薬物治療に関係する原因

抗精神病薬の副作用である抗コリン作用による唾液分泌低下の結果生じる口渇による多飲水の可能性がある。また，長期にわたる向精神薬の投与の結果として視床下

［表 2］多飲症と水中毒の重症度別症状の関連

多飲症の重症度	軽症	中等度	重症
状態	• 多飲水行動 • 有害症状無 • 飲水量の自己調節可	• 顕著な飲水 • **軽度の水中毒症状** • 水分制限の介入要	• **中等度以上の水中毒症状** • **水中毒発作の既往** • 教育的介入は困難

水中毒の重症度	軽症	中等度	重症
症状	• 呂律が回らない • イライラ • むくみ • 頭痛，胸やけ • 精神症状の悪化 • 頻尿，夜尿 • 寒気の訴え	• もうろう，無気力状態 • 興奮，暴力的 • 幻聴の悪化 • 失調状態 • 意思疎通の悪化 • 嘔吐 • 四肢のけいれん，振戦	• 意識障害 • けいれん発作 • けいれん重積 • 肺水腫 • 吐血
患者の状態	• 体重の増加 4％/日 • 普段と様子が異なる • 過剰な飲水の説明への理解可能	• 体重の大幅な増加 • 普段と様子が明らかに異なる • 説明への理解が悪く，指示に従わない	• 重篤な身体症状を呈する

（川上宏人，松浦好徳編著：多飲症・水中毒―ケアと治療の新機軸．pp19-21，146-148，医学書院，2010．を参考に作成）

部下垂体に異常をきたし，水分排泄障害（抗利尿ホルモン（ADH）の過剰分泌）や口渇中枢の異常から多飲水が生じる[3]。

• 精神病理的要因

精神症状の急性増悪とともに激しい多飲や水中毒発作が出現するが，精神症状の安定により飲水行動が落ち着く[5]。また，多飲症患者の飲水行動には常同行為に関連した可能性がある[6]。思考障害や知覚の障害に関連した原因として，妄想や「水を飲め」といった幻聴による直接的な動機がある。

• 心理的要因

しかしながら，そうした患者は少なく，むしろ不安や自信のなさ，焦燥感，劣等感，憂うつ気分や退屈などの心理的要因やストレスによる多飲症の出現や悪化が指摘されている[7]。ストレス対処方法としての強迫的な飲水行動が，重篤になると日常生活を障害する問題になる。

3．水中毒と心理社会的反応

多飲水による水中毒をきたす患者をしばしば個室で隔離したり，体重変動の厳重な管理など，生活上の制限を行ってきた。これは水中毒による重篤な症状が死にもつながるリスクが大きいことへの医療者側の対応のためである。水中毒のハイリスク状態に至らせない厳重な管理が必要との認識をもつ看護師は，患者の飲水行動を制限

［表 3］水中毒の主な原因

❶脳における器質的要因

❷複数の遺伝子による影響要因

❸抗利尿ホルモン（ADH）の分泌異常（バゾプレシン分泌過剰症，SIADH）

❹精神症状や常同行為

❺ストレスや心因的要因

❻向精神薬の影響

❼衝動性の亢進

❽一種の依存

することを第一に優先するケアを思い浮かべるかもしれない。

このような看護師による多飲症患者への管理的眼差しと飲水行動への注意や叱責といった「否定」，そして患者の飲水行動の「制限」や自由度の「制限」が患者にとってはしばしば新たなストレス要因となり，その苛立ち，劣等感や憂うつ気分，自己効力感の低下を強め，結果としてさらに多飲症状を悪化させ水中毒に至るという悪循環につながる可能性がある。

精神科閉鎖病棟や閉鎖的処遇から逃れられない環境の中で患者自らがセルフケア行動をとった結果が，水中毒につながっていると考えることができる。

4．水中毒が生じる病態生理

1）水分バランスの調整

人体の水分バランスの調整には，変化を察知する受容体（血漿浸透圧とナトリウム濃度を感知する浸透圧受容体）と血流や血圧の変化を感知する圧受容体がかかわっている。体内の変化をそれぞれの受容体を介して中枢神経系の脳室周囲器官に伝え，そこから恒常性を維持するための水分バランスの調整を行う。

第三脳室の前腹側部や脳弓下器官において浸透圧の変化を察知すると，その刺激を室旁核や縫線核や青斑核に伝達し，視床下部に作用し口渇を惹起し，交感神経の変化，レニン－アンジオテンシン－アルドステロン（RAA）系の活性化，下垂体後葉からの抗利尿ホルモン（ADH）の分泌，心臓からの心房性ナトリウム利尿ペプチド（ANP）の分泌が起こる。ADHは腎臓の近位尿細管におけるナトリウムの再吸収を促進し，浸透圧の低下と尿量を減少させ循環血液量の上昇に効果がある。ANPは利尿作用や血圧下降作用，ADHやレニン分泌抑制などの作用がある[8]。

水中毒は器質的要因，精神病理的要因，心理的要因，薬物治療などの要因が複合的にかかわって出現する。

2）精神病理的要因

精神病理的要因としては，精神症状の増悪によりADHの分泌増加が起こることが指摘されており，ADHの抗利尿作用に応じたANPの分泌が確認されている。また，水中毒の発生機序として微量なADHが持続的な抗利尿作用をもたらす抗利尿ホルモン分泌不適合症候群（SIADH）が生じていることが想定されている[8]。

すなわち低ナトリウム血症にもかかわらず不適切にADHを分泌し，尿の生成が困難になり体内に水分が貯留し低ナトリウム血症が続いている状態になっている。

3）薬物治療による要因

薬物治療により慢性的にドーパミン（D_2）受容体が遮断されると中枢性の飲水惹起物質であるアンジオテンシンⅡへの感受性が亢進し，これにより口渇を生じる。さらにアンジオテンシンⅡがADH分泌を促進し，SIADHと水分の体内貯留を引き起こすと推測される[3]。

4）器質的要因

脳の器質的な要因による影響としては口渇の調整や血漿浸透圧の変化を感知することに関連した第三脳室の周辺部位や海馬についての研究から，海馬の容積の減少が多飲症の重症度と関係している可能性や，脳室および側室の容積の減少が関連しているとの報告がある[9]が，病態についての明確な解明には至っていない。

5．水中毒の診断・検査

1）検査

水中毒はあくまで一時的な病態であるため，これに先行する多飲水行動と二次的な低ナトリウム血症を伴っていることが診断の必須条件である[3]。このため，診断に必要な検査は，❶血液検査（主に低ナトリウム血症の有無，電解質のバランス，血糖値，脂質，甲状腺機能など），❷頭部CTやMRIなどの画像検査（器質的な所見の有無），❸体重測定（体重変動の状況），❹尿検査（低比重尿の有無），❺行動の観察である。

2）診断

体重の日内変動の激しい患者でも血清ナトリウム値に異常のない場合があるので，一定期間の体重の変動とその間の患者の様子を合わせて評価する必要がある[9]。多飲を疑う必要のある患者の言動を**［表4］**に挙げた。

低ナトリウム血症の症状は，易疲労感，頭痛，嘔吐，脱力，無気力，イライラ，ぼんやり，けいれん，昏睡などである。その重症度は血清ナトリウム値の低下する速度と，低下の程度による[8]。**［表5］**は低ナトリウム血症の度合いと症状を示したものである[8]。

体重の変化は，日内体重変動率（normalized diurnal weight gain：NDWG）による評価が有効で簡便な方法である[3,10]。これは，**［（午後の体重－午前の体重）／午前の体重×100］**の計算式で値を出し，1.2％未満は基準値であ

［表4］多飲症の可能性がある患者の言動

①口渇	「のどが渇く」との本人の訴え，面談中に飲水する
②頻尿 / 尿失禁	「トイレに何度も行く」との本人の訴え，尿臭がする，トイレでの排尿が間に合わない
③頭痛	頭痛が夕方になると増強する，頭痛薬の希望が多い
④胃部不快，嘔気・嘔吐，食欲不振	症状の訴えがある，胃薬の希望が多い
⑤夜間不眠，中途覚醒	トイレによる中途覚醒
⑥皮膚の状態や服装	手足がむくむ，寒がり，厚着をする，胸元・袖口・腹部がびしょびしょと濡れている
⑦精神症状	夕方から夜になるとイライラや精神症状が悪化する，ボーッとしたりぼんやりしている
⑧その他	飲み物代が多い，空き缶の処理に困る，洗面所や給水機を頻回に利用している

り，４％以上であれば血清ナトリウム値が10mEq/L以上低下しているとみなし，水中毒に至る危険性があると判断する方法である。

低ナトリウム血症が水中毒の条件になるが，時に深刻な低ナトリウム血症にもかかわらず慢性的に時間をかけて生じた低ナトリウム血症の場合，明らかな症状が出現しない患者もいる。

ナトリウム値そのものだけではなく，短時間で急激に低下する場合は水中毒の危険性が高くなるといわれている[3)]。一般的には，130mEq/L以下になると脳細胞などの細胞内に水分の移行が始まり，125mEq/Lになると症状が出現する。

判断が難しいのは多飲水行動や水中毒の原因が薬物治療によるものか，精神症状に起因するものかの特定である。Atsariyasingら[11)]は，希釈尿（尿浸透圧＜血漿浸透圧）であれば精神症状の悪化，非希釈尿（尿浸透圧＞血漿浸透圧）であれば薬剤性の可能性が高いという鑑別法を報告している。また，腹部膨満感や嘔吐などの症状はイレウスや脳血管障害との鑑別が，けいれん発作はてんかんとの鑑別が必要である[3)]。

6．水中毒の治療

水中毒に至る前の多飲症の段階での予防的支援が重要である。川上[12)]は多飲症本人はこの問題をさほど困ったことと自覚していることが少ないと指摘している。水中毒で救急搬送されても本人は意識を失っているため経緯をよく覚えていないためだという。

治療は，患者が水中毒であると診断された場合には，低ナトリウム血症および合併症への治療を行う。また，水中毒に至る前に日常生活の中で支障のない範囲内で自分の飲水行動を確立できるための支援も重要となってくる。多飲症の重症度とその治療について川上の論文[12)]を参考にまとめた［表6］。

1）低ナトリウム血症の補正

水中毒の治療の基本は水分制限である。腎機能における水分排泄に問題がなければ水分制限のみで血清ナトリウム値が改善してくる。水制限の量の判断であるが，決める根拠が不明確なことが多いため，いたずらに厳しくせずに，ベースとなる体重から４％前後増加した値を上限と設定し緩めていく[13)]。

また低ナトリウム血症の改善のために塩化ナトリウムを投与することがあるが，これについては高血圧をもたらすリスクがあり，あくまでも一時的な効果であること，またスポーツドリンクなども賛否両論あり水と比較し有意差がないという指摘もある。ただ，重篤な低ナトリウム血症の場合には経静脈的に３％の高張食塩水もしくは0.9％生理食塩水と利尿薬を併用する方法が推奨されている[13)]。けいれんなどの重篤な中枢神経系の症状が出現している場合は急激な電解質の補正は橋中心髄鞘崩壊を起こす危険性があるため１時間で１mEq/L，24時間で10mEq/Lを超えないように注意が必要となる。

［表5］血清ナトリウム値と症状

血清ナトリウム値 (mEq/L)	正常値	←　低ナトリウム血症　→		
	136～142	120～134	110～119	100～109
症状	無	ほとんど無症状	食欲不振，嘔気・嘔吐	傾眠，錯乱，けいれん 昏睡

（川上宏人・他編著，多飲症・水中毒—ケアと治療の新機軸．pp157-158，医学書院，2010．を参考に作成）

［表６］多飲症の重症度と必要な治療

多飲症の重症度	軽症	中等度	重症
状態	• 明らかな多飲行動と日内体重変動が認められる • **有害な症状の出現は無** • 飲水量の自己調節可	• **顕著な飲水行動と日内体重変動**が認められる • 日常生活への支障がみられる • **軽度の水中毒**もあり，水分制限などの治療的介入を要する	• 中等度以上の**水中毒症状**があり，**行動制限などの厳重な管理**が必要 • 過去に**重症水中毒の既往**がある • 病状が悪い，亜混迷状態，知的な問題，認知症などにより教育的な働きかけが困難な状態
必要な治療	• **外来通院**でも対応可能 • **指導**により症状の改善・維持が可能	• **入院による簡単な飲水制限や疾病教育**による症状の改善・維持が期待できる	• **厳重な行動の制限** • 認知機能に合わせた**行動療法的アプローチ**が必要

（川上宏人：統合失調症の多飲・水中毒．臨床精神医学 45（増刊）：132-135，2016．を参考に作成）

2）薬物療法

日本神経精神薬理学会の作成した統合失調症薬物治療ガイドライン（2016）[14] によると，水中毒の薬物療法は，第２世代の抗精神病薬を使用することが望ましく，また，病的多飲水が治療抵抗性の統合失調症の病態による場合は，クロザピンを使用することを推奨している。これにより，口渇や錐体外路系症状の軽減による抗コリン薬の減量が期待できる。

その他の薬物療法については症例数や評価が一定ではなく，現段階では多飲症への望ましい薬物療法はない[14]。今後さらにエビデンスを積み重ねる必要がある。

3）心理社会的療法

水中毒に至る前に日常生活の中で支障のない範囲で自分の飲水行動を確立するための支援が必要である。正しい知識を獲得し，ストレスを緩和する目的で働きかけ，水分摂取の欲求をコントロールできるようになるため心理社会的支援を行う。

心理教育を複数の多飲水のある患者が参加して行う集団療法による支援として，心理教育や自己管理能力を高める手段，対処行動の訓練などを含めたプログラムが実施評価されている[15,16]。さらに行動療法的アプローチやトークンエコノミーを用いた支援の有効性が報告されている[17]。この他に，作業療法やリラクセーションの利用は，飲水の代用になるものの活用も治療法として効果が期待できる。

心理社会的療法の効果に影響を及ぼす最も大きな要因は，患者の認知機能の低下であるといわれている。多飲症患者はそうでない統合失調症患者と比較して認知機能については障害が認められるとの報告[18] があり，対象者の能力に合わせた支援が必要である。

以上より，水中毒に至る多飲症に対する治療としての心理社会的方法と薬物療法について述べた。いずれも決定的な治療法とはいえず，現段階では複数の異なるアプローチを組みあわせて患者自身のセルフケア能力を高めていく必要がある。

7．水中毒の経過・予後

中等度以上の多飲水症状による問題行動がみられる患者については，鎮静目的の薬物や不必要な副作用の使用が見かけ上の症状の悪さにつながることもあり，減剤が効果的である[1]。これにより，既述した心理社会的かかわりを増やすことによる変化にも，つながりやすくなる。

また，症状の変化のみられない多飲症患者については，治療の結果として「多飲症」でなくなることを目指すのではなく，患者自身が生活の中で危険のない飲み方で水と付き合い，水をめぐるセルフケアが安定することが重要となる。

今後，より明確な多飲症治療指針が提示される可能性があるが，現時点では，長期的経過の中で問題のある多飲水患者には，医療者側が根気強くかかわる必要がある。

Ⅱ 水中毒の看護ケアとその根拠

1．多飲症・水中毒の観察ポイント

多飲症と水中毒の明確な線引きは難しいが，これまで述べてきたように両者はつながっている。しかし，違いを意識して観察のポイントをおさえておくことが，看護師が余裕をもってケアを実施することにつながる。観察のポイントを川上ら[19]の論文を参考に［表7］と［表8］に整理した。

2．水中毒と看護

多飲症および水中毒の発現については個人差が大きい。茂木[20]が指摘しているように，これまでの水中毒および多飲症に関する看護研究（1983～2009年）によると，多飲症の患者はしばしば日常生活が管理された状況におかれていたが，患者自身も治療への参加が促されるようになり，看護師の対応も集団から個人へと目を向けた看護が行われるようになった。川上ら[1]および吉浜ら[21]の成書の発行以降は制限や監視といった視点の看護が多飲水の患者に悪影響を及ぼすことから，患者個人を尊重し患者自身が治療に参加する看護へと大きな変化がみられている。

川上ら[1]は，その人なりのセルフケア能力に合った

［表7］多飲症の観察のポイント

①行動	飲水行動，衣類の濡れ，食事摂取状況，排泄，睡眠状況，生活リズム
②発言	飲水に関すること，患者の関心や興味，入院生活全般など
③体重変動	日内体重変動率（normalized diurnal weight gain：NDWG）
④検査結果	血清電解質，尿比重，血糖値，脂質，甲状腺機能，頭部CTやMRIなどの画像検査（器質的な所見の有無）など
⑤病歴	過去の多飲状況，水中毒発作の既往，生活状況，セルフケア能力
⑥精神症状	精神機能の評価
⑦神経症状	嘔吐，四肢振戦，てんかん発作など

（川上宏人，松浦好徳編著：多飲症・水中毒―ケアと治療の新機軸．p226，医学書院，2010．を参考に作成）

［表8］水中毒の観察のポイント

軽症水中毒	中等症水中毒	重症水中毒
①バイタルサイン（呼吸，血圧，脈拍，SpO_2） ②頭痛，嘔気・嘔吐，胃痛 ③四肢の振戦，呂律（話している様子） ④浮腫 ⑤興奮や暴力的な様子 ⑥幻聴・幻覚等精神症状悪化 ⑦尿失禁，便失禁の有無と性状 ⑧飲水行動の様子 ⑨体重の変化	①バイタルサイン（呼吸，血圧，脈拍，SpO_2） ②頭痛，嘔気・嘔吐 ③意識レベルの低下 ④四肢の震え ⑤興奮や暴力的な様子 ⑥尿失禁，便失禁の有無と性状 ⑦飲水行動の様子 ⑧体重の変化 ⑨血液データ（Na，K，Cl，血清浸透圧，CPKなど）	①バイタルサイン（呼吸，血圧，脈拍，SpO_2） ②けいれんの種類（硬直性，間代性，全身，局所，ジャクソン型など） ③嘔気・嘔吐 ④意識レベル（Glasgow Coma Scale：GCS），瞳孔所見 ⑤四肢の震え ⑥麻痺の有無 ⑦尿失禁，便失禁の有無と性状 ⑧骨折や皮膚損傷 ⑨体重の変化 ⑩血液データ（Na，K，Cl，血清浸透圧，CPKなど） ⑪輸液および排尿に関する水分出納バランス

（川上宏人，松浦好徳編著：多飲症・水中毒―ケアと治療の新機軸．pp230-232，医学書院，2010．を参考に作成）

方法で日常生活の妨げにならない程度に自らの飲水行動のコントロールができればよいとしているが，多飲症の看護においては制限が本人のストレスにならないようにするだけではなく，看護師側の負担を過度に増やさない工夫が必要である[12]。

また，多飲水行動の背景となる要因が多様なため，思考障害，アドヒアランス，知識不足，対人関係能力の低さ，ストレス対処能力の低さ，不安感・焦燥感なども十分検討した看護実践を行う必要がある。

以下，水中毒の重症度に合わせて第１段階を重症期，第２段階を中等症から軽症期，第３段階を回復期から退院後の時期として看護について述べる。

3．治療の第１段階における看護：重症期

1）看護目標

水中毒の重症期の看護目標は，患者が看護師の援助を受けながら適切な電解質のバランスを保つことにより，二次的合併症を予防でき，生命の危機状態を脱することである。

2）看護

体重の急激な増加があらわれ意識障害やけいれん発作が起こった状態では，頭蓋内圧亢進への看護，低ナトリウム血症の看護を行う。生命が危機的状態にあるため，呼吸および心停止に備えて注意深い観察を行う。

急変時の対応としては，意識レベルが低下している状況では15分に１回程度，回復まで全身状態を観察する。115mEq/L以下の重度の低ナトリウム血症でなければ，水分制限は500～1,000ml以下が有効である。輸液による補正により合併症の誘発を防ぐために電解質の補正をゆっくり行う。精神症状の観察を行い，安静・安楽を促し，安心感を与える説明をする。

患者のセルフケアレベルに応じて行動範囲を拡大する。飲水の管理は，患者が状況を理解できるようにわかりやすく冷静に説明をして，排尿を促す。

4．治療の第２段階における看護：中等症～軽症期

1）看護目標

水中毒の中等症から軽症期の看護目標は，看護師の援助を受けて体重の減少が図れ，意識障害やけいれんなどを起こさないことであり，また，自分の飲水について課題があることを自覚し心地よく安全な水の飲み方を看護師とともに検討できることである。

2）看護

患者の飲水への思いを受け止め共感的に接する。飲水量および体重測定等についてのモニタリングが患者の負担やストレスになりすぎない対応を心がける。水の飲みすぎや制限を守れない状況にのみ着目せずに，患者の心地よさやリラックスできる環境を整える。セルフケアの状況に合わせて看護を行う。

意識障害やけいれんはあらわれていないが，低ナトリウム血症の症状に着目した早期発見が重要である。言動の変化や傾眠等の症状に注意する。全身状態の観察を定期的に行い，急変時に対応できる準備をしておく。制限のある空間にいることによるストレスを軽減できるような個別的なかかわりをもつようにする。

また，精神症状が落ち着いていない場合は，妄想や幻覚，不安，恐怖等へのケアを行い，より安全な飲水のための工夫について患者と話し合う。具体的には，飲水時間，飲水場所，飲水回数，飲水に影響している環境要因を話し合い，対策をともに検討する。

水中毒についての知識不足があれば，理解力に合わせて症状の経過や危険性，薬物療法の作用・副作用等についてわかりやすく具体的に提示する。そのためにも担当看護師との間に信頼関係を築きつつ，定期的な看護面接を行う。

5．治療の第３段階における看護：回復期～退院後

1）看護目標

水中毒の回復期から社会復帰の看護目標は，軽症期から中等症に検討できた自分にとって心地よく安全な水の飲み方を継続でき，退院後の自分らしい生活の維持および水中毒の再発防止である。

2）看護

水中毒による行動の制限はなくなり，退院後の生活を想定した外出や外泊が始まり，患者の生活の自由度が広がる。このため環境や状況の変化を体験する患者が看護師との面接による生活の振り返りを通して，困りごとや解決したい課題を相談したり，話し合うことが重要となる。心理教育や社会生活技能訓練（SST）などのグルー

プによる話し合いの場の活用も効果的である。

6．家族への支援

看護師および医療チームとの信頼関係を維持することと合わせて家族への心理教育的支援が重要である。水中毒とその治療，治療上起こりうる問題について家族と情報を共有する。重篤な水中毒症状出現の防止のために，家族ができることや得られる資源について情報を提供し，家族が過剰に不安感を抱くことなく安心して生活できるように援助する。

［鈴木啓子］

《文献》

1) 川上宏人，松浦好徳編著：多飲症・水中毒―ケアと治療の新機軸．pp19-21，146-148，医学書院，2010.
2) 長嶺敬彦編著：予測して防ぐ抗精神薬の「身体副作用」．p86, 医学書院, 2009.
3) 永嶌朋久，岸本年史：水中毒，向精神薬の副作用と対策 Update．臨床精神医学 43（11）：1605-1610，2014.
4) 前掲書 1，pp162-171.
5) 川上宏人：治療が難航する症例に対する olanzapine の意義―3症例からの検討．臨床精神薬理 9(11)：2195-2202，2006.
6) Shutty MS Jr, Song Y: Behavioral analysis of drinking behaviors in polydipsic patients with chronic schizophrenia. J Abnorm Psychol 106（3）: 483-485, 1997.
7) 木村英司：精神科における病的多飲水・水中毒のとらえ方と看護．pp72-74，すぴか書房，2004.
8) 前掲書 1，pp152-157.
9) Goldman MB, Torres IJ, Keedy S, et al: Reduced anterior hippocampal formation volume in hyponatremic schizophrenic patients. Hippocampus 17（7）: 554-562, 2007.
10) 前掲書 1，pp191-198.
11) Atsariyasing W, Goldman MB: A systematic review of the ability of urine concentration to distinguish antipsychotic- from psychosis-induced hyponatremia. Psychiatry Res 217（3）: 129-133, 2014.
12) 川上宏人：統合失調症の多飲・水中毒．臨床精神医学 45（増刊）：132-135，2016.
13) 前掲書 1，pp172-186.
14) 日本神経精神薬理学会編：病的多飲水・水中毒に対して推奨される薬物治療法はあるか？　統合失調症薬物治療ガイドライン，pp113-116，2016 年 7月 30 日改訂．
http://www.asas.or.jp/jsnp/img/csrinfo/togoshiccho_05.pdf（2017 年 5月 5 日アクセス）
15) 小林純子，松本利恵，千田栄子・他：精神疾患患者の多飲に対する行動制限の減少をめざす取り組み－多飲症に関する患者教育の効果．岐阜聖徳学園大学看護学研究誌 1: 27-34，2016.
16) 神山広美，中野剛，望月正美：多飲水患者の飲水コントロールを目指して．病院・地域精神医学 55（2）：176-178，2012.
17) 上田歩，川瀬美幸，足羽愛・他：多飲水患者に対するトークンエコノミーを用いた飲水量自己調節の意識付け．鳥取臨床科学 7(1)：12-20，2016.
18) Emsley RA, Spangenberg JJ, Roberts MC, et al: Disordered water homeostasis and cognitive impairment in schizophrenia. Biol Psychiatry 34（9）: 630-633, 1993.
19) 前掲書 1，pp226-233.
20) 茂木泰子：統合失調症の多飲症患者の看護における現状と課題―多飲症リスク状態に着目した看護援助への提言．聖霊クリストファー大学大学院保健科学研究科博士論文，pp1-110，2013.
21) 吉浜文洋編：水中毒・多飲症患者へのケアの展開―取り締まりから患者参加のケアへ．精神看護出版，2010.

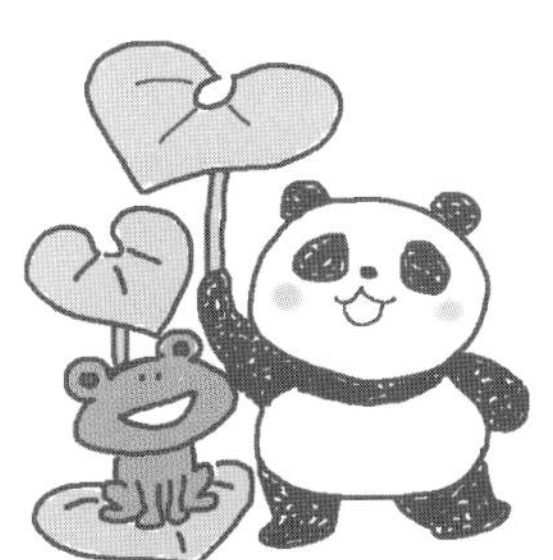

13 解離

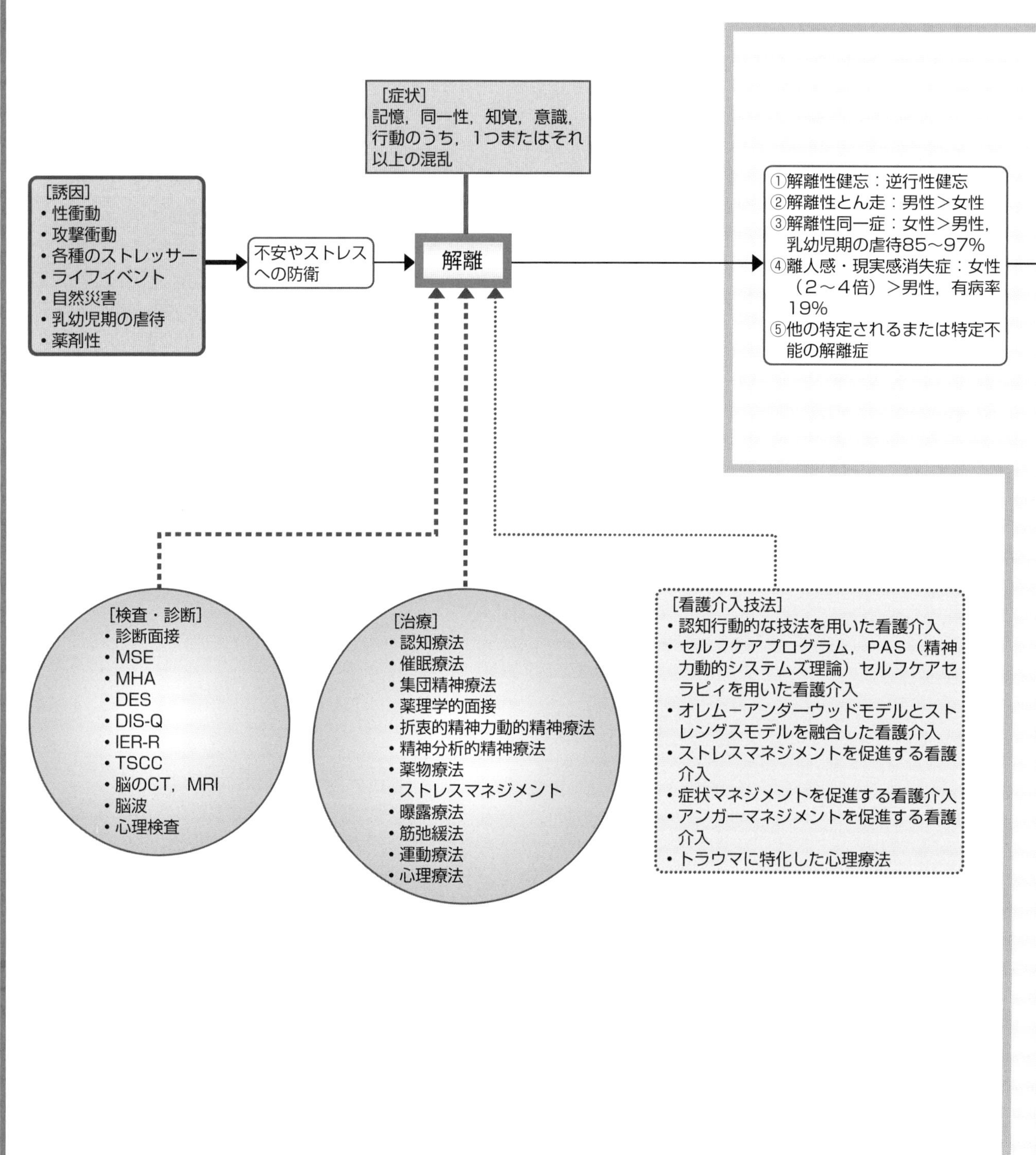
[症状]
記憶，同一性，知覚，意識，行動のうち，1つまたはそれ以上の混乱
[誘因]
• 性衝動
• 攻撃衝動
• 各種のストレッサー
• ライフイベント
• 自然災害
• 乳幼児期の虐待
• 薬剤性
不安やストレスへの防衛
解離
①解離性健忘：逆行性健忘
②解離性とん走：男性＞女性
③解離性同一症：女性＞男性，乳幼児期の虐待85〜97%
④離人感・現実感消失症：女性（2〜4倍）＞男性，有病率19%
⑤他の特定されるまたは特定不能の解離症
[検査・診断]
• 診断面接
• MSE
• MHA
• DES
• DIS-Q
• IER-R
• TSCC
• 脳のCT，MRI
• 脳波
• 心理検査
[治療]
• 認知療法
• 催眠療法
• 集団精神療法
• 薬理学的面接
• 折衷的精神力動的精神療法
• 精神分析的精神療法
• 薬物療法
• ストレスマネジメント
• 曝露療法
• 筋弛緩法
• 運動療法
• 心理療法
[看護介入技法]
• 認知行動的な技法を用いた看護介入
• セルフケアプログラム，PAS（精神力動的システムズ理論）セルフケアセラピィを用いた看護介入
• オレム－アンダーウッドモデルとストレングスモデルを融合した看護介入
• ストレスマネジメントを促進する看護介入
• 症状マネジメントを促進する看護介入
• アンガーマネジメントを促進する看護介入
• トラウマに特化した心理療法

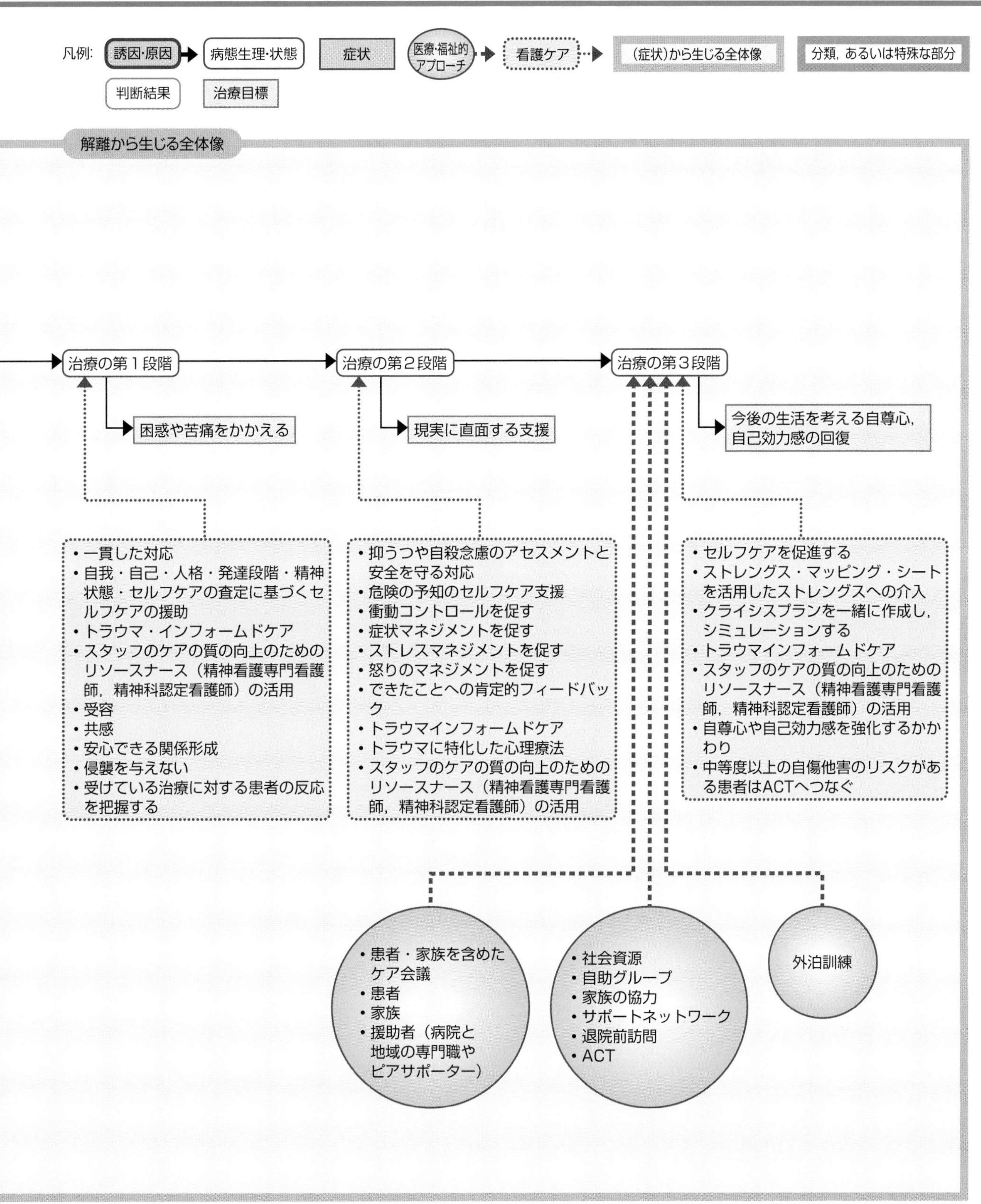
凡例:
誘因・原因
病態生理・状態
症状
医療・福祉的アプローチ
看護ケア
（症状）から生じる全体像
分類，あるいは特殊な部分
判断結果
治療目標
解離から生じる全体像
治療の第１段階
困惑や苦痛をかかえる
治療の第２段階
現実に直面する支援
治療の第３段階
今後の生活を考える自尊心，自己効力感の回復
・一貫した対応
・自我・自己・人格・発達段階・精神状態・セルフケアの査定に基づくセルフケアの援助
・トラウマ・インフォームドケア
・スタッフのケアの質の向上のためのリソースナース（精神看護専門看護師，精神科認定看護師）の活用
・受容
・共感
・安心できる関係形成
・侵襲を与えない
・受けている治療に対する患者の反応を把握する
・抑うつや自殺念慮のアセスメントと安全を守る対応
・危険の予知のセルフケア支援
・衝動コントロールを促す
・症状マネジメントを促す
・ストレスマネジメントを促す
・怒りのマネジメントを促す
・できたことへの肯定的フィードバック
・トラウマインフォームドケア
・トラウマに特化した心理療法
・スタッフのケアの質の向上のためのリソースナース（精神看護専門看護師，精神科認定看護師）の活用
・セルフケアを促進する
・ストレングス・マッピング・シートを活用したストレングスへの介入
・クライシスプランを一緒に作成し，シミュレーションする
・トラウマインフォームドケア
・スタッフのケアの質の向上のためのリソースナース（精神看護専門看護師，精神科認定看護師）の活用
・自尊心や自己効力感を強化するかかわり
・中等度以上の自傷他害のリスクがある患者はACTへつなぐ
・患者・家族を含めたケア会議
・患者
・家族
・援助者（病院と地域の専門職やピアサポーター）
・社会資源
・自助グループ
・家族の協力
・サポートネットワーク
・退院前訪問
・ACT
外泊訓練

13 解離

Ⅰ　解離症群のメカニズム

解離症群（Dissociative Disorders）とは，心的外傷などによる極度の不安から自我を守るために，隔離という防衛機制が無意識に働いた結果，「記憶，同一性，知覚，意識，行動などの精神機能のうち，１つまたはそれ以上に混乱があらわれる」[1]状態をいう。

解離症群は，**❶解離性健忘**，**❷解離性とん走**，**❸解離性同一症**，**❹離人感・現実感消失症**，❺他の特定されるまたは特定不能の解離症で構成される症候群である。

1．解離性健忘のメカニズム

1）具体的症状と経過

解離性健忘（Dissociative Amnesia）は，**心的外傷等の強いストレスや葛藤に関連する個人的な経験が記憶から消えてしまう（逆行性健忘）こと**である。

解離性健忘は，期間限定的に健忘が起こる**局在性健忘**，期間限定ではあるが部分的に記憶していることもある**選択的健忘**，生涯に起こったことを全て忘れる**全般性健忘**，起こった出来事を持続的に思い出せない**持続的健忘**，特定の人物や事柄について全て忘れる**系統的健忘**に分類されている[2]。

また，重度の急性心的外傷を引き金に起こる「従来型典型像」[2]の健忘と，自傷や暴力を伴う「非典型像」[3]の健忘がある。

心的外傷による急性の解離性健忘は安全な環境に移動することで自然寛解することが多い。逆に，重度で慢性に経過する局在性健忘に進展する場合がある。

2）成り立ち

解離性健忘の根底には性衝動，自分や他者に向かう攻撃衝動などの受容しがたい衝動による極度の葛藤がもたらす，恥，絶望感，怒りなどの強い情動体験がある。また虐待や信頼していた人からの裏切りなどの心的外傷が解離性健忘につながる[1]。

3）心理社会的反応

患者は健忘が何によって起こっているのかは意識できない。また，周囲はすぐに患者が記憶を失っていることに気づくため，家族や職場の同僚などに勧められて受診することが多く，患者は困惑や混乱に陥りやすい。

4）病態生理

解離性健忘は，精神力学的解釈では，耐えがたい不安やストレスから自我を守るために外傷的な出来事を処理したり，思い出したりする過程で，隔離（分離）という防衛機制が働くために記憶が障害される，と考えている。磁気共鳴機能画像法（fMRI）を用いた情動と記憶の相互作用に関する解離性健忘の患者を対象にした研究では，情動（背側前頭前野の活動）によって記憶（海馬の活動）の抑制が起きていることが推察されている[4]。

5）診断・検査

解離性健忘の診断には，構造化された診断面接，MSE（Mental Status Examination）による精神症状の評価，MHA（Mental Health Assessment）を用いた病歴の聴取，解離体験尺度日本語版（Dissociative Experience Scale：DES），解離症状質問票（Dissociation Questionnaire：DIS-Q），改訂出来事インパクト尺度日本語版（Impact of Event Scale-Revised：IES-R）[5]等の解離症状に特化した精神症状を評価する尺度や，UCLA PTSD Reaction Index for DSM-Ⅳ[5]を用いる。子どもの場合は，子ども用トラウマチェックリスト（TSCC）[5]投影法などの各種の心理検査を用いる。

鑑別が必要な診断に，健常者にも起こる日常的な物忘れ，認知症や外傷などの器質的な脳の障害，身体疾患や薬剤因性のせん妄，物質関連の健忘，一過性全健忘，解離性同一症などがある。特に，解離性健忘と一過性健忘はどちらもライフイベント上のストレッサーが誘因になるため，誤診が起こりやすい。後者は自己の同一性に関する記憶が損なわれないことで鑑別できる。

器質的な脳の障害による健忘を除外するために，脳のCTやMRI等の画像診断，脳波，生化学的検査などの補助的な検査を行う。

6）治療

重症化や慢性化を防ぐためには，失われた記憶を早急に意識化することが必要である。そのため早期に，認知療法，催眠療法，精神分析的精神療法，アモバルビタールやジアゼパムを用いた「薬理学的面接」[1]などの適切な治療に導入する。

2．解離性とん走のメカニズム

1）具体的症状と経過

解離性とん走（dissociative fugue）は，DSM-5では解離性健忘の亜型に位置づけられており，解離性健忘，解離性同一症のいずれにおいてもみられる。解離性とん走では全般性健忘，または局在性健忘があらわれる。ある日突然，住み慣れた家や場所から別の場所に出奔し，自分が誰であり，どのように生きてきた人間なのかについて覚えていなかったり，それまでの自分とはまったく違う名前や生活歴をつくりあげることがある。またそのことにより患者は著しい苦悩や社会生活のしづらさを感じている。

成人のとん走は，小児期・青年期に比べると期間が長く出奔する距離が長い。とん走は男性に多く，特に軍隊に所属している兵士に最も多くみられる。

とん走が終了してからは，困惑や混乱，離人感や現実感の喪失，抑うつや自殺念慮，PTSD（Post Traumatic Stress Disorder，心的外傷後ストレス障害）や不安症の症状が出現することがある。とん走の期間は数時間から数日程度が多く，繰り返す場合と一過性に終わる場合があり，繰り返す場合は同一性の障害が考えられる。

2）成り立ち

解離性とん走の患者には，とん走が起こる直前に，誘因となる心的外傷をもたらすようなライフイベントがある場合と，遠い過去に同様のライフイベントがある場合がある。ライフイベントには，戦争，性暴力，小児期に繰り返し行われた性的虐待，大きな社会変動，自然災害などがある。

3）心理社会的反応

解離性とん走が起こる直前の患者は，患者にとってストレスフルな環境から逃げ出したい衝動に駆られている。

4）病態生理

精神力学的には，患者は遠い過去，または直近の過去の耐えがたい苦痛を生じさせる心的外傷的環境から逃れるために，見知らぬ土地で見知らぬ人たちの中で新たな自己を装うことにより，自分を守っていると解釈される。

5）診断・検査

解離性とん走の患者は自分のおかれた環境から逃げ出したいということを明確に意識しており，意図してとん走する。解離性同一症の患者のとん走は小児期に始まり生涯にわたって繰り返す特徴がある[6]。

鑑別が必要な疾患は，**てんかん性とん走**であるが，反復的な異常行動や脳波の検査で鑑別できる。さらに双極性障害の躁病相や統合失調症患者の放浪や家出，詐病との鑑別が必要である。

6）治療

パーソナリティの同一性を取り戻すことと，最近の記憶の回復に焦点を当てた折衷的な精神力学的精神療法を用いる。アモバルビタールやベンゾジアゼピンを用いた薬物使用下の面接が効果がある場合がある。

とん走前のストレスフルな環境が明らかになった時点で，自殺や暴力などの破壊的な衝動のリスクが高まるため，リスクを回避する必要がある。治療の目標は複数のパーソナリティの統合におく。

3．解離性同一症のメカニズム

1）具体的症状と経過

解離性同一症（Dissociative Identity Disorder）は**複数のパーソナリティが一人の人の中に存在し，それぞれが自己や環境への異なった感じ方，関係性のもち方をしている状態**をいう。

解離性同一症の患者は，他の解離症の全ての症状をあわせもっている。その他の症状も多彩であり，PTSDの３主徴（再体験，過覚醒，回避／無感覚），偽神経学的な転換症状（運動麻痺，視覚の障害等）や疼痛などの身体症状，抑うつや自殺念慮などの情動的症状，強迫症状などがある。女性のほうが男性よりも５～９倍多い[7]。

2）成り立ち

解離性同一症の患者の85～97％に乳幼児期の虐待（身体的，性的が多い）などの心的外傷体験がある[7]。

3）心理社会的反応

患者はいくつかの人格を生きており，場面によって立ちあらわれてくる人格が異なるため一人の統合された存在という意識をもちにくく，周囲の人の困惑に直面することで患者自身が困惑や苦痛を感じやすい。

4）病態生理

精神力学的には，虐待などの持続的な心的外傷から自我を守るために，自分の中にある葛藤や分裂した自己を異なるパーソナリティに投影し，それぞれの分身に異なる役割を担わせると解釈される。

5）診断・検査

子ども時代の記憶の空白など，記憶の連続性が保たれているか，現在の患者の中に複数の人格の存在を感じているか，離人感や現実感の消失の感覚があるかを構造化した診断面接により，把握する。家族や学校の教師からの情報提供で解離行動が明確になる場合がある。

症状の多彩さから，虚偽性・模倣性・詐病性解離性同一症，統合失調症や境界性パーソナリティ障害と誤診されやすいため，鑑別が必要である。

検査は解離性健忘で示した解離症状を評価する各種の尺度が有用である。器質的な障害を除外するために，脳のCTやMRI等の画像診断，脳波の検査をする。

6）治療

とん走中に患者が負った外傷の治療から始まる場合もままある。解離性同一症の患者の治療には，精神分析的精神療法，認知療法，行動療法，催眠療法があり，心的外傷が明確な場合には精神療法と精神薬理学的療法を用いる。

多様なパーソナリティで家族を形成している場合には，家族療法やシステム理論を基盤とした精神療法で自我がリラックスできるように支援することが効果的である。

精神薬理学的介入は，PTSDの症状には選択的セロトニン再取り込み阻害薬（SSRI）や三環系抗うつ薬，MAO阻害薬が，脳波異常と攻撃性や衝動性がある場合にはカルバマゼピンを用いる[8)]。難治性の抑うつ症がベースにあり，自殺念慮が強い患者には，修正型電気けいれん療法（m-ECT）が効果を示す場合がある。

4．離人感・現実感消失症のメカニズム

1）具体的症状と経過

離人感・現実感消失症（Depersonalization/Derealization Disorder）の患者は，**自分自身が自分のものと感じられない感じや，自分の意思ではなく行動している感じ**などを持続的，反復的に経験している。また**周囲の環境から切り離されている感覚や，外界をぼんやりと夢のようなものに知覚**する。自己の思考，感情，知覚，身体，行為を現実でないもののように感じているが，現実検討が失われることはない。

健常者でも一過性には経験する症状である。有病率は19%で，女性が男性の２～４倍である[9)]。

2）成り立ち

心的外傷となるような出来事の後に起こることが多いが，てんかんや片頭痛に伴うことも多い。また，マリファナなどの幻覚剤，抗コリン作用の薬剤などの使用により起こることがある。さらに，瞑想，催眠，隔離された空間に置かれるなどの感覚遮断の状況でも起こる。また生命が危険にさらされるような状況では多くがこの症状を体験する。

3）心理社会的反応

離人感・現実感消失症の患者は，自分が体験していることをうまく表現できないことが多く，苦しみや破局的な生活の状況を「死んでいるようだ」「自分の外に存在している」などの表現で訴える。しかし，他人からはあまり悩んでいるように見えない場合が多いため，患者は理解されないことに対して苦痛や孤独を感じやすい。

4）病態生理

精神力学的には，自我を強度の不安やストレスから守る隔離という防衛機制の一側面として解釈できる。そしてそのストレスや不安は心的な外傷を負わせるような，患者にとって重大な事柄によってもたらされる。症状はストレスや疲労によって賦活され，症状が強ければ強いほど仕事や学習などの作業能率が低下する。

5）診断・検査

構造化した診断面接により，身体における変容感の有無と程度，観察するものとされるものという二元化された自己像の存在の有無と程度，他者や外界から切り離された感覚の有無と程度，自分の感情が自分のものでない

感覚の有無と程度などを詳細に聴取することで診断する。

また，離人感や現実感の誘因となった心的外傷的な出来事の有無とその程度，その出来事に対する患者の認知的な評価と情動反応，幻覚剤などの違法な薬物の使用歴，一般身体疾患の治療薬の使用歴など多角的な視点から病歴を聴取する。

解離症状を評価する各種の尺度を診断に用いる。離人感をもたらす疾患は数多く，多様である。身体疾患，違法薬剤の影響，医薬品の副作用，パニック発作などの不安症，PTSD，急性ストレス障害，統合失調症，他の解離症でも起こるため，鑑別診断が必要である。

器質的な疾患の影響を除外するために，脳のCTやMRI，脳波，生化学的検査などを行う。

6）治療

抗うつ薬，気分安定薬，非定型抗精神病薬，抗てんかん薬などの薬物療法を行うが，明確なエビデンスはなく，部分的な症状に効果がみられるにすぎない。

精神力学的精神療法，認知療法，認知行動療法，精神療法，ストレスマネジメント，曝露療法，筋弛緩法，運動療法[10)]，精神力動的システムズ理論に基づく心理療法[11)]などがある。

米国でトラウマに対して特に効果が実証されている治療法は，トラウマに焦点を当てた認知行動療法，曝露療法，眼球運動による脱感作と再処理法（EMDR），親子心理療法（CPP）である[11)]。

5．解離症群の経過・予後

解離症群の予後は明確にはわからない。多くは原因から離れることで自然に寛解することが多いが，一部は全般化し持続し重症化した慢性で重度の障害を負い自殺することもある。

解離性とん走の期間は短く，一般に心理的ストレスとなる状況から離れると数時間から数日で終わるが，繰り返されることがほとんどである[12)]。

解離性同一症は，精神療法により解離していた心的外傷的な内容が統合されるにしたがい，人格交代，健忘，身体化症状の順で消退する[13)]。外傷体験は，安全，想起と服喪追悼，再結合の３つの段階を経て回復する[14)]。

黒石[13)]は症例研究により，「安全には『治療関係の安定』が，服喪追悼には『対象喪失の悲哀の受容』が，再結合には『新たな対人関係の構築』が対応している」ことを明らかにした。さらに黒石[14)]は，重症度と治療転帰の関係から解離性同一障害を類型化しており，軽症で寛解した適応型の症例は１年以内に人格交代が消失し，中等症で軽快した心的外傷型と重症で不変だった虐待型の症例は１年以上継続したと述べている[13)]。未治療の解離性同一性障害の人の何％かは自殺や自己破壊的な行動により死に至る[12)]。

Ⅱ　解離症群の患者への看護ケアとその根拠

1．解離症の患者の観察ポイント（日常生活への影響）

①解離症状の程度，範囲，全般的な精神状態
②解離症状に伴う自傷や他害のリスクの有無や誘因
③解離症状による患者の心理社会的な反応
④解離症状によるセルフケア（特に，孤独と人付き合いのバランスの維持のセルフケア，危険の予知のセルフケア）への影響
⑤セルフケアへの解離症状の影響についての患者の認識や行動
⑥精神療法などの治療に対する患者の認識や行動
⑦患者のストレングス[15)]（レジリエンスや自尊心，自己効力感，信念，身体的，心理的，社会的な強さなど）や将来の希望

2．解離症の患者を取り巻く環境や状況の観察

①家族や患者が所属している帰属集団の成員の反応
②患者がもっているソーシャルサポートの質と量
③患者をケアしている保健医療福祉チームの実践能力や，患者に対する反応
④入院中や退院後に患者が活用できる公的，非公的な社会資源の状況
⑤環境のストレングス

3．治療の第１段階における看護

看護師は，解離性健忘の病理をよく理解し，患者に振り回されない一貫した対応[5)]を行う。また，トラウマ・

インフォームドケア[7,8]で述べているように，患者の病理的な側面の理解ではなく，患者の症状や行動をトラウマに対する患者なりの適応の姿ととらえるストレングスの視点をもつ。

解離性健忘による患者の困惑や苦痛に対して，受容，共感の姿勢で接し，安心感がもてるようにする。隔離された記憶を意識化することに患者は極度の苦痛を感じるため，構造化した安心できる治療関係の中で意識化を図ることを基本にし，日常生活の中で不用意に記憶を呼び戻す働きかけをしない。患者は過去に侵入的な体験により傷つき，自我境界が脆弱になっている人であるという認識をもち，看護師と患者の自我境界を意識して極力侵襲を与えないかかわりをもつ。この段階は治療に前向きに取り組めるように信頼関係を築きながら安心感や安全感を提供する。

受けている治療に対する患者や家族の認識や行動を把握し，治療に対する誤解や抵抗がある場合は，治療者（医師，臨床心理士，精神看護専門看護師など）と連携して，患者が治療について正しく認識できるように援助する。

日常生活の場面で治療に対する患者の情緒的，行動的な反応が見られた場合は，受容・共感の姿勢で，あるがままに受けとめる。

また，そのような情緒的，行動的な反応について，治療者と情報を共有し，どのように支援していくかをチームで検討し，一貫したケアを提供する。

4．治療の第2段階における看護

この段階の患者は，**失われた記憶が回復するにつれ現実に直面せざるを得なくなり，抑うつや自殺念慮が強くなる可能性**が高い。危険の予知のセルフケアが不足している患者に対して，自傷や他害のリスクをアセスメントをし，患者の安全，他患者や医療者の安全を守る。特に，「非典型像」[3]の解離性健忘の場合には，自傷や暴力を伴うことが多いため，衝動性の度合いやその誘因となること，自傷や他害の切迫度や緊急度をアセスメントし，危険の予知のセルフケアに焦点を当てた継続的な看護を行う。

最終的には，患者自身が情動や衝動をコントロールする力を育めるように，トラウマに特化した心理教育[10]を活用して働きかける。

自殺念慮がある場合は，自殺のリスクアセスメントを行う。自殺のリスクが高い場合は自殺してほしくないこと（→❾自殺）や力になりたいことを率直に伝える。また死にたくなるほどの困難や苦痛を経験している患者の気持ちに共感しつつ，どのような援助があればよいかを話し合い，患者が望む援助を提供する。また，破局的な経験をしながらも真摯に現実に向き合っている患者の勇気や頑張りを認め，肯定的なフィードバックを提供してねぎらう。また，理由をきちんと説明して，危険物の管理を行う。

この段階でも多職種チームによるアセスメントとケアにおける協働を維持し，一貫したケアが提供できるようにする。集団精神療法に患者が参加している場合は，治療者と患者個人の「安全空間」[16]を前提にしてグループが治療的に機能するようにする。解離性健忘の患者は前向性健忘はなく，新たなことの記憶や学習が可能なので，ストレスマネジメントや症状マネジメントの方法を一緒に考え，患者が望む方法を教えたり，怒りをマネジメントする方法を患者が学習できるように支援する。

5．治療の第3段階における看護

この段階で**患者は，記憶だけでなく現実感を取り戻して今後の生活を考え始める時期**である。そのため患者が自分の生活を自分でコントロールすることと，自尊心や自己効力感の回復が目標であり，看護師は患者のセルフケアを促進する方向で働きかける。

具体的には，退院後にどこでどのような生活を営みたいのかという希望を患者が明確にできるように，「ストレングス・マッピング・シート」[17]等を活用して長期目標を共有し，それに向かって当面の2週間で目指すセルフケア上の短期目標を患者が設定するのを援ける。そしてその目標を達成するために患者が行うことと，患者が看護師にどのような援助を望んでいるかを聞き，患者が望む援助を提供する。

この段階は，公的な社会資源やセルフヘルプグループなどの非公的な社会資源に関する情報の提供を精神保健福祉士（PSW）と協力して行い，患者が退院後に利用したい社会資源を選択したり，実際に活用するために必要な知識技術の獲得を援助したり，実際の行動を援助する。

家族の協力が得られる場合は，家族と患者と援助者（病院と地域の専門職やピアサポーター）が一緒に今後の方向性を考えられるようケア会議を積み重ね，患者をとり巻くサポートネットワークを強固なものにする。その過程で，「トラウマ・インフォームドケア」[8]についての知識と技術を地域の支援者にも共通認識してもらえように働きかける。

また，退院後の生活の場が決まったら，退院前訪問の制度を利用して，実際に外泊して生活上困ったことや，嬉しかったことなど患者の経験を把握して必要な援助を提供し，患者が地域で生活する自信や自己効力感をもてるようにかかわる。さらに退院後に，何らかの要因で危機的な状況に直面したときに，具体的にどのように専門職の支援やピアサポートを受ければよいか，クライシスプランを患者と一緒に立てて，実際に行動できるように，退院までにシミュレーションする。

患者の自傷・他害のリスクが中等度以上の場合や，解離性同一症でとん走を繰り返すリスクが高い場合は，患者にACT（Assertive Community Treatment，包括型地域生活支援プログラム）[17]の利用を勧め，入院中からACTのスタッフと患者との関係性が形成できるように患者から信頼されている看護師がつなぎ，ACTのスタッフと連携して患者を援助する。

6．家族への支援

解離がある患者の家族は，患者の自我同一性が障害されるため，患者像の変容に対しての戸惑いが大きく，病理を適切に理解できないと，患者に対しての怒りや無力感が大きくなり，家族関係が悪化しやすい。そのため，看護師は，家族が医師から十分な説明を受けられるように調整したり，医師の説明時に同席して，家族の理解度を確認して必要時に補足説明するなどの支援を行う必要がある。

また，解離性健忘からの回復過程では，患者は自傷や周囲の人への暴力が出現することがあるため，家族にリスクの説明をし，危機時に適切に対処できるように，一緒にプランを立てておくことが有効である。

さらに看護師は，家族に，患者は過去あるいは現在のトラウマティックな体験におびやかされ苦しんでいるという事実を随時説明し，家族に対する患者の否定的な反応には，その体験からの影響があることを家族が理解できるようにかかわる。家族の大変さに共感的にかかわり，家族の頑張りをねぎらう姿勢で，情緒的な支援を提供する。

複数の家族の意見が対立し，家族関係が悪化している場合には，中立的な立場で調整し，パワーの弱い家族が意見を言えるようにパワーを調整しつつ，家族の意思決定を支援する。

家族支援の前提として，看護師は自分自身の家族観を内省・自覚し，その家族観を患者の家族に押し付けないよう，注意する。家族との人間関係を意図的に形成し，家族像を基盤にその家族らしさを大切にしながら，支援する。

7．全般的に必要な組織的な取り組み

看護師をはじめとする支援者もまたトラウマの体験者である場合がある。そのため，患者のトラウマ体験を共有する経験を通してトラウマが賦活されることがある。また，過去にトラウマの体験がなくても二次的に受傷する危険性がある。そのため，支援者同士のピアサポートや継続的なケア技術の向上を目的に，組織的で系統的な教育を受ける機会を保証することが必要である。

それらができるためには，精神看護や精神医学について高度な知識と技術，高い倫理的な感受性をもつ精神看護専門看護師や精神科認定看護師などのリソースナースを，医療機関や・地域の訪問看護ステーション・行政機関等で雇用したり，外部コンサルタントとして活用する。

［松枝美智子］

《引用文献》

1) Benjamin James Sadock, Verginia Alcott Sadock, 井上令一監，四宮滋子，田宮聡監訳：カプラン臨床精神医学テキスト―DSM-5診断基準の臨床への展開，第3版．pp505，メディカル・サイエンス・インターナショナル，2016.
2) 前掲書1，p506.
3) 前掲書1，p507.
4) 森悦朗：情動の制御と高次脳機能―情動と記憶の相互作用．心身医学 51（1）：53-60，2011.
5) 宋建華，福島春子，胡桃澤伸・他：心的外傷との関連から見た精神分裂病患者の解離症状．神戸大学医学部紀要 61（4）：145-177，2001.
6) 中井久夫：看護のための精神医学，第2版．pp212-216，医学書院，2004.
7) 中村有吾，瀧野揚三：トラウマインフォームドケアにおけるケアの概念と実際．学校危機とメンタルケア 7: 75，2015.
8) 川野雅資：トラウマインフォームドケアとは何か？　精神科看護 44：4-19，2017.
9) 前掲書1，p513.
10) 前掲書1，p516.
11) 前掲書1，p517.
12) 井上令一監，四宮茂子，田宮聡監訳：カプラン臨床精神医学テキスト―DSM-5診断基準の臨床への展開，第3版．pp505-519，メディカル・サイエンス・インターナショナル，2016.
13) 黒石大輔：重症度と治療転帰の評価による解離性同一性障害の類型化．慈恵医大誌 119：27-40，2004.
14) ジュディス・L・ハーマン，中井久夫訳：心的外傷と回復．みすず書房，1996.
15) 萱間真美：リカバリー・退院支援・地域連携のためのストレングス

モデル実践活用術．p70，医学書院，2016.
16) 小谷英文，宇佐美しおり：PAS セルフケアセラピィ．pp14-15，PAS 心理研究所，2018.
17) 前掲書 13，pp46-85.

《参考文献》

1) 野嶋佐由美監，中野綾美編：家族エンパワメントをもたらす看護実践．へるす出版，2006.
2) 野嶋佐由美監：実践看護技術学習支援テキスト　精神看護学．日本看護協会出版会，2002.
3) 南裕子監，野嶋佐由美，勝原裕美子編，パトリシア・R アンダーウッド：看護理論の臨床活用―パトリシア・R. アンダーウッド論文集．日本看護協会出版会，2003.
4) 稲岡文昭，南裕子監，粕田孝之編：セルフケア概念と看護実践―Dr. P.R.Underwood の視点から．へるす出版，1987.
5) 宇佐美しおり：行動化を有する患者への精神看護 CNS の介入技法と治療的要因―セルフケアモデルに PAS 理論を用いて．日本 CNS 看護学会誌 2：5-12，2016.
6) 日本専門看護師協議会，宇佐美しおり，野末清香：精神看護スペシャリストに必要な理論と技法．日本看護協会出版会，2007.
7) 白石裕子：看護のための認知行動療法．金剛出版，2014.
8) 川野雅資：トラウマ・インフォームドケア．精神看護出版，2018.

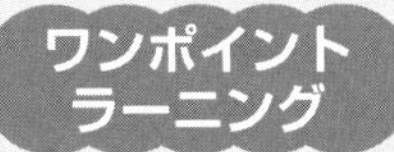

離人感・現実感消失症

離人感や現実感の消失は，知覚の障害である[1)]。DSM-5 は，解離症群に分類し，自我の同一性や知覚の機能の混乱と定義している[2)]。離人症の具体的な症状は，自分でない感じがする，何かわからないが自分の中で変化が起こってそれまでの自分とは違うなどと知覚し[3)]，自分から距離をとって観察するような感覚[2)]が生まれる。

現実感消失の具体的な症状は，自分を取り巻く環境が何ともいい難く変化してしまったという知覚のことである。健康な人でも患者でもこれらの症状が一過性に起こることは頻繁にあり，抑うつや不安に次いで多い精神症状である[2)]。約 1/3 ～ 1/2 の患者に心的外傷となるストレスが先行する[2)]。

精神力動的には，強度の不安による自我の崩壊，または不安から自我を防衛するための情動反応と解釈し，各種の精神療法を行う[2)]。

神経生物学的な研究では，片頭痛やマリファナとの関係，セロトニン様物質の関与を示唆しており，治療には選択的セロトニン再取り込み阻害薬（SSRI）を用いるが全ての患者に効果があるわけではない[2)]。

心的外傷が原因の場合は環境を変えることにより，薬物中毒が原因の場合は離脱すると消失する[2)]。中井によれば，離人感や現実感の消失は統合失調症の発病時，特に中学生ぐらいの若年で発症する場合[3)]や，成人の統合失調症の回復期前期にもあらわれ，その時期の何ともいえない恐怖を和らげるが，閉塞感，空虚感，取り残された感じに変化するという[4)]。回復期前期には，女性は派手な化粧や衣服，男性は奇抜な恰好をすることがあるが，現実感の薄さ（自我の脆弱性）を補う心性があるため，冷やかしや批評は禁物である[4)]。

家族は患者の変化に驚くので，あくまでも一過性のものでじきに落ち着くことを説明し，医療者と一緒に見守る姿勢でかかわるように教育する[4)]。健康な人であれ，精神疾患のある人であれ，自分や外界が変容する体験は不安や心もとなさを伴うため，経験をありのままに受容し，共感的に理解する姿勢，安心感を提供する心もちでかかわることが大切である。運動療法の効果の報告もある[2)]ため，信頼関係の構築を前提にして，患者の反応をみながら一緒に散歩やエクササイズを行うとよい。

［松枝美智子］

《文献》

1) Benjamin James Sadock, Verginia Alcott Sadock, 井上令一監，四宮滋子，田宮聡監訳：カプラン臨床精神医学テキスト，第3版―DSM-5診断基準の臨床への展開．p232，メディカル・サイエンス・インターナショナル，2016.
2) 前掲書 1，pp509-519.
3) 中井久夫：看護のための精神医学，第2版．p97，医学書院，2004.
4) 前掲書 2，p145.

NOTE

14 昏迷

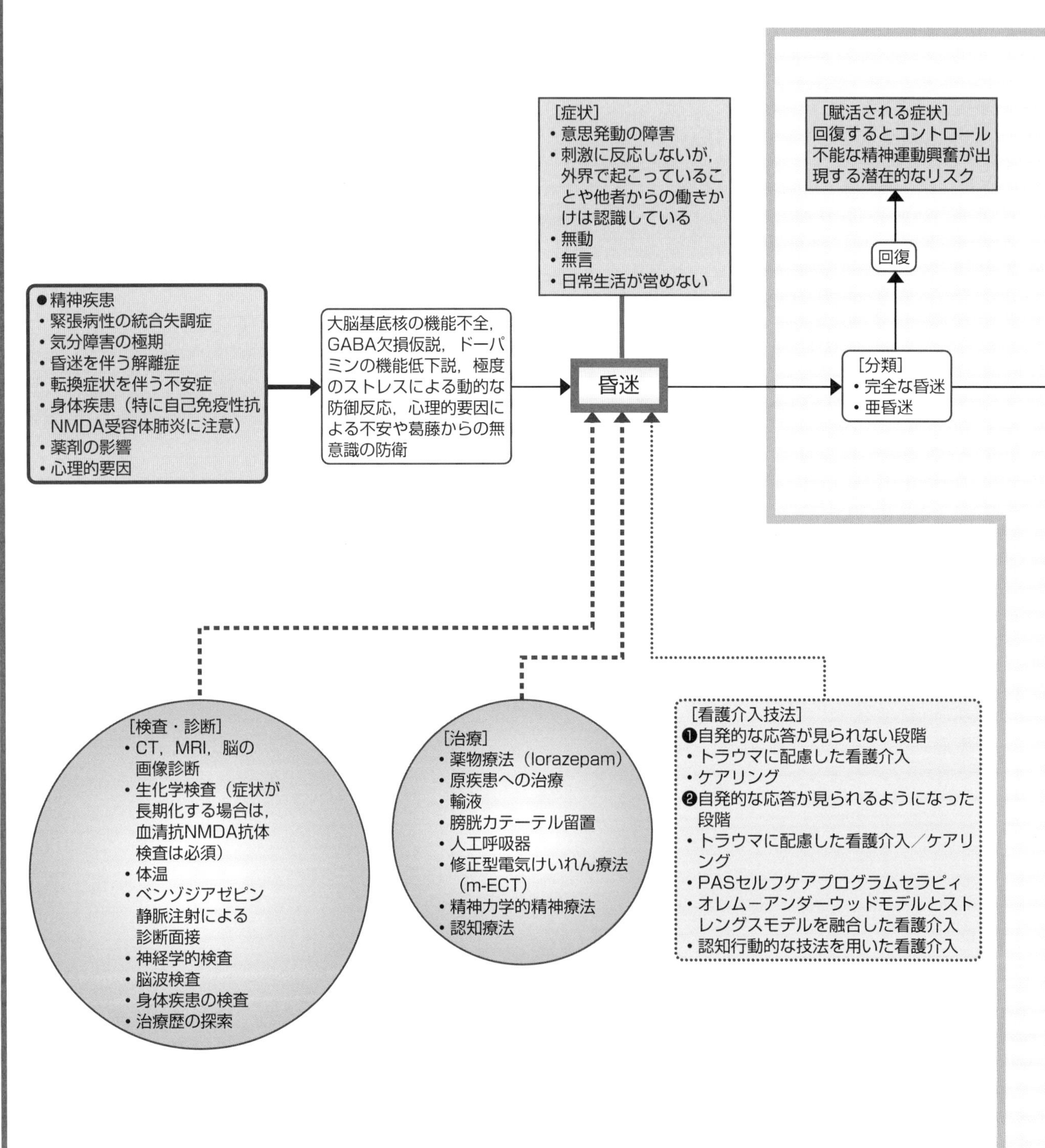

●精神疾患
・緊張病性の統合失調症
・気分障害の極期
・昏迷を伴う解離症
・転換症状を伴う不安症
・身体疾患（特に自己免疫性抗NMDA受容体肺炎に注意）
・薬剤の影響
・心理的要因
大脳基底核の機能不全，GABA欠損仮説，ドーパミンの機能低下説，極度のストレスによる動的な防御反応，心理的要因による不安や葛藤からの無意識の防衛
[症状]
・意思発動の障害
・刺激に反応しないが，外界で起こっていることや他者からの働きかけは認識している
・無動
・無言
・日常生活が営めない
昏迷
[分類]
・完全な昏迷
・亜昏迷
回復
[賦活される症状]
回復するとコントロール不能な精神運動興奮が出現する潜在的なリスク
[検査・診断]
・CT，MRI，脳の画像診断
・生化学検査（症状が長期化する場合は，血清抗NMDA抗体検査は必須）
・体温
・ベンゾジアゼピン静脈注射による診断面接
・神経学的検査
・脳波検査
・身体疾患の検査
・治療歴の探索
[治療]
・薬物療法（lorazepam）
・原疾患への治療
・輸液
・膀胱カテーテル留置
・人工呼吸器
・修正型電気けいれん療法（m-ECT）
・精神力学的精神療法
・認知療法
[看護介入技法]
❶自発的な応答が見られない段階
・トラウマに配慮した看護介入
・ケアリング
❷自発的な応答が見られるようになった段階
・トラウマに配慮した看護介入／ケアリング
・PASセルフケアプログラムセラピィ
・オレムーアンダーウッドモデルとストレングスモデルを融合した看護介入
・認知行動的な技法を用いた看護介入

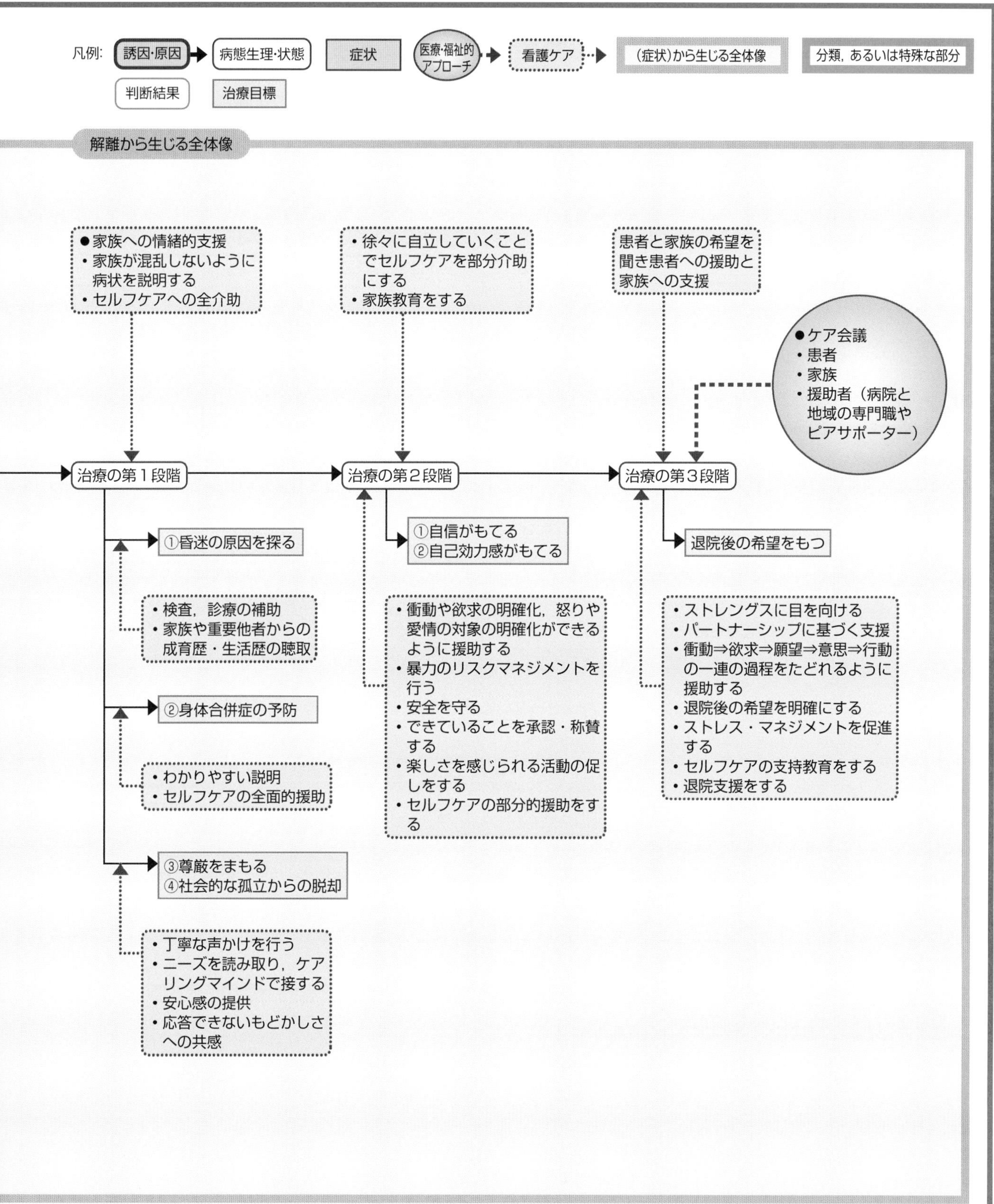
凡例:
誘因･原因
病態生理･状態
症状
医療･福祉的アプローチ
看護ケア
(症状)から生じる全体像
分類，あるいは特殊な部分
判断結果
治療目標
解離から生じる全体像
●家族への情緒的支援
・家族が混乱しないように病状を説明する
・セルフケアへの全介助
・徐々に自立していくことでセルフケアを部分介助にする
・家族教育をする
患者と家族の希望を聞き患者への援助と家族への支援
●ケア会議
・患者
・家族
・援助者（病院と地域の専門職やピアサポーター）
治療の第１段階
治療の第２段階
治療の第３段階
①昏迷の原因を探る
・検査，診療の補助
・家族や重要他者からの成育歴・生活歴の聴取
②身体合併症の予防
・わかりやすい説明
・セルフケアの全面的援助
③尊厳をまもる
④社会的な孤立からの脱却
・丁寧な声かけを行う
・ニーズを読み取り，ケアリングマインドで接する
・安心感の提供
・応答できないもどかしさへの共感
①自信がもてる
②自己効力感がもてる
・衝動や欲求の明確化，怒りや愛情の対象の明確化ができるように援助する
・暴力のリスクマネジメントを行う
・安全を守る
・できていることを承認・称賛する
・楽しさを感じられる活動の促しをする
・セルフケアの部分的援助をする
退院後の希望をもつ
・ストレングスに目を向ける
・パートナーシップに基づく支援
・衝動⇒欲求⇒願望⇒意思⇒行動の一連の過程をたどれるように援助する
・退院後の希望を明確にする
・ストレス・マネジメントを促進する
・セルフケアの支持教育をする
・退院支援をする

14 昏迷

Ⅰ　昏迷のメカニズム

1．昏迷とは

昏迷（stupor）とは，緊張病症候群の症状の１つである。著明な意識障害はなく，回復すると患者は昏迷時のことを記憶しているにもかかわらず，昏迷期間中は自分の意思を言語的にも非言語的にも表現できない状態（意思発動の障害）である。「緊張病症候群は無言症，昏迷，拒絶症，姿勢常同，蝋屈症，常同症，反響現象などを特徴とする意思発動の障害」[1)]である。

完全な昏迷は人的・物理的な環境からの刺激に対して全く応答がなく，無動，無言の状態になり，数時間，時には数年単位で経過する。亜昏迷は，刺激に対してわずかな反応があらわれる。いずれにしても日常生活を自立して行えないため，入院が必要である。昏迷から回復するとコントロール不能な精神運動興奮に移行することがあるため，注意が必要である[2)]。

昏迷の背景にある疾患，診断，治療については［表１］に示す通りである。近年注目されているのは，2004年に初めてわが国で報告され[3)]，2007年にDalmauら[3)]が単一の疾患として報告した，自己免疫性の抗NMDA（N-Methyl-D-Aspartate）受容体脳炎である。この疾患は，極めて統合失調症に類似した精神症状を呈し，早急に適切な治療を行わなければ，死に至ることがある[3-6)]。昏迷等の緊張病性の症状が治りにくく長期間持続する場合は，血清抗NMDA抗体検査を行うことを推奨している[5)]。

2．昏迷の具体的症状と経過

患者に強い刺激を与えても反応が全くないか，反応がわずかしかない状態である。一見，意識障害があるように見えるが，昏迷中のことは回復後に確認すると覚えている。周囲からの刺激を知覚，認知しているが，意欲や発動性の低下により，言語的にも非言語的にも応答ができない。

食事や排泄などの基本的な日常生活を営めなくなり，セルフケアが全般的に不足するため，完全な昏迷では全介助が，亜昏迷では部分介助が必要である。

3．昏迷の成り立ち

誘因となることは，［表１］に示した通り，精神疾患，身体疾患，薬剤の副作用である。精神疾患由来では，双極性障害や抑うつ症による昏迷が多く，緊張病を伴う統合失調症や解離症でも見られる。［表１］[1-7)]に示す通り，身体疾患には，神経疾患，感染症，代謝性障害がある。［表２］に示す通り，抗NMDA受容体脳炎（自己免疫性辺縁系脳炎）のように，特異的な経過をたどる疾患もあり，昏迷は「無反応期」にあたる。

4．昏迷と心理社会的反応

昏迷状態にある患者は，周囲で起こっていることは認知・理解しているため，不用意な発言や，患者に意識がないような発言をすれば，人知れず傷つくと考えられる。また，反応したくてもできない状況は，患者に心理的な苦痛をもたらしていることが推察される。

5．昏迷の病態生理

クレペリンは緊張病を統合失調症の亜型と考え，DSMでは緊張病は長い間，統合失調症に分類されてきた歴史がある[8)]。それに対して1970年代に統合失調症よりも気分障害で緊張病が多いことが示され[9)]，2000年代初頭からは，Taylor & Finkが多様な要因による症候群であることを明らかにし[8)]，DSM-5では独立した疾患単位として分類されている。

緊張病症候群の症状はパーキンソニズムと重なる部分が多いため，基本的には大脳基底核の機能不全と考えられている[9)]。「機能的イメージング研究では，眼窩前頭，前頭前野，頭頂部，および運動皮質領域の活動の変化と関連している」ことが示されている[9)]。

生理学的には，ベンゾジアゼピンやクロザピンの中止による離脱症状としてのGABA（γ-アミノ酪酸）の欠損仮説[10)]，ドーパミンの機能低下仮説[9)]，極度のストレス

［表１］昏迷の背景にある疾患等と診断，治療

昏迷の由来	原因疾患等	診断のための検査等	治療
精神疾患由来	緊張病性の統合失調症	• ベンゾジアゼピン静脈注射による診断面接で幻覚妄想の存在 • 家族から病歴や家族歴の聴取	• 定型抗精神病薬の中止 • ベンゾジアゼピンによる薬物療法 • 修正型電気けいれん療法（m-ECT） • 補液
	気分障害の極期	• ベンゾジアゼピン静脈注射による診断面接で抑うつ等の症状の存在 • 家族から病歴や家族歴の聴取	• ベンゾジアゼピン，抗うつ薬，気分安定薬，抗けいれん薬による薬物療法 • m-ECT • 補液
	昏迷を伴う解離症	• 周囲の人から心的外傷となるエピソードや病歴の聴取	• ベンゾジアゼピン，抗うつ薬による薬物療法 • m-ECT • 補液
	転換症状を伴う不安症	• 周囲の人から心因となるエピソードや病歴の聴取	• ベンゾジアゼピン，抗うつ薬による薬物療法 • 補液
身体疾患由来	神経疾患（非けいれん性てんかん重積発作，脳腫瘍，脊髄小脳変性症，パーキンソン病など）	• 脳画像診断（CT，MRI） • 脳波検査 • 神経学的診査 • 生化学的検査（血清，髄液）	• 原因疾患により，外科的手術，抗けいれん薬 • 抗パーキンソン病薬，ベンゾジアゼピン
	ヘルペス性急性辺縁系脳炎	• 脳画像診断（CT，MRI） • 脳波検査 • 神経学的診査 • 生化学的検査（血清，髄液）	• ステロイドパルス療法 • 血漿交換 • 免疫グロブリン療法
	神経細胞表面抗原に対する抗体を伴う自己免疫性辺縁系脳炎（抗NMDA受容体脳炎，特異な経過については［表２］参照，単純ヘルペス脳炎など）	• 脳画像診断（CT，MRI），脳波検査，神経学的診査 • 生化学的検査（血清抗NMDAR抗体），脳圧亢進がなければ，髄液検査。卵巣奇形腫や縦隔腫瘍の有無を画像診断	• 腫瘍がある場合，外科的手術 • ベンゾジアゼピン，ステロイドによる薬物療法 • 免疫グロブリン療法 • 血漿交換 • 補液
	自己免疫疾患に関連する辺縁系脳炎（橋本病，全身性エリテマトーデス（SLE）など）	• 生化学的検査（免疫系） • 画像診断	• 免疫グロブリン療法 • 原疾患の治療
薬剤由来	副腎皮質ホルモン	• 家族や医療従事者から，身体疾患の病歴と治療歴の聴取	• 原因となる薬剤の中止，漸減（ゆっくり少しずつ減量） • ベンゾジアゼピンによる薬物療法 • 補液
	免疫抑制薬		
	神経遮断系悪性症候群（抗精神病薬や抗うつ薬の急激な中止による悪性症候群，セロトニン症候群，ベンゾジアゼピンの急激な中止による離脱）	• 家族や医療従事者から，精神疾患の病歴と治療歴の聴取 • 神経学的診査（筋強剛，多量の発汗・頻脈の有無），生化学的検査（血中CPK）	• 原因となる薬剤の漸減と中止 • ダントロレン，ブロモクリプチンによる薬物療法 • m-ECT • 補液

＊ベンゾジアゼピン系の薬剤の場合，「活性代謝産物をもたないlorazepamが望ましい」（日本精神科救急学会：精神科救急医療ガイドライン（３）（薬物療法）．pp119-120，2015．http://www.jaep.jp/gl/2015_all.pdf）とされている

（文献1～7を参考に筆者が作成）

による不安や恐怖にさらされた時の動物の防御戦略の一形態としての原始的反応という仮説[9)]，精神力動的には極度の心理的な不安や葛藤から逃れるための無意識の防衛と考えられているが，その病態生理は完全には解明されていない。

[表2] 抗NMDA（N-Methyl-D-Aspartate）受容体脳炎の経過

病期	症状
①前駆期	発熱，呼吸器症状などの感冒に類似した症状
②精神症状期	精神運動興奮，幻覚，妄想など統合失調症に類似した症状
③無反応期	痛覚反応の消失，無動で緊張病性障害の症状に類似，人工呼吸器を要する程の重度の中枢性の低換気
④けいれん・不随意運動期	抗てんかん薬が著効しない，けいれん，上肢の筋緊張，ミオクローヌス（全身の微細なけいれん），口唇と顔面の不随意運動，著明な自律神経失調症状（脈拍の亢進または低下，血圧の変動，唾液分泌の亢進など）
⑤緩徐な回復期	数カ月～数年単位で緩やかに回復，適切な治療が行われれば，予後は良好

＊病気の時期と症状はDalmau J, Tüzün E, Wu H, et al: Paraneoplastic anti-Nmethyl-D-aspartate receptor encephalitis associated with ovarian teratoma. Ann Neurol 61: 25-36, 2007. を亀井が訳した文献[2]を参考に作成した

6．昏迷の診断・検査

[表1]に示す通り，昏迷の診断は器質的な病変を除外するために，CTやMRIなど脳の画像診断，生化学的検査（白血球，血沈，電解質，肝機能，糖代謝，腎機能，CPK，血中アンモニアなど），発熱がある場合には，感染症も視野に入れた全身の精査を行う。

身体疾患に関連する異常がない場合は，昏迷の誘因が精神疾患であるかどうかの積極的な鑑別のために，ベンゾジアゼピンを静脈注射しながら診断面接を行うことを推奨している。日本精神科救急学会の精神科急性期医療ガイドラインは，ベンゾジアゼピン系の薬剤を使用する場合は，「活性代謝産物をもたないlorazepamが望ましい」[11]としている。

統合失調症がベースにある場合はベンゾジアゼピンによる緊張や不安の緩和により，昏迷状態から脱し，幻覚や妄想，時に精神運動興奮に移行することがある。気分障害や解離症の場合も，原疾患の症状があるため，身体疾患由来の昏迷との鑑別が容易である。

バイタルサインの測定で発熱や脈拍の亢進がある場合は，脳脊髄系の感染症による昏迷と悪性症候群の２つを疑う。悪性症候群は，横紋筋融解により血中のCPKが高値になるため，感染症との鑑別ができる。

脳炎などの感染症が疑われる場合は，脳圧の亢進がなければ，脳脊髄液の検査により，確定診断ができる。

発熱がなく，けいれんを伴わないてんかんの重積発作による昏迷が考えられるため，他の疾患が除外されれば脳波検査を行う。

また，患者は診察に協力することが困難なため，昏迷状態で発見されたときのことに詳しい警察官や家族などに発見時の状況を聞く。

また，薬剤性の昏迷があるため，病歴や治療歴を知っている人からの情報収集が欠かせない。感染症が疑われる場合は，原因となるウイルスを同定するために，さらに血液検査を行う。

病気の経過から抗NMDA受容体脳炎が疑われる場合は，卵巣奇形腫や縦隔腫瘍の有無を画像診断で確認する。いずれの検査でも異常がない場合は，頭髪や爪の状態の観察により，精神病性の昏迷かどうかを判断することができる場合がある。つまり，精神病性の昏迷の場合には個人衛生のセルフケアの不足がみられることが多いからである。

7．昏迷の治療

昏迷の治療は，誘発した疾患や薬剤により異なるが，基本的に患者は自分で生命維持や，生活全般を自力で行うことができなくなっている。そのため，原因が何であれ，輸液や胃管による水分や栄養の補給，尿管の留置による水分出納の管理，人工呼吸器による換気の援助，全身状態の管理が，共通して必要な治療である。

① 精神疾患による昏迷の場合の治療

精神病性の昏迷の場合は，ベンゾジアゼピンによる治療を行うが，緊張病を伴う統合失調症には効果がないという報告がある。ただし，高力価の定型抗精神病薬が処方されている場合は，悪性症候群に移行するリスクがあるため，基本的に中止する。ベンゾジアゼピンで効果がない場合は，修正型電気けいれん療法（m-ECT）を行うことがある。解離性昏迷の場合は，昏迷から脱したら精神力学的精神療法や認知療法を行う。

② **身体疾患による昏迷の場合の治療**

身体疾患による昏迷の場合は，原因疾患の治療を速やかに行う。原因疾患の治療が行われても症状が改善しない場合は，ベンゾジアゼピンによる薬物療法を行う。それでも効果がみられない場合は，修正型電気けいれん療法（m-ECT）を行う場合がある。抗 NMDA 受容体脳炎の場合は，中枢性の呼吸抑制があるため，人工呼吸器による換気を行いながら原因疾患の治療を行う。

③ **薬剤性の昏迷の場合の治療**

原因となった薬剤を漸減し，中止する。また，補液により薬剤の影響から離脱できるようにする。悪性症候群ではダントロレンやブロモクリプチンの与薬を行う。脱水や横紋筋融解により生命の危機状態に陥りやすいため，全身管理が必要である。

8．昏迷の経過・予後

適確に診断を行い，原因に対する適切な治療を行えば回復する。診断を誤ると死に至ることがあるので，破局的な転帰とならないよう，多角的な視点からの鑑別診断を行い病因・病態に合わせた治療を行う。

Ⅱ　昏迷状態にある患者の看護ケア

1．観察ポイント（日常生活への影響）

1）診療の補助に伴う観察

診療の補助に伴い次の視点でモニタリングする。

①昏迷の程度を刺激に対する反応から把握する
②昏迷状態からの回復過程で起きやすい精神運動興奮などの全般的な精神状態やその変化を継続的に観察する
③呼吸，脈拍，体温，意識状態，循環，嚥下をはじめとする神経学的な反射や姿勢や運動などの状況など全身状態，刺激への反応の程度を継続的にモニタリングする
④生化学的な検査や画像診断等の結果をモニタリングする
⑤人工呼吸器が装着されている場合には，人工呼吸器が適切に作動しているかの観察を行う

2）精神状態や身体の状態がセルフケアに与える影響の観察

心身の状態がセルフケアに与える影響について次の視点でモニタリングする。

① **空気・水・食物摂取のセルフケア**

輸液，胃管からの流動食の注入が適切に行われているか，皮膚や粘膜の乾燥，血清タンパクやアルブミンなど生化学的な検査データ，そして定期的な体重測定による栄養状態のモニタリングを行う。看護師が行う空気・水・食物摂取のセルフケアの援助への反応を観察する。

② **排泄過程のセルフケア**

留置カテーテルの屈折や自然抜管等がないか，排泄されている尿の性状と量，比重，潜血と尿道口からの出血の有無，排便の状態と便の性状，腹部の状態，尿や便の排泄による個人衛生への影響の観察を行う。カテーテルを留置していない場合は，オムツへの失禁の量の測定を行う。看護師が行う，排泄過程のセルフケアの援助への反応を観察する。

③ **個人衛生のセルフケア**

皮膚の落屑や汚染の状態，皮膚や粘膜の損傷・腫脹・発赤・出血の有無とあればその程度を観察する。看護師が行う，個人衛生のセルフケアの援助への反応を観察する。

④ **活動と休息のバランスの維持のセルフケア**

睡眠－覚醒リズムの観察，睡眠時間，睡眠の深さ，身体の反応，看護師が行うポジショニングや他動運動への患者の反応の観察を行う。

⑤ **孤独と人付きあいのバランスの維持のセルフケア**

医療従事者や家族の声掛けや援助に対する反応を観察する。

⑥ **危険の予知**

昏迷から脱した時に精神運動興奮による暴力や自傷の有無，あればその程度，リスク回避のための看護師の働きかけについての反応を観察する。

3）心理社会的な側面の観察

心理社会的な側面を次の視点からモニタリングする。

①発達の状態，成育歴などの情報を家族から聴取する
②昏迷の誘因となった心的外傷的な出来事の有無と，あれば昏迷になる前のその出来事への認識や行動を家族から聴取する
③検査や治療への患者の反応を観察する
④昏迷に陥る前の患者の強み（レジリエンス，自尊心，自己効力感，信念，身体的な強さなど）を家族から聴取する

4）患者を取り巻く環境や状況の観察

患者を取り巻く環境や状況を次の視点からモニタリングする。

①患者の昏迷状態に対する家族や患者の帰属集団の成員の反応を観察する

②患者がもっているソーシャルサポートの量と質を観察する

③入院中や退院後に患者が活用できる公的，非公的な社会資源の状況を観察する

④家族の経済状態と今回の入院による経済状態への影響を観察する

⑤環境のストレングスを観察する

2．昏迷状態にある患者の看護

昏迷状態にある患者は基本的に自分の生命と生活を自力では維持できないため，重症度やセルフケアレベルに応じて，全介助，または部分介助でセルフケア全般の不足を補う。また，継続的で系統的なフィジカルアセスメントを行い，生命の維持に必要な看護と検査や治療に伴う診療の補助を行う。昏迷で起こりやすい身体合併症（褥瘡，誤嚥性肺炎，肺塞栓症，廃用症候群，腸閉塞，脳梗塞，日和見感染など）を予防するための看護を提供する。

昏迷の原因の探索や特定には，さまざまな情報が必要なため，得た情報を多職種チームと共有し，適宜ケアの方針をみんなで検討しながら，目標を共有して一貫した看護を提供する。

看護を行うときには必ず，目的，方法をわかりやすく説明してから行う。また，声かけや説明などの看護師や他の医療従事者，家族などからの刺激に応答できないことのつらさやもどかしさを理解していることや，一日も早く回復してほしいと思っていることを，患者の昏迷に陥る前の性格や好みに合わせて伝える。どのような状況であっても患者が尊厳や自分らしさを保てるように言葉を慎重に選んで声をかける。

3．治療の第1段階における看護

1）看護目標

患者の生命の維持と生活の維持が看護の焦点であり，この時期は患者との信頼関係を構築するという点でも重要な時期である。

治療の第1段階では，昏迷の原因を探るために各種の検査や診断面接が行われるため，診療の補助を行う。一見，患者は何もわかっていないかのように見えるが，周囲で起こっていることを知覚し，認識しているため，検査の目的，方法，結果等についてわかりやすく説明する。特に身体に接触が必要なバイタルサインの測定や，採血，身体計測，画像診断の場所への移動時には必ずていねいに声をかけて実施する。

患者は自分のニーズを表現できないため，患者がおかれた状況や身体的な反応，生理的な反応から患者のニーズを読み取り，ニーズに合った看護を提供する。

患者は刺激に対して応答できない自分への困惑や不安をもっていると考えられるため，病気や治療について適切に理解できるように，医師からの説明を促すとともに，わかりにくいと感じた場合には看護師が補足説明し，患者が今後の見通しをもてるように援助する。

また，ケアリングマインドをもって患者と接し，患者が自分の尊厳が守られていると感じられるように看護する。患者が安心してセルフケアへの援助を受けられるように，快の刺激を送ることを意識して看護を提供する。

2）普遍的セルフケアの全介助

この時期には昏迷の程度が強く，自力で自分の生命の維持や生活の維持ができないため，セルフケアの大部分の不足を補う。そのときに，家族からの情報をできるだけ得るようにし，患者の帰属集団の文化や患者の好み，病前のセルフケアの状況に合わせてセルフケアのニーズを満たすように心がける。

① 空気・水・食物摂取の維持

輸液の管理，胃管からの流動食や処方されている薬剤の注入，定期的な体重の測定，水分出納のチェックにより，全身的な管理を行う。呼吸状態が不良な場合は，必要に応じて徒手的に呼吸を促進し，ポジショニング，タッピングなどによる肺痰の援助を行い，空気が適切に摂取できるように援助するとともに，沈下性の肺炎を予防する。

人工呼吸器が装着されている場合は，それに応じた看護を行う。患者は自分では環境を統制できないため，部屋の温度や空気の状態により，適宜換気や空調を行う。薬物療法が行われている場合は，経管的に薬剤を与薬し，作用や副作用をモニタリングする。

② 排泄過程のセルフケア

患者の排泄パターンに応じた定期的なオムツ交換，膀胱留置カテーテルが留置されている場合は，ルートの管理と定期的な交換をし，必要に応じて尿道口や肛門の清潔を保つ。また，排便の状態を観察し，腹部膨満，腸蠕

動の低下がある場合は，腹部動脈瘤がないことを聴診で確認した上で，腹部マッサージ，水分補給，下剤の与薬を行う。

③ 個人衛生のセルフケア

発熱その他の合併症の徴候がなければ，機械浴を活用して入浴介助を行う。何らかの理由で入浴ができない場合は，最低1日に1回は全身清拭，または部分清拭，足浴や手浴，洗髪，整髪の援助，モーニングケア，ナイトケアを行い，清潔を保つと共に快の刺激を提供する。患者は自分では環境を衛生的に保持することができないため，寝衣・寝具やベッド・ベッドの周囲の環境を清潔に保つ。

④ 活動と休息のバランスの維持

廃用症候群，褥瘡，沈下性肺炎等の予防を行うために，最低1時間に1回の体位変換を行い，他動運動やマッサージを行う。夜間の睡眠が不良な場合は，夕方の足浴，病前の患者の香りの好みに合わせたアロマセラピーを実施する。

病室の中で日光のあたる所にベッドを配置し，それができない場合は昼間の照明を確保する。できるだけ昼間はストレッチャーで散歩を行い，日光を浴びることができるようにする。音，温度，湿度を調整し，夕方からは照度を低くして入眠しやすい環境を提供する。

さまざまな睡眠の援助を行っても夜間の睡眠が確保できない場合は，医師に報告して睡眠導入薬を処方してもらい，与薬する。

⑤ 孤独と人付き合いのバランス

患者からの反応がなくても，毎日，一定時間を患者のそばに寄り添い，信頼関係の構築に努める。反応がなくても，患者と一緒に過ごせた喜びを伝える。刺激に対して反応できないことのつらさやもどかしさを感じていることを理解していることを伝える。

病前の患者の好みを家族や周囲の人から情報収集して理解した上で，患者を尊重する言葉遣いで，患者の好みそうなことを話題にする。

⑥ 危険の予知

基本的に患者は自分に迫っている危険を察知できても，それを回避する行動はとれないため，看護師が危険を察知して患者を保護する。災害時には，ストレッチャーまたは担架で安全な場所に移送する。

4．治療の第2段階における看護

1）看護目標

暴力のリスクをアセスメントし，患者の安全，他患者や医療者の安全を守るために危険物の管理を行う。乳児期には，患者のニーズに即応して快の感情を感じられるように身体ケアを提供することで基本的信頼感を育む。

幼児期には，患者ができていることを承認・称賛することでセルフケアを促進する。

学童期には，適切な課題を提供することで，学習する喜びや達成感，有能感を感じられるようにする。

できていることやできたことを承認・称賛するかかわりを通して，患者が自信や自己効力感をもてるように援助する。無理に言葉によるコミュニケーションを図ろうとせず，遊びなどを通して看護師と一緒に患者が楽しさや嬉しさを感じられる経験ができるようにする。受け持ち看護師が窓口になり，患者の変化をチームと共有し，一貫したケアが提供できるようにする。

2）普遍的セルフケアへの部分介助

精神状態の密な観察を行い，精神状態のセルフケアへの影響をアセスメントして，調子がよいときにセルフケアを促進し，調子が悪いときには看護師がセルフケアを補いながら保護的にかかわる。

① 空気・水・食物摂取の維持

水分摂取を促し，患者が求めれば，氷片，ゼリーなどの摂取を少量ずつ介助する。水分摂取で誤嚥がなければ，流動食から徐々に食事を介助し，昏迷の回復の程度に合わせて食事の種類，介助の仕方を変更する。引き続き，水分出納をモニタリングする。薬物療法が行われている場合には，経口摂取を部分介助する。

状態に合わせて，人工呼吸器からの離脱への援助を行う。離脱後は，呼吸状態，換気の状態をフィジカルアセスメントし，必要に応じて，徒手的に呼吸の補助をしたり，深呼吸を促す。

② 排泄過程のセルフケア

回復の程度に合わせて，尿意を確認し，ベッド上または，トイレまで車いす等での移動での排泄を部分介助する。排泄後の陰部や肛門の清潔が保てるかを確認し，できなければ介助する。

③ 個人衛生のセルフケア

患者がどこまで自分でできるかを見極め，全身清拭，または部分清拭，足浴や手浴，洗髪，整髪の援助，モーニングケア，ナイトケアの部分介助を行い，清潔を保つとともに快の刺激を提供する。寝衣・寝具やベッド・ベッドの周囲の環境を清潔に保つ。

④ 活動と休息のバランスの維持

昼間は車いすで散歩を介助し，できるだけ日光を浴びることができるようにする。患者の意思を確認しつつ，散歩以外の日中活動ができるように家族の協力を得ながら調整する。

⑤ 孤独と人付き合いのバランスの維持

わずかな変化や反応をとらえて，反応があったことへの喜びを伝える。

⑥ 危険の予知

昏迷状態からの回復は，精神運動興奮への移行につながることがあるため，精神状態の査定を頻回に行い，自傷や他害のリスクから患者と他患者・家族・医療者の安全を確保する。

5．治療の第3段階における看護

1）看護目標

患者のストレングスや環境のストレングスに目を向け，パートナーシップに基づく援助を提供する。患者と一緒に退院後の希望を明確にし，患者が目標を立ててそれに向かって入院中の生活を有意義なものにできるように援助する。

入院の理由が精神病性の昏迷の場合には，誘因となるストレッサーや，ストレスマネジメントの不足等が考えられるため，患者の言語的な反応の回復に合わせて，きっかけとなったストレスフルな状況を患者と一緒に明確にし，その根底にあった衝動や欲求を意識化できるように援助する。

その上で，今後同様のストレッサーがあったときに，どのようにそれに対処したりネージメントしたりすればよいかを一緒に考える。また，呼吸法や筋弛緩法など，簡便なストレス・マネジメントの方法を教え，患者が実施できるよう励ます。

2）セルフケアへの支持教育

① 空気・水・食物摂取の維持

水分・食物摂取の量と質をモニタリングし，適切にできていれば，それを認め，支持する。できていなければ，必要に応じた教育を行う。

② 排泄過程の維持

排尿・排便の状態をモニタリングし，適切にできていればそれを認め，支持する。便秘や下痢などの問題があれば，食物・水分摂取や運動による排便のコントロール，下剤や止痢薬の使用方法に関する教育を行う。

③ 個人衛生のセルフケア

患者が清潔を保つための行動がどの程度できるかをモニタリングし，適切にできていればそれを認め，支持する。自立のために必要な個人衛生に関する教育があれば提供する。

④ 活動と休息のバランスの維持

外出や外泊を通して，家族との交流が再びもてるように援助する。外出や外泊時には一緒に目的や目標を考え，帰院時には一緒に振り返って次の目標を探す。退院に際して患者が不安に思っていることや困っていることを明確にし，その解決のために，どのようにしたらよいかを具体的に考える。

3）退院への援助

退院後の生活に必要な社会資源があれば，情報提供し，活用のために何が必要かを一緒に考えて，具体的な手続きを手伝う。地域の支援者とのケア会議に患者と家族に参加してもらえるよう調整し，患者や家族のニーズに合った退院後の援助が提供できるようにする。患者が立てた目標を実現できるように，患者が行うことと，援助者が行うことの役割分担を行い，援助者同士のネットワークと協働で患者と家族の望む生活が実現できるようにする。

6．家族への支援

昏迷状態にある家族は，家族の呼びかけにもまったく反応しない，もしくは反応が薄い患者に対して，どう接してよいのか非常に困惑し，不安を募らせる。そのため，看護師は，患者はこちらの言動を知覚し，理解はしているが，応答ができない状態であることを教える。また，そのような状態であるからこそ，患者がこちらの言うことを理解していることを，家族がわかっていることを伝える必要があることを説明する。

家族が患者に身体接触をする場合や介護をする場合には，必ず理由や方法を予め丁寧にわかりやすく説明して，尊厳をもって接する必要があることを家族に理解してもらう。看護師が患者のケアのロールモデルになる意識をもち，家族に一緒にケアに入ってもらう。

わずかな反応であっても，患者からの反応があった場合には家族に伝え，患者の回復を家族と一緒に喜ぶ。鑑別診断のために，さまざまな検査が行われるため，その目的や方法，結果について，主治医から説明を受けられるよう，調整する。

患者の病態や検査への家族の理解が不十分な場合には，看護師がわかりやすく説明する。患者の回復過程や見通しを伝え，回復の段階に応じてセルフケアへの援助を徐々に全介助から部分介助，支持教育に変化させていくことを家族に理解してもらう。病態によっては，介護が長期間になることがあるため，家族の疲労度や情緒的な反応に注意し，家族が適度に休めるように働きかける。また，面会に継続的に来てくれることに対して，家族の大変さに共感し，言葉や態度でねぎらう。

［松枝美智子］

《引用文献》

1) Benjamin James Sadock, Verginia Alcott Sadock，井上令一監，四宮滋子，田宮聡監訳：カプラン臨床精神医学テキスト—DSM-5診断基準の臨床への展開，第3版．pp388-389，メディカル・サイエンス・インターナショナル，2016.
2) 亀井聡：抗NMDA（N-Methyl-D-Aspartate）受容体脳炎の確立とその動向．日大医學雑誌 73（2）：103-105，2014.
3) 筒井幸，神林崇，田中惠子・他：抗NMDA受容体脳炎と精神症状．精神医学 57（10）：795-801，2015.
4) 林博史，川勝忍，小林良太：自己免疫性辺縁系脳炎と緊張病症候群．精神医学 57（10）：803-809，2015.
5) 大久保善朗：カタトニア（緊張病）症候群の診断と治療．精神神経誌 112（4）：396-401，2010.
6) 飯塚隆浩，井島大輔，金子淳太郎・他：抗DNMA受容体脳炎における臨床スペクトラムと治療戦略—現状と問題点．臨床神経学 54(12)：1098-1102，2014.
7) 浜六郎：ベンゾジアゼピン離脱性カタトニア・悪性症候群．The Informed Prescriber 25（8・9）：112-118，2010.
http://www.npojip.org/sokuho/no142-05.pdf（2019年2月アクセス）
8) Taylor MA, Fink M: Catatonia in psychiatric classification: a home of its own. Am J Psychiatry 160(7): 1233-1241, 2003.
9) Rasmussen SA, Mazurek MF, Rosebush PI: Catatonia: our current understanding of its diagnosis, treatment and pathophysiology. World J Psychiatry 6(4): 391-398, 2016.
10) Lander M, Bastiampillai T, Sareen J. Review of withdrawal catatonia: what does this reveal about clozapine? Transl Psychiatry 8(1): 139, 2018.
11) 日本精神科救急学会：薬物療法．精神科救急医療ガイドライン 2015年度版，pp90-134，2015.
http://www.jaep.jp/gl/2015_all.pdf（2019年2月アクセス）

《参考文献》

1) Michael Gelder, Richard Mayou, John Geddes，山内俊雄監訳，丸山敬訳：オックスフォード精神医学．丸善，2007.
2) 野村総一郎，樋口輝彦監，尾崎紀夫，浅田隆，村井俊哉編：標準精神医学，第6版．医学書院，2015.
3) 小谷英文，宇佐美しおり：PASセルフケアセラピィ．PAS心理教育研究所，2018.
4) 野嶋佐由美監，中野綾美編：家族エンパワメントをもたらす看護実践．へるす出版，2006.

NOTE

15 依存

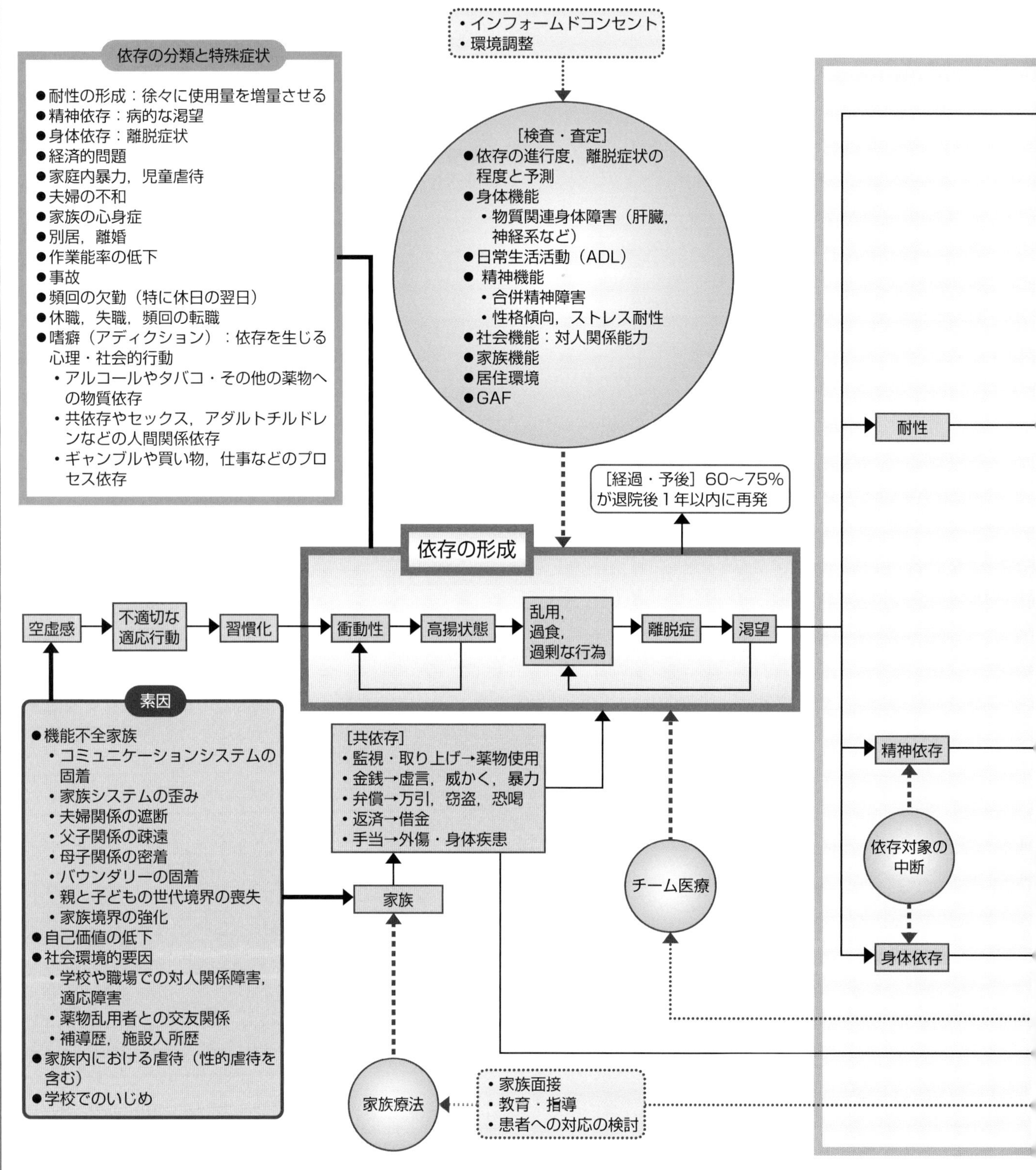

依存の分類と特殊症状
●耐性の形成：徐々に使用量を増量させる
●精神依存：病的な渇望
●身体依存：離脱症状
●経済的問題
●家庭内暴力，児童虐待
●夫婦の不和
●家族の心身症
●別居，離婚
●作業能率の低下
●事故
●頻回の欠勤（特に休日の翌日）
●休職，失職，頻回の転職
●嗜癖（アディクション）：依存を生じる心理・社会的行動
・アルコールやタバコ・その他の薬物への物質依存
・共依存やセックス，アダルトチルドレンなどの人間関係依存
・ギャンブルや買い物，仕事などのプロセス依存
・インフォームドコンセント
・環境調整
［検査・査定］
●依存の進行度，離脱症状の程度と予測
●身体機能
・物質関連身体障害（肝臓，神経系など）
●日常生活活動（ADL）
●精神機能
・合併精神障害
・性格傾向，ストレス耐性
●社会機能：対人関係能力
●家族機能
●居住環境
●GAF
［経過・予後］60～75%が退院後1年以内に再発
依存の形成
空虚感
不適切な適応行動
習慣化
衝動性
高揚状態
乱用，過食，過剰な行為
離脱症
渇望
耐性
精神依存
依存対象の中断
身体依存
素因
●機能不全家族
・コミュニケーションシステムの固着
・家族システムの歪み
・夫婦関係の遮断
・父子関係の疎遠
・母子関係の密着
・バウンダリーの固着
・親と子どもの世代境界の喪失
・家族境界の強化
●自己価値の低下
●社会環境的要因
・学校や職場での対人関係障害，適応障害
・薬物乱用者との交友関係
・補導歴，施設入所歴
●家族内における虐待（性的虐待を含む）
●学校でのいじめ
［共依存］
・監視・取り上げ→薬物使用
・金銭→虚言，威かく，暴力
・弁償→万引，窃盗，恐喝
・返済→借金
・手当→外傷・身体疾患
家族
チーム医療
家族療法
・家族面接
・教育・指導
・患者への対応の検討

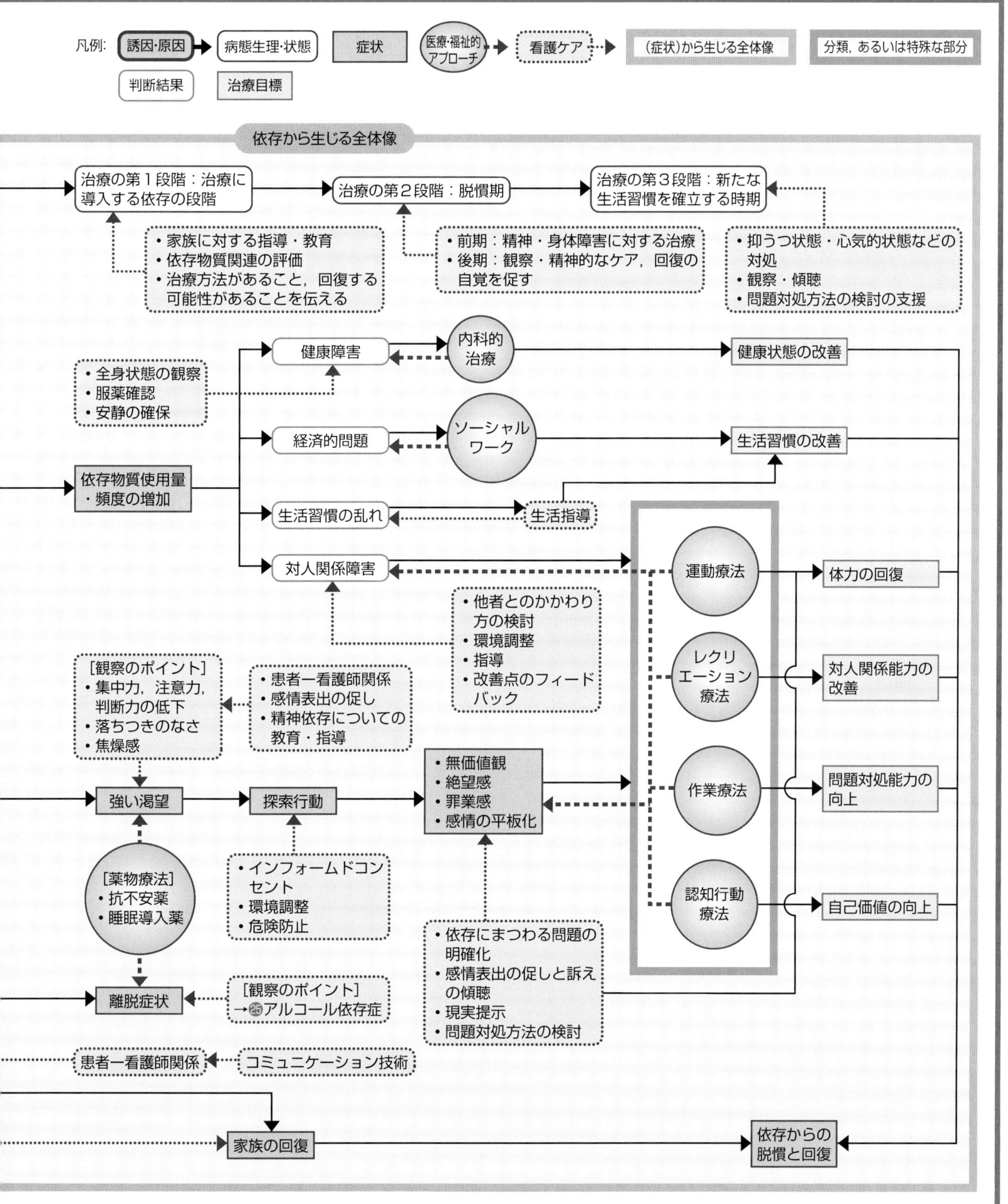
凡例：
誘因・原因
病態生理・状態
症状
医療・福祉的アプローチ
看護ケア
（症状）から生じる全体像
分類，あるいは特殊な部分
判断結果
治療目標
依存から生じる全体像
治療の第１段階：治療に導入する依存の段階
治療の第２段階：脱慣期
治療の第３段階：新たな生活習慣を確立する時期
・家族に対する指導・教育
・依存物質関連の評価
・治療方法があること，回復する可能性があることを伝える
・前期：精神・身体障害に対する治療
・後期：観察・精神的なケア，回復の自覚を促す
・抑うつ状態・心気的状態などの対処
・観察・傾聴
・問題対処方法の検討の支援
健康障害
内科的治療
健康状態の改善
・全身状態の観察
・服薬確認
・安静の確保
経済的問題
ソーシャルワーク
生活習慣の改善
依存物質使用量・頻度の増加
生活習慣の乱れ
生活指導
対人関係障害
運動療法
体力の回復
・他者とのかかわり方の検討
・環境調整
・指導
・改善点のフィードバック
レクリエーション療法
対人関係能力の改善
[観察のポイント]
・集中力，注意力，判断力の低下
・落ちつきのなさ
・焦燥感
・患者－看護師関係
・感情表出の促し
・精神依存についての教育・指導
・無価値観
・絶望感
・罪業感
・感情の平板化
作業療法
問題対処能力の向上
強い渇望
探索行動
[薬物療法]
・抗不安薬
・睡眠導入薬
・インフォームドコンセント
・環境調整
・危険防止
認知行動療法
自己価値の向上
・依存にまつわる問題の明確化
・感情表出の促しと訴えの傾聴
・現実提示
・問題対処方法の検討
離脱症状
[観察のポイント]
→㉕アルコール依存症
患者－看護師関係
コミュニケーション技術
家族の回復
依存からの脱慣と回復

15 依存

Ⅰ　依存のメカニズム

1．依存と具体的症状

依存（dependence）とは，精神作用物質ないし物質と生体との間の直接的な相互作用により生じる行動的，認知的，生理的（身体的）な病態の1つの集まりである[1)]。

狭義には，精神に作用する化学物質の摂取や，ある種の快感や高揚感を伴う特定の行為を繰り返し行った結果，それらの刺激なしにはいられないという病的な渇望が出現し，それらの物質が有する習慣性に基づくものとされている。

依存は，当初は低使用量で達成された効果を得るために徐々に使用量を増量させる必要のあることを示す耐性の形成，薬物を摂取したいという病的な渇望に示される精神依存，薬物に対する生理的適応の状態で離脱症候群によって顕在化する身体依存がある[2)]。すべての依存で精神依存を生じるが，身体依存を示すのはそのうちの一部である。コカインには耐性はないとされており，耐性の形成は依存の必須条件ではない。しばしば乱用される精神作用物質の特徴を［表1］に示す。

また，依存を生じる心理・社会的行動を総称して**嗜癖（アディクション）**という[1)]。嗜癖は本来，物質と関係しなくても成立する一般的な心理的問題であり，自らの特定の関心についても起こりうる。嗜癖にはアルコールやタバコ・その他の薬物への物質依存，共依存やセックス，AC（アダルトチルドレン）などの人間関係依存，ギャンブルや買い物，仕事などの行為・過程依存がある。摂食障害やインターネットゲーム依存は物質依存と行為・過程依存の中間にあり，児童虐待やドメスティックバイオレンスなどは，人間関係依存であり行為・過程依存でもあるといえる。

厚生労働省研究班の疫学調査は，直近1年以内のギャンブル等の経験において，ギャンブル等依存症が疑われる人が約70万人と推計し[3)]，インターネット依存が疑われる中高生が全国で推計93万人に上り，これは中高生の12～16％に該当する[4)]と報告した。さまざまな依

［表1］精神作用物質の特徴

	中枢神経作用	身体依存	精神依存	耐性	離脱	急性中毒	乱用時の主な症状
アルコール	抑制	○	○	○	○	○	酩酊，脱抑制，運動失調
吸入剤（シンナー，ボンドなど）	抑制	△	○	−	△	○	催幻覚，酩酊，脱抑制，運動失調
オピオイド	抑制	○	○	○	○	○	鎮痛，縮瞳，便秘，呼吸抑制，血圧低下，傾眠
鎮静薬，睡眠薬，抗不安薬	抑制	○	○	○	○	○	鎮静，催眠，運動失調
カフェイン	興奮	−	○	−	△	○	神経過敏，興奮，不眠，胃腸系の障害
大麻類（マリファナ，ハッシッシュなど）	興奮	−	○	○	−	○	催幻覚，眼球充血，感覚変容，情動の変化
幻覚薬（LSD，MDMA，フェンシクリジンなど）	興奮	−	○	○	−	○	催幻覚，瞳孔散大，感覚変容
精神刺激薬（アンフェタミン，コカイン，メタンフェタミンなど）	興奮	−	○	−	△	○	瞳孔散大，血圧上昇，興奮，不眠，食欲低下
ニコチン	興奮	−	○	○	○	○	鎮静，発揚，食欲低下

○：当該の症状を生じやすい，△：当該の症状を生じることもある

存に関する問題は，スマートフォンの普及や特定複合観光施設区域の整備の推進に関する法律（IR法）などを代表とする社会情勢の変化によって大きく影響を受ける。

2．依存の成り立ち

対象が物質であれ，人間関係であれ，行動プロセスであれ，これらの嗜癖問題はすべて，個人の心の中にある空虚感を埋めることが発端になっている。

その対処行動としてとった行動は，当初その人にとって何らかの利益をもたらしており習慣化する。その習慣を自己調節機能をもたずに続けた結果，不利益をもたらすことになる。そして対象への没頭が自動化し，エスカレートし，やがてコントロール不能になる。依存症という名前がつく段階になると，本人の意志の力だけで嗜癖から抜け出すことは不可能になる。

依存・嗜癖の特徴として，患者はインスタントな高揚感を求めたり，対象にのめりこむことで気分が大きく変化するという不適切な対処行動をとり，それなしでは自分が保てないように感じ，悪循環が繰り返され依存が進行する。

1）依存が生じる病態生理

依存が生じる病態として神経生理学的研究では，報酬系に関与する前頭前野皮質－線条体神経回路における情報処理不全が関連していると考えられている[5]。嗜癖を引き起こす行動は報酬系の刺激をもたらすドパミンを増加させることがわかっており，薬物摂取やある行動をしたいという衝動は，大きな高揚状態や快楽，満足をもたらす。これらの行動を頻繁に繰り返すと，前頭前野皮質－線条体神経回路に神経可逆的反応が起こり，不快な離脱症状を減らそうと強迫行動に発展し，依存を形成する。

2）依存が生じる環境

依存問題は，機能不全家族を背景として出現する。機能不全家族では家族システムの歪みが生じ，夫婦関係の遮断，父子関係の疎遠，母子関係の密着と連合といったコミュニケーションシステムの固着と，親と子どもの世代境界の喪失，家族境界の強化というバウンダリー（心の境界線）の固着がみられる。

このような環境で養育を受けた人は，ありのままの自分の価値を認めることができず，周囲に認めてもらえるような自分を必死で演じる。自分自身の感じ方や価値基準を育てられずに周囲の視線で自分を測るという嗜癖に移行しやすい行動傾向を形成する。

3）依存から生じる社会生活歴

社会生活歴としては，学校や職場での対人関係障害や適応障害を生じることが多く，薬物乱用者との交友関係や補導歴，施設入所歴が依存物質を使用しやすい環境を形成すると考えられる。また，家族内における虐待（性的虐待を含む）や学校でのいじめも要因となる。

3．依存と心理社会的反応

依存が進行するとそれに関連した急性から慢性のさまざまな心理社会的障害が随伴し，生活の質の低下と依存の継続という悪循環を繰り返すことが少なくない。

家庭内の問題としては経済的問題，家庭内暴力，児童虐待，夫婦の不和，家族の心身症，別居，離婚といった家庭の崩壊を招く。依存症者を抱える家族にとっては，それ自体が大きなストレスであり，家族はしばしば不安，抑うつ，怒りなどの感情にとらわれている。また，家族は患者の依存問題を背負い込み，そのために本人は現実に自らの依存問題に直面せず，家族からケアを引き出す結果につながることがよく起こる。

職業上の問題としては，作業能率の低下，事故，頻回の欠勤（特に休日の翌日），休職，失職，頻回の転職などがある。

心理社会的機能の改善は，生活の質の向上として有意義なだけでなく，依存対象に頼ることなく実生活を送る上での大切な基盤になる。

4．依存の診断・検査

1）ICD-10

ICD-10では「依存症候群（Dependence syndrome）」として，過去1年間のある期間に［表2］の項目のうち3つ以上がともに存在した場合にのみ，診断をくだすべきとしている[6]。

2）DSM-5

DSM-5では「物質使用障害」として，その診断基準は制御障害，社会的障害，危険な使用，薬理学的基準という4つの群にまとめており，「物質使用を繰り返した結果，職場，学校，または家族で果たすべき重要な役割責任を果たすことができなくなる（基準5）」「物質の作

[表2] ICD-10による「依存症候群」の診断ガイドライン	
a)	物質を摂取したいという強い欲望あるいは強迫感
b)	物質使用の開始，終了，あるいは使用量に関して，その物質摂取行動を統制することが困難
c)	物質使用を中止もしくは減量したときの生理学的離脱状態。その物質に特徴的な離脱症候群の出現や，離脱症状を軽減するか避ける意図で同じ物質（もしくは近縁の物質）を使用することが証拠となる
d)	はじめはより少量で得られたその精神作用物質の効果を得るために，使用量を増やさなければならないような耐性の証拠
e)	精神作用物質使用のために，それにかわる楽しみや興味を次第に無視するようになり，その物質を摂取せざるをえない時間や，その効果からの回復に要する時間が延長する
f)	明らかに有害な結果が起きているにもかかわらず，いぜんとして物質を使用する。たとえば，過度の飲酒による肝臓障害，ある期間物質を大量使用した結果としての抑うつ気分状態，薬物に関連した認知機能の障害などの害，使用者がその害の性質と大きさに実際気づいていることを（予測にしろ）確定するよう努力しなければならない
＊依存の確定診断は，通常1年間のある期間に，a～fの項目のうち3つ以上がともに存在した場合にのみくだすべきである	

（融道男，中根允文，小見山実・他監訳：ICD-10 精神および行動の障害―臨床記述と診断ガイドライン，新訂版．pp87-88，医学書院，2005．より）

用によって引き起こされたり悪化したりした，社会上または対人関係上の問題が，持続したり，繰り返されてもなお，その人は物質使用を続けるかもしれない（基準6）」「物質使用の結果，重要な社会的，職業的あるいは娯楽的な活動が放棄されたり，縮小されるかもしれない（基準7）」という社会的に生じる障害を明記している[7)]。

この２つの診断基準は主に物質依存に関して使用するが，人間関係依存や行為・過程依存にみられる行為や，行為を遂行したいという衝動と物質摂取への渇望との類似，さらに行動への衝動が妨害されたときの不快感と薬物からの離脱状態の類似から，それぞれの依存に適応できる。

依存の進行度や関連障害の種類，家族背景などは，個々の症例で異なる。うつ病や不安障害，パーソナリティ障害などの精神障害を合併することがある。そのため，治療的な対応は個々の症例に則したものが必要であり，［表3］に示す項目について評価を行い具体的な治療目標を設定する。

[表3] 物質依存症の評価項目	
❶依存の進行度，離脱症状の程度と予測	• 依存物質の使用歴，治療歴 • 多剤乱用の有無 • 離脱症状を含む依存症候の評価
❷身体機能	• 物質関連身体障害（肝臓，神経系など） • 合併身体疾患 • 日常生活活動能力（ADL）
❸精神機能	• 物質関連精神障害，合併精神障害 • ライフスタイルの乱れ（摂食行動を含む） • 性格，ストレス耐性
❹社会機能	• 就労状況，経済状況 • 対人関係能力，就労能力 • 乱用仲間（peer group）の有無 • 社会的行動の乱れ（非行歴，犯罪歴）
❺家族機能	• 婚姻状況（夫婦関係，配偶者の対処能力） • 同居家族・両親との関係 • 子どもの問題行動
❻居住環境	• 定まった住居の有無，住居の広さと衛生度 • 治療期間へのアクセス • 周辺の状況

（白倉克之，樋口進，和田清編：アルコール・薬物関連障害の診断・治療ガイドライン．p28，じほう，2003．より）

5．依存の治療

依存の一般的な治療経過は，❶治療関係の確立と維持，❷急性から慢性の中毒症状と離脱症状の治療，❸再発への対処と予防，❹物質関連の社会的・身体的障害の改善，❺長期的な治療計画とその実践がある。

依存の治療は，本人の主体的な取り組みなしには成立しない。治療者は初回受診時から，それが大切な治療の第一歩であることを認識し，その後の面接を通して治療者・患者間に信頼し合える関係を築き，自ら進んで治療に取り組んでいく動機づけを行うことが重要である。次に行うのは，依存物質による急性中毒および離脱症状に対する治療で，一般的に**解毒**という。（離脱症状については→㉕アルコール依存症）

それと並行して開始する，または引き続き行うものとして，合併する精神および身体障害の治療がある。一貫してすすめなければならないのが，本人や家族への依存についての心理教育，再摂取の予防と対処法などの精神療法である。精神療法には認知行動療法や動機づけ面接法，ブリーフセラピーなどがある[8)]。

さらに，依存からの回復には，依存物質を使用しない生活を継続することが必要である。そのためには，セルフヘルプグループに参加し自らの体験を語り，他者の体験を共有し，助け合える仲間を獲得することが重要である。

6．依存の経過・予後

依存症は慢性・進行性の疾患であり，治癒しない。つまり，依存していたものを使い始めた当初のように，自己制御して使うことはできないのである。予後については，依存症専門外来の3カ月間の覚醒剤依存症外来継続率が36～39%であるという報告[9]や，薬物依存症で外来受診をした者の転機について6カ月以上断薬継続率は43.8%という報告[10]があり，治療を受けた薬物依存症者の60～75%は退院後1年以内に再発すると推測される。

しかしその一方で，外来治療プログラムを9カ月以上参加した依存症者の3カ月の断薬継続率が60%を超えたとする報告[11]もある。

Ⅱ 依存の看護ケアとその根拠

1．観察ポイント

精神依存では，強い欲求のためその薬物の使用を意志でコントロールできない強迫状態が出現する。そこで依存物質の使用が中断されると，依存物質に対する衝動が絶えず心を占め，集中力・注意力・判断力の低下や落ち着きのなさ，焦燥感が出現する。さらに，依存物質を探し回ったり，購入の準備をするなどの依存物質を手に入れるための薬物探索行動をとり，依存物質が得られない状況が続くとさらに強い焦燥感や不安，恐怖感，イライラ感，わずかの刺激で怒りや攻撃性を示す。

ついで，依存物質が使用できないと自分は何もできないと感じ，自己の価値を過剰に低く評価する無価値観や，自分には援助資源が存在せず希望がないという絶望感，自らを責める罪悪感・感情の平板化が出現する。これらの症状は，強い苦痛を伴うとともに，依存物質の使用の再開や危険行動につながるため，十分な観察が必要である。

2．精神依存と看護

患者は不安感や焦燥感などを，依存物質使用による精神依存の症状ととらえられずにいることが多いため，精神依存とその症状について説明する。また，薬物療法の必要性についても説明し，確実な服薬を促す。

ニコチン依存は，ニコチンを経皮吸収して喫煙欲求を抑え，徐々に量を減らして精神依存を克服するニコチン含有パッチ（貼付）製剤などを使用する。この場合，使用量が適していないと嘔気や皮膚障害を起こすことがあるので観察する。

さらに，この時期は易怒的状態と関連して，医療者に対して不平・不満を訴えやすいため，患者－看護師間の信頼関係を確立することが重要であり，患者が自らの感情を表出しやすい環境を提供する。

3．治療の第1段階における看護

1）看護目標

治療に導入する依存の段階で，患者は自らの問題や悩みを自分のものとして直面せず，はじめに悩むのは多くの場合その家族である。この時期の目標は，患者自身が治療の必要性を認識して治療の場に登場することである。

2）看護

そのためには，依存の過程を支え続けている家族が安易に問題の尻拭いをしたり，経済的な支援をしたりせずに，患者が自らの問題を自覚することが必要である。このため，家族に対する指導・教育を行い，家族の共依存について理解を促し，患者への対応を検討する。

患者が治療場面に登場したら，本人とともに依存物質関連の身体的，精神的，社会的問題を評価する。このかかわりは患者が依存に関連する問題を認識するのを助ける。また，治療方法があること，回復する可能性があることを伝えることで，自信を喪失し，孤立し，諦めかけていた患者を治療に導入することが可能になる。

4．治療の第2段階における看護

1）看護目標

この時期は，**依存物質の使用中心の生活習慣から脱出を目指す脱慣期**である。

2）看護

前期は，依存習慣を中断し，安全で速やかな離脱を図るとともに，依存物質の慢性的摂取による中毒症状として合併する身体障害と精神障害に対する治療を行う。

後期は，前述した精神依存の症状が出現するため，観察と精神的なケアを行う。また，体力の回復や焦燥感の発散，集中力・持久性の回復，意欲減退などの改善を目指して，運動療法や作業療法への参加を促す。看護師は患者とともに参加し，患者の実施状況を観察して回復の程度を把握し，その成果を患者にフィードバックすることにより回復の自覚を促す。

5．治療の第3段階における看護

1）看護目標

この時期は，**新たな生活習慣を確立する時期**である。

2）看護

依存物質を使用しない生活に関連して出現する抑うつ状態や心気的状態などの対処を行う。看護師は患者の感情の変化に着目し，患者に表現することを促し傾聴する。そして，現在起きているのは依存に関連した問題であり，自分自身を否定する必要はないことを伝える。

また，依存物質を再度使用したときの対処，依存の過程で生じた人間関係の障害の改善，社会生活上のストレスに対する脆弱性の克服を目標にして，規則正しい生活リズムを習慣づけ，外泊・外出訓練や自助グループへの参加を促す。

依存症患者は，問題を先送りにする傾向があるため，さまざまな生活上の問題を抱えている。問題解決能力に乏しく，適切な社会資源をもたないことが多い。これらの問題が回復の妨げになるので，患者とともに依存に関連して起きていた問題を整理して，問題対処方法の検討を行う。医療者は患者が問題解決に向けて行動できたところを肯定的にフィードバックし患者が主体的に取り組めるように支援する。これらの過程で，患者は自己効力感を高め，依存物質を使用しない生活を徐々に獲得する。

6．家族への支援

家族は，依存症者本人と同様に「夫には依存問題はない」または「あってもたいしたことはない」という否認がしばしばある。それは家族が依存症であってほしくないという願望や依存症であることを受け入れられない，仕事や家族の名誉を守るために周囲に知られたくないなどの心理が働くためである。そして，家族は何とか「依存させない」努力をし続け，裏切られ続けて，依存症に巻き込まれ，イネイブラーや共依存に陥る（イネイブラー，共依存については→㉕アルコール依存症）。

このような家族の苦しみを受け止めてくれるのは，苦しみを分かち合うことができる同じ立場の家族である。家族には，専門医療機関やセルフヘルプグループの家族会に参加することをすすめる。家族会の中で他者の話に共感し，自分の体験を語って気持ちが癒されることで，依存問題に巻き込まれていたことに気づくと，依存症者の言い訳や理由づけに動揺しなくなり，「依存する，しない」で争わず，「酔い」にかかわらずに対処することができるようになる。家族が依存症を病気と認め，「家族に病気の責任はない」ことを理解して，正常な家族機能を取り戻すように支援する。

［伊藤桂子］

《文献》

1）白倉克之，樋口進，和田清編：アルコール・薬物関連障害の診断・治療ガイドライン．pp25-31，159-222，じほう，2003.

2）和田清：物質の乱用・依存・中毒とその疾病性について．精神科治療学28巻増刊号，物質使用障害とアディクション　臨床ハンドブック，pp16-21，星和書店，2013.

3）松下幸雄・他：国内のギャンブル等依存に関する疫学調査（全国調査結果の中間取りまとめ）．http://www.kurihama-med.jp/news/20171004_tyousa.pdf（2018年11月アクセス）

4）尾崎米厚・他：飲酒や喫煙等の実態調査と生活習慣病予防のための減酒の効果的な介入方法の開発に関する研究．厚生労働科研研究成果データベース．https://mhlw-grants.niph.go.jp/niph/search/NIDD00.do?resrchNum=201709021A（2018年11月アクセス）

5）仙波純一・他訳：ストール精神薬理学エッセンシャルズ─神経科学的基礎と応用，第4版．pp579-620，メディカル・サイエンス・インターナショナル，2015.

6）WHO: The ICD-10 Classification of Mental and Behavioral Disorders: Clinical Descriptions and Diagnostic Guidelines, World Health Organization, Geneva, 1992.（融道男，中根允文，小見山実・他監訳：ICD-10精神および行動の障害─臨床記述と診断ガイドライン，新訂版．pp87-88，医学書院，2005.）

7）American Psychiatric Association: Diagnostic and Statistical Manual of Mental Disorders: DSM-5. American Psychiatric Publishing, 2013.（日本精神神経学会日本語版用語監，高橋三郎，大野裕監訳：DSM-5精神疾患の診断・統計マニュアル．pp473-582．医学書院，2014.）

8）原田隆之：物質使用障害とアディクションの治療に関するエビデンス．精神科治療学28巻増刊号，物質使用障害とアディクション　臨床ハンドブック，pp52-58，星和書店，2013.

9）松本俊彦，小林桜児：薬物依存者の社会復帰のために精神保健機関は何をすべきか？─Matrix Model と Serigaya Methamphetamine Relapse Prevention Program（SMARPP）．日本アルコール・薬物医

学会雑誌 43（3）：pp172-187，2008.
10) 宮田久嗣，高田孝二・他編著：アディクションサイエンス—依存・嗜癖の科学．pp197-198，朝倉書店．2019.
11) 和田清編．依存と嗜癖—どう理解し，どう対処するか．pp26-28，医学書院．2013.

N O T E

16 せん妄

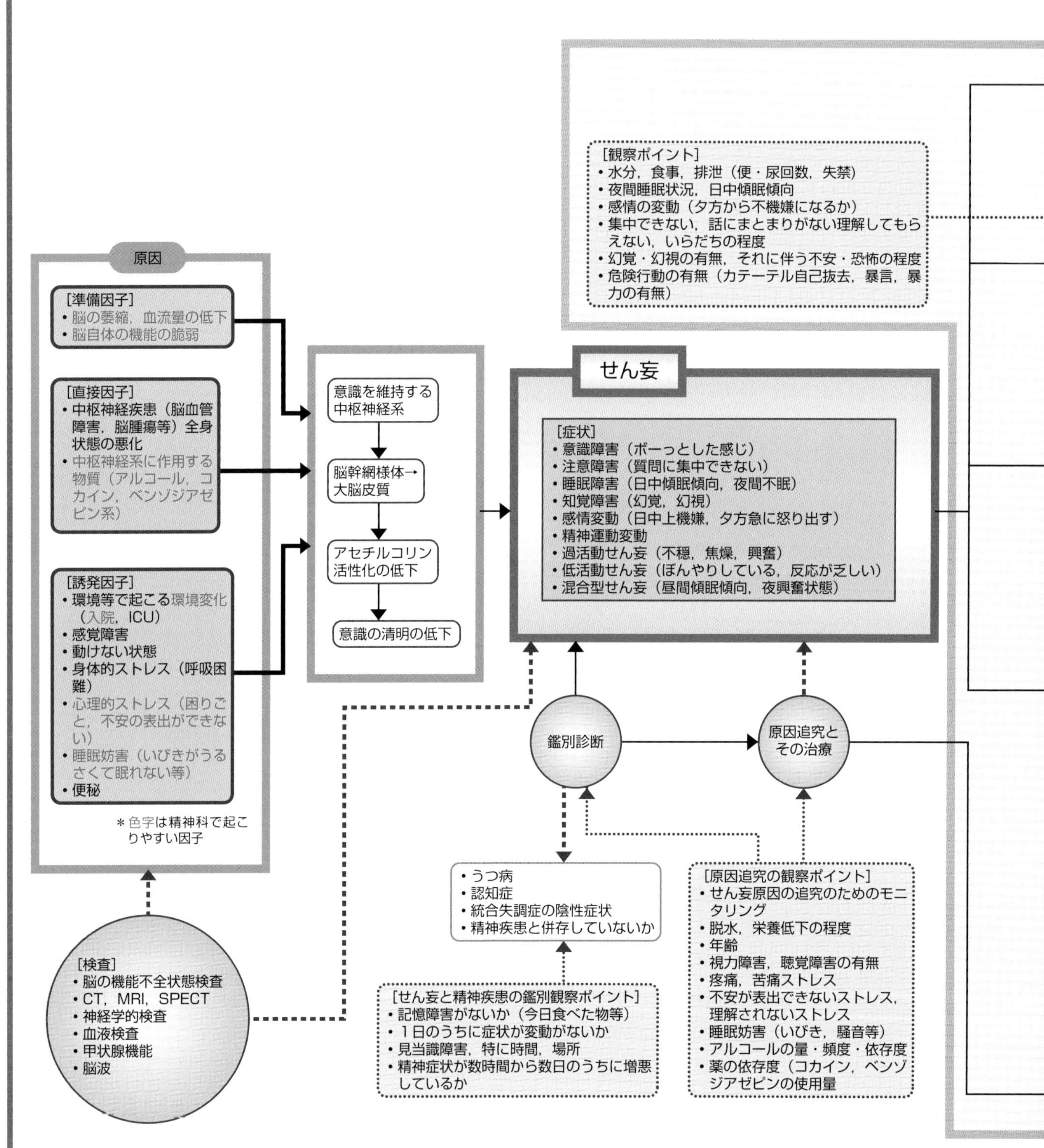
原因
[準備因子]
・脳の萎縮，血流量の低下
・脳自体の機能の脆弱
[直接因子]
・中枢神経疾患（脳血管障害，脳腫瘍等）全身状態の悪化
・中枢神経系に作用する物質（アルコール，コカイン，ベンゾジアゼピン系）
[誘発因子]
・環境等で起こる環境変化（入院，ICU）
・感覚障害
・動けない状態
・身体的ストレス（呼吸困難）
・心理的ストレス（困りごと，不安の表出ができない）
・睡眠妨害（いびきがうるさくて眠れない等）
・便秘
＊色字は精神科で起こりやすい因子
意識を維持する中枢神経系
脳幹網様体→大脳皮質
アセチルコリン活性化の低下
意識の清明の低下
[観察ポイント]
・水分，食事，排泄（便・尿回数，失禁）
・夜間睡眠状況，日中傾眠傾向
・感情の変動（夕方から不機嫌になるか）
・集中できない，話にまとまりがない理解してもらえない，いらだちの程度
・幻覚・幻視の有無，それに伴う不安・恐怖の程度
・危険行動の有無（カテーテル自己抜去，暴言，暴力の有無）
せん妄
[症状]
・意識障害（ボーっとした感じ）
・注意障害（質問に集中できない）
・睡眠障害（日中傾眠傾向，夜間不眠）
・知覚障害（幻覚，幻視）
・感情変動（日中上機嫌，夕方急に怒り出す）
・精神運動変動
・過活動せん妄（不穏，焦燥，興奮）
・低活動せん妄（ぼんやりしている，反応が乏しい）
・混合型せん妄（昼間傾眠傾向，夜興奮状態）
鑑別診断
原因追究とその治療
・うつ病
・認知症
・統合失調症の陰性症状
・精神疾患と併存していないか
[原因追究の観察ポイント]
・せん妄原因の追究のためのモニタリング
・脱水，栄養低下の程度
・年齢
・視力障害，聴覚障害の有無
・疼痛，苦痛ストレス
・不安が表出できないストレス，理解されないストレス
・睡眠妨害（いびき，騒音等）
・アルコールの量・頻度・依存度
・薬の依存度（コカイン，ベンゾジアゼピンの使用量
[せん妄と精神疾患の鑑別観察ポイント]
・記憶障害がないか（今日食べた物等）
・１日のうちに症状が変動がないか
・見当識障害，特に時間，場所
・精神症状が数時間から数日のうちに増悪しているか
[検査]
・脳の機能不全状態検査
・CT，MRI，SPECT
・神経学的検査
・血液検査
・甲状腺機能
・脳波

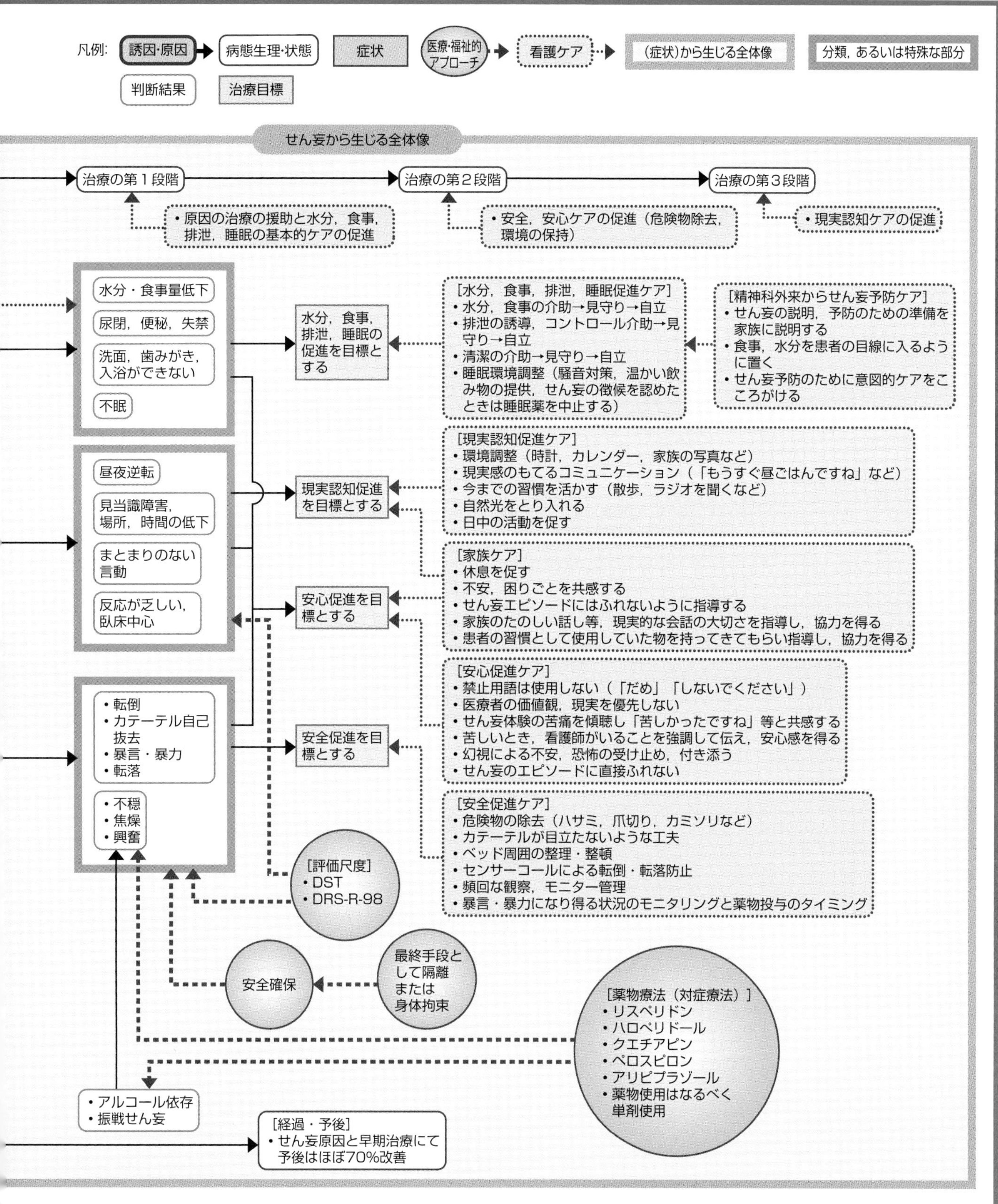
凡例:
誘因・原因
病態生理・状態
症状
医療・福祉的アプローチ
看護ケア
(症状)から生じる全体像
分類，あるいは特殊な部分
判断結果
治療目標
せん妄から生じる全体像
治療の第１段階
治療の第２段階
治療の第３段階
・原因の治療の援助と水分，食事，排泄，睡眠の基本的ケアの促進
・安全，安心ケアの促進（危険物除去，環境の保持）
・現実認知ケアの促進
水分・食事量低下
尿閉，便秘，失禁
洗面，歯みがき，入浴ができない
不眠
水分，食事，排泄，睡眠の促進を目標とする
[水分，食事，排泄，睡眠促進ケア]
・水分，食事の介助→見守り→自立
・排泄の誘導，コントロール介助→見守り→自立
・清潔の介助→見守り→自立
・睡眠環境調整（騒音対策，温かい飲み物の提供，せん妄の徴候を認めたときは睡眠薬を中止する）
[精神科外来からせん妄予防ケア]
・せん妄の説明，予防のための準備を家族に説明する
・食事，水分を患者の目線に入るように置く
・せん妄予防のために意図的ケアをこころがける
昼夜逆転
見当識障害，場所，時間の低下
まとまりのない言動
反応が乏しい，臥床中心
現実認知促進を目標とする
[現実認知促進ケア]
・環境調整（時計，カレンダー，家族の写真など）
・現実感のもてるコミュニケーション（「もうすぐ昼ごはんですね」など）
・今までの習慣を活かす（散歩，ラジオを聞くなど）
・自然光をとり入れる
・日中の活動を促す
安心促進を目標とする
[家族ケア]
・休息を促す
・不安，困りごとを共感する
・せん妄エピソードにはふれないように指導する
・家族のたのしい話し等，現実的な会話の大切さを指導し，協力を得る
・患者の習慣として使用していた物を持ってきてもらい指導し，協力を得る
[安心促進ケア]
・禁止用語は使用しない（「だめ」「しないでください」）
・医療者の価値観，現実を優先しない
・せん妄体験の苦痛を傾聴し「苦しかったですね」等と共感する
・苦しいとき，看護師がいることを強調して伝え，安心感を得る
・幻視による不安，恐怖の受け止め，付き添う
・せん妄のエピソードに直接ふれない
・転倒
・カテーテル自己抜去
・暴言・暴力
・転落
・不穏
・焦燥
・興奮
安全促進を目標とする
[安全促進ケア]
・危険物の除去（ハサミ，爪切り，カミソリなど）
・カテーテルが目立たないような工夫
・ベッド周囲の整理・整頓
・センサーコールによる転倒・転落防止
・頻回な観察，モニター管理
・暴言・暴力になり得る状況のモニタリングと薬物投与のタイミング
[評価尺度]
・DST
・DRS-R-98
安全確保
最終手段として隔離または身体拘束
[薬物療法（対症療法）]
・リスペリドン
・ハロペリドール
・クエチアピン
・ペロスピロン
・アリピプラゾール
・薬物使用はなるべく単剤使用
・アルコール依存
・振戦せん妄
[経過・予後]
・せん妄原因と早期治療にて予後はほぼ70%改善

16 せん妄

Ⅰ　せん妄のメカニズム

1．せん妄とは

せん妄（delirium）とは，脳の機能不全に基づく，軽度から中等度の意識障害であり，注意障害等を認める状態である。せん妄の病態生理のすべては解明されていないが，複数の要因によって生じていることはわかっている。

1）せん妄と具体的症状

せん妄は上記に示したように脳の機能不全から起こるため，❶意識障害，❷注意障害，❸睡眠障害，❹認知機能障害，❺知覚障害，❻思考障害，❼感情の変動，❽精神運動変動が起こる。これらの特徴的な症状を［表1］に示す。

［表1］せん妄症状

①意識障害	• ボーッとした感じ。寝ぼけた感じ
②注意障害	• 会話しても質問に集中できない
③睡眠障害	• 日中傾眠傾向。夜間不眠になりやすい
④認知機能障害	• 自分のいる場所がわからなくなる。真夜中なのに朝と思ってしまう
⑤知覚障害	• 幻覚・幻視が多く，被害妄想も生じることもある
⑥思考障害	• 集中できない。考えがまとまらない
⑦感情の変動	• 感情が変動しやすい（短時間〜数日） • 午前中は上機嫌であったが，夕方に急に怒り出すなど
⑧精神運動変動	• 過活動型せん妄（不穏，焦燥，興奮）などの症状が活動亢進する • 低活動型せん妄（話しかけても反応がない，ぼんやりしている）など • 混合型せん妄（昼間は傾眠傾向，夜は興奮状態）

2）精神科疾患とせん妄鑑別症状と発生頻度

せん妄の有病率は，入院患者の10〜30%，入院患者の高齢者においては10〜40%という海外のデータがある[1)]。

日本ではせん妄の有病率は，一般の10〜15%[2)]で，65歳以上の高齢者では，入院患者の10〜42%が認められ[3)]，1歳上がるごとにせん妄の頻度が2%高くなる。ハイリスク患者（高齢者，電解質異常，術後）では40〜67%が発症するといわれている[4)]。

多くの精神疾患に起こる症状とせん妄の症状が類似しているため，せん妄との鑑別が難しい。精神症状が出現時は，せん妄も視野に入れた観察が重要である。

うつ病（depression）は，午前中症状が増悪しやすいが，せん妄は，数時間から数日，夕方から夜間症状が増悪しやすい。また，**低活動型せん妄**とうつ病の鑑別は難しいが，せん妄が，記憶障害，見当識障害が起こりやすいのに比べ，うつ病は，記憶障害，見当識障害はない。せん妄は，脳波検査の結果，徐波であるが，うつ病の場合は，正常である。

統合失調症は，幻聴が出現しやすく日内変動はない。一方，せん妄は，幻視が出現しやすく日内変動が生じやすい。統合失調症の陰性症状が強くなり，統合失調症が悪化したと判断していたが，低ナトリウム血症によるせん妄が併存して起こっていたという事例が少なくない。

認知症（dementia）患者は，入院前からせん妄を起こしている確率が18%で，入院中にせん妄になる発症率は56%である[5)]。認知症患者がせん妄を併発すると**認知症の行動・心理症状**（behavioral and psychological symptoms of dementia：BPSD）が重篤になりやすい。

認知症は，1日ほぼ同じ状態で時間，場所，人物の順に障害されやすい。また症状は，数カ月〜数年以上かけてゆっくり進行する。せん妄は日中温和だが，夕方〜夜間にかけて症状が悪化しやすい。せん妄は，時間の障害が強く，数時間から数週間で急激に発症する。

アルコール依存症の離脱症候群は，無治療では，15〜20%が振戦せん妄に移行する[6)]。**アルコール離脱せん妄**は，入院した患者の3〜5%に生じる[7)]。振戦せん妄の死亡率は，5%以上である。早期診断，治療介入により35%の死亡率が低下する[8)]。

2．せん妄の成り立ちと病態生理

せん妄の発症にかかわる要因には，準備因子，直接因子，誘発因子の３つがある。この要因が複合的に重なり，一定以上になるとせん妄を発症する。関連図の原因の色文字で示したものは精神科で起きやすい因子である。

1）準備因子

脳の萎縮，脳の血流量の低下によって生じた脳自体の機能の脆弱性をいう。

- 認知症
- 高齢者
- 脳器質性疾患の既往歴
- 複数の合併症（アルコール依存症）
- 慢性腎疾患・肝疾患
- アルコールの使用歴（量・頻度）
- 抗コリン薬の使用歴（薬の種類・量）
- 男性

2）直接因子

中枢神経系疾患また全身状態の悪化等による機能障害に該当する。

- **中枢神経系疾患**：脳血管障害，脳腫瘍，脳炎，脊髄炎など
- **中枢神経系に作用する物質**

意識に影響する主要な伝達物質は，アセチルコリンである（副交換神経系を刺激する物質）。このアセチルコリンを抑制する働きは，抗精神病薬，抗うつ薬，抗アレルギー薬などの抗コリン薬がある。また意識に関係する薬には，ノルエピネフリン神経系，ドーパミン神経系，セロトニン神経系も辺縁している。そのため薬剤により，交換神経，副交感神経の刺激が抑制され意識が変容し，せん妄を起こす。

- ・依存・乱用物質：アルコール・コカイン・覚醒剤，ベンゾジアゼピン系，抗不安薬，睡眠薬など
- ・医薬品：ステロイド薬，抗コリン薬，抗ヒスタミン薬，ベンゾジアゼピン系抗不安薬，睡眠薬，麻酔薬，H_2ブロッカー，ジキタリス，リドカイン，β遮断薬，抗パーキンソン薬，リチウム薬，モルヒネ製剤など

- **中枢神経系以外の疾患**
  - ・代謝性障害：低酸素血症，高血糖，低血糖，腎，肝不全
  - ・電解質異常：脱水，低ナトリウム血症，高カルシウム血症など
  - ・循環動態障害：低血圧，低心拍出量，心不全
  - ・呼吸障害：呼吸低下，無呼吸，肺梗塞
  - ・感染症：敗血症，肺炎
  - ・内分泌障害：甲状腺疾患，副甲状腺疾患，副腎疾患など
  - ・全身性エリテマトーデス（SLE）などの膠原病
  - ・栄養障害：ビタミン欠乏症

3）誘発因子

環境の変化やストレスであり，他の因子と重なってせん妄を惹起する。

- 環境変化：入院，ICU など
- 感覚障害：視覚障害，聴覚障害など
- 動けない状態：身体拘束，ドレーン管理
- 身体的ストレス：疼痛，呼吸困難，便秘など
- 心理的ストレス：困りや不安を表出できないなど
- 睡眠妨害要因：隣の患者のいびきがうるさくて眠れない・他の患者が夜間起きていて眠れないなど

3．アルコール離脱せん妄の病態生理

アルコール依存症になると，側坐核という脳のドーパミン神経が活性化することにより多幸感が生じて，よい気分になる。さらに，アルコールを飲み続け悪循環が起こる。最終飲酒から 48 ～ 72 時間後に振戦せん妄を起こしやすく，身体のバランスを崩し，**振戦せん妄**が生じる。

主症状は，自律神経機能の亢進による頻脈，発熱，発汗であり，上肢，四肢を大きく振戦させる状態に加え，小人，小動物，虫などがたくさん身体をよじ登ってくる等が鮮明に見える複視症状が特徴である。

食事を摂取せず，飲酒ばかり行うとビタミン B_1 低下，意識障害，眼球運動障害，小脳失調などの症状が出現し，「ウェルニッケ脳症」を発症することがある。

4．せん妄と心理社会的反応

1）心理的反応

患者自身は，自分の行った行動を覚えていないため，他者から患者は，苦痛を生じていないと思われがちである。しかしせん妄の体験を断片的に覚えているといわれており，心細さ，内容の詳細の記憶は薄れても，不安，

恐怖等の感情を後々でも記憶していることが多い。また，医療者等から伝えられたエピソードに対して傷つき医療者に猜疑心を覚えることがあり，時に治療の拒否につながる場合がある。

また，近年患者は，治療後もせん妄を苦痛な出来事として記憶していることが明らかにされている[9]。特にICU領域では，認知機能や心的外傷後ストレス障害（PTSD）の発症に影響することもわかっている[10,11]。

2）社会的反応

アルコール依存により振戦せん妄を起こすことで，家族，近隣に迷惑をかけ，社会から孤立する場合が多く，治療意欲が減退し，アルコール量が増え，悪循環に陥る。

せん妄患者は，自分が何をされているか理解できないことも多く，不快な物をとり払おうとカテーテルの自己抜去，転倒による打撲，骨折などによる事故が起こることがある。日常生活活動（ADL）が低下し，誤嚥や褥瘡などの合併症を生じやすい。そのため，入院期間の長期化にもかかわることであり，家族は経済的にも大きな負担となる。せん妄により別人のように変わってしまった患者の様子に衝撃を受け，家族自身が患者の様子も心配だが，面会の頻度が遠のくケースもある。

5．せん妄の診断・検査

1）せん妄の診断

DSM-Ⅳではせん妄は，急性期に発症し精神運動興奮と意識変容，幻覚，妄想を指していた。DSM-5は注意（attention）障害と認識（awareness）の障害が明確化し，脳の機能不全と示している。

診断基準は，DSM-5，ICD-10が明文化している［表2］。

2）せん妄の評価尺度

せん妄の判断に役立つ，評価尺度を使用してせん妄の早期発見，予防に役立てる。

せん妄スクリーニングツール（Delirium Screening Tool：DST）の評価尺度は，わが国で開発し，A「意識・覚醒・環境認識のレベル」，B「認知の変化症状の変動」に分け，24時間の患者の状態を評価する。各系統1つ以上の項目が該当するとせん妄の可能性があると評価する。この評価尺度は，簡便で，せん妄の可能性を察知するものとして使用できる。

DRS-98（Delirum Rating Scale-Reviced-98）は16項目からできており，そのうち13項目は重症度を表し，3項目は診断を表している。合計した得点で判定する。

［表2］せん妄の診断基準

DMS-5診断基準	ICD-10診断基準
以下の4つの項目を満たすとせん妄診断	以下の5つの項目を満たすとせん妄診断
A）注意の障害（注意の方向づけ，集中，維持，転換する能力の低下），意識の障害	a）意識と注意の障害
C）認知の障害（記憶欠損，失見当識，言語，視空間認知，知覚）	b）認知の全体的な障害
B）短期間のうち出現（数時間～数日），1日の経過中で重症度が変動する傾向	
E）病歴，身体診察，臨床検査所見から，その障害が他の医学的疾患による直接的な生理学的結果により引き起こされたという証拠がある	
	c）精神運動性障害
	d）睡眠覚醒周囲の障害
	e）感情障害
D）昏睡のような覚醒水準の著しい低下という状況下で起こるものではない	

（小川朝生：自信がもてる！せん妄診療はじめの一歩—誰も教えてくれなかった対応と処方のコツ．p39，羊土社，2014．より）

3）検査

せん妄は，CT，MRI，SPECT，神経学的診察，血液検査，甲状腺機能，血清梅毒，脳波などの検査により診断することが望ましい。

精神疾患と身体疾患によるせん妄を鑑別するためにも，検査が重要である。聴覚障害，視覚障害が増悪し，精神症状が出現した場合は，せん妄を疑い検査を行うことで正確な鑑別に役立つ。

6．せん妄の治療

1）原因の探索と原因に対しての治療

せん妄の原因を探索し，原因に対しての治療を行うことが最も重要である（→ p143,「せん妄の成り立ちと病態生理」）。準備因子，直接因子，誘発因子を1つずつ除去あるいは軽減する治療を早期にする。せん妄症状が出現して身体をモニタリングすると，がんなど原疾患を発見する場合が精神科では少なくない。高齢者であれば，脱水，栄養低下などがある。

原因を促進させている因子として視覚障害，聴覚障害がある。視覚障害者には眼鏡をいつも持っていられるような工夫を，聴覚障害者には耳元で話をするなどの配慮をする。

また，カテーテル等の行動が抑制される治療やケアが引き金になることがある。カテーテルはなるべく患者の目に触れないようにし，点滴が終了し可能であればできるだけ早期に抜針する。

ただし，終末期せん妄と判断した場合は，積極的な原因除去が難しい。がん患者の90％はせん妄を発症するといわれ，死亡前，24～48時間で全身状態が改善しない場合は，終末期せん妄の改善が乏しいといわれている。しかし予後6カ月以内であれば治療が可能とされている。この段階では，残された時間をできるだけ安楽に過ごせるようなケア中心の医療にシフトする。

2）安全確保

ハサミ，カミソリ，爪切りなどの危険物を周囲から撤去する。例えば幻視により，ハサミ，爪切りでカテーテルを切ることがあり，カミソリで幻視となる物を排除しようとすることがあるので危険となり得るものは撤去する。

例えば，アルコール離脱せん妄の場合，不穏の程度が著しく，時には窓から飛び降りようとするなどの危険な行動に及ぶことがある。このような場合，必要時に付き添うことや，安全確保のために最終手段として拘束を実施する場合がある。

3）薬物治療［表3］

薬物治療は対症療法でしかない。**過活動型せん妄**（興奮，幻視，妄想など）の鎮静として使用する場合が多いが低活動型せん妄に用いる薬剤もある。

薬剤使用は単剤投与が望ましい。理由は，さまざまな症状に合わせて複合的に薬剤を使用すると効果が不明瞭になりやすいからである。

夜間に眠らないため睡眠薬を使用することが少なくない。しかし睡眠薬がせん妄を起こす恐れがある。特にベンゾジアゼピン系の睡眠薬，抗不安薬はせん妄を増悪し，脱抑制をきたしやすいので不眠状態でも避ける。しかし不眠の改善が見込めないときは，せん妄が遷延する恐れもあるため，やむを得ない場合は，催眠作用のある

［表3］せん妄の治療薬

一般名（商品名）	効果	注意点
ハロペリドール（セレネース®）	• 十分な鎮静の効果があり，呼吸器，循環器の副作用が少ない	• 錐体外路症状が出やすい。血中濃度の半減期が長いため日中も鎮静されやすい • QT延長に不整脈に注意する
リスペリドン（リスパダール®）	• 速やかな鎮静効果がある • 液剤もあるため錠剤の服用が困難な患者にも使用しやすい	• 腎機能障害に注意する
クエチアピン（セロクエル®）	• 錐体外路の副作用が少ない	• 糖尿病がある場合は禁忌である
ペロスピロン（ルーラン®）	• 半減期が最も短いため過鎮静になりやすい高齢者に使いやすい	
アリピプラゾール（エビリファイ®）	• 認知機能の完全に有効とされている • 低活動型せん妄に有効である	

抗精神病薬を選択する（クエチアピン，オランザピンなど）。

7．せん妄の経過・予後

せん妄の原因にあった治療を早期に行うことで予後は，ほぼ70％改善する。せん妄状態のときは治療管理ができ，日常生活の援助にて食事，排泄，睡眠を維持し，せん妄の原因となる誘発因子を取り除くことで改善する。せん妄の20％は2週間以内で回復するが，2カ月以上せん妄状態にいる患者に関しては，生命予後不良因子になる。

アルコール離脱せん妄は早期診断，治療介入により死亡率が35％低下するといわれている[8)]。

Ⅱ　せん妄の看護ケアとその根拠

1．せん妄の観察ポイント

せん妄患者に対して，［表4］のポイントを視点に観察を行う。

［表4］せん妄の観察ポイント

	具体的な観察ポイント
経過	• 身体面の観察（バイタルサイン，栄養状態，水分，電解質バランス） • 治療の影響（新しく使用した薬剤，手術，カテーテルモニター使用） • 環境（場所が変わった，感覚遮断された，騒音（いびき，見知らぬ人の話し声），今を示すものがない（時計，カレンダーなど） • 精神面（不安，緊張を強いられている，孤独，話し合い手がいない，表出できる人がいない，自分のニーズを理解してもらえないストレスからくる不安など）
意識	• ボーッとしている
睡眠	• 昼夜逆転 • 不眠
感情	• 夕方から夜間に伴い不機嫌 • イライラしている • 不安定 • 感情がコロコロ変わる
行動	• 病院と家の区別がつかない • 整理整頓ができない（洋服もちらかったまま等） • 今まで，できていたことができなくなる（食事，水分摂取，排泄など） • 落ち着かない • 運転等動作を繰り返し行う（作業せん妄） • カテーテル等を抜去
会話	• まとまりがなく，つじつまがあわない • 何度も同じことを聞く • 話に集中できない • 入院した月日を覚えていない（短期記憶障害がないか）
幻視	• 虫がいないのに虫を払いのける動作をする • ベッドに虫が這ってくることに怯えて，そこから逃げようとする • 人がいないのにあたかもいるように話している

2．せん妄と看護

せん妄患者は，自分に起きている状況が把握できず，不安と苦痛が強い。そのため看護師が，安心感を与え苦痛を緩和できるかかわりを行う。「危ないからやってはだめ」など強い口調で言われてしまうと患者にとっては，なぜ，やってはだめなのかがわからず，かえってせん妄を悪化させる。

看護師は，異常な行動であっても患者にとってはいま起きている現象がすべてなので，傾聴し，その苦しみ，不安を和らげる。

また，患者がせん妄のエピソードを覚えていないと思いがちであるが，断片的に覚えており，そのときの不安，恐怖，苦痛を感じている。看護師は患者が体験した現象に関心を向けるのではなく，そのときの不安，苦痛を理解する姿勢を示し，患者の自尊感情を低下させないよう，傷つけないケアを行う。

この基本的な態度を基盤に，基本的なケアとして，❶せん妄原因の治療の援助と水分，食事，排泄，睡眠の基本的なケアの促進，❷安全安心の促進ケアの確保，❸現実認知の促進，❹家族のケア，❺せん妄予防ケアがある。

3．治療の第1段階における看護

• せん妄原因の治療の援助と水分，食事，排泄，睡眠の基本的なケアの促進

せん妄となりうる原因をモニタリングし，医師と協働で治療が促進できるように援助する。精神疾患に併存してせん妄が起こる場合と精神疾患とせん妄の鑑別診断が必要な場合を理解し，観察を行い，異常の早期発見，予防的なケアを行う。

せん妄により日常生活が低下している患者が多い。空

腹感を感じず食事量が低下している場合がある。食事量，むせ込みがあるかを観察し，必要時食事の形態を変更し介助する。患者自身が口渇に気づけず水分が摂取できない場合があるため，水分量の観察をして必要時介助する。トイレに集中できず，排尿，排便ができない状況があり，患者の精神状態に合わせて，排泄の誘導，排便コントロールを行う。

清潔に関心が自分で向けることができない場合があるため，できていないときは介助する。

行動が落ち着かず，夜間眠れず，日中寝てしまうように昼夜逆転し，せん妄が増悪するケースがある。なるべく日中は起きて過ごせるようにかかわる。日中はカーテンを開け自然光を取り入れ，今まで行っていた習慣が行えるように援助する。例えばラジオを聴く習慣があればラジオを日中に聴いてもらう。散歩が好きな患者であれば，廊下を歩くことをとり入れ，生活のリズムをつくり睡眠の確保をする。

このように水分，食事，排泄，清潔，睡眠を整えていくことが，せん妄の改善に近づく。

4．治療の第2段階における看護

●安全，安心ケアの促進（危険物の除去，環境の保持）

安全，安心な環境作りを行う。危険を伴う物（ハサミ，爪切り，カミソリ）があると，不安，興奮のあまり他者に危害を加える，または自分自身を傷つけることもあるので除去が必要である。カテーテルなどを挿入している場合は，治療が終わったら速やかに除去する。治療している最中であれば，目立たないようにカテーテルを洋服の中に通すなどの工夫を行う。テレビ，ラジオなど刺激（他患者と同室）になるものは避ける。

注意力が散漫なため，つまずき，転倒の危険を伴いやすい。ベッド周囲の整理整頓を行う。落ち着かないときは，時には付き添い転倒を予防する。

患者は，自分がなんで不安なのか，なにが起きているかを認識できず，そのことをどのように伝えてよいかがわからず孤独で不安が強い。接するポイントは，目線を患者より低めにし，声のトーンを低くして短い言葉でゆっくり患者の理解程度に合わせ繰り返し話す。不安が強いときは，患者の拒否がない限り，手を握ったり，身体にタッチングすることは有効である。

せん妄による幻覚，妄想症状がある患者には，妄想に深く触れないが，否定もしないかかわりを行う。患者に起きている現象は，事実ではないにせよ感じていることがすべてなので，そのことを否定しない。例えば，患者が黒いしみが悪魔に感じ不安，恐怖に思ったとき，その不安，恐怖を理解し，しみになっている壁に紙などを貼り，隠す工夫をすることで，悪魔が見えなくなるわけではないが，取り除いてくれようとする看護師の行為が安心感になることもあり，一緒になんとかしてくれる存在と感じる。

夕方からせん妄になる患者に対しては，15時ごろに早めに薬剤を投与し，悪化する前に一緒に歩行し話し合い手になる等の援助を行う。「もうすぐ，夕食が来ますね。今日のおかずは，とりのから揚げですよ」等さりげなく時間を示す。患者の好きな話題を取り上げ，気分転換を促す。

アルコール離脱せん妄等で，不穏状態になってしまう場合は，患者，医療者双方の安全を守るためにできるだけ患者を脅かせず，頻回な観察が必要である。幻視による虫から逃げようとする等の，不安，恐怖が出現するので，頓用薬の効果が出るまで，危険行動につながらないよう付き添い，悪化を防ぐこともできる。虫が身体を這ってくるような感じを訴える場合は，虫を払いのける動作をしながら「私には虫が見えないのですが，見えて気持ち悪いですね」「もう大丈夫ですよ」などと言って安心できるようにかかわる。

せん妄により医療者も危険が伴いやすい状況のときは，怯えず，敵意や笑顔をみせず淡々と複数でかかわり安全確保に努める。

5．治療の第3段階における看護

●現実認知ケアの促進

せん妄が徐々に改善し，いつもの自分自身に戻ってくる状態である。しかし，何か違和感をもったり，嫌な感情が残存している患者もいる。何が起きたか記憶がない等，夢でも見ていたのではと思う患者も少なくない。もし，入院した理由さえ覚えていない場合は，わかりやすく説明を加えることも大切である。

現実認識を高めるためには生活リズムを整えていく。可能であれば，空や太陽を感じるような環境を提供すること，時計，カレンダー，家族の写真等を置き，患者が今の状況を把握できるようにする。いま何日であるか，何時であるかを会話の中に取り入れ，医療者の価値や現実を優先するのではなく，あくまでも患者の感じていることに沿ってかかわることで患者らしさを取り戻していく。

患者とコミュニケーションをとるときは，簡単な言葉で現実認知を促す。例えば患者が「もう帰るわ」と言ったときは，カーテンを開け，「暗いし，明日にしませんか？」などと言って促す。「あそこに人が立っている」と言ったときは，「ガラス越しに人が写ったんですね。びっくりしますね」などと返答する。

6．家族への支援

家族は，患者の豹変した状態で「精神疾患がまた増悪したのではないか」「治らないのではないか」と不安，絶望感にさいなまれる。せん妄リスクの高い患者の家族には，せん妄はどのような症状が出るのか，対応をどのように行うのか前もって説明する。もしせん妄になったとしても，改善する見込みが高いことを説明する。患者は，家族が面会に来てくれることが最も安心することも説明する。家族が面会に訪れたときは，患者の状況と事実を伝え，よい徴候も伝える。このようなケアが家族に信頼感を与え，患者にも良い影響になる。

患者の面会時には，せん妄に関するエピソードには触れないように指導する。家族から，せん妄のエピソードについて話され，患者は傷つきかえって不安定，困惑することが少なくない。なるべく現実的な話をするように指導する。例えば家に咲いている花の話や，家族の楽しいエピソードなどがあればそのことについて話をするように指導する。家族の気がかりを話すとかえって不安定になる場合があるので，加えて家族に指導する。

7．せん妄の予防ケア

精神科外来では，❶高齢者，❷認知症，または物忘れが目立つ，❸アルコールを多く飲む習慣がある，❹初めて入院する患者は，せん妄になりやすいので入院予約時点で家族，患者本人にせん妄症状を説明する。説明のポイントとしては，身体に何らかの負担がかかっているとき，入院生活になれないときなど認知症に似た症状が出現することがあることを説明する。

この症状は，改善するが，最小限にするために❶カレンダー，❷眼鏡，補聴器，❸家族の写真，❹愛用しているものなど，家族，患者に負担がない程度に準備するよう説明をする。

説明することで患者家族自身の不安が強い場合は，安心できる物（例えば，写真，ぬいぐるみ等），生活するのにかかせないもの（眼鏡，補聴器等）は忘れずに持参していただけるように説明することも必要である。

［福田浩美］

《文献》

1) Lipowski ZJ: Delirium（acute confusional states）. JAMA 258（13）: 1789-1792, 1987.
2) 日本総合病院精神医学会せん妄指針改訂班著：せん妄の臨床指針―せん妄の治療指針，第2版．日本総合病院精神医学会治療指針 1，星和書店，2005.
3) Siddiqi N, House AO, Holmes JD: Occurrence and outcome of delirium in medical in-patients: a systematic literature review. Age Ageing 35（4）: 350-364, 2006.
4) Pandharipande P, Shintani A, Peterson J, et al: Lorazepam is an independent risk factor for transitioning to delirium in intensive care unit patients. Anesthesiology 104（1）: 21-26, 2006.
5) Inouye SK, Westendorp RG, Saczynski JS: Delirium in elderly people. Lancet 383（9920）: 911-922, 2014.
6) Adinoff B, et al: Medical Toxicology 3(3) : 172-196, 1988.（Adinoff B, Bone GH, Linnoila M: Acute ethanol poisoning and the ethanol withdrawal syndrome. Med Toxicol Adverse Drug Exp 3(3) : 172-196, 1988.
7) Schuckit MA, Tipp JE, Reich T, et al: The histories of withdrawal convulsions and delirium tremens in 1648 alcohol dependent subjects. Addiction 90（10）: 1335-1347, 1995.
8) DeBellis R, Smith BS, Choi S, et al: Management of delirium tremens. J Intensive Care Med 20（3）: 164-173, 2005.
9) Gibson C, et al: The delirium experience: delirium recall and delirium-related distress in hospitalized patients with cancer, their spouses/caregivers, and their nurses. Psychosomatics 43（3）: 183-194, 2002.
10) Pandharipande PP, et al: Long-term cognitive impairment after critical illness. N Engl J Med 369（14）: 1306-1316, 2013.
11) Weinert CR, et al: Health-related quality of life after acute lung injury. Am J Respir Crit Care Med 156: 1120-1128, 1997.

ワンポイントラーニング 身体合併症

精神障害者の身体的評価は見逃しやすい。特に，精神療法を行っている患者の身体症状は情緒的原因とみなしやすい。また，精神疾患の経過中に身体疾患を生じる可能性もあるので，定期的な観察・検査が必要である。精神疾患と診断された患者の24～60%に身体疾患に関連した苦痛があり，精神科クリニックに通院中の患者の43%が身体疾患に罹患している[1)]。

1）いわゆる生活習慣病といわれるもの

生活習慣病は不健全な生活の積み重ねによって生じ，肥満，糖尿病，脂質異常症，高血圧，高尿酸血症などがこれにあたる。非定型抗精神病薬をはじめとする薬剤の影響がさらにリスクを高くすることがあり，生活習慣病を念頭においた観察やケアは欠かせない。

生活習慣病の誘因となる不健全な生活の積み重ねには，偏った食事や過剰摂取，運動不足，飲酒，喫煙などがあり，自己を維持することで精一杯の状態にある患者は健康に関心を向けることはあっても，生活を適切にコントロールできることが少ない。

例えば独居で宅配食を利用せずに生活する精神障害者は，食事のレパートリーの少なさからくる栄養価の偏りや，居場所が限定され身体活動量が少ない者も多い。また，入院中で管理された食事であっても，間食にスナック菓子やカップ麺，缶コーヒーや清涼飲料水を好み，健康に悪いと知っていてもやめられないことが多い。

これは誰にでもいえることであるが，精神的な充足を食べること以外の趣味や仕事，役割などに見出しにくいことも影響していると思われる。

2）生活習慣病から生命にかかわる疾患へ

生活習慣病である糖尿病，脂質異常症，高血圧症，高尿酸血症などは徐々に血管の内腔に脂肪性沈着物の塊（プラーク）をつくる。やがてプラークは破裂し，そこに血小板が集まり血栓をつくる。血栓が血管を塞ぎ血流の流れを止めると，心筋梗塞や脳梗塞となり，血栓が血流に流された先の臓器の血管で詰まると肺塞栓症や脳塞栓になるなど，各臓器の機能を維持できなくなりいずれも生命にかかわる事態となる。

心筋梗塞の症状として喉の閉塞感や上肢への放散痛がある。これらは精神症状が身体症状となって表現される身体化と間違われることもある。

3）衛生面からの問題

身体の清潔にあまり注意を払えない患者は足白癬になりやすく，また，下肢の衛生上の問題からか，軟部組織の感染である蜂窩織炎を起こしやすい。特に，せわしい入浴で十分に観察できず，さらに訴えの少ない患者においては下肢の腫脹に気づかず発見が遅れやすい。発熱やいつもと違う歩き方をしているときは，観察の範囲を広げる必要がある。

口腔内衛生の問題として，齲（う）歯や歯周病がある。特に歯周病原因菌は動脈硬化と脂肪性沈着物の生成との関連が報告されており，正しいブラッシング技術を身につけることが重要である。

4）ロコモティブ症候群

骨折，骨粗鬆症，変形性関節症，サルコペニア（加齢により筋肉量が自然と落ち，それによって身体機能が低下し病的になった状態）など，筋肉・骨・関節などの運動器に障害が起こり，立ったり歩いたりする機能が低下し，要介護になるリスクの高い状態になることを指す。栄養の改善，運動の継続などが必要である。管理された病院食であっても，栄養の吸収能力や食べ残しにより必要な栄養が不足している場合がある。患者一人ひとりに応じた栄養バランスの改善，運動の継続などが指導のポイントである。

［西出順子］

《文献》

1）井上令一監訳：カプラン臨床精神医学テキスト，第3版―DSM-5診断基準の臨床への展開．p327，メディカル・サイエンス・インターナショナル，2016.

第
II
部

疾患別看護ケア関連図

17 統合失調症

病態生理・状態

- 脳構造の変化：灰白質体積減少，側頭葉，前頭葉，後頭葉など複数の脳領域での対称性の低下，大脳辺縁系の減少
- 脳血流・脳代謝の変化：前頭葉低活性，脳血流増加
- 神経化学的変化：皮質下のドパミン伝達過剰による陽性症状，前頭前野でのドパミン伝達低下による陰性症状や認知機能の障害。グルタミン酸伝達の異常によるドパミン伝達機能の障害，GABAやセロトニンなど多種類の神経伝達物質の変化
- 神経生理学的変化：脳波上の電位変化，眼球運動の異常など

病因

①生物学的要因
- 遺伝要因
- 脳内の神経伝達物質の異常：ドパミン仮説，セロトニン，ノルエピネフリン，GABA，グルタミン酸などの関与
- 脳の認知・情報処理過程の機能，障害仮説，神経発達障害仮説
- ストレス脆弱仮説

②環境的要因
出生時低体重，新生児仮死，子宮弛緩，妊娠中や出生時の産科的合併症，母体のウィルス感染

③心理社会的要因
母子関係や家族関係，家族の感情表出の高さとの関係

分類あるいは特殊な部分

- 妄想型：被害妄想が中心で，被害的な幻聴を伴うことが多い。発症年齢は30歳前後，人格水準は保たれ，予後はよいことが多い
- 破瓜型：思考形式と感情の障害が顕著な病型で，言動にまとまりがない。発症年齢は15～20歳，陰性症状が早期に生じ，予後不良である
- 緊張型：興奮と昏迷の間を交替する。発症年齢は20歳前後で，予後はよいことが多い。
- その他：単純型，分類不能型など

発症初期の症状

- 体調の変化：不眠，頭痛など
- 漠然とした不安や集中困難
- 仕事の能率の低下
- 成績の低下

症状

①陽性症状：幻覚，妄想，滅裂思考
②陰性症状：感情の鈍麻・平板化，思考や会話の貧困，意欲の低下，自発性低下，社会的ひきこもり

● 4つのA
- 連合弛緩（思考のまとまりのなさ）
- 感情障害（感情鈍麻，異常な敏感さ）
- 自閉（外界との接触を避け，自分の殻に閉じこもる）
- 両価性（同一対象に同時に抱く矛盾した感情の働き）

統合失調症

[経過・予後]
- 寛解率：10～60%
- 完全寛解率：約30%

[検査・診断]
- 問診，病歴
- DSM-5，ICD
- 脳波
- CT
- MRI
- SPECT
- 脳脊髄検査

- 薬物療法の効果があらわれない
- 自殺の危険が切迫している
- 合併症や副作用のため薬物の使用ができない

- 顕著な精神運動興奮
- 自傷他害の恐れ

抗精神病薬の効果がみられない

[入院]
- 任意入院
- 医療保護入院
- 措置入院
- 緊急措置入院
- 応急入院

- インフォームドコンセント
- 入院療養計画書

チーム医療

信頼関係づくり

訪問看護

包括型地域生活支援プログラム(ACT)

外来診療

デイケア

ピアサポート

就労援助

[観察ポイント]
- 主観的症状：言語的表現
- 客観的症状：表情，態度，談話，字・絵画などの作品，日常生活や行動

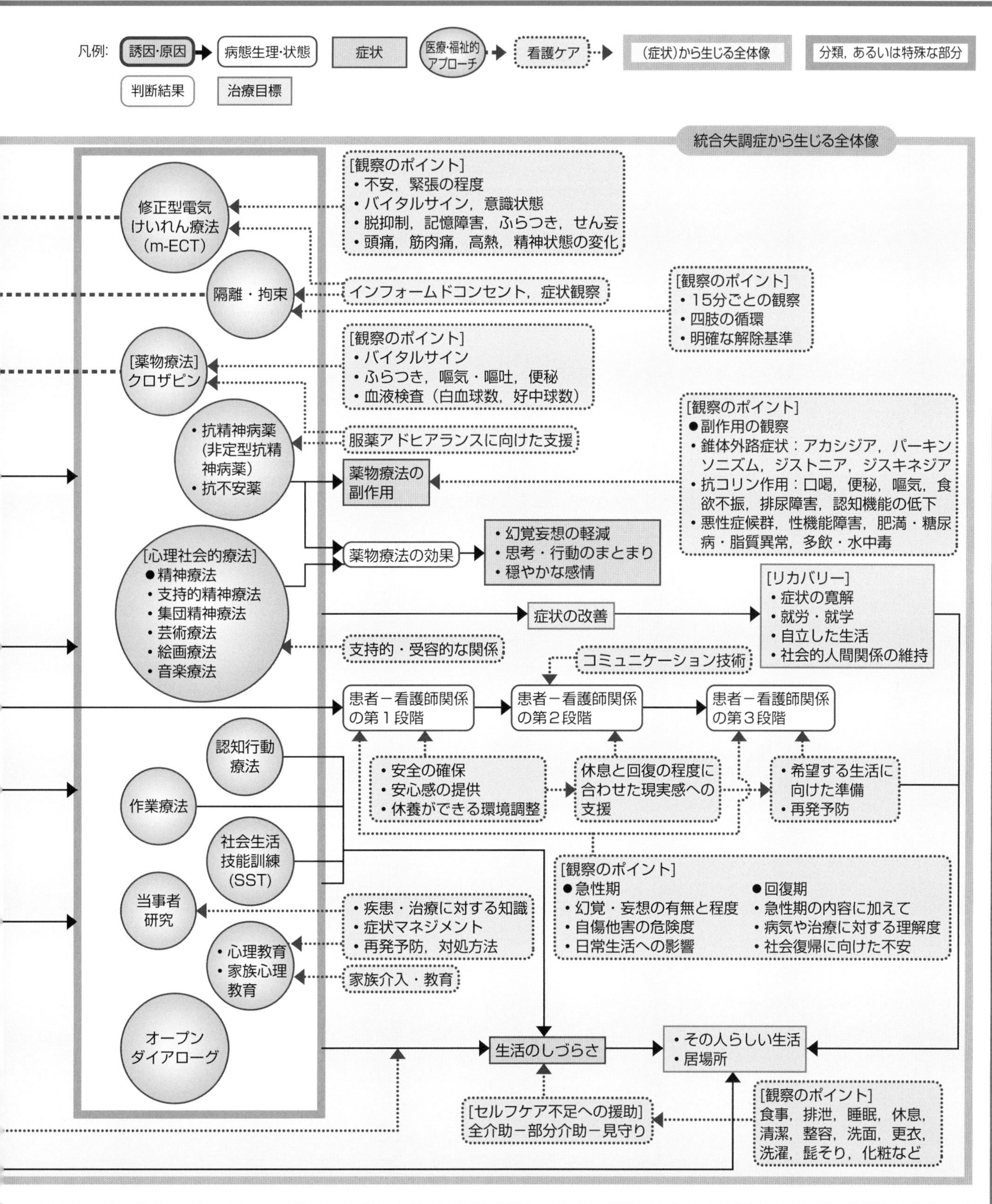
凡例:
誘因・原因
病態生理・状態
症状
医療・福祉的アプローチ
看護ケア
（症状）から生じる全体像
分類，あるいは特殊な部分
判断結果
治療目標
統合失調症から生じる全体像
修正型電気けいれん療法（m-ECT）
[観察のポイント]
・不安，緊張の程度
・バイタルサイン，意識状態
・脱抑制，記憶障害，ふらつき，せん妄
・頭痛，筋肉痛，高熱，精神状態の変化
隔離・拘束
インフォームドコンセント，症状観察
[観察のポイント]
・15分ごとの観察
・四肢の循環
・明確な解除基準
[薬物療法]クロザピン
[観察のポイント]
・バイタルサイン
・ふらつき，嘔気・嘔吐，便秘
・血液検査（白血球数，好中球数）
・抗精神病薬（非定型抗精神病薬）
・抗不安薬
服薬アドヒアランスに向けた支援
薬物療法の副作用
[観察のポイント]
●副作用の観察
・錐体外路症状：アカシジア，パーキンソニズム，ジストニア，ジスキネジア
・抗コリン作用：口喝，便秘，嘔気，食欲不振，排尿障害，認知機能の低下
・悪性症候群，性機能障害，肥満・糖尿病・脂質異常，多飲・水中毒
[心理社会的療法]
●精神療法
・支持的精神療法
・集団精神療法
・芸術療法
・絵画療法
・音楽療法
薬物療法の効果
・幻覚妄想の軽減
・思考・行動のまとまり
・穏やかな感情
[リカバリー]
・症状の寛解
・就労・就学
・自立した生活
・社会的人間関係の維持
症状の改善
支持的・受容的な関係
コミュニケーション技術
患者ー看護師関係の第１段階
患者ー看護師関係の第２段階
患者ー看護師関係の第３段階
認知行動療法
作業療法
社会生活技能訓練（SST）
・安全の確保
・安心感の提供
・休養ができる環境調整
休息と回復の程度に合わせた現実感への支援
・希望する生活に向けた準備
・再発予防
[観察のポイント]
●急性期
・幻覚・妄想の有無と程度
・自傷他害の危険度
・日常生活への影響
●回復期
・急性期の内容に加えて
・病気や治療に対する理解度
・社会復帰に向けた不安
当事者研究
・疾患・治療に対する知識
・症状マネジメント
・再発予防，対処方法
・心理教育
・家族心理教育
家族介入・教育
オープンダイアローグ
生活のしづらさ
・その人らしい生活
・居場所
[セルフケア不足への援助]
全介助ー部分介助ー見守り
[観察のポイント]
食事，排泄，睡眠，休息，清潔，整容，洗面，更衣，洗濯，髭そり，化粧など

17 統合失調症

Ⅰ　統合失調症のメカニズム

1．統合失調症と具体的症状

統合失調症（Schizophrenia）は，症状および経過がさまざまであり，知覚，認知，思考，感情や行動の変化などがあらわれる。症状は患者によって異なり，また時間の経過とともに変化し，疾患の影響が長期にわたる。発症初期は，不眠や頭痛などの体調の変化，漠然とした不安や集中困難，仕事の能率や成績の低下など非典型的な症状があらわれる。しかし，診断困難な場合が多く，その後に典型的な症状が出現するようになる。

典型的な症状には，通常ではみられない症状（**陽性症状**）と，逆にもともとあった能力が欠損したようにみえる症状（**陰性症状**）に大別できる。陽性症状は早期の段階や再燃時に出現することが多く，幻覚，妄想，滅裂思考がある。陰性症状は発症後しばらく経過して出現し，感情の鈍麻・平板化，思考や会話の貧困，意欲の低下，社会的ひきこもりがある。

多彩な症状を示す統合失調症の特に重要な症状としてブロイラーは精神症状を２群に分け，４つのＡと称する「基本（または一次）症状」と「副次（二次）症状」とした［**表1**］。

病型分類は DSM-5[1] で廃止したが，ICD-10 は以下の病型に分類している。

① 妄想型

最もよくみられる病型である。被害妄想が症状の中心で，被害的な幻聴を伴うことが多い。妄想はしばしば体系化する。発症年齢は 30 歳前後と遅く，人格水準は保たれ，予後はよいことが多い。

② 破瓜（はか）型

思考形式と感情の障害が顕著な病型で，言動にまとまりがなく言動が予測しがたい。発症年齢は 15 ～ 20 歳と早く，陰性症状が早期に生じ，予後不良である。

③ 緊張型

緊張病症候群が中心で，興奮と昏迷の間を交替する。発症年齢は 20 歳前後で，予後はよいことが多い。また緊張病は，統合失調症だけでなく，うつ病や双極性障害など多くの疾患に合併しうる病態である。

④ その他

陰性症状が潜行性に生じ進行性に発展し，明らかな陽性症状を欠くため診断が困難な単純型や，活動期の病像が特定の病型に合致しない分類不能型がある。

［表１］精神症状

基本（一次）症状	副次（二次）症状
• 連合弛緩（association loosening）：思考のまとまりのなさ	• 知覚の障害（幻聴）
• 感情障害（affect disturbances）：感情鈍麻，異常な敏感さ	• 妄想
• 自閉（autism）：外界との接触を避け自分の殻に閉じこもる	• 記憶障害
• 両価性（ambivalence）：同一対象に同時に抱く矛盾した感情の働き	• 緊張病性症状
	• 急性症状

2．統合失調症の成り立ち

生涯有病率は約 0.7 ～ 1 ％で，15 ～ 35 歳くらいまでの若い世代に発症しやすく，地域や民族，男女比に違いがない[2,3]。男性は女性に比べて発症年齢が若い傾向にあり，発症の最も多い年代は男性では 15 ～ 25 歳，女性では 25 ～ 35 歳[2,3] で，一般的に転帰は女性のほうが良好[2] である。

統合失調症の病因は，生物学的要因と心理社会的要因，これらを統合する要因が考えられているが，解明には至っていない。しかしながら，特異的な素因（脆弱性）と環境的な負荷，緊張やストレス因子が重なって発病に至ることはほぼ認められている。

1）生物学的要因

①**遺伝要因**：統合失調症を親にもつ子どもの生涯発症危険率は10％であり，一般人口の約10倍である[3]。最近の研究によると統合失調症の遺伝率は81％と高い[3]。しかしながら，一卵性双生児における罹患一致率は50％である[2]ことから，遺伝だけで発症は規定されず，その他の要因の関与も重要であることが示唆されている。

②**脳内の神経伝達物質の異常**：神経伝達物質ドパミンの代謝異常（ドパミン仮説）のほか，セロトニン，ノルエピネフリン，γ－アミノ酪酸（gamma amino butyric acid：GABA），グルタミン酸など複数の物質の関与が指摘されている。

③**その他**：脳の認知・情報処理過程の機能障害仮説，神経発達障害仮説，ストレス脆弱仮説などがある。

2）環境的要因

統合失調症患者には，出生時低体重，新生児仮死，子宮弛緩，妊娠中および出生時の産科的合併症，母体のウイルス感染などとの関係を指摘している。

3）心理社会的要因

母子関係や家族関係による要因，特に家族の**感情表出**（expressed emotional：EE）の高さとの関係を示している。

比較的若い年齢層での統合失調症の発症は，若い年代のライフイベント（進学，進級，喫煙，飲酒，恋愛，身体の成長，就職など）による環境の変化との関連性が考えられる。

3．統合失調症と心理的社会的反応

心理的反応としては，幻聴や妄想などによって引き起こされる不安，幻聴か現実の声かの区別がつかないことによる不安，薬物療法や処方の変更による不安，自我境界があいまいになっている状況による恐怖，慣れ親しんだ人以外の新しい人間関係での緊張感などがある。

社会的反応としては，認知知覚，思考，感情，意欲などの障害により，セルフケアの低下，対人関係でのトラブル，症状とそれに伴う生活のしづらさや本人なりの対処行動を周囲に理解してもらえないことなどにより，ひきこもり状態となる。

4．統合失調症が生じる病態生理

① 脳構造の変化

脳全体で4％程度の灰白質体積減少が存在し，相対的に前頭葉と側頭葉に強く認める。側頭葉，前頭葉，後頭葉など複数の脳領域で対称性が低下し，大脳辺縁系の減少を認める。

② 脳血流・脳代謝の変化

安静時および前頭葉機能に関連する課題施行中における前頭葉低活性を認める。また，幻聴と左聴覚皮質の脳血流増加との関連を認める。

③ 神経化学的変化

皮質下のドパミン伝達過剰は陽性症状に関連し，前頭前野でのドパミン伝達低下により陰性症状や認知機能障害が生じている。また，グルタミン酸伝達の異常によってドパミン伝達機能の障害が二次的に生じている可能性がある。その他，GABAやセロトニンなど，多種類の神経伝達物質が関連していると考えられる。

④ 神経生理学的変化

情報処理活動に伴う脳波上に生じる微細な電位変化（事象関連電位）が，聴覚課題においてP300振幅の減少があらわれる。また，眼球運動の異常が生じる。

5．統合失調症の診断・検査

統合失調症の診断には患者の病歴聴取が不可欠で，臨床症状と経過に関して行う。意識障害がなく脳器質性疾患の除外が診断の前提条件である。そのために血液や尿検査，脳波，CT，MRI（Magnetic Resonance Imaging，磁気共鳴画像），SPECT（Single Photon Emission Computed Tomography，単一光子放射断層撮影），脳脊髄検査を必要に応じて行う。

診断基準は米国精神医学診断・統計マニュアルが，**［表2］**のように定義している。

6．統合失調症の治療

統合失調症の治療は，**リカバリー**を目的として，一般的に薬物療法と心理社会的療法を組み合わせることにより相乗的な効果があることが明らかになっている。その他，薬物療法の効果が乏しく，自殺の危険が切迫しているときや身体合併症や副作用のために薬物療法が行えないときは，修正型電気けいれん療法（m-ECT）を行う場合がある。近年では，オープンダイアローグなどの当事者との対話形式を中心とした治療法も行われている。

[表2] DSM-5における統合失調症の診断基準

A	以下のうち2つ（またはそれ以上），おのおのが1カ月間（治療が成功した際はより短い期間）ほとんどいつも存在する。これらのうち少なくとも1つは（1）か（2）か（3）である。 （1）妄想 （2）幻覚 （3）まとまりのない発語（例：頻繁な脱線または滅裂） （4）ひどくまとまりのない，または緊張病性の行動 （5）陰性症状（すなわち情動表出の減少，意欲欠如）
B	障害の始まり以降の期間の大部分で，仕事，対人関係，自己管理などの面で1つ以上の機能のレベルが病前に獲得していた水準より著しく低下している（または，小児期や青年期の発症の場合，期待される対人的，学業的，職業的水準にまで達しない）。
C	障害の持続的な兆候が少なくとも6カ月間存在する。
D	統合失調感情障害と「抑うつ障害または双極性障害，精神病の特性を伴う」が除外されていること。
E	その障害は，物質（例：乱用薬物，医薬品）または他の医学的疾患の生理学的作用によるものではない。
F	自閉スペクトラム症や小児期発症のコミュニケーション症の病歴があれば，顕著な幻覚や妄想が，その他の統合失調症の診断の必須症状に加え，少なくとも1カ月（または，治療が成功した場合はより短い）存在する場合にのみ与えられる。

（日本精神神経学会日本語版用語監，髙橋三郎，大野裕監訳：DSM-5 精神疾患の診断・統計マニュアル．p99，医学書院，2014．より）

1）薬物療法

抗精神病薬の投与を中心に，抗不安薬，抗躁薬を治療に用いる。抗精神病薬は陽性症状に対する有効性は高いが，陰性症状や認知機能障害に対する効果は十分ではない。抗精神病薬は従来の定型抗精神病薬（第1世代抗精神病薬）以外に，副作用が少なく効果が継続的に見受けられる非定型抗精神病薬（第2世代抗精神病薬）を用いることが多い。

抗精神病薬の効果がみられず副作用により投与が困難な約30％の統合失調症患者にはクロザピンが有効とされ，無顆粒球症や糖尿病などの副作用に対するモニタリングシステムのもとで用いる［表3］。

2）心理社会的療法

心理社会的療法では，個々の病態をアセスメントし，患者が希望する生活目標を達成するにはどのようなプログラムが役立つかを個々に応じて検討する。また，地域で生活をしながらの継続治療や生活を支援する包括的治療や支援が重要であり，包括型地域生活支援プログラム（Assertive Community Treatment：ACT）の試みが拡がっている。

① 精神療法

精神療法は，不適応を起こしている自我を支えることにより安定を図る支持的精神療法が基本である。学習などにより適応性の改善を図る認知行動療法（Cognitive Behavioral Therapy：CBT），不満，憎しみなどの感情を表

[表3] 統合失調症の抗精神病薬

分類		作用	一般名（代表的な商品名）	標準投与量（mg/日）
定型抗精神病薬		鎮静・催眠作用 幻覚や妄想の抑制	クロルプロマジン（コントミン®）	50～450
			ハロペリドール（セレネース®）	0.75～6
非定型抗精神病薬	SDM*1	幻覚や妄想の抑制	リスペリドン（リスパダール®）	2～6
			ペロスピロン（ルーラン®）	12～48
			パリペリドン（インヴェガ®）	6～12
			ブロナンセリン（ロナセン®）	8～24
	MARTA*2	うつ傾向，睡眠やリラックス効果	オランザピン（ジプレキサ®）	5～20
			クエチアピン（セロクエル®）	150～600
			クロザピン（クロザリル®）	200～400
	DSS*3	穏やかな働き	アリピプラゾール（エビリファイ®）	6～24

＊1：SDA：serotonin-dopamine antagonist，セロトニン－ドパミン拮抗薬
＊2：MARTA：multi-acting receptor targeted antipsychotics，多受容体作用抗精神病薬
＊3：DSS：dopamine system stabilizer，ドパミンシステム安定薬

現させる芸術療法，絵画療法，音楽療法などが有効である。

② 心理教育

心理教育は，患者に疾患や治療に関する知識をわかりやすく伝え，理解を深めることにより精神症状の改善や安定化，対処能力を高めようとするものである。また，家族を対象にした家族心理教育は，再発防止に有効である。

③ 社会生活技能訓練（Social Skills Training：SST）

社会生活技能訓練は，生活技能の再学習を行うもので，社会生活上の実場面を想定したロールプレイを通して対人関係の改善，対処方法の獲得，ストレス抵抗性を高める機能を獲得する訓練法である。

④ 作業療法（Occupational Therapy：OT）

作業療法は，作業活動により生活リズムの回復，現実とのかかわりによる精神症状の軽減，活動性の向上を目指している。

⑤ その他

レクリエーション療法なども行われる。

7．統合失調症の経過・予後

統合失調症の完寛率は10～60％の範囲とされている[2]。近年，改善のない患者の割合は減少しているが不完全寛解の率が増加する傾向にあり，完全寛解の率は30％前後とほとんど変化がない[3]。治療内容と1年以内の再入院率では，発症後5年以内の患者を対象にした調査では，薬物療法のみの場合は22.5％，薬物療法に加えて心理教育の介入を行った場合は14.6％という報告[4]がある。

Ⅱ　統合失調症のケアとその根拠

1．統合失調症の観察ポイント

1）横断的観察と縦断的観察

① 横断的観察

主観的症状と客観的症状を観察する。主観的症状は患者の言語的表現を通して自覚的体験を把握する。客観的症状は表情，態度，談話，書字・絵画などの作品，日常生活や行動を通して把握する。これらを通して患者の体験している内的世界と精神機能（思考障害，知覚障害，感情障害，意欲障害，自我障害など）を把握する。

② 縦断的観察

精神症状の推移を縦断的に観察する。急性期では，❶幻覚・妄想の有無と程度，❷自傷他害の危険度，❸症状が及ぼす日常生活への影響が主な観察ポイントになる。回復過程においては❶～❸に加え病気や治療に対する理解度を観察する。

2）薬物療法による副作用の出現

薬物療法による副作用の出現は，治療中断につながるため重要である（p268，→㉙薬物療法と副作用参照）。

2．統合失調症と看護

統合失調症は一般的に急性期［通常4～8週間，数週間単位］，消耗期（休息期）［通常数週間～数カ月単位］，回復期［通常数カ月～数年単位］，安定期（維持期）［通常数年単位］の経過をたどる。リカバリーに向けて，患者がどの時期（病期）にあるのかを観察してアセスメントし，病期に応じて直接的／間接的なケア（看護の質と量）を行う［表4］。

3．治療の第1段階における看護：急性期［表4］

急性期は重篤な状態で病状が非常に不安定な時期である。治療目標は，精神症状の速やかな改善を図り，社会的機能の低下を最小限にすることである。治療は薬物療法を中心に行い，副作用が生じないように少量～中等量の抗精神病薬を開始し，漸増する。

看護は，患者の安全の確保と安心感を提供し，休養ができるように環境を整える。保護的・受容的な態度，身体的ケアを中心とした非言語的コミュニケーションと，低下している基本的生活の援助により安心感を提供する。「射撃で攻めてくる……」と妄想を訴え入浴などのセルフケアに支障がある患者には，そばにいてその恐怖感を受け止めつつ，その人の関心のあることや好きなことをみつけ，付き添いながら生活行動の拡大を支える。また，服薬による不快感は今後の服薬継続に影響するため，確実な服薬に向けた援助と観察を行う。

［表 4］統合失調症の病期と看護

	第 1 段階	第 2 段階	第 3 段階	
病期	急性期	回復期（寛解期）	安定期（維持期）	慢性期
（興奮）精神運動（抑制）				
状態	**• 状態が不安定な時期** ・さまざまな反応と動揺を示し，心身の苦痛を示す時期 ・幻覚・妄想，滅裂思考などの激しい症状を示す病的体験に支配された時期 ・不安，緊張，興奮，不眠状態になりやすく拒絶的，自閉的，攻撃的，刺激的，衝動的 ・自傷，自殺の危険がある ・病識がなく，治療の必要性を理解できていない場合がある	**• 一応の落ち着きをみせる時期** ・急性期の状態から回復しつつある時期 ・急性期に莫大なエネルギーを費やしたことで，一過性に，疲労感，消耗感，過度の眠気，抑うつ感，不定愁訴，意欲減退，自殺念慮などを示す	**• 精神状態の改善および病状安定の時期** ・症状は安定しているが，症状は持続していることが多い ・積極的な症状が消失し，社会復帰のための社会生活訓練が可能 ・対人関係能力の問題が存在する場合が多い ・現実世界に戻ることへの不安，一時的な症状の再燃の可能性	**• 疲れやすく，根気が続かない** ・意欲がでなくて，無気力になりやすい ・対人関係がおっくうで，ひきこもりがちになりやすい ・新しいことに取り組めない ・家族や社会との結びつきが弱まって，何事に対しても関心が薄れやすい ・楽しい感覚の減少
治療目標	**• 精神症状の速やかな改善と社会的機能の低下を最小限にする** ①薬物療法	**• 状態の安定化，社会復帰に向けた準備** ①薬物療法 ②心理社会的療法：心理教育	**• 生活機能レベルや QOL の維持・向上，再発予防** ①服薬アドヒアランス ②心理社会的療法：心理教育，作業療法，SST	**• よりよい適応・生活力の獲得** ①薬物療法 ②心理社会的療法：作業療法，SST，心理教育，レクリエーション
看護の原則	安全の確保と安心感・休養の提供	安全の確保と規則正しい生活	社会復帰（退院）に向けた環境調整	本人に見合ったステップによる居場所感，自己肯定感の提供
看護	**• 安全に休息する時期** ・保護，安全の確保 ・休養が確保できるように人的・物理的な環境の調整 ・受容的な態度，身体的ケアを中心とした非言語的コミュニケーションによる安心感の提供 ・幻覚妄想による不可解な行動，非現実的な言動に対しては，指摘したり容易に肯定や否定をしない ・不規則，低下しがちな基本的生活の援助 ・服薬の確認，副作用の観察 ・自殺企図に注意 ・合併症の早期発見 ・攻撃的言動には感情的にならず，巻き込まれない	**• 休息後，再適応の時期** ・安全の確保 ・良質の睡眠，休養をとることができるような環境調整 ・不規則，低下しがちな基本的生活の援助 ・活動性の芽生えに沿って少しずつ，現実志向性を育む ・徐々に導入される心理教育などの心理社会的療法のプログラムの援助	**• 自我強化の時期** ・服薬アドヒアランス ・最低限度の日常生活行動（食事，排泄，清潔）の自立に向けた援助 ・不十分になりがちな日常生活への援助 ・生活空間が広がり，自主的意欲の回復を育てる。自己決定する場面の提供 ・社会適応能力（症状マネジメント，ストレス対処，問題解決方法など）の回復に向けたプログラムの提供 ・金銭（買い物）などの自己管理 ・外出，外泊の実施，状態把握から，社会復帰につなげる	**• 希望，自信，楽しみ，居場所感の獲得** ・ストレングスアプローチ ・時間の共有を少しずつ増やして，関心のあり方や潜在化している力を知り，自発性が少しでも高まるような援助 ・まずは病院内での生活範囲の拡大。その中から日常生活での目標を見つけていく ・病院内で実施されるプログラムへの参加 ・小さくてもできる「役割」の提供 ・慢性化やホスピタリズムにより低下しているセルフケアへの援助 ・自己決定する場面の提供：選択場面の提供

4．治療の第２段階における看護：回復期 [表４]

急性期の精神状態から回復しつつある時期である。一過性に不安・焦燥，抑うつ，希死念慮などが出現することがある。治療目標は，患者にかかるストレスを最小限に止めて状態を安定化し，社会復帰に向けて準備をすることである。急性期に有効であった薬物療法を継続し，心理教育など心理社会的療法のプログラムを徐々に導入する。

看護は，急性期に莫大なエネルギーを費やしたことに対する休息と回復の程度に合わせた現実感への支援である。患者の安全および良質な睡眠が確保できるように環境を調え，不規則で低下しがちな基本的生活を援助する。また，活動性の芽生えに沿って少しずつ現実的に思考する機会を提供し，休息後の生活への再適応に向けて支援する。

5．治療の第３段階における看護：安定期（維持期）[表４]

精神状態が改善して病状が安定している時期である。治療目標は，再発を予防し，社会的な生活機能レベルやQOLの維持し，向上を図ることである。症状を注意深く観察しながら，抗精神病薬を徐々に減量し，必要最小限の用量で維持する。服薬アドヒアランスをたもつことが重要で，さまざまな心理社会的療法を導入する。

看護は，自我を強化し，希望する生活や退院に向けた環境を整える。ADLの自立および服薬アドヒアランスに向けた支援を行い，外出や外泊などを含めた生活空間の拡大と自己管理や自己決定する場面を提供し，主体性を培う。

また，社会生活への適応に向けて，症状コントロール，ストレス対処，問題解決方法の獲得に向けた支援を行う。退院後の生活の場所が決まるまでには，いくつかの施設を見学し，そのたびに戸惑ったり心配になったりして，時間を要する場合がある。それもリカバリーの過程であり，看護は伴走者的な立場で患者の心理的支えとなり，心配していることを話し合い，課題解決のために協働する。

6．家族への支援

家族支援で重要なことは，家族員が統合失調症を発症し苦悩している家族，それによって派生している問題に対処している家族に対して共感的に理解し，家族の複雑な思いを受け止め，家族のニードに速やかに対応することである。

具体的には，これまで重ねてきた家族の苦労をねぎらい，感情表出ができる機会と場を提供する，また，家族が状況を客観的にとらえ対処方法の幅を広げるために，病気やその経過，治療方法，患者への接し方などを具体的に助言し，正しい知識を得る機会を提供する。

社会資源として，家族会，家族教室，家族心理教育，相談窓口などを紹介し，家族の孤独感を和らげ，安心感をもてるように支援する。

［片岡三佳］

《文献》

1) 日本精神神経学会日本語版用語監，高橋三郎，大野裕監訳：DSM-5 精神疾患の診断・統計マニュアル．pp99-105，医学書院，2014.
2) Kaplan & Sadocks' s：Synopsis of Psychiatry Behavioral Sciences/Clinical Psychiatry, 11th Edition. 2015.（井上令一監：カプラン臨床精神医学テキスト―DSM-5® 診断基準の臨床への展開，日本語版第3版．pp339-391，メディカル・サイエンス・インターナショナル，2016.）
3) 尾崎紀夫，三村將，水野雅文・他編：標準精神医学，第7版，pp317-340，医学書院，2018.
4) Guo X, Zhai J, Liu Z, et al: Effect of antipsychotic medication alone vs combined with psychosocial intervention on outcomes of early-stage schizophrenia: A randomized, 1-year study. Arch Gen Psychiatry 67（9）：895-904, 2010.

ワンポイントラーニング　リカバリー

1）リカバリーの概念と段階

米国ではケネディ大統領が，ケネディ教書を出してから積極的に脱施設化が始まった。2003年に大統領新自由委員会によるメンタルヘルスの目標はリカバリーであることを示した。リカバリーとは，「人々が生活や仕事，学ぶこと，そして地域社会に参加できるようになる過程であり，またある個人にとってリカバリーとは障害があっても充実し生産的な生活を送ることができる能力であり，他の個人にとっては症状の減少や緩和である」[1]と定義される。リカバリーの心理社会的要因に，情緒的支援ネットワーク認知，楽観主義，および趣味や楽しみ，基本的コミュニケーションスキルが関係している。

リカバリーのプロセスは，個人によって異なるが，多くの人がたどった段階をレーガンは示した**［表］**[1]。

2）リカバリーを促進するプログラム構成

現在日本でのリカバリープログラムは，Illness Management and Recovery（IMR）とWellness Recovery Action Plan（WRAP）がある。ここではWRAPについて説明する。WRAPのキーコンセプトは，「**希望**（つながっていること，続いていること等）」「**責任**（自分の気持ちを知る，人のせいにしない等）」「**学ぶこと**（信じること，受け取ること，焦らないこと等）」「**権利擁護**（自分の意思・意図を伝える等）」「**サポート**（お互いさま，機嫌を考慮等）」がある。さらに，これらのコンセプトを実現するためのアクション（行動）として「元気に役立つ道具箱」があり，その中に具体的に実現するための「６つのプラン」がある[2]。

WRAPの具体的な内容は，対象者のレベルやニーズに合うように，提供者が工夫する。このプログラムの効果は，精神障害者のセルフスティグマが低下し，リカバリーを促進することである。

［表］リカバリーの段階

❶希望	自分が具体的にどのようになりたいかのイメージをもつことができる段階
❷エンパワメント	さまざまな情報にアクセスすることができ，自分にできることが何かを考え，自分以外の誰かが支援し，また支援してくれる人がいることを知っている段階
❸責任	自分が行った結果がたとえ失敗であっても，そこから学ぼうとする段階
❹生活の中の有意義な役割	現実生活の中で，何らかの役割をもち，そのことで他者とかかわる中で，生きがいを感じることができる段階

4）リカバリーに対する近年の動向

近年の精神看護の考え方には，以下のものがある。人が回復していくためには，**レジリエンス**（弾力性，回復力）が必要であり，人はそれをもっている。看護師は，急性期にあっては患者のレジリエンスを育てる支援をし，次にストレングスモデルを用いた継続的支援が患者のリカバリーの過程を支援することにつながる[3]。

地域社会に戻ってから，どのような医療を受けたいかを医療者と患者である利用者とが相互に話し合って決めるShared Decision Making（SDM）プログラムが開発されている[4]。利用者は自分のゴールである「私の意思」や，精神的健康を維持することに有効な方法である「元気の鍵」を入力する。またその日の状態なども入力し，その情報を主治医やケースマネジャーと共有する。その中でどのような医療を受けたいか，どのような就労が可能かなどを患者の意思を尊重してリカバリーを促進する。

［安藤満代］

《文献》

1）マーク・レーガン，前田ケイ監訳：ビレッジから学ぶリカバリーへの道―精神の病から立ち直ることを支援する．金剛出版，2005.
2）増川ねてる：WRAPをはじめる！（第7回）自分を権利擁護すること―声を前に出す，「自分の大切」を大切に．精神科看護 42（7）：68-77，2015.
3）萱間真美：リカバリー・退院支援・地域連携のためのストレングスモデル実践活用術．p9，医学書院，2016.
4）山口創生・他：精神障害者の社会復帰とリカバリーを促進するshared decision makingプログラム―ピアスタッフと共同した臨床システムの発展．こころの健康 29（2）：8-13，2014.

ワンポイントラーニング

精神病未治療

統合失調症をはじめとする精神障害に対する早期発見，早期介入（early intervention）の必要性が1990年代より欧米で注目され，2000年代に入り日本でもその重要性が指摘され，精神病未治療・治療中断の精神障害者の問題がクローズアップされている。

精神病未治療とは，精神症状の悪化により地域生活の維持・継続が困難であり，家族・近隣との間でトラブルが生じるなどの日常生活上の「危機」が発生しており，医療導入が望ましいと判断される者をいい，治療中断とは，精神科医療機関の受診中断により同様の危機が生じている者をいう[1]。さまざまな調査から定期的に治療が継続できていない統合失調症者は30～40%くらい[2]と推計され，多くの統合失調者が未治療のままでいるのが実情である。

統合失調症における脳の器質性変化は前駆期あるいは精神状態のきわめて初期において著しく，2～5年後には安定してくる。Birchwoodらが唱えた精神病治療臨界期（critical period）仮説によれば，3～5年間の期間に生じる生物・心理・機能面での不可逆的変化が長期予後に大きく影響する[3]。そのため，発症後の早期段階での治療が重要で3年以内の介入こそが有効性が高いといわれている。

精神病の発症（明らかな陽性症状の顕在化）から受診にいたるまでの期間を**精神病未治療期間**（duration of untreated psychosis：**DUP**）といい[4]，その期間が長いと初診時やその後の臨床症状，社会機能，QOL，寛解率，抗精神病薬への反応性などが有意に不良であることが示されている。統合失調症のDUPは平均1年から2年，精神科病院ではDUP中央値が10.5カ月との報告がある。欧米ではDUP中央値が3.5カ月といわれており，日本はDUPが長期におよんでいる。精神病未治療の背景には，❶病識がない，❷精神疾患への偏見や恐れ，❸精神科医療への理解不足，❹精神科医療サービスの多くが申請によるものであることが考えられ，精神病未治療者の実態の解明と支援の蓄積が期待される。

［片岡三佳］

《文献》

1) 松本恵子，上野昌江，大川聡子：地域で生活する未治療・治療中断の統合失調症をもつ人への保健師による生活能力に視点をおいた支援，日本地域看護学会誌 21（2）：31-39，2018.
2) 野口正行，守屋昭，藤田健三：未治療・治療中断のアウトリーチ 岡山県精神保健福祉センターにおける未治療・治療中断者に対するアウトリーチ支援．日本社会精神医学会雑誌 21（3）：361-366，2012.
3) Birchwood M., McGorry P, Jackson H: Early intervention in schizophrenia. The British Journal of Psychiatry 170: 2-5, 1997.
4) 山澤涼子：統合失調症早期介入の意義と実際　早期介入の意義—DUPと予後．精神神経学雑誌 111（3）：274-277，2009.

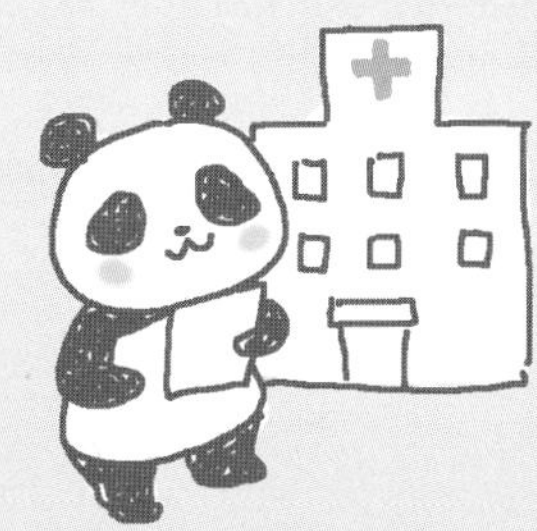

18 うつ病・双極性障害

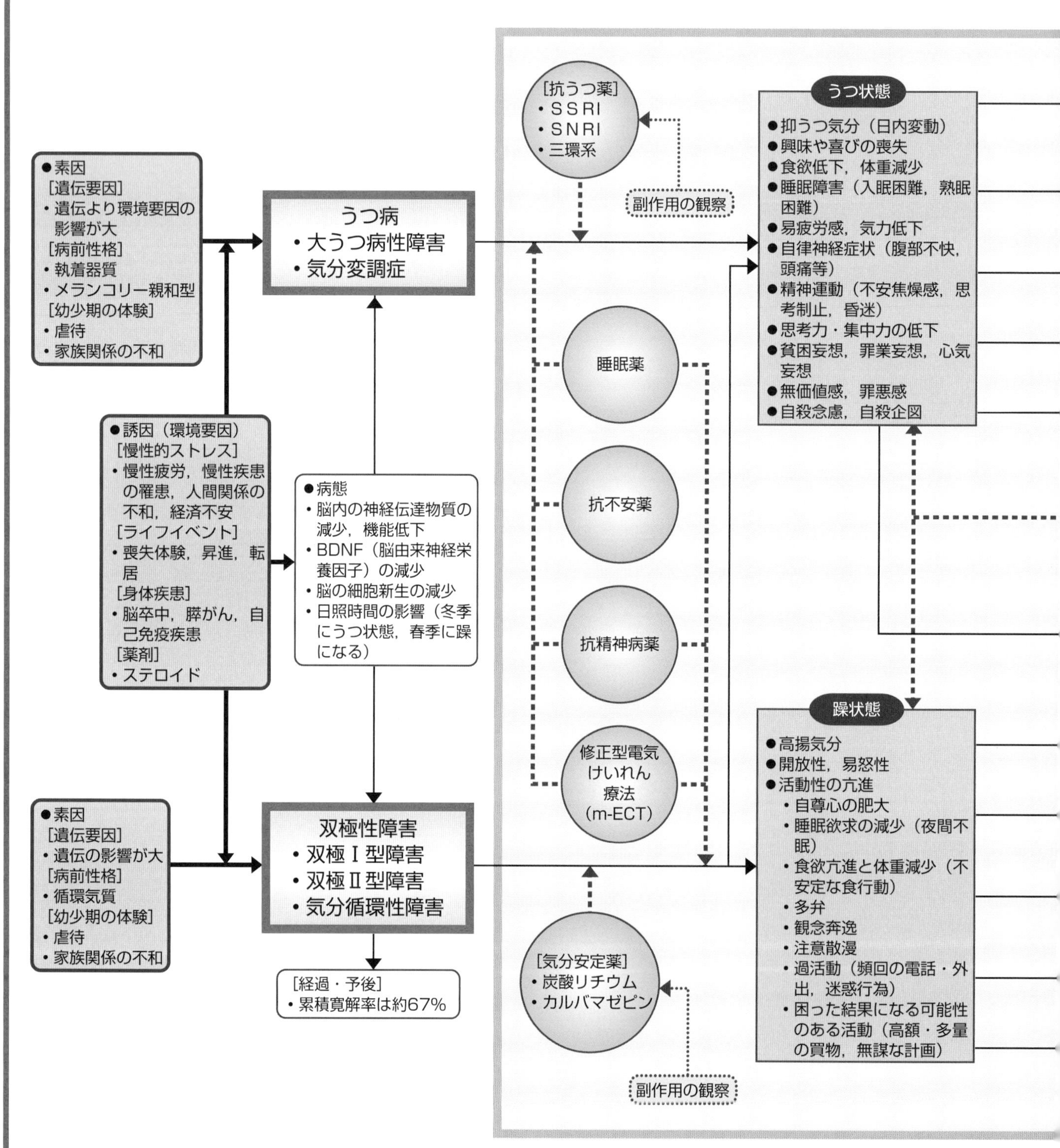
●素因
[遺伝要因]
・遺伝より環境要因の影響が大
[病前性格]
・執着気質
・メランコリー親和型
[幼少期の体験]
・虐待
・家族関係の不和
うつ病
・大うつ病性障害
・気分変調症
●誘因（環境要因）
[慢性的ストレス]
・慢性疲労，慢性疾患の罹患，人間関係の不和，経済不安
[ライフイベント]
・喪失体験，昇進，転居
[身体疾患]
・脳卒中，膵がん，自己免疫疾患
[薬剤]
・ステロイド
●病態
・脳内の神経伝達物質の減少，機能低下
・BDNF（脳由来神経栄養因子）の減少
・脳の細胞新生の減少
・日照時間の影響（冬季にうつ状態，春季に躁になる）
●素因
[遺伝要因]
・遺伝の影響が大
[病前性格]
・循環気質
[幼少期の体験]
・虐待
・家族関係の不和
双極性障害
・双極Ⅰ型障害
・双極Ⅱ型障害
・気分循環性障害
[経過・予後]
・累積寛解率は約67%
[抗うつ薬]
・SSRI
・SNRI
・三環系
副作用の観察
睡眠薬
抗不安薬
抗精神病薬
修正型電気けいれん療法（m-ECT）
[気分安定薬]
・炭酸リチウム
・カルバマゼピン
副作用の観察
うつ状態
●抑うつ気分（日内変動）
●興味や喜びの喪失
●食欲低下，体重減少
●睡眠障害（入眠困難，熟眠困難）
●易疲労感，気力低下
●自律神経症状（腹部不快，頭痛等）
●精神運動（不安焦燥感，思考制止，昏迷）
●思考力・集中力の低下
●貧困妄想，罪業妄想，心気妄想
●無価値感，罪悪感
●自殺念慮，自殺企図
躁状態
●高揚気分
●開放性，易怒性
●活動性の亢進
・自尊心の肥大
・睡眠欲求の減少（夜間不眠）
・食欲亢進と体重減少（不安定な食行動）
・多弁
・観念奔逸
・注意散漫
・過活動（頻回の電話・外出，迷惑行為）
・困った結果になる可能性のある活動（高額・多量の買物，無謀な計画）

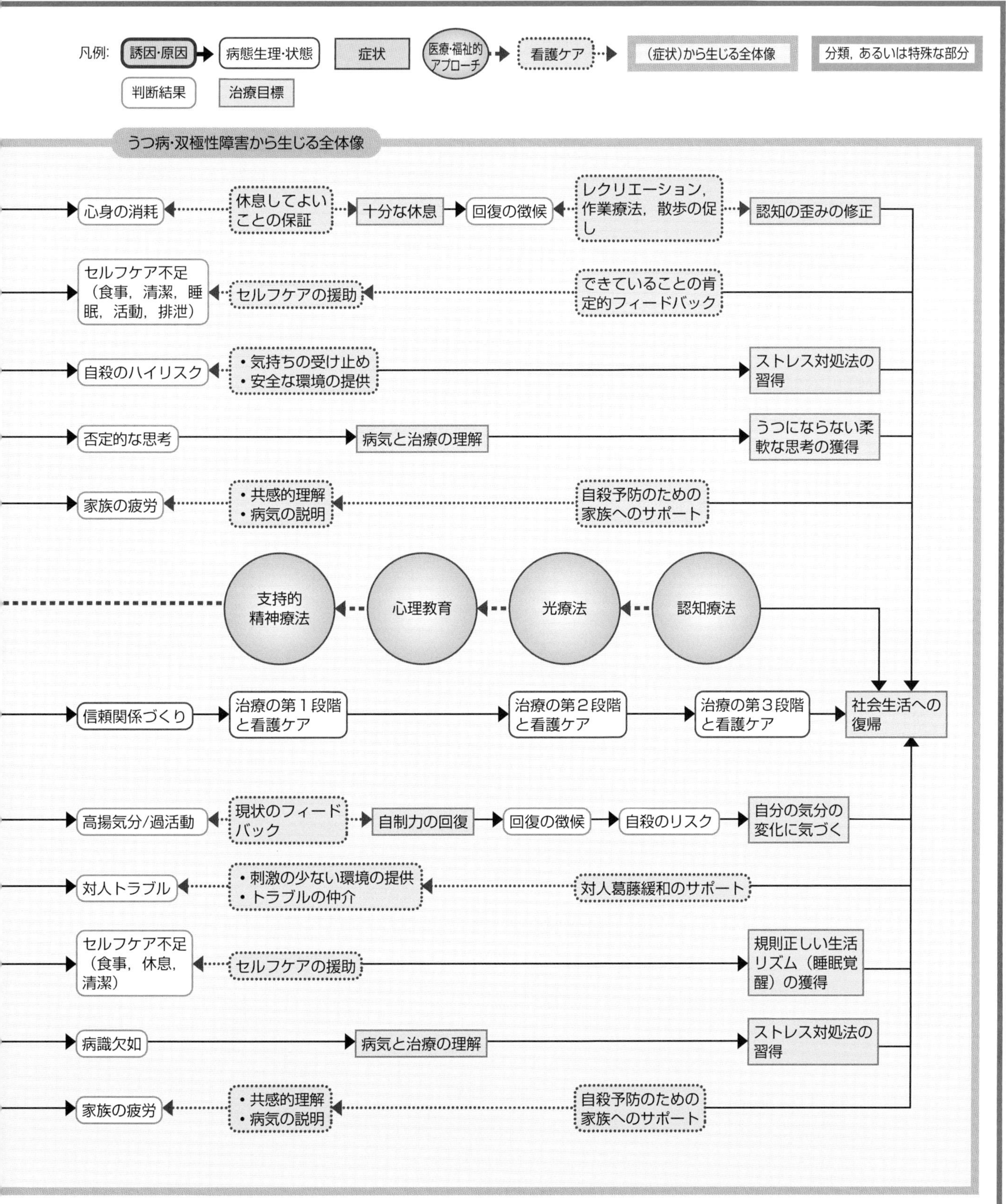
凡例:
誘因･原因
病態生理･状態
症状
医療･福祉的アプローチ
看護ケア
(症状)から生じる全体像
分類，あるいは特殊な部分
判断結果
治療目標
うつ病･双極性障害から生じる全体像
心身の消耗
休息してよいことの保証
十分な休息
回復の徴候
レクリエーション，作業療法，散歩の促し
認知の歪みの修正
セルフケア不足（食事，清潔，睡眠，活動，排泄）
セルフケアの援助
できていることの肯定的フィードバック
自殺のハイリスク
・気持ちの受け止め
・安全な環境の提供
ストレス対処法の習得
否定的な思考
病気と治療の理解
うつにならない柔軟な思考の獲得
家族の疲労
・共感的理解
・病気の説明
自殺予防のための家族へのサポート
支持的精神療法
心理教育
光療法
認知療法
信頼関係づくり
治療の第１段階と看護ケア
治療の第２段階と看護ケア
治療の第３段階と看護ケア
社会生活への復帰
高揚気分/過活動
現状のフィードバック
自制力の回復
回復の徴候
自殺のリスク
自分の気分の変化に気づく
対人トラブル
・刺激の少ない環境の提供
・トラブルの仲介
対人葛藤緩和のサポート
セルフケア不足（食事，休息，清潔）
セルフケアの援助
規則正しい生活リズム（睡眠覚醒）の獲得
病識欠如
病気と治療の理解
ストレス対処法の習得
家族の疲労
・共感的理解
・病気の説明
自殺予防のための家族へのサポート

18 うつ病・双極性障害

Ⅰ　うつ病・双極性障害のメカニズム

1．うつ病・双極性障害と具体的症状

気分には，爽快な躁気分と，不快なうつ気分がある。気分の変調は誰にでもあるが，その程度や持続時間により日常生活に支障をきたした状態を**気分障害**（mood disorders）という。気分障害は，うつ病と双極性障害に大別される。

1）うつ病（うつ状態）の症状

うつ病では，抑うつ気分，興味や喜びの喪失といった２大症状をはじめ，身体症状，認知機能・行動面の変化があらわれる。**[表1]** に示す抑うつエピソード[1]（うつ状態）の症状が，ほぼ毎日，一日中現れる。中でも不眠と疲労感は，よく現れる症状である。症状には午前中に重く夕方にかけて軽くなるという日内変動があることがある。

身体症状を伴うことが多く，食欲低下，体重減少の他に，便秘や下痢，腹部の不快感，頭痛・頭重，肩こり，四肢の疼痛，しびれ感，発汗，月経不順，性欲低下などが生じる。自律神経失調症状は，ほとんどの患者にあらわれる。

重症例では精神病症状として，貧困妄想，罪業妄想，心気妄想などがある。

2）双極性障害の症状

双極性障害は，躁病エピソード[1]（躁状態）と抑うつエピソード（うつ状態）を併せもつ疾患である **[表2]**。躁状態では，気分が異常に高揚し，活動性が亢進する。開放的である一方，ささいなことで突然易怒的になり，気分は不安定である。また行動が自制できないため周囲とのトラブル，金銭的損失や違法行為など，社会的な問題を生じることがある。

[表1] 抑うつエピソード（DSM-5をもとに作成）

症状		特徴
2 大症状		
①抑うつ気分		気持ちが沈み込み，ふさぎこむ，悲しくなる，滅入る
②興味や喜びの喪失		物事に興味がわかない，何をしても楽しくない
身体症状		
③食欲変化	（低下）	食べたくない，食べても味がしない，体重減少
	（亢進）	食べてもお腹がすく，体重増加
④睡眠障害	（不眠）	寝つけない，途中で目覚める，寝ても寝た気がしない
	（過眠）	いつも眠い，寝てばかりいる
⑤易疲労感・気力低下		疲れやすい，気力がわかない
認知・行動面		
⑥精神運動	（焦燥）	イライラソワソワする，じっとしていられない
	（制止）	頭の働きがにぶい，言葉がなかなか出てこない
⑦無価値観・罪悪感		自分には価値がない，すべては自分が悪い，悲観的
⑧思考力・集中力の低下		考えられない，決断できない，物事が頭に入らない
⑨自殺念慮・自殺企図		自殺をしてしまいたいと考える，自殺を計画する

［表2］躁病エピソード（DSM-5をもとに作成）

症状	特徴
高揚気分	多幸的で過度に快活，気分が高揚し世界の頂上にいる感じ
開放的・易怒的	見知らぬ人にかまわず話しかける，些細なことで急に不機嫌になる，一方的に怒り出す
活動性の亢進	①自尊心の肥大 ②睡眠欲求の減少 ③多弁 ④観念奔逸（考えが次々湧き出す） ⑤注意散漫 ⑥過活動（さまざまな活動に手を出す） ⑦困った結果になる可能性が高い活動への熱中（高額の買物，投資など）

3）有病率

うつ病は，生涯有病率が3～16％で，一般に性別では女性，年齢層では若年者に多い。日本においては生涯有病率が3～7％と欧米に比べて低く，年齢層では中高年の頻度も高い[2)]。

双極性障害は，生涯有病率が1.0 ～1.5 ％で性差は少ない。わが国の調査では生涯有病率が0.2 ％と報告され，欧米に比べて低頻度である[3)]。

2．うつ病・双極性障害の成り立ち

1）遺伝の関与

うつ病は，遺伝率が約40％弱で[4)]，遺伝要因も関与するが環境要因の関与がより高い。双極性障害は，一卵性双生児研究において双極Ⅰ型障害の一致率が80％と高く[3)]，遺伝要因が関与していることが明らかである。

2）病前性格

① うつ病（うつ状態）

うつ病には，なりやすい性格がある。1つは下田が提唱した「執着性格」で熱中型，凝り性，徹底的，几帳面，生真面目，強い正義感，強い責任感，完璧主義という傾向が強い。もう1つはテレンバッハが提唱した「メランコリー親和型性格」で，執着性格と類似しており，秩序を重んじ，周囲に気遣い，几帳面で完全主義という特徴をもつ。いずれも社会的にみれば，周囲への気遣いができる生真面目なしっかり者である。

反面，ストレス過剰な状況でも，人に頼まれると断れず，疲労困憊しても休まず仕事をやり遂げようと無理することから，うつ病を発症しやすくなる。

② 双極性障害

双極性障害になりやすいのは，クレッチマーの「循環気質」，すなわち社交的で明るく，ユーモアのある人といわれる。しかしこの病前性格は実証されておらず，発病後の症状が影響しているという指摘もある。

3）社会文化的要因

うつ病や双極性障害の発症には，ストレスフルな生活上の出来事が誘因となることが多い。慢性的な疲労，慢性疾患の罹患，経済不安，人間関係の不和といった慢性的ストレスや，家族や親しい人との死別，昇進・異動・解雇，転居，結婚・妊娠・離婚といったライフイベントなど，さまざまな要因が発症にかかわっている。この他に幼少期の心的外傷体験が脳の海馬の萎縮と関連し，ストレス脆弱性を形成して発症につながるという報告がある[5)]。

3．うつ病・双極性障害と心理社会的反応

1）うつ病（うつ状態）

心理的には，気力がわかず，そのため仕事や家事が思うようにいかず，重くなると食事や入浴といった基本的な生活行動ができなくなる。できない自分に焦りや罪悪感を生じ，できないのに休まず頑張ろうとする悪循環に入る。この状態が続くと，悲観的な考えが反復的に浮かぶようになり，追い詰められていく。

社会的に問題なのは**自殺**である。うつ病患者の生涯自殺率は世界的に15～25％と長年いわれてきた。最近の調査ではそれほど高くなく2～8％と報告されている[6)]が，一般人口よりは頻度が高い。日本の内閣府・警察庁の統計では，うつ病への罹患が自殺の原因・動機の1つとして特定できたものが，自殺者の約3割を占めていた[7)]。

2）双極性障害（躁状態の場合）

心理的には，気持ちが大きくなり，万能感にあふれる，夜中に電話をかけまくる，無謀な仕事や旅行の計画を立てる，高額の買物や投資をするといったさまざまな行動を起こす。自分の判断は正しいと思い込み，周囲が止めても聞く耳をもたず，反対に不機嫌になって怒鳴り返すという反応をする。

社会的問題として，これらの行動の結果，職場や家族に負担をかけ，解雇，別居・離婚，自己破産，犯罪と

いったすべてを失いかねない事態を招くことがある。

躁状態の場合，本人には病気であるという自覚がないため受診が遅れがちになる。社会的損失を防ぐには，躁状態が著しいときには入院が必要である。なお双極Ⅰ型障害および双極Ⅱ型障害の約３分の１には自殺企図があり[1]，自殺率が高いことが問題である。

4．うつ病・双極性障害が生じる病態生理

発症メカニズムには，いくつかの仮説がある。モノアミン仮説は，脳内の神経伝達物質モノアミン（セロトニン，ノルアドレナリン）の減少によってうつ病が起こるという説である。BDNF仮説[8]は，セロトニン神経系などの神経系の成長を促進し，脳の海馬の神経細胞新生にもかかわるBDNF（脳由来神経栄養因子）がストレスによって減少し，うつ病が起こるという説である。脳内神経伝達物質の機能低下や海馬の萎縮は，双極性障害にもあるといわれている。

一方，生物リズム仮説は，一般に春から初夏は躁状態，冬はうつ状態を示すことから，双極性障害が日照時間の季節変化の影響を受けるとしている。また断眠が躁状態を誘発することから，日内リズムの乱れも発症に影響するといわれている[3]。

なお気分障害（主に抑うつ状態）は身体疾患や治療薬剤でも生じる。

5．うつ病・双極性障害の診断・検査

1）うつ病の診断基準（DSM-5）

抑うつ障害には，「**大うつ病性障害**（Major Depressive Disorder）」と「**気分変調症**（Dysthymia）」がある。

「大うつ病性障害」では，抑うつエピソード**［表1］**の９項目中，「抑うつ気分」と「興味または喜びの喪失」の２大症状の１つ以上を含めて，５項目以上の症状が，ほぼ１日中，ほぼ毎日，２週間以上続く。「気分変調症」は従来の抑うつ神経症に相当し，「抑うつ気分」が２年以上持続するが，症状は軽い**［表3，図1］**。

2）双極性障害の診断基準（DSM-5）

双極性障害（Bipolar Disorders）には，「**双極Ⅰ型障害**」「**双極Ⅱ型障害**」「**気分循環性障害**（Cyclothymic Disorder）」がある。

「双極Ⅰ型障害」では，気分が異常かつ持続的に高揚し，開放的・易怒的で，活動性が亢進した状態（躁病エピソード）**［表2］**がほぼ１日中，ほぼ毎日，１週間以上続く。強くはっきりした躁状態に加え，うつ状態（抑うつエピソード）をあわせもつ。「双極Ⅱ型障害」は，Ⅰ型よりも躁状態が軽症にとどまっている。「気分循環性障害」は躁状態とうつ状態がいずれも軽症である**［表3，図1］**。

3）診断のための検査

診断のための特別な検査はない。身体疾患や脳器質疾患の鑑別，一般的身体状態の把握のため，血液・尿検査，心電図，脳波，頭部画像検査（CT，MRI），光トポグラフィー検査を行う。

うつ状態を評価するため，心理検査（例：Beckうつ病自己評価尺度，Zungうつ病自己評価尺度，Hamiltonうつ評価尺度）を行うことがある（p18，→❸うつ）。

6．うつ病・双極性障害の治療

1）薬物療法

うつ病では，抗うつ薬を用いる。抗うつ薬は，選択的セロトニン再取り込み阻害薬（SSRI）やセロトニン・ノルアドレナリン再取り込み阻害薬（SNRI）という副作用の比較的少ない薬剤が主で，他に三環系／四環系抗うつ薬がある。抗うつ薬は即効性がなく，効果があらわれるまでに２～４週間かかり，もっとも早いSNRIでも約１週間を要す。この他に不眠や不安があるときは睡眠薬や抗不安薬を追加する。

［表3］気分障害の分類（DSM-5をもとに作成）

	診断	特徴
抑うつ障害	うつ病／大うつ病性障害	抑うつエピソードの９項目中，「抑うつ気分」，「興味や喜びの喪失」の１つ以上を含む５項目以上の症状が２週間以上続く状態
	気分変調症	軽症のうつ状態が２年以上続く
双極性障害	双極Ⅰ型障害	強い躁状態（躁病エピソード）と，うつ状態（抑うつエピソード）をあわせもつ
	双極Ⅱ型障害	軽い躁状態（軽躁病エピソード）と，うつ状態（抑うつエピソード）をあわせもつ
	気分循環性障害	軽い躁状態と，軽いうつ状態が２年以上続く

［図１］うつ状態と躁状態のあらわれかた

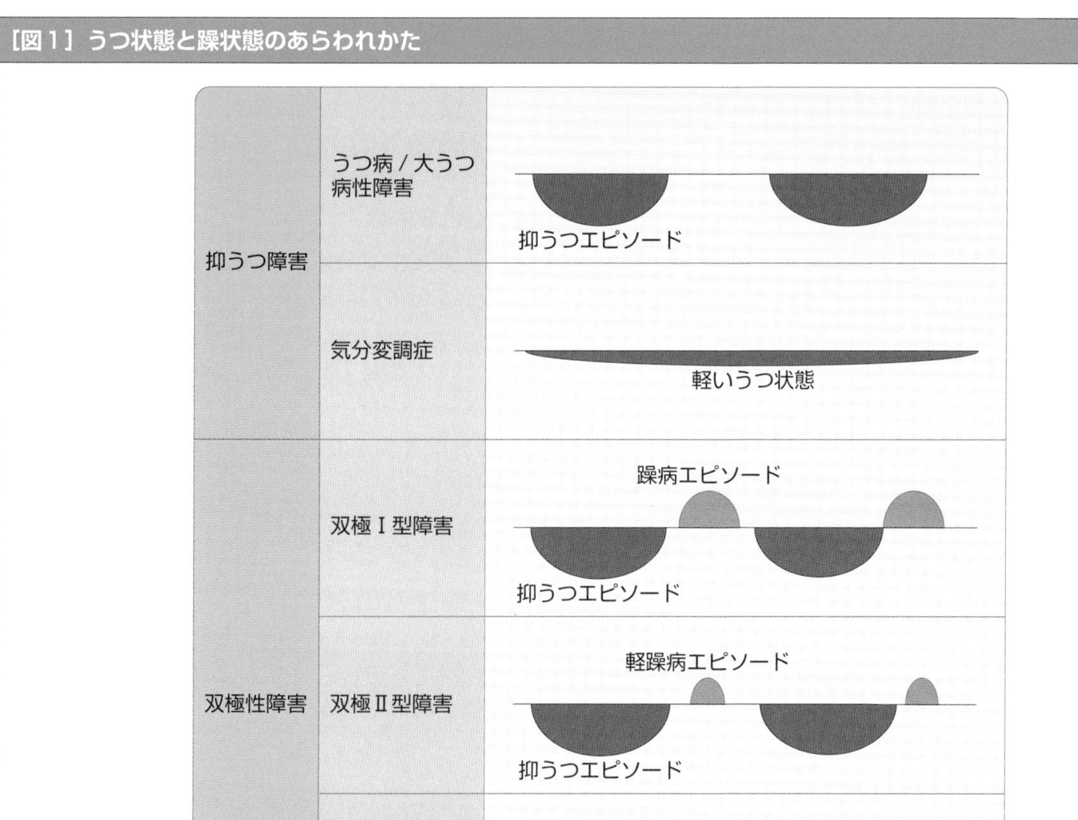

双極性障害では，うつ状態のときも躁状態のときも気分安定薬（炭酸リチウム，カルバマゼピン）を用いる。抗うつ薬を用いると躁転のリスクがあるため，基本的には用いない。非定型抗精神病薬を併用することもある。なお炭酸リチウムは適用量を超えるとリチウム中毒を起こしやすいため，血中濃度を測定しながら用いる。

２）修正型電気けいれん療法（m-ECT），光療法

m-ECT が適応されるのは，主にうつ病で，自殺企図の恐れがある場合，昏迷状態や食事がとれず身体衰弱のある場合である。双極性障害に用いられることもある。

光療法は高照度（2,500 ～ 10,000 ルクス）の光を１～２時間照射する治療で，季節性うつ病に有効である。

３）認知療法

認知療法は，認知の歪みに焦点を当てて柔軟な適応的思考へと修正する療法である。人はつらくなると極端に見方が歪む傾向がある。つらいとき，その都度浮かぶ不適応的な認知を自動思考（例：自分はダメな人間だ）という。これを適応的思考（例：信頼されている部分もある）に修正すると，つらい気分が少し改善される。この体験を積み重ねながら，現実の人間関係や行動上の問題を解決していくことが認知療法の目標である。

その際，１つのことにとらわれている考え方を，柔軟で視野の広い考え方に変えていくことがポイントになる。うつ病における認知療法は，治療効果と再発予防効果が立証されており，中等症までは抗うつ薬による治療と効果に差がないといわれている。

７．うつ病・双極性障害の経過・予後

治療予後については，薬物療法と認知行動療法を併用しても，48 ～ 60 週間の累積寛解率は 67％程度であったという報告がある [9)]。寛解・回復に至る患者は多いもの

の，再発や慢性化も少ないとはいえない。予後を伝える際には，服薬と休養さえすればよくなるといった楽観的な説明では不十分で，患者が周囲のサポートを受け入れ，生活習慣を改善すること，また段階的なリハビリテーションが必要であると理解できるようにすることが大切である。

Ⅱ　うつ病・双極性障害の看護ケアとその根拠

1．観察ポイント（日常生活への影響）

1）うつ病（うつ状態）

❶抑うつ気分（日内変動），❷食欲低下と体重減少（食事・水分摂取量），❸睡眠障害（入眠困難，途中覚醒，熟眠困難，早朝覚醒，過眠），❹身体症状（易疲労感，気力低下，自律神経症状），❺精神運動（不安焦燥，制止），❻認知（無価値観，罪悪感，思考力・集中力低下，決断困難），❼自殺念慮（自殺企図の既往），❽セルフケア能力について観察する。

2）双極性障害（躁状態の場合）

❶高揚気分（開放性，易怒性，自尊心の肥大，多弁，観念奔逸，注意散漫），❷睡眠欲求の減少（夜間不眠），❸食欲亢進と体重減少（不安定な食行動），❹活動性の亢進（他者への迷惑行為・トラブル，高額・多量の買物，頻回の電話・外出，無謀な計画）について観察する。

2．うつ病・双極性障害と看護

① うつ病（うつ状態）

うつ状態のときは，否定的な考えにとらわれ，皆に迷惑をかけている，もう回復しない，死にたいと思いつめることがある。患者には，そのような気持ちになるのは無理もないことですと承認し，これは症状であることを伝える。うつ状態は適切な薬物療法と十分な休息によって回復することを説明し，本人が焦らず休むことに専念できるよう看護する。

② 双極性障害（躁状態の場合）

躁状態のときは，病気であることを自覚しにくく，これが「本来の元気な自分」と誤解することがある。躁状態が落ち着いたときに，躁状態でもうつ状態でもないときの自分はどう生活していたのかを振り返ってもらい，気分が「ちょうどよい状態の自分」を理解して症状をコントロールできるよう看護する。

3．治療の第1段階における看護

① うつ病（うつ状態）

うつ状態が重度のときは，セルフケア行動がとれなくなる。食事や水分の摂取状況，身体や口腔内の清潔，整容のセルフケア状況を確認し，必要に応じて援助を行う。安全で静かな環境を提供し，自殺念慮に留意しながら，確実な服薬と十分な休息を促す。

この時期には極端な思考をしやすいため重要な決断（転退職，婚姻関係など）はせずに先延ばしすること，また家族に対しては，励ましや気晴らしの誘いが患者にとっては負担になることを説明して，理解してもらう。

② 双極性障害（躁状態の場合）

躁状態が重度のときは，自分の行動を客観視して自制することができなくなる。他者への過干渉，攻撃に対しては刺激しないようにやんわりと仲介し，状況に応じて物理的距離をとれるような静かな環境を提供する。患者との会話は焦点を絞り，簡潔に伝える。患者は注意散漫になり，食事，清潔，休息等のセルフケアを落ち着いてできないことがあるので，いま行っていることに注意を向けられるように促す。

薬物療法は，炭酸リチウムの副作用に留意して，確実に服薬してもらう。

一方，家族は躁状態の患者とのつきあいに疲れきっていることが多い。問題は抱え込まず，医療者に相談して欲しいことを家族に伝える。

4．治療の第2段階における看護

① うつ病（うつ状態）

うつ状態の回復の兆しがみられたら，患者が少しずつセルフケア行動の範囲を広げられるようにする。患者の訴えは共感的に聴き，できていることに焦点を当てて肯定的にフィードバックする。また，短時間の散歩などの無理のない範囲で気分転換を促す。

「自分はダメだ」「怠けものだ」といった自責感や自己卑下を患者が表現するときは，それは「病気による否定的な見方なので，とらわれないようにすることが大事」と伝え，別の見方ができるよう心理教育的にかかわる。なお気分が上向きになった時期は自殺企図のリスクが高い時期なので，引き続き患者の行動を注意深く観察する。

② 双極性障害（躁状態の場合）

躁状態が落ち着き，患者が自制力を取り戻して食事，清潔，休息等のセルフケアができるようになったら，患者とともに躁状態のときの行動を客観的に振り返り，それらが病気の症状であったことを理解できるよう心理教育的にかかわる。また対人関係の葛藤を緩和できるようサポートする。

なお躁状態からうつ状態に転じた場合，患者は躁状態のときの自分の行動に愕然とし，自殺の危険が高まる場合があるので注意する。

5．治療の第3段階における看護

① うつ病（うつ状態）

うつ状態から十分に回復したら，社会復帰を視野に入れて，少しずつ身体を慣らす。焦りは再発につながりやすいので，疲労感，不眠，食欲低下があらわれたら無理せず休養し，ゆっくりと生活を戻していくように指導する。薬の減量は時間をかけて行うので，治ったと思っても服薬を中断しないことを伝える。

また「うつになりやすい否定的な見方」に患者が自ら気づき，より柔軟で視野の広い考え方に修正できるよう認知療法的にアプローチする。

② 双極性障害（躁状態の場合）

気分が安定したら，社会復帰に向けて体調を整えていく。服薬を継続すること，自分の気分の変化に気づくこと，ストレスへの対処方法を学んで気分をコントロールすることがポイントである。

特に睡眠不足は躁状態の誘因になるので，睡眠・覚醒記録などを用いて規則正しい生活リズムを作ることを支援する。

6．家族への支援

うつ状態や躁状態の患者に対して，家族はどう対応したらよいかわからず途方にくれることがある。看護師は家族の気持に共感し，これまでの苦労をねぎらい，家族が疾患を正しく理解して治療をサポートできるように支援する。

うつ状態のとき，家族が「頑張って」と患者を励ましたくなるのは当然である。しかし，患者はもはやエネルギーが枯渇して何もできない状態である。そのようなときに頑張ってと励まされると，かえって追い詰められてしまう。看護師はこのことを家族に伝え，うつ状態の患者には十分な休養が必要であり，焦りは禁物で，長い目で見て，あたたかく見守ってほしいことを伝える。

躁状態のとき，患者は気分が高揚し，高額な買物をしたり，暴言を吐いたりすることがある。家族は，患者が本来このような人ではないことを知っているため，我慢しがちである。しかしこれらは疾患の症状であり，入院治療が望ましい場合がある。患者は自分が病気であると認識できないことが多いため，家族だけでも受診するとか，患者の信頼する人から受診を勧めてもらうことが必要である。

もし暴力など，家族自身の身の安全が脅かされる場合は，避難することを勧める。また病状が安定しているときに，何が再発の引き金となるのか家族で話し合っておくこと，特に徹夜は直ちに躁転につながるので，規則正しい生活を心がけるよう伝える。

自殺は，うつ状態と躁状態のいずれにもあらわれやすい。患者が「死にたい気持ち」をほのめかすと，つい家族はとがめたくなる。しかし批判や話をそらすことは患者を孤独にさせる。気持ちを受けとめよく話を聞くこと，家族にとって患者は大事な存在であると伝えること，そして早めに主治医に連絡することを家族に確認する。

［近藤浩子］

《引用文献》

1) 日本精神神経学会日本語版用語監，髙橋三郎，大野裕監訳：DSM-5 精神疾患の診断・統計マニュアル．pp123-140，160-171，医学書院，2014．
2) 川上憲人：世界のうつ病，日本のうつ病―疫学研究の現在．医学のあゆみ 219（13）：925-929，2006．
3) 加藤忠史：双極性障害―病態の理解から治療戦略まで，第2版．p17，223，pp295-296，295-296，医学書院，2011．
4) 松本友里恵，國本正子，尾崎紀夫：うつ病発症と遺伝子／環境相互作用．精神保健研究 59：7-15，2013．
5) 山脇成人：うつ病の脳科学的研究．日本医学会シンポジウム記録集，pp6-14，2005．
6) Bostwick JM, Pankartz VS: Affective disorders and suicide risk, A reexamination. Am J Psychiatry 157: 1925-1932, 2000.
7) 厚生労働省：平成24年度版厚生労働白書．p514，日経印刷，2012．
8) 吉村玲児，杉田篤子，堀輝他：神経栄養因子 BDNF 仮説の検証．精神神経誌 112（10）：982-985，2010．
9) 日本うつ病学会監：大うつ病・双極性障害治療ガイドライン．pp9-33，119-140，医学書院，2013．

《参考文献》

1) 上島国利監：精神科臨床ニューアプローチ2　気分障害．pp55-64，65-71，メジカルビュー社，2005．

19 パーソナリティ障害

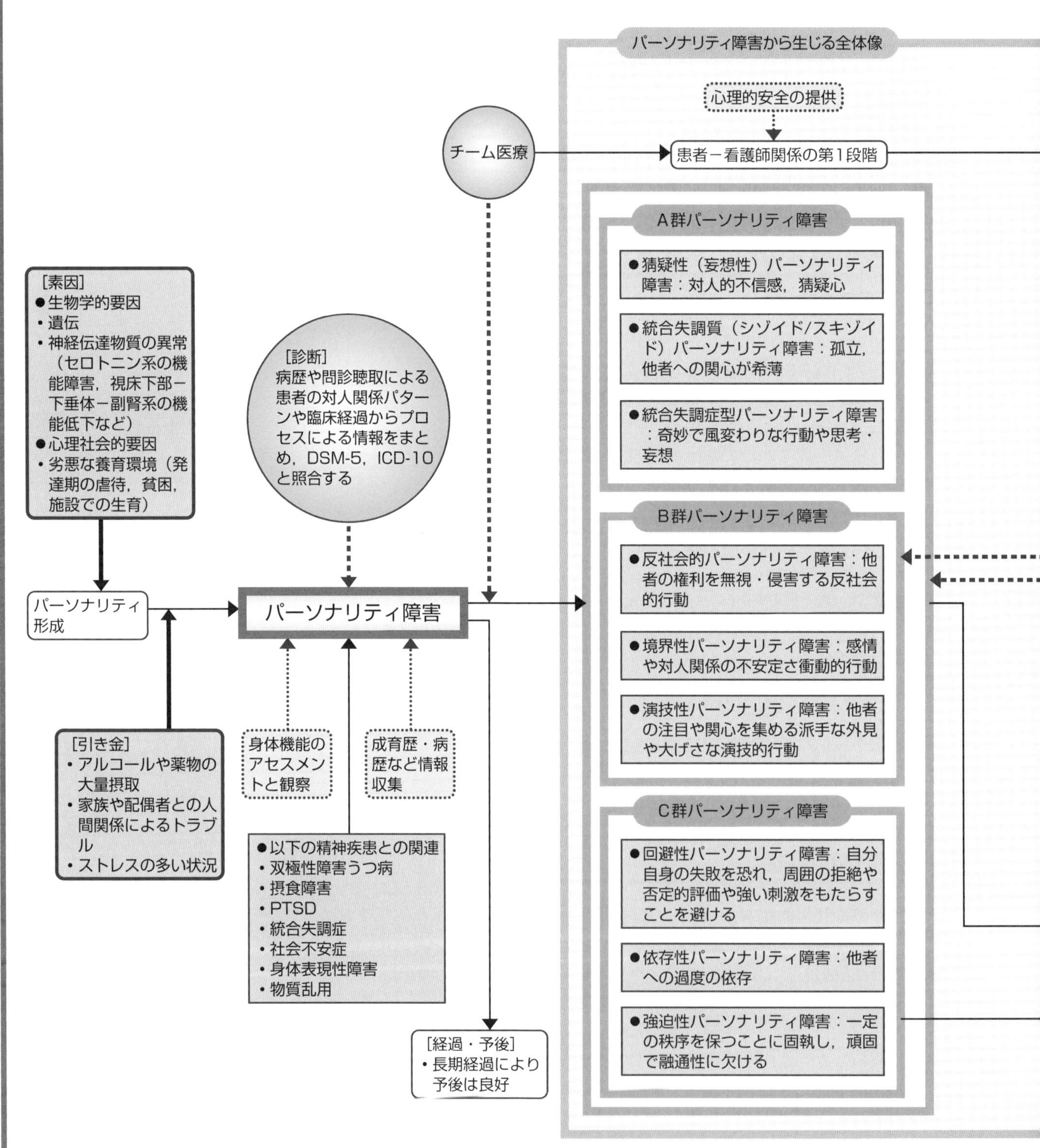

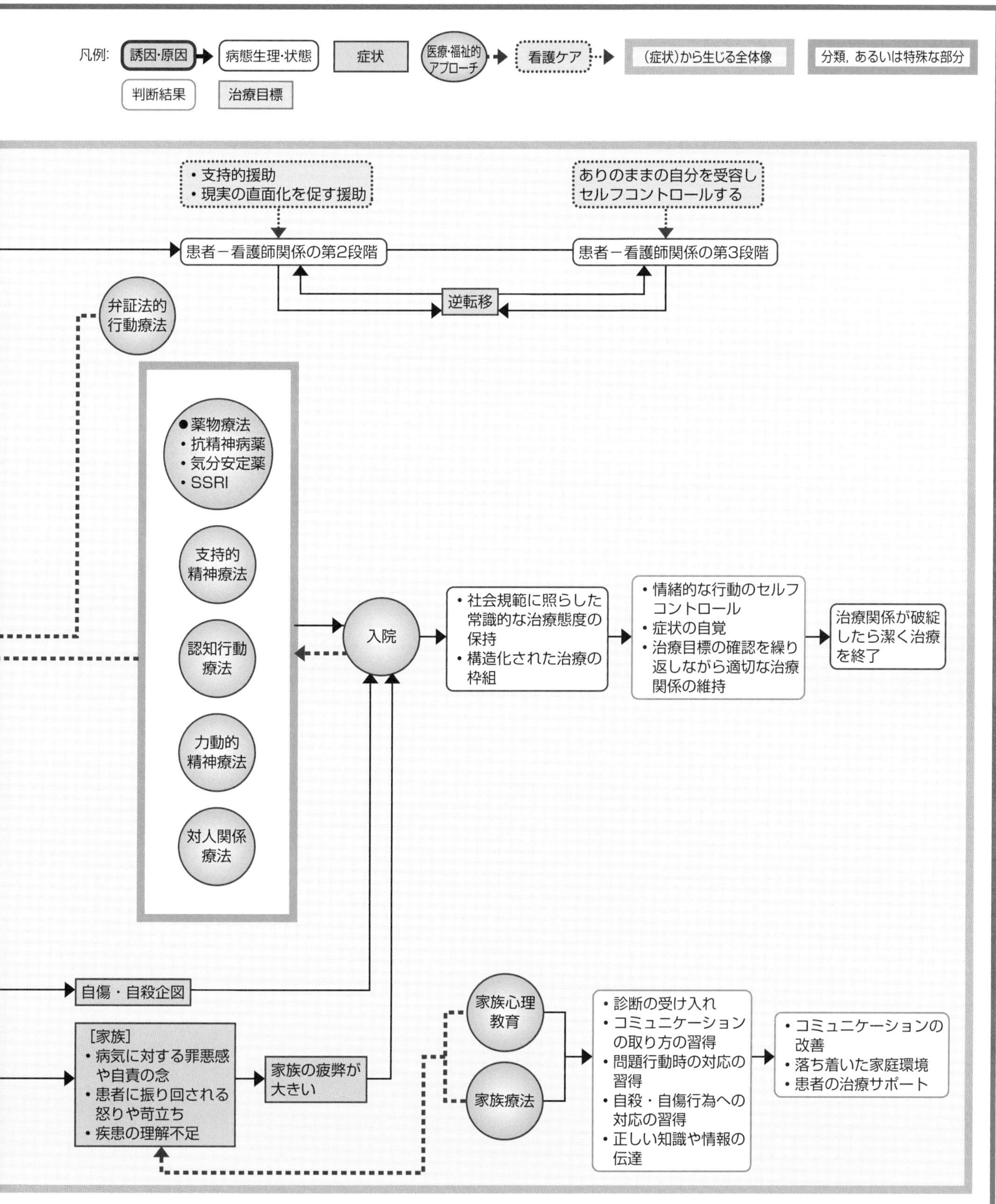
凡例:
誘因·原因
病態生理·状態
症状
医療·福祉的アプローチ
看護ケア
(症状)から生じる全体像
分類，あるいは特殊な部分
判断結果
治療目標
・支持的援助
・現実の直面化を促す援助
ありのままの自分を受容しセルフコントロールする
患者－看護師関係の第2段階
患者－看護師関係の第3段階
逆転移
弁証法的行動療法
●薬物療法
・抗精神病薬
・気分安定薬
・SSRI
支持的精神療法
認知行動療法
力動的精神療法
対人関係療法
入院
・社会規範に照らした常識的な治療態度の保持
・構造化された治療の枠組
・情緒的な行動のセルフコントロール
・症状の自覚
・治療目標の確認を繰り返しながら適切な治療関係の維持
治療関係が破綻したら潔く治療を終了
自傷・自殺企図
[家族]
・病気に対する罪悪感や自責の念
・患者に振り回される怒りや苛立ち
・疾患の理解不足
家族の疲弊が大きい
家族心理教育
家族療法
・診断の受け入れ
・コミュニケーションの取り方の習得
・問題行動時の対応の習得
・自殺・自傷行為への対応の習得
・正しい知識や情報の伝達
・コミュニケーションの改善
・落ち着いた家庭環境
・患者の治療サポート

19 パーソナリティ障害

Ⅰ　パーソナリティ障害のメカニズム

1．パーソナリティ障害の具体的症状

DSM-5によるとパーソナリティ障害（Personality Disorder）とは，その人が属する文化から期待されるものから著しく偏り，広範かつ柔軟性がなく，青年期または成人期早期に始まり，長期にわたり変わることなく，苦痛または障害を引き起こす内的体験および行動の持続的様式のことである。

この様式とは，❶認知（物事のとらえ方），❷感情性（感情の反応），❸対人関係機能（衝動の制御）のことであり，大多数の人とは違う偏った反応や行動をすることで，もののとらえ方や感情，衝動コントロール，対人関係といった広い範囲で問題が生じ，周囲の人々を悩ませるとともに患者自身も日常生活が困難になる。

DSM-5の診断基準はパーソナリティ障害を大きく分けて，3つの群に分類している。各群の特徴を［表1］に示す。

●疫学

パーソナリティ障害の疫学調査では，一般人口の10～15％に何らかのパーソナリティ障害があり，個々の類型では1～2％で認められる[1)]。パーソナリティ障害は，1つの群だけではなく，異なる群での障害を併存する場合が多い。また，治療につながる例が少なく，実際に医療機関を受診するのは，他の精神障害を合併しているケースがほとんどである[2)]。

2．パーソナリティ障害の特徴

パーソナリティ障害の特徴は，他者を物として扱うなどの操作的で自己中心的行動をとる，過量服薬やリストカットなどの自己破壊的行動や自殺企図などの衝動性を

［表1］パーソナリティ障害の類型と特徴（米国精神医学会の診断基準 DSM-5）

		タイプ	特徴
A群	奇妙で風変わり	猜疑性(妄想性)パーソナリティ障害	広範な対人的不信感や猜疑心，他者への疑念や不信感，危害が加えられることを恐れたり，周囲の裏切りの証拠を探し続けることが特徴である。
		統合失調質（シゾイド / スキゾイド）パーソナリティ障害	表出される感情に温かみが乏しく，非社交的で孤立しがちであり，他者への関心の希薄さが特徴である。
		統合失調型パーソナリティ障害	外見や行動の奇妙さ，風変わりな会話など奇妙で普通でない行動や思考が特徴である。
B群	演技的で感情的で移り気	反社会性パーソナリティ障害	暴力などの攻撃的行動や，他者の感情に冷淡で，他者の権利を無視・侵害する反社会的行動パターンが特徴である。
		境界性パーソナリティ障害	激しい怒りや抑うつ，焦燥，孤独といった否定的感情が支配的であり，感情や対人関係の不安定さ，衝撃的行動が特徴である。
		演技性パーソナリティ障害	他者の注目や関心を集める派手な外見や大げさな演技的行動が特徴である。
		自己愛性パーソナリティ障害	周囲の人は軽視するが，他者に注目と称賛されたい欲求が強い。対人関係では，自己中心的な物の考え方，他者への共感性が低いことが特徴である。
C群	不安で内向的	回避性パーソナリティ障害	自分自身の失敗を恐れ，周囲からの否定的評価や強い刺激をもたらす状況を避け，対人関係に対して消極的で社会的活動を避けることが特徴である。
		依存性パーソナリティ障害	自らの行動や決断を他者の助言や指示を常に必要とするなど，他者への過度な依存が特徴である。
		強迫性パーソナリティ障害	完全主義者で，過度の良心的・倫理的であるなど，一定の秩序を保つことに執着し融通性に欠けることが特徴である。

コントロールすることが困難になる，常に賞賛を求める一方で，他者が批判的であると激しい苛立ちや怒りを向ける自己愛が優勢となる，ことを繰り返す［表2］[2)]。

また，パーソナリティ障害の大多数が精神障害を合併しており，パーソナリティ障害の特徴とされる症状が，他の精神疾患に由来するものかもしれないという可能性がある。そのため，境界性パーソナリティ障害の自殺や自殺行為は抑うつ状態なのか，衝動的行為がパーソナリティに由来するのか判別が困難である[2)]。

3．パーソナリティ障害が生じる病態生理

パーソナリティ障害が生じる要因は，先天的要因である遺伝的，生物学的要因と，後天的要因として社会的要因がある[2)]。

① 遺伝的要因

パーソナリティ障害の遺伝的要因は，特性が同じ家系の人に多く，二卵性双生児より一卵性双生児で一致しやすいことから遺伝による影響が確認されている[2)]。

② 生物学的要因

反社会性パーソナリティ障害や境界性パーソナリティ障害の人は，その衝動性がセロトニン系の機能低下と関連している。また，境界性パーソナリティ障害においてはストレス反応にかかわる視床下部－下垂体－副腎系の機能低下が報告されている[2)]。また，偏桃体の機能の過剰反応や，眼窩前頭皮質の機能低下などの脳の構造上の特徴や認知機能の障害が注目されている[2)]。

③ 社会的要因

境界性パーソナリティ障害，反社会性パーソナリティ障害は，発育期の虐待，貧困など劣悪な養育環境が，発生要因に関与していると考えられている[2)]。

④ 発症の引き金となる原因

アルコールや薬物の大量摂取や家族や配偶者との人間関係によるトラブル，ストレスの多い状況などが引き金になる[2)]。

［表2］社会的反応の不適応に関連した行動（DSM-5）

行動	特徴
操作	• 他者をモノとして扱う • 自分がコントロールできる物事に関して，自分がその中心にいようとする • 自己中心的であるか目標中心の人間性であり，他者中心ではない
自己愛	• 壊れやすい自尊心 • 一貫して賞賛や敬愛を求める • 傲慢な態度 • ねたみ • 他者が支持的でないときに激怒
衝動性	• 計画できない • 経験から学ぶことができない • 乏しい判断力 • 非確実性

（ゲイル･W･スチュアート，ミシェル･T･ラライア著，安保寛明･他監訳，金子亜矢子監：精神科看護―原理と実践，原著第8版，p587，エルゼビア･ジャパン，2007．より）

4．パーソナリティ障害の診断

一般の臨床現場におけるパーソナリティ障害の診断は，病歴や聴取から把握する患者の対人関係パターンや臨床経過からプロセスによる情報をまとめ，DSM-5，ICD-10（疾病及び関連保健問題の国際統計分類の診断基準）と照合しながら診断する[2)]。

5．パーソナリティ障害の治療

パーソナリティ障害の治療は，薬物療法，精神療法を行う。治療は，患者に症状を自覚してもらう作業を重視し，治療開始後も患者とともに治療目標を確認し，適切な治療関係を維持することが重要である。

1）薬物療法

薬物療法は有効な治療法であり，従来の薬物療法についての知見では，統合失調型パーソナリティ障害などの受動的なタイプには少量の抗精神病薬，境界性，反社会性パーソナリティ障害の衝動性や感情不安定な場合には選択的セロトニン再取り込み阻害薬（SSRI）や気分安定薬，回避性パーソナリティ障害の不安や抑うつにはSSRIが有効である[2)]。

2）精神療法・心理社会的療法

治療では単純に問題を解消する，取り除くというより，患者自身の主体的参加のもとで患者と協力して徐々に緩和しようとする姿勢が重要である。精神療法は［表3］の治療を実施する。

6．治療の経過・予後

境界性パーソナリティ障害の予後は，以前は改善が難

［表 3］パーソナリティ障害患者への精神療法の種類

精神療法の種類	治療内容
支持的精神療法	患者への支持・教育を主体とする精神療法であり，心理教育的介入を含み，すべての他の治療の基本である。
認知行動療法（CBT）	治療目的は，患者の非適応的な認知の修正である。治療ではルールの設定，治療契約により協力関係を保つことが課題になる。問題行動の前後の状況を把握・検討するために患者自身に日記をつけてもらうことなどがよく用いる手法である。問題となる行動パターンに付随する感情や否定的な認知を取り上げる。
力動的（精神分析的）精神療法	患者の言動と欲求を結び付け「解釈」を与え，患者に自己洞察の深化を促す。最低でも週 2 回の面接を長期間継続する。
対人関係療法	対人関係の問題を軽減解消することを目的として，協力的な治療関係の育成と学習関係を重ねること，対人関係で生じる非適応的行動の防止，変化の意志を強めることを行い，家族など重要な他者との同席面接を積極的に行う。
その他	自殺未遂や自傷行為がある境界性パーソナリティ障害患者に対して，弁証法的行動療法を行う。弁証法的行動療法は，マインドフルネス，感情統制技能，実際的な対人関係技能の習得を目的にしている。

（林直樹：パーソナリティ障害．尾崎紀夫・他編，標準精神医学，第 7 版，pp292-294，医学書院，2018．より作成）

しいとされていたが，近年さまざまな研究結果から，加齢とともに症状が改善することや，社会生活のなかで成功体験や失敗体験を繰り返すことにより社会技能を獲得することが明らかになっている[3]。また，長期予後については，長期経過のなかで多くが回復すると考えられている[4]。

境界性パーソナリティ障害では，退院後 10 年で約 88％が診断基準を満たさなくなり予後は良好であるが，社会適応や他者との安定した対人関係を保つ能力は，精神症状の回復ほど改善はみられない[3]。また，病気の経過のなかで，うつ病や依存症などを発症することがある[3]。自殺・自殺未遂の発生率が高く，自殺による死亡率は一般人口の約 50 倍と報告されている[4]。

Ⅱ　パーソナリティ障害の看護ケアとその根拠

1．各群に共通するパーソナリティ障害の対応の原則

各群に共通するパーソナリティ障害患者の治療と対応の原則は以下のとおりである。

① 治療の枠組みを構造化する

治療開始は本人の意思で行う場合は少なく，疲弊した家族などの意思による入院が多い。しかし，治療は本人との契約が前提であることが原則であり，入院時の看護誓約書で，患者の権利と看護師の責務を文書化し同意を得る。また，自傷行為など衝動性を予測ができない問題行動を伴うことがあり，治療の枠組みを守ってもらうことが安全な治療を進めるための前提条件である[5]。

そのため，グループ活動や構造化したスケジュールをつくる。具体的内容として，1 日の流れを確認するモーニングミーティング，日常生活上の規則や病棟内の行事を確認する生活ミーティングが有効である。

② 身体機能のアセスメント

パーソナリティ障害の大多数が精神障害を合併していると報告[2]があり，アルコール依存症や，薬物依存症，摂食障害などの場合，身体合併症の可能性が高く，身体機能のアセスメントを行う。

③ 患者－看護師関係

患者－看護師関係のなかで，看護師は陽性感情や陰性感情など，さまざまな感情が起こることは避けられない。そのため，ほどよい心理的距離を保つことが重要である。患者の態度や行動，現実認識を社会規範に照らし合わせ，逸脱しているならば指摘する必要がある[2]。

④ 家族支援

パーソナリティ障害患者の家族は疲弊している場合が多い[6]。まず家族が遭遇してきた苦労を傾聴し，家族の労をねぎらい，その後家族内の問題について教育的支援を行う。

⑤ チーム連携

パーソナリティ障害の治療は困難で，治療関係が破綻する場合がある。その要因として，医療者の治療観や，医療者自身のパーソナリティの関連するもの，患者の治療コンプライアンスの不良，治療者への過度な依存と激しい衝動性をあわせもっていることから，医療者への激

しい攻撃的態度や自傷行為や自殺企図などの行動化を引き起こす危険性がある。また，このように操作された医療者は，患者への陰性感情を誘発されやすい。

このようなさまざまな困難さを乗り越えるためには，医療者チームが患者の行動と心の力動的理解を共有するとともに，医療チームメンバーがそれぞれの職種を尊重し，互いが信頼し合える関係を形成する[7)]。

2．A群パーソナリティ障害の治療と看護

1）日常生活への影響

A群パーソナリティ障害は猜疑心が強く，ひきこもり，認知や行動に奇妙さが目立つのが特徴である。患者は安定した人間関係が保てず家族内でも孤立しがちで，安定した社会生活が営めないことが多い[8)]。

2）予測される看護問題

- 妄想に関連した，他者に対する猜疑心，恐れ，不信感などによる他者との信頼感の欠如
- 非現実的思考，混乱した非論理的思考および思考過程の混乱
- 妄想に関連した，他者への攻撃的行動や自傷行為
- 他者を避ける，他者とのコミュニケーションの拒否による社会的孤立
- 回復に向けた治療者との関係の未形成
- 他者への過度の依存欲求

3）看護

妄想のある患者を看護する際は，安全な環境を確保し，患者から脅威や不信感として受け止められないように看護師は一貫性をもった態度で接する。患者の生育歴や病歴など情報収集を行い，バイオサイコソーシャルの視点でアセスメントし，不足しているセルフケアの援助を行う。

3．B群パーソナリティ障害の治療と看護

1）日常生活への影響

B群パーソナリティ障害は，自己中心的な訴えや，他者への配慮が欠如し，自分の問題行動に自責の念や苦痛を覚えないことがあり，時には社会的な問題を引き起こし周囲に大きな影響を与える。境界性パーソナリティ障害の場合，過量服薬，リストカット，自傷・自殺企図がしばしば出現する。境界性パーソナリティ障害の治療上の大きなテーマに見捨てられ不安への対応がある[8)]。

2）予測される看護問題

- 自分自身を傷つける自傷行為，物にあたるなどの衝動的行動
- 他者への怒りや敵意
- 気分の変動や不安に耐えられないなどの感情コントロールの弱さ
- 他者からの「見捨てられ不安」に伴う不安定な対人関係
- 他者への過度の依存欲求，または他者を都合よく動かそうとする操作行動
- ストレス因子の正当な評価ができない，または適切にストレスへの対処ができない

3）看護

B群パーソナリティ障害の患者は治療者を操作し巻き込むことがある。境界性パーソナリティ障害の場合，対人関係で大きな問題を抱えている。そのため，これまでの家族関係や周囲の人と起こしていた対人関係上の問題を看護師に感情転移することがあり，最も身近にいる看護師は，患者に陰性感情を抱き振り回されることになり，無意識のうちに患者にさまざまな感情を向ける逆転移が生じる。よって看護師は，患者が常に自分の心を対人関係に投影することを意識し，社会規範に照らし常識的な治療態度の保持をすることが重要である。

アプローチの原則として，❶一貫した態度であること，❷確固とした態度であること，❸公正であること，❹自分のことは自分で責任を持ってもらうことである。また，自殺リスク状態の場合，自殺行動や自傷行為の既往のアセスメントと行動パターンを把握する必要がある。

4．C群パーソナリティ障害の治療と看護

1）日常生活への影響

C群パーソナリティ障害は，過度に絶えず他者に依存し，受動的でしがみつく行動や強い不安が特徴である[8)]。

2）予測される看護問題

- ストレス因子に対する正当な評価ができない，またはストレス対処行動のセルフケア不足
- 他者への過度の依存欲求
- ストレス因子の正当な評価ができない，または適切にストレスへの対処ができない

3）看護

依存が強い患者に対しては，怒りや無価値化，絶望感などの感情を表出させ，感情の表出には支持的にかかわり，自尊感情を高めるように援助する。

5．家族への支援

1）家族の特徴

境界性パーソナリティ障害の患者は，対人関係，自己像，感情の不安定さ，著しい衝動性などが特徴である。そのため，共に生活する家族は，日々の患者の症状に振り回されたことに対する怒りや苛立ちがある[6)]。その一方で「わが子を病気にしてしまった」という罪悪感や自責の念に苛まれ，常にアンビバレンツな心理状態にある[6)]。また，養育態度や家庭環境が患者のパーソナリティ形成の一因とされ，周囲から避難や中傷される経験により患者とかかわるなかでの困りごとを周囲に相談できない特徴がある[6)]。

2）家族療法と家族心理教育

パーソナリティ障害の治療には，家族の協力は欠かすことができない。そのため，看護師は家族支援を積極的に行う必要がある。家族介入の第１段階では，家族が「パーソナリティ障害」の理解を深めることが重要となる。しかし，家族はパーソナリティ障害を形成する要因の１つとされ周囲から非難や中傷を受けることが多く，相談したつもりが非難された経験をしており，周囲からのサポートを求めない場合がある。

このような家族に対して，まず家族の苦労を傾聴し，これまで行ってきたことをねぎらい，家族の罪悪感を緩和する。次に教育的かかわりとして，疾患について正しい知識や，長期経過をたどることへの理解を促す。

次の段階では，家族の問題を確認し，患者との適切な距離，ルールをつくり家族ができることを患者に示すなど，患者とのコミュニケーションのとり方や，患者が怒りや敵意を向けたときの対応，自殺企図への対応を見直していく。これにより，家族の負担が減少することで家族はより落ち着いた家庭環境をつくることができ，患者と家族のコミュニケーションの改善に役立ち，患者の回復につながる。

3）家族療法と家族心理教育

患者の症状は，家族に問題があり家庭環境が影響していることもあり，患者を含めた家族全体の複雑な支援が求められることから，医師や臨床心理士，精神保健福祉士（PSW），専門看護師等との連携が必要になる。現在，行われている支援として，家族療法，家族心理教育がある[8)]。

家族心理教育は，家族の共通する問題を取り上げ問題解決のセッションを行い，家族に正しい知識や情報の伝達，患者へのかかわり方，コミュニケーションの仕方を学習することで，家族の患者への対応が変化し，よい循環を生むことにつながる。家族療法は，教育や家族の感じるスティグマの軽減，家族のストレスの軽減を目標として行われている。

［鬼頭和子］

《引用文献》

1）Grant BF, Hasin DS, Stinson FS, et al: Prevalence, correlates, and disability of personality disorders in the United States: results from the national epidemiologic survey on alcohol and related conditions. J Clin Psychiatry 65（7）: 948-958, 2004.
2）尾崎紀夫，三村將，水野雅文，村井俊哉編：標準精神医学，第7版．医学書院，2018.
3）林直樹：境界性パーソナリティ障害の長期予後．臨床精神医学 43（10）：1457-1463，2014.
4）田中聡，尾崎紀夫：タイプ別にみるうつ状態 パーソナリティ障害のうつ状態：境界性パーソナリティ障害について．治療 93（12）：2377-2383，2011.
5）林直樹，西村隆夫：医療現場におけるパーソナリティ障害患者と医療スタッフのよりよい関係をめざして．医学書院，2006.
6）須川聡子：境界性パーソナリティ障害の家族研究・家族支援の概観と展望．東京大学大学院教育学研究科紀要 54：313-324，2014.
7）阿保順子，粕田孝行編著：境界性人格障害患者の理解と看護．精神看護出版，2008.
8）ジュディス・M・シュルツ，シェイラ・L・ヴィデベック，田崎博一・他監訳：看護診断にもとづく精神看護ケアプラン，第2版．医学書院，2007.

《参考文献》

1）日本精神神経学会日本語版用語監修，高橋三郎，大野裕監訳：DSM-5 精神疾患の診断・統計マニュアル．医学書院，2014.
2）ゲイル・W・スチュアート，ミシェル・T・ラライア著，安保寛明・他監訳，金子亜矢子監：精神科看護－原理と実践，原著第8版．エルゼビア・ジャパン，2007.

ワンポイントラーニング

境界性パーソナリティ障害（BPD）

1）境界性パーソナリティ障害の特徴

境界性パーソナリティ障害（Borderline Personality Disorder：BPD）の特徴は，感情，対人関係の不安定さ，衝動的行動が中心的特徴であり，感情面では，激しい怒りや抑うつ，焦燥，孤独といった否定的感情，対人関係では他者と安定した関係が築けず，周囲の人を感情的に強く巻き込むことでトラブルを引き起こす。行動面では，自傷行為（自殺企図，リストカット，過食や自己嘔吐），依存的行動（浪費，薬物乱用，アルコール依存，性的逸脱行為），破壊的行動（暴力，けんか）など自己を危険にさらす衝動的な行為が特徴である。特にBPDの自殺率は，他のパーソナリティ障害に比べ最も高い。

［表］BPDの診断基準

1	現実に，または想像の中で見捨てられることを避けようとするなりふりかまわない努力
2	理想化とこき下ろしとの両極端を揺れ動くことによって特徴づけられる不安定で激しい対人関係の様式
3	同一性の混乱：著明で持続的に不安定な自己像やまたは自己意識
4	自己を傷つける可能性のある衝動性で，少なくとも2つの領域にわたるもの（浪費，性行為，物質乱用，無謀な運転，過食）
5	自殺の行動，そぶり，脅し，または自傷行為の繰り返し
6	顕著な気分反応性による感情の不安定性（例：通常は2～3時間持続し，2～3日以上持続することはまれなエピソード的に起こる強い不快気分，いらだたしさ，または不安）
7	慢性的な空虚感
8	不適切で激しい怒り，または怒りの制御の困難（例：しばしばかんしゃくを起こす，いつも怒っている，取っ組み合いのけんかを繰り返す）
9	一過性のストレス関連性の妄想様観念，または重篤な解離性症状

（日本精神神経学会日本語版用語監，高橋三郎，大野裕監訳：DSM-5精神疾患の診断・統計マニュアル．p654，医学書院，2014．より）

2）BPDの診断基準

DSM-5によるとBPDは対人関係，自己像，感情などの不安定および著しい衝動性の広範な様式で，成人期早期までに始まり，種々の状況で明らかになる。**［表］**のうち5つ（またはそれ以上）によって示される。

3）看護のポイント

BPDに特徴的な病理は，「見捨てられ不安」「分裂」「操作性」である。患者はマーラー理論の「分離－固体化の最接近期」にとどまっており，乗り越えるべき心の課題を達成していないため，未熟さを表出することとなり，看護が難しいといわれている[1)]。

その理由として，患者の陽性感情や陰性感情などの感情転移を看護師に示すことが多く，看護師は無意識のうちに患者にさまざまな感情（逆転移）を向け，情緒的「巻き込まれ」を起こす場合がある[1)]。「巻き込まれ」という用語は，ネガティブな意味で使われることが多いが，「巻き込まれる」ことを恐れ患者とかかわりをもたないと患者－看護師関係は前に進まない。よって，看護師は「巻き込まれない」を意識しすぎず，自分自身の怒りや悲しみなどの感情を素直に受け入れ，チームカンファレンスなどで表出するなど医療チームでこのような感情を共有することが大事である[2)]。

チームカンファレンスは，BPDの激しい行動化と対人操作から，看護師の枯渇しそうな心を守り，確固，中立，公平な態度を再構築して，再び患者にアプローチできるようになるエンパワメントの場になる[2)]。

［鬼頭和子］

《文献》

1）阿保順子，粕田孝行編：境界性人格障害の理解と看護．pp103-114，精神看護出版，2008．
2）吉井ひろ子，田嶋長子：境界性パーソナリティ障害患者に対する精神科熟練看護師の看護実践内容．日本精神保健看護学会誌 25（2）：30-40，2016．

20 ストレス関連障害（PTSD，急性，適応障害）

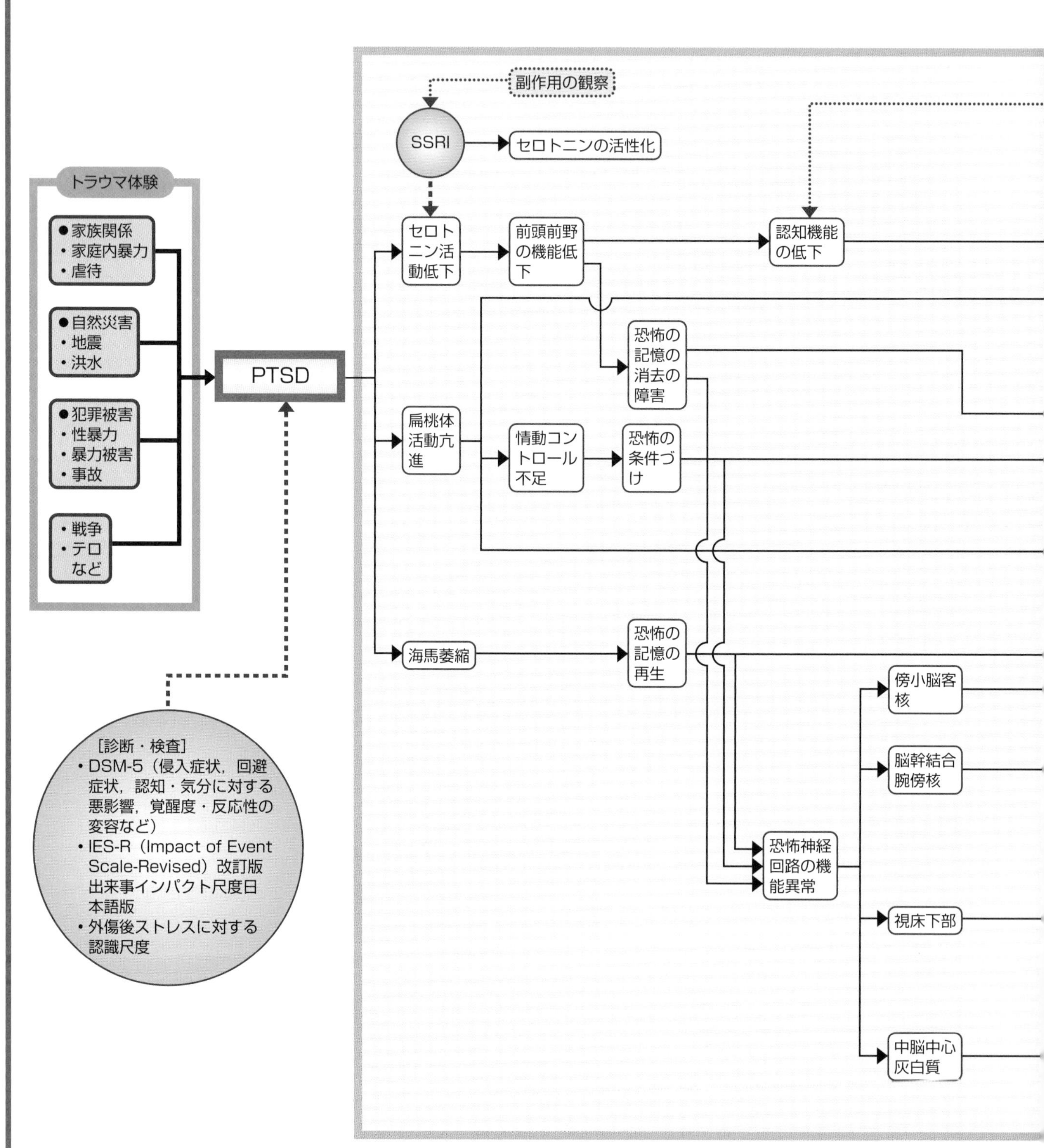

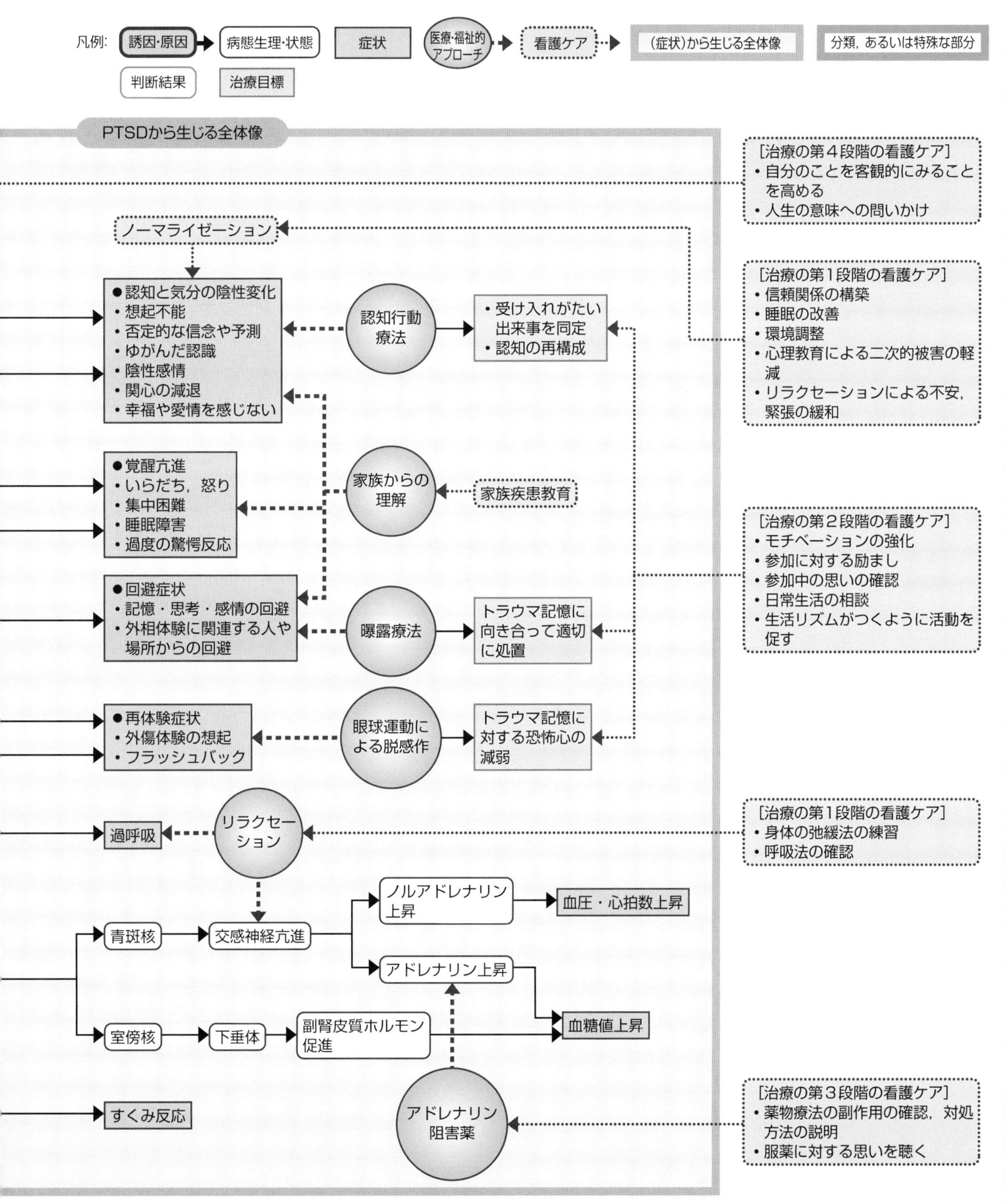

凡例:
誘因・原因
病態生理・状態
症状
医療・福祉的アプローチ
看護ケア
(症状)から生じる全体像
分類，あるいは特殊な部分
判断結果
治療目標
PTSDから生じる全体像
[治療の第４段階の看護ケア]
・自分のことを客観的にみることを高める
・人生の意味への問いかけ
ノーマライゼーション
[治療の第１段階の看護ケア]
・信頼関係の構築
・睡眠の改善
・環境調整
・心理教育による二次的被害の軽減
・リラクセーションによる不安，緊張の緩和
●認知と気分の陰性変化
・想起不能
・否定的な信念や予測
・ゆがんだ認識
・陰性感情
・関心の減退
・幸福や愛情を感じない
認知行動療法
・受け入れがたい出来事を同定
・認知の再構成
●覚醒亢進
・いらだち，怒り
・集中困難
・睡眠障害
・過度の驚愕反応
家族からの理解
家族疾患教育
[治療の第２段階の看護ケア]
・モチベーションの強化
・参加に対する励まし
・参加中の思いの確認
・日常生活の相談
・生活リズムがつくように活動を促す
●回避症状
・記憶・思考・感情の回避
・外相体験に関連する人や場所からの回避
曝露療法
トラウマ記憶に向き合って適切に処置
●再体験症状
・外傷体験の想起
・フラッシュバック
眼球運動による脱感作
トラウマ記憶に対する恐怖心の減弱
過呼吸
リラクセーション
[治療の第１段階の看護ケア]
・身体の弛緩法の練習
・呼吸法の確認
ノルアドレナリン上昇
血圧・心拍数上昇
青斑核
交感神経亢進
アドレナリン上昇
血糖値上昇
室傍核
下垂体
副腎皮質ホルモン促進
すくみ反応
アドレナリン阻害薬
[治療の第３段階の看護ケア]
・薬物療法の副作用の確認，対処方法の説明
・服薬に対する思いを聴く

20 ストレス関連障害（PTSD，急性，適応障害）

Ⅰ　心的外傷後ストレス障害（PTSD）のメカニズム

1．心的外傷後ストレス障害（PTSD）

心的外傷後ストレス障害（Posttraumatic Stress Disorder：PTSD）は，生命にかかわるようなトラウマ体験の後，その光景を思い出す，不安や緊張の強い状態が続くなどの症状があらわれる。

原因となるトラウマ体験は，実際にまたは危うく死ぬ，重傷を負う，性的暴力を受ける出来事への曝露であり，それを直接体験する，あるいは他人に起こった出来事を目撃する，近親者に起こった出来事を耳にする，あるいは職業上繰り返し曝露され続けることである[1]。

●心的外傷後ストレス障害の疫学

2013～2015年に行われた調査によると，わが国では心的外傷後ストレス障害の生涯有病率は0.5％である[4]。しかし北米では，心的外傷後ストレス障害は人口の7％に影響を与えていたという報告がある[5]。2006年に報告された12カ月の有病率は，わが国は0.6％，米国3.5％，オーストラリア1.9％，中国0.2％，メキシコ0.6％である[6]。調査は大きな災害のない年に実施しているため，災害のあった年に実施すると異なる可能性が考えられる。

2．心的外傷後ストレス障害の具体的症状

心的外傷後ストレス障害は，以下の症状があらわれることをDSM-5で診断基準としている。また，6歳以下の子どもの心的外傷後ストレス障害は，6歳を越える子ども，青年，成人の場合と区別している。6歳以下の子どもの場合，内的な現象よりは，表出・行動面での変化としてとらえる[1]。

1）再体験症状（侵入症状）

外傷的出来事に関する不快で苦痛な記憶がコントロールできない状態で勝手にその人の意識に「侵入」してくる。映像など視覚的イメージを伴うことが多く，「フィルムを回すように事件が再現されて止めることができない」「頭の中で場面が出てくる」等と表現する。また悪夢をみることがある。さらにトラウマ体験をしたときの感情や痛み，音，においといった感覚を生々しく再現する場合がある。

フラッシュバックは再体験症状の中でもその再体験の程度が最も極まったものであり，今まさにその出来事を体験しているかのような現実感を伴い，周囲の状況がわからないなどの意識状態の変容を認め，解離状態になる場合がある。トラウマ体験時の強い不安・動悸・呼吸困難・発汗などの生理的な反応を伴う。

2）回避症状

回避症状とは，トラウマと関連した刺激やトラウマの想起につながるような苦痛な記憶，思考，または感情の回避，あるいは人物，場所，出来事，状況や会話を回避しようとすることである。

6歳以下の子どもの場合，記憶を喚起する行為や場所，身体的に思い出させるものの回避，あるいは回避しようとする努力，記憶を喚起する人や会話などの回避である。

3）認知と気分の陰性変化

否定的な信念，歪んだ認識が強く，苦痛となる刺激を避けようとして，快適なものでも不快なものでも一切の感情を切り離してしまう状態である。また周囲への興味や関心がもてず，周囲との疎隔感や孤立感を感じ，自分の活動を心底楽しむことができない，あるいは愛情や幸福感などの陽性の感情を感じにくい，将来に対して前向きに考えられないなどである。

6歳以下の子どもの場合，遊びの抑制を含め，重要な活動への関心または参加の著しい減退，社会的なひきこもり行動がある。

4）覚醒亢進

トラウマ体験に関連しない些細な刺激であっても過剰な驚愕反応を示すという慢性的な自律神経系の過敏状態をいう。常に緊張状態でリラックスすることができないため，入眠困難や睡眠持続の困難という睡眠障害が生

じ，集中力の低下，警戒心の高まり，易刺激性による感情の不安定さなどがあらわれる。

3．心的外傷後ストレス障害の病態生理

トラウマとなる恐怖体験により，扁桃体の活動が亢進することによって，視床下部が亢進して交感神経系が活性化（視床下部－下垂体－副腎皮質系の機能亢進）する。また中脳中心灰白質が活性化してすくみ・回避行動が起こる。

扁桃体が興奮することによって，本来は前頭前皮質の機能によって扁桃体の興奮を抑制する働きがあるが，前頭前皮質は機能低下の状態になっており，通常の恐怖の記憶が消去されるプロセスが障害されるために，恐怖記憶が維持される[2)]。

扁桃体は情動を司っており，活動が亢進することによって，不安や恐怖を過度に感じやすい[3)]。海馬の萎縮により海馬が機能不全に陥り，恐怖記憶の再生が亢進される。

4．心的外傷後ストレス障害の検査，診断

心的外傷後ストレス障害の診断は，検査で決定されるものではなく，DSM-5の診断基準の診断基準［**表1**］によって行われている。DSM-5では心理的に外傷的な出来事への直接的または間接的に曝露されており，かつ，以下のカテゴリーの症状が1カ月以上認められるとされている。

A：侵入症状から1つ以上，B：回避症状から1つ以上，C：認知および気分に対する悪影響から2つ以上，D：覚醒度および反応性の変容から2つ以上が認められ，その症状が著しい苦痛を引き起こしているか，または社会的もしくは職業的機能を著しく障害しており，かつ物質または他の身体疾患の生理学的作用が原因ではないことが必要とされている。

また心的外傷後ストレス障害関連の症状が簡便に測定できる他に，スクリーニング，症状経過観察に使用される尺度IES-R（Impact of Event Scale-Revised）改訂出来事インパクト尺度日本語版（飛鳥井望作成）がある。22項目で構成されているIES-Rは，信頼性，妥当性ともに確認され，医療保険の適用も認可されている。IES-Rは各項目とも，まったくない：0～非常に：4点を自記式で評価し，侵入症状，回避症状，過覚醒症状の下位尺度ごと，または全体の得点で評価する。またトラウマの症状や対処に関連する瀧井らによって作成された40項目からなる「外傷後ストレスに対する認識尺度」[17)]がある。

5．心的外傷後ストレス障害の患者の治療

心的外傷後ストレス障害の患者に対して，効果のある治療法は，長時間曝露療法（持続エキスポージャー療法と眼球運動による外傷記憶の脱感作と再体験化を行う技法[5)]，認知行動療法（CBT），薬物療法[6,9)]が行われている。

また，災害時に行う早期介入として認知や思考を言語化する心理的デブリーフィング（Psychological Debriefing：

［表1］PTSDの診断基準

A	侵入症状のうちの1つ以上 ①反復的，不随意的，侵入的で心を乱す記憶がある ②心理的に外傷的な出来事に関する心を乱す夢（例，悪夢）を繰り返しみる ③心理的に外傷的な出来事が再び起こっているかのように行動したり，感じたりする（フラッシュバックの体験から現在の周囲環境に対する認識の完全な喪失まで） ④心理的に外傷的な出来事を思い出す際（例，その記念日，出来事発生時に聞いたものに似た音により）に強い心理的または生理学的苦痛を感じる
B	回避症状のうちの1つ以上 ①心理的に外傷的な出来事に関連する思考，感情，または記憶を回避する ②心理的に外傷的な出来事の記憶を引き起こす活動，場所，会話，または人を回避する
C	認知および気分に対する悪影響のうちから2つ以上 ①心理的に外傷的な出来事の重要な側面の記憶障害（解離性健忘） ②自身，他者，または世界に関する持続的かつ過剰な否定的確信または予想 ③自身または他者を責めることにつながる，心理的な外傷の原因または結果に関する持続的な歪んだ思考 ④持続的な陰性感情の状態（例，恐怖，戦慄，罪悪感，恥辱） ⑤重要な活動における関心または参加の著明な減退 ⑥他者からの孤立感または疎遠感 ⑦陽性感情（例，幸福感，満足感，愛情）を経験できない状態の持続
D	覚醒度および反応性の変容のうち2つ以上 ①睡眠障害 ②易怒性または怒りの爆発 ③無謀または自己破壊的な行動 ④集中困難 ⑤強い驚愕反応 ⑥過度の警戒心

PD）と災害直後から実施する心理支援であり，初期の苦痛を軽減し対処行動を促進する心理的応急処置（Psychological First Aid：PFA），精神科的専門知識を有する者が実施する復興回復期や専門的な介入であり，サイコロジカル・リカバリー・スキル実施の手引き（Skills for Psychological Recovery Field Operations Guide：SPR）[7]がある。

1）長時間曝露療法[8]

曝露療法は，記憶の情報処理論に基づいてトラウマ記憶に向き合って適切に処理できるようにすることを目指している。曝露療法にはトラウマ体験をイメージさせるイメージ曝露と，患者が実生活の中で回避している事物や状況に近づく実生活内曝露がある。

イメージ曝露では，トラウマ記憶を繰り返し思い出し，録音したセッションの内容を聞き，恐怖や苦痛の強いシーンを抽出して記憶を賦活させ馴化（慣れていくこと）するとともに認知を修正する。

イメージ曝露療法は，最も効果的な治療法の１つであるが，馴化までに時間がかかること，症状が悪化する可能性があり，患者がドロップアウトしやすい。そのため自殺企図の可能性がある患者や強度の不安あるいはパニック発作の患者には用いないなど，対象者を慎重に選定する。

実生活内曝露は，トラウマのために回避していた事象への段階的接近を図るために不安階層表を作成し，難易度の低い課題から徐々に難易度の高い課題に移行し，馴化させていく。イメージ曝露とともに実施されることがある。

2）眼球運動による脱感作と再生化[5]

トラウマ体験をイメージしながら眼球を左右に動かすことによって，トラウマ記憶に対する恐怖心を減弱させていく方法である。有効性のメカニズムは確認されていないが，トラウマ体験の想起と同時に感覚刺激に注意を向けるという二重の課題によってトラウマに距離がとれるようになると考えられている。

3）認知行動療法[8]

認知療法と曝露療法の要素を組み合わせている。トラウマ体験で起きたことを書き出し，治療者の前や自宅で読み返す。それまでの信念と葛藤を引き起こし，受け入れがたい出来事を同定した後，認知の再構成を図る。認知行動療法の有用性に関する報告は多くで認められている[9]。

4）集団療法[12]

児童期に性的虐待を受けた成人女性，性的被害女性，ドメスティックバイオレンスの被害女性を対象に，支持的集団精神療法，認知行動療法的集団精神療法が行われ，治療の有効性が示されている。

支持的集団精神療法では，外傷体験そのものを掘り下げず，現在抱えている問題を取り上げ，つらさや苦しみを傾聴し，気持ちを肯定しながら支持，共感・受容することによって安心を保証する。

認知行動療法的集団精神療法では，外傷体験そのものに焦点をあてる。集団の作用を活用しながら，認知・行動に関する知識・方法を獲得し，それらがまた集団に対して治療的に働く相乗効果を期待できる[15]。また，対象者それぞれがセルフコントロール力を高め，問題の改善を図ることを目標としているが，不安が喚起されやすいので，サポートすることが重要である。

5）薬物療法[9]

薬物の第一選択は，セロトニン再取り込み阻害薬（SSRI）となっている。SSRI は中核症状の緩和，抑うつ症状などの合併症の緩和・軽減にも有用である。セロトニン・ノルアドレナリン再取り込み阻害薬（SNRI）やノルアドレナリン作動性・特異的セロトニン作動性抗うつ薬（NaSSA），三環系抗うつ薬はあまり用いない。

ベンゾジアゼピンは即効性があり，抗不安作用はあるものの，長期間連用することにより，薬剤性健忘や依存を形成しやすいので長期連用はしないように工夫する。

6）子どもの PTSD の治療[8]

子どもの場合も，トラウマを焦点化した認知行動療法の有効性が確認されている。この他に心理教育とリラクセーション，感情表出・制御を行っている。

また認知的コーピングのスキル向上，思考－感情－行動の関係の理解，トラウマ体験を作文や絵に書く，認知の修正，親子セッションなどが考えられている。

6．心的外傷後ストレス障害の経過・予後

PTSD の患者は治療が非常に難しい[18]。抑うつ，不安症，アルコール依存症などの精神疾患を併発する可能性が高い。しかし飛鳥井[8]は，わが国では長時間曝露

療法は，対象者による差があり，診療報酬に反映されていないことを指摘しているが，欧米ではPTSDの治療はランダム化比較試験により有効性が確立した治療が行われていると述べている。

また最近は心的外傷後成長[19]の考え方もあり，飯村[19]は「人生の危機を経験した人のうち50％の人が，その出来事を通じて何らかの肯定的な変容があったと報告」を紹介している。

Ⅱ　急性ストレス障害（ASD）

1．急性ストレス障害の診断基準

DSM-5による急性ストレス障害の診断基準は，「心理的に外傷的な出来事に直接的または間接的に曝露された」ということと，「以下の①～⑭のうちの9つ以上が3日間以上1カ月まで認められる」となっている。また上記に加え，「症状が著しい苦痛を引き起こしているか，または社会的もしくは職業的機能を著しく障害しており，かつ物質または他の身体疾患の生理学的作用が原因ではないこと」が必要となっている。

①反復的，不随意的，および侵入的で苦痛な心理的に外傷的な出来事に対する記憶
②反復的で苦痛な心理的に外傷的な出来事に関する夢
③心理的に外傷的な出来事が再び起こっているかのように感じる解離反応（例：フラッシュバック）
④出来事を思い出す際（例：その記念日により，出来事発生時に聞いたものに似た音により）に生じる強い心理的または生理学的な苦痛
⑤陽性感情（例：幸福感，満足感，愛情）を経験できない状態の持続
⑥現実感の変容（例：ぼーっとする，時間の流れが遅く感じる，物事に対する視点の変化）
⑦心理的に外傷的な出来事の重要な部分の想起不能
⑧心理的に外傷的な出来事と関連する苦痛な記憶，思考，または感情を回避しようとする努力
⑨心理的に外傷的な出来事に関連することを想起させる外的な対象（人，場所，会話，活動，物，状況）を回避しようとする努力
⑩睡眠障害
⑪易怒性または怒りの爆発
⑫過度の警戒心
⑬集中困難
⑭過剰な驚愕反応

2．急性ストレス障害の症状と分類

1）侵入症状

①反復的，不随意的，および侵入的で苦痛な心理的外傷な出来事に関する記憶がうかぶ
②反復的で苦痛な心理的に外傷的な出来事に関する悪夢をみる
③心理的に外傷的な出来事が再び起こっているかのように感じる（例：フラッシュバック）
④出来事を思い出す際に強い心理的または生理学的反応が生じる

2）陰性気分

- 幸福感や満足感，愛情などの陽性感情を経験できない状態が持続する

3）解離症状

①心理的に外傷的な出来事の重要な部分の記憶が抜け落ちる
②自分自身や周囲への感覚が異常になり，外から自分を眺めている感覚になったり，現実感や時間の感覚が失われたりする

4）回避症状

- 心理的に外傷的な出来事と関連することを想起させる外的な対象（人，場所，会話，活動，物，状況）を回避しようと努力する

5）覚醒症状

①睡眠障害が生じる
②易怒性または怒りの爆発が生じる
③過度の警戒心を起こす
④集中困難になる
⑤過剰な驚愕反応を示す

3．急性ストレス障害の治療

基本的に，PTSDの治療に準ずる。体験後の36～72時間以内に体験内容や感情の表出（急性期の心理的デブリーフィング：心的外傷を体験した人が安心できる環境において集団

（同僚や家族など）で話し合うこと）を行うと，予後が改善され，しかも治療関係の継続を必ずしも要さないという説をミッチェルらが提唱したが，現在では急性期のパニック症はかえって予後を悪化させるという説が主流である[10)]。

Ⅲ　適応障害

適応障害（Adjustment Disorder）は失恋や人間関係や仕事上のトラブルなどの強いストレスとなる出来事によって通常予測されるよりも強い苦痛があり，社会的・職業的機能に障害がある。ストレスとなる出来事が３カ月以内に発症し，ストレスがなくなってから６カ月以上続くことはないとされている。うつ病や不安障害などの他の精神疾患の診断基準を満たしていないこと，愛するものとの死別反応は，除外される。

ストレスの強い出来事のために快を感じる感情の喪失，不機嫌や攻撃的な行動を示すこともある。

1．適応障害の診断基準と分類

DSM-5において適応障害の診断基準は以下Ａ～Ｅ全てを満たすこととなっている。

A. はっきりとしたストレス因のため，ストレスが始まって３カ月以内に症状が出現する
B. 症状は以下のうち少なくともどちらかの証拠がある
　①そのストレス因に不釣り合いな程度の症状，苦痛
　②社会的，職業的などの生活に重要な領域の機能に重大な障害をきたしている
C. 他の精神疾患では説明できない
D. その症状は正常の死別反応では説明できない
E. ストレス因やその結果がひとたび終結すると，症状は６カ月以上じぞくすることはない

分類は上記の診断基準を満たし，障害が６カ月未満のものを急性，６カ月またはより長く続くものを持続性あるいは慢性としている。

2．適応障害の治療

① 認知行動療法

ストレスや状況を客観的に考えるようにすることで，前頭前野を活動させ，ストレスの受け止め方のパターンを変えるようにする。

② 薬物療法

不安や不眠の患者に対しては，ベンゾジアゼピン系の薬物，抑うつ傾向のある患者に対してはSSRI，SNRIが処方されることが多い。

Ⅳ　ストレス関連障害患者の看護

1．心的外傷後ストレス障害，急性ストレス障害のある患者の看護

1）観察ポイント

外傷となった出来事，再体験症状でもあるフラッシュバックの状況，フラッシュバック時の現実感の喪失や健忘，離人感などの解離症状，不安，動悸，発汗などの自律神経症状の観察を行う。

またトラウマと関連したことを避けようとしているか否かを観察することによって回避症状についてアセスメントする。また感情の変化，集中力の状態を観察する。抑うつ気分や罪責感，自尊感情の程度など二次的に出現する可能性のある抑うつ状態の観察も重要となる。

また抑うつ状態に伴って，睡眠障害が起こったり，対人関係が狭くなったり，外出ができなくなることもあるので，行動の観察も必要となる。

2）治療の第１段階における看護

① ノーマライゼーション

患者が再体験症状の出現に不安を感じていることもあるので，トラウマ体験を無理に引き出そうとせず，環境を調整したうえで不安を和らげるよう共感的に接し，信頼関係の構築に努める。また「あなたにも問題があったのではないか」など患者を批判するようなことや「早く忘れたほうが良いです」など被害を軽視するような言葉かけはせず，患者の思いに寄り添うように心がける。特にトラウマ体験後に起こる反応は異常な出来事に対するよくある反応であり，ある意味では正常な反応であると

とらえることができる[21]。そのため患者には気持ちに配慮しながら疾患教育を行い，症状や状況を理解できるように促し，二次的被害である抑うつ気分を引き起こさないように努める。可能であれば呼吸法や身体の弛緩方法の練習をするなどリラクセーションの方法を理解してもらい，症状の回避ができるように促す。

② 不安を緩和する看護[12,13]

身体的安全が確保されることによって，心理的な安全が確保されていると自覚できるようになるため，安全であることを保障する。また，家族や身近な人との関係を調整し，援助できる人がいるか確認をし，看護者との間に信頼関係が構築できれば，そこから心理的ケアが始まる[10]。

心的外傷後ストレス障害の場合，外傷性記憶の処理が安全の中で緩やかに進んでいくことが必要であり，急激に処理させようとすると**再外傷体験**となる[10]。そのため，対象者には無理に語らせるのではなく，対象者が自ら語れるようにする。また「たいしたことではないですよ」や「あなたにも落ち度があったのではないですか」など対象者を否定するような声かけは避け，共感的に，丁寧に接する必要がある。

成人では語ることによって安全の中で再体験をし，記憶を再統合することの繰り返しこそが，自己統御感（セルフコントロール）の回復，自尊感情（セルフエスティーム）の回復につながる[10]。

③ 接し方

❶**無理に話を聞き出さない**：トラウマの体験はなかなか話しづらいので，聞き出さず患者のペースに任せる

❷**批判せず傾聴する**：患者の思いをよく聴き，「あなたにも問題があったのでは？」「早く忘れなさい」など言わずに，患者の思いに傾聴し，共感を示す

❸**知的理解を促す**：今の患者の症状は，「異常な出来事に対する正常な反応である」ことを説明し，知的な理解を促す

❹**安全を保障できるような環境を提供する**：特に女性の性暴力被害者は，男性のスタッフに脅威を感じることもあることを理解し，身体的にも精神的にも安全であることを確認しながら接する

3）治療の第2段階における看護

① 自己対処できるような指導

❶リラクセーションなど自分でストレスに対処できるよう，腹式呼吸の方法や筋弛緩法などについて指導を行う

❷犯罪被害者やDV（Domestic Violence，夫婦間などパートナーからの暴力）のなどの場合，患者の身の安全を守るよう関係機関との連携を図る

❸アルコールや薬物乱用がある場合には，アルコール依存・薬物依存の治療プログラムを導入し，別の対処方法があることを理解してもらう

❹症状の理解，症状回復への見通し等について心理教育的アプローチを行う。症状に対しては知的理解を促し，症状への対処能力を高めることは，問題解決に向けて必要である。また症状を「異常な事態に対する正常な反応」と説明することで症状に対する不安を軽減し，自責，羞恥，自信喪失などの感情を抱かなくてよいことを理解してもらうようにする。また対象者が焦ったりすることもあるが，時間の経過とともに回復するとことを理解してもらう

❺家族，重要他者に対しても，早い段階で心理教育的アプローチを行う

② 感情の表出を促す

❶対象者にとって苦痛の少ない方法で，自己の感情（特に怒り，罪責感）を表出するように促す。また，表出した感情が正常な反応であることを自覚できるように促す

❷対象者が家族との葛藤にさらされていることもあるため，家族の気持ちを支えるとともに，家族が病気を理解することによって，葛藤を緩和する

❸状態に応じ集団療法やピアサポートグループの中で感情と体験を共有できるように促す

4）治療の第3段階における看護

● 薬物療法を受ける患者の看護

薬物療法を受けている場合には，服薬に対する思いを聴くこと，服薬に対する理解を求めることが必要になる。薬物は比較的長期間に服用することになる[21]。そのため薬物の効果や副作用の観察を行う。

選択的セロトニン再取り込み阻害薬（SSRI）は抑うつ気分を回復させるのに有用である。しかし消化器症状である嘔気・嘔吐，下痢や頭痛などの副作用が生じることもある。また急な減量や中止では，めまい，ふらつき，頭痛などの症状が出現することもある。

セロトニン・ノルアドレナリン再取り込み阻害薬（SNRI）は，意欲低下や無気力の症状が強い時に使用される。SSRI同様，嘔気・嘔吐，下痢，頭痛などの副作用が出現することがある。副作用が出現したときには自

分の判断で注視をせず，速やかに報告してもらうように指導する。

5）治療の第４段階における看護

●継続的な支援

PTSDの治療が終了した患者に対しては，病院外での生活や仕事に関する現実的な計画を立て，外傷体験が統合された生活に変化できるように援助することや，継続的な治療を受けられるように援助する。

PTSDには予防は困難であるが，日頃から自分の状況を見つめる目をもつことが知っておくことが重要である[17]ため，自己を客観的に見つめて書き留めるなど工夫できるよう援助する。また災害時や事故でPTSDになる人の援助者となりうる教員，保健師なども問題意識をもち知識を深めることやサポート体制を整えておく[17]ことも必要である。

6）心的外傷後ストレス障害のある人の家族への支援

PTSDの原因となったストレスによっても家族支援のあり方は変化する。しかし早い段階で疾患教育を行うことが重要である。PTSDはどのような状況で発症したのか，また治療方法や対応方法，フラッシュバックを誘発する可能性などを説明する。しかし，PTSDとなった原因が家族関係の場合には，虐待に至った状況，暴力を振るった気持ちなど家族の思いを聴くように努める。また暴力について考える機会を持つこと，怒りや衝動性をコントロールする方法を説明し，対処方法を一緒に検討することが必要となる。

他の要因でPTSDが発症した場合，発症の要因や症状を説明する。また患者の行動の変化などに気づくことや怒りやイライラ，抑うつ気分，注意力の低下などが生じやすいことを説明する。また患者が自分の体験を話したときには，「気持ちがわかる」などの安易な発言や会話を遮ることをせずに，じっくり時間をとって聞くことも必要になることを説明する。話を聞いた後に「しっかりすること」などのアドバイスを与えることも良くないことを伝えるが，関心を持ち続けること，見守る姿勢が大切であると説明する。またさらに心理的ストレスのない環境で生活を送ることができるよう配慮する[22]ことが求められていると説明する。

阪神大震災時の災害ストレスについて調査した城ら[20]によると，小さな子どもがストレスにさらされた場合は，子どもから母親への不満や質問，攻撃的な行動などになる可能性を指摘している。母親は，子どもを守るために抱えるストレッサーもあるため，子どもの行動の意味を伝えるなど精神的な援助が重要である[20]と述べている。さらに大震災のときに生き残った高齢者は，気兼ねが強くなり抑うつ気分から自己価値の低減を引き起こす可能性があるため，高齢者をもつ家族には高齢者の心情を理解するよう状況を説明する必要がある。

2．適応障害患者の看護

1）観察ポイント

適応障害の患者は緊張場面で手足の震えや，発汗，下痢や便秘などの消化器症状などの自律神経症状や，恐怖感や抑うつなどの精神症状が出現することがあるため，観察を行う。

また，睡眠障害や倦怠感，易疲労感が出現することもあるため，訴えをよく聴くようにする。

さらに自己評価が低かったり，自分のことを好きになれないなど話すこともあるため，訴えを引き出すようにかかわる必要がある。

2）リラクセーション

瞑想や深呼吸を促すことによって，副交感神経の活性化を図る。

3）生活習慣を見直す

①不安を傾聴し，対象者が生活習慣を立て直すことができるように一緒に考える
②生活習慣を見直し，活動と休息のバランスをとるように促す
③飲酒を慎み，バランスのとれた食生活をするように促す

4）カウンセリング[16]

患者の気持ちを共感的に理解する。また本人に自己の性格や職場の中での存在に気づき認識し，自己を受容できるようにアプローチを行う。このことによって，患者は自己の存在価値に気づき，受容を促すことができる。時間を要するが，その人が抱いていた価値観や人生観を，現実に則した価値観や人生観に変容できるように促していく。まず，知的理解を促し，徐々に心情で理解できるように促す。

5）適応障害のある人への家族支援

①患者が「病気である」ということを理解してもらえるよう疾患教育を行う

②症状についても説明し，患者が休養できるような環境を整えてもらう。休養すること＝安静することではないことを理解してもらう

③ストレスの要因から距離をおき，健康的な生活をすることを支えてもらうようにする

④家族が不安な場合は話を聴き，健康的な生活ができるようになることを説明する

⑤本人の気持ちを支え，家族が受容的にかかわれるように支援する

［森千鶴］

《文献》

1) 日本精神神経学会日本語版用語監，高橋三郎，大野裕監訳：心的外傷後ストレス障害．DSM-5 精神疾患の診断・統計マニュアル，pp269-278，医学書院，2014.

2) 飛鳥井望：健康ライブラリーイラスト版 PTSD とトラウマのすべてがわかる本．pp56-63，講談社，2007.

3) 田代学，鹿野理子，福士審・他：ヒトの情動メカニズムにせまる脳のイメージング研究の進歩．日薬理誌 125：88-95，2005.

4) 川上憲人：精神疾患の有病率等に関する大規模疫学調査研究：世界精神保健日本調査セカンド．平成 26 年度総括・分担研究報告書，厚生労働省厚生労働科学研究費補助金障害者対策総合研究事業，2016. http://wmhj2.jp/WMHJ2-2016R.pdf（2019 年 2月アクセス）

5) 清水裕文：PTSD の治療法に共通するメカニズムは何か？―スペイツ氏の論文の要約．行動分析学研究 18（2）：77-82，2003.

6) 川上憲人：こころの健康についての疫学調査に関する研究．平成 18 年度総括・分担研究報告書，厚生労働科学研究費補助金こころの健康科学研究事業，2007. http://www.khj-h.com/pdf/soukatuhoukoku19.pdf（2019 年 2月 アクセス）

7) 伊東杏里：PTSD について．杏林医会誌 47（1）：73-76，2016.

8) 飛鳥井望：エビデンスに基づいたPTSDの治療法．精神神経誌 110(3)：244-249，2008.

9) 日本トラウマテック・ストレス学会：PTSD の薬物療法ガイドライン―プライマリケア医のために．pp1-14，2013. http://www.jstss.org/wp/wp-content/uploads/2013/09/JSTSS-PTSD 薬物療法ガイドライン第1版 .pdf（2019 年 2月アクセス）

10) 白川美也子：PTSD―当事者の立場で．金吉晴・他著，PTSD（心的外傷後ストレス障害），pp83-102，星和書店，2004.

11) 小川賀恵：PTSD の理解と看護．森千鶴監，改訂版これからの精神看護学，pp347-359，ピラールプレス，2016.

12) 飛鳥井望：PTSD はどのような治療が可能か．金吉晴・他著，PTSD―心的外傷後ストレス障害，pp103-117，星和書店，2004.

13) Schultz JM, Videbeck SD, 田崎博一・他訳：ケアプラン 46 心的外傷後行動．看護診断に基づく精神看護ケアプラン，pp322-328，医学書院，1997.

14) 金吉晴：PTSD の現在．金吉晴・他，PTSD―心的外傷後ストレス障害，pp3-9，星和書店，2004.

15) 草岡章大：集団認知行動療法におけるリーダーの役割．札幌学院大学心理臨床センター紀要 13：23-32，2013.

16) 夏目誠，太田義隆，古我貴史・他：職場不適応症について（第3報）―治療的対応システムと産業医の役割を中心にして．産業医学 28：160-169，1986.

17) 瀧井美緒，上田純平，冨永良喜：トラウマ症状に対する対処方法に関する研究．兵庫教育大学教育実践学論集 17：75-84，2016.

18) 金吉晴，小西聖子：PTSD（心的外傷後ストレス障害）の認知行動療法マニュアル（治療者用）．2002.（金吉晴，小西聖子監訳：PTSD 持続エクスポージャー療法．星和書店，2009.）

19) 飯村周平：心的外傷後成長の考え方―人生の危機とポジティブな心理的変容．ストレスマネジメント研究 12（1）：54-65，2016.

20) 城仁士，小花和尚子：阪神大震災による災害ストレスの諸相．実験社会心理学研究 35（2）：232-242，1995.

21) 飛鳥井望：トラウマ体験に苦しむストレス症候群―心的外傷後ストレス障害を診る．共和薬品工業株式会社，2014. http://www.amel-di.com/kyowa2/files/handbook/PTSD_handbook2.pdf（2019 年 8月 13 日アクセス）

22) 坂野雄二，嶋田洋徳，辻内琢也・他：阪神・淡路大震災における心身医学的諸問題（I）PTSD の諸症状と心理的ストレス反応を中心として．心身医 36（8）：649-656，1996.

21 パニック症 / パニック障害

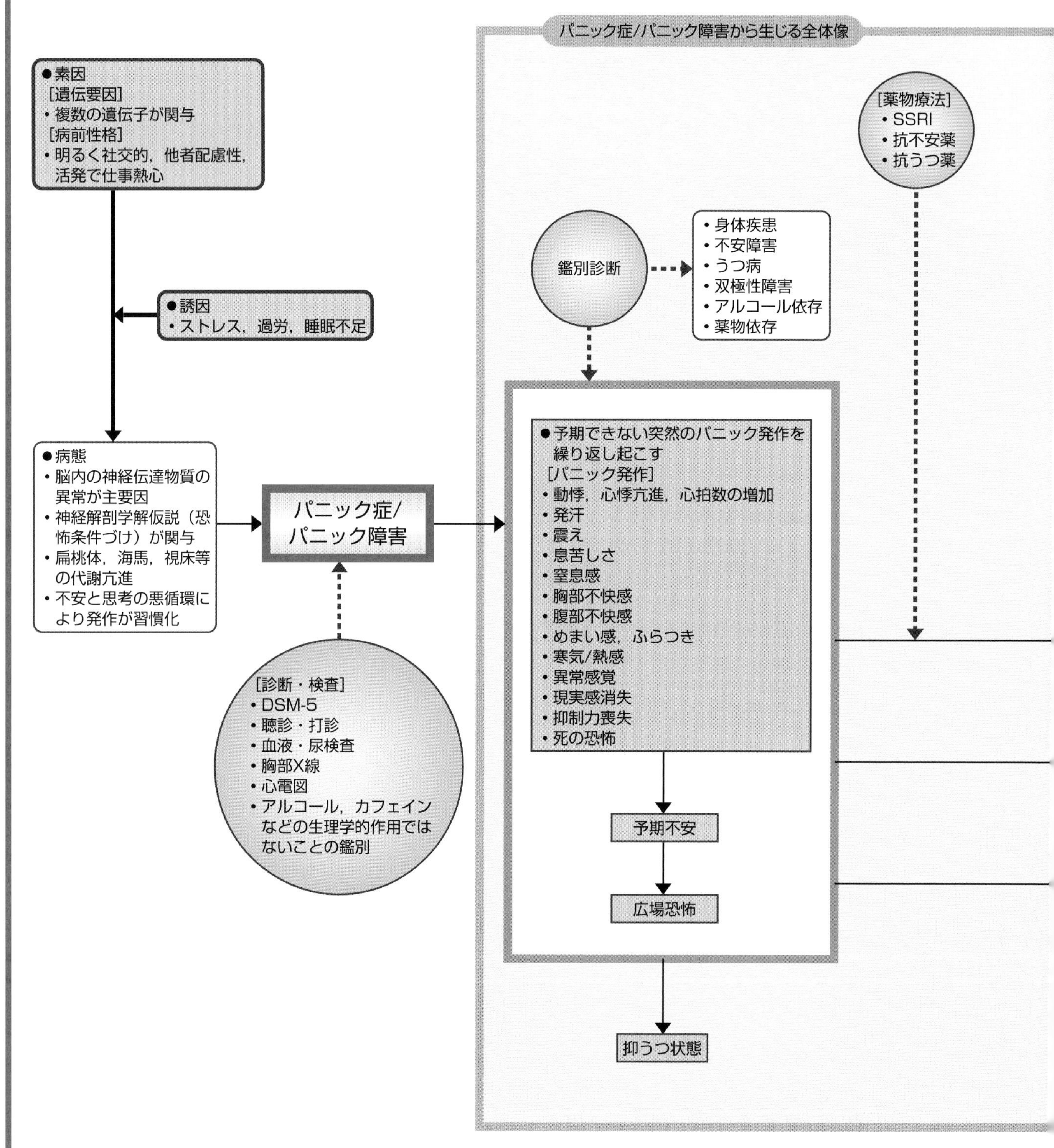

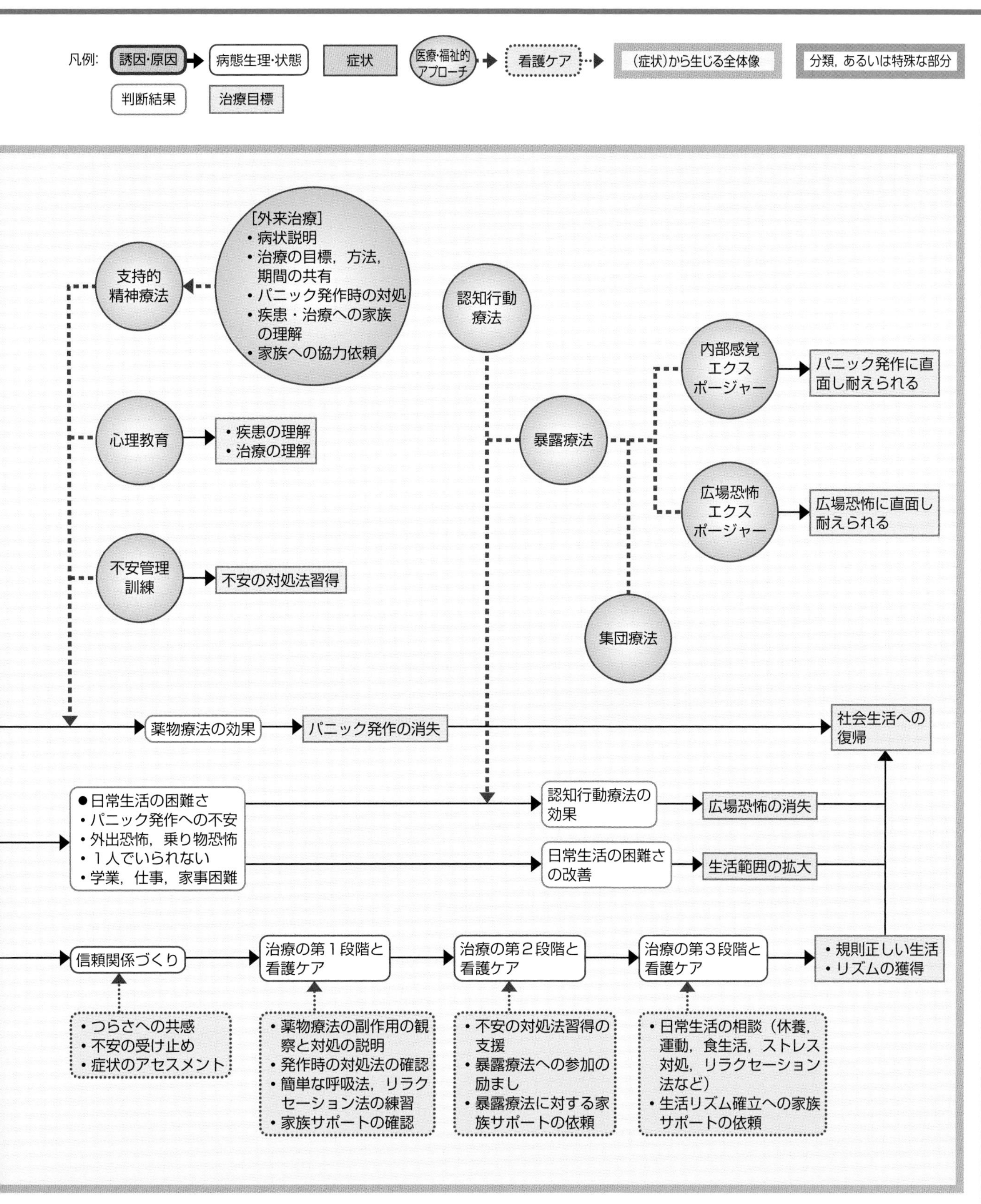

凡例:
誘因・原因
病態生理・状態
症状
医療・福祉的アプローチ
看護ケア
(症状)から生じる全体像
分類，あるいは特殊な部分
判断結果
治療目標
[外来治療]
・病状説明
・治療の目標，方法，期間の共有
・パニック発作時の対処
・疾患・治療への家族の理解
・家族への協力依頼
支持的精神療法
心理教育
・疾患の理解
・治療の理解
不安管理訓練
不安の対処法習得
認知行動療法
暴露療法
内部感覚エクスポージャー
パニック発作に直面し耐えられる
広場恐怖エクスポージャー
広場恐怖に直面し耐えられる
集団療法
薬物療法の効果
パニック発作の消失
社会生活への復帰
●日常生活の困難さ
・パニック発作への不安
・外出恐怖，乗り物恐怖
・1人でいられない
・学業，仕事，家事困難
認知行動療法の効果
広場恐怖の消失
日常生活の困難さの改善
生活範囲の拡大
信頼関係づくり
治療の第1段階と看護ケア
治療の第2段階と看護ケア
治療の第3段階と看護ケア
・規則正しい生活
・リズムの獲得
・つらさへの共感
・不安の受け止め
・症状のアセスメント
・薬物療法の副作用の観察と対処の説明
・発作時の対処法の確認
・簡単な呼吸法，リラクセーション法の練習
・家族サポートの確認
・不安の対処法習得の支援
・暴露療法への参加の励まし
・暴露療法に対する家族サポートの依頼
・日常生活の相談（休養，運動，食生活，ストレス対処，リラクセーション法など）
・生活リズム確立への家族サポートの依頼

21 パニック症／パニック障害

Ⅰ　パニック症／パニック障害のメカニズム

1．パニック症と具体的症状

パニック症／パニック障害（Panic Disorder）は，突然に動悸や息切れ，発汗を生じ，窒息感や手足のしびれを感じ，「死んでしまうのではないか」「気が狂ってしまうのではないか」という強い恐怖にかられる**パニック発作**（Panic Attack）が繰り返し起こる疾患である。

パニック発作は10分以内にピークに達し，通常は数分～数十分で自然に治まるため，救急車で病院に運ばれたとしても，病院に到着する頃にはほぼ治まっている場合が多い。パニック発作は，**［表1］**に示す多彩な症状が突然にあらわれる。

DSM-5においては，**パニック症**と日本語訳されている。

［表1］DSM-5におけるパニック発作の診断基準

繰り返される予期しないパニック発作。パニック発作とは，突然，激しい恐怖または強烈な不快感の高まりが数分以内でそのピークに達し，その時間内に以下の症状のうち4つ（またはそれ以上）が起こる。
注：突然の高まりは，平穏状態，または不安状態から起こりうる。
(1) 動悸，心悸亢進，または心拍数の増加
(2) 発汗
(3) 身震いまたは震え
(4) 息切れ感または息苦しさ
(5) 窒息感
(6) 胸痛または胸部の不快感
(7) 嘔気または腹部の不快感
(8) めまい感，ふらつく感じ，頭が軽くなる感じ，または気が遠くなる感じ
(9) 寒気または熱感
(10) 異常感覚（感覚麻痺またはうずき感）
(11) 現実感消失（現実ではない感じ），または離人感（自分自身から離脱している）
(12) 抑制力を失うまたは“どうかなってしまう”ことに対する恐怖
(13) 死ぬことに対する恐怖

（日本精神神経学会日本語版用語監，高橋三郎，大野裕監訳：DSM 5 精神疾患の診断・統計マニュアル．pp206-207，医学書院，2014．より）

2．パニック症の成り立ち

1）有病率

一般人口の有病率は2～3％である。男女比は1：2で，女性の罹患が多い。有病率は青年期になると徐々に増加し，発症年齢のピークは20～24歳である[1]。

2）遺伝の関与

パニック症は，肉親に罹患者がいると発症率が高くなることから遺伝要因があり，複数の遺伝子が関与していると考えられている。また不安症，抑うつ障害，双極性障害のある親の子どもは，パニック症のリスクが高いといわれる[1]。

3）病前性格

明るく社交的で，他者への配慮性が高く，活発で仕事熱心な人が多い[2]。

4）心理社会的要因

パニック症の発症は，ストレスや過労といった心理社会的要因が関連していることが多い。ただしストレスがパニック発作に直結するわけではなく，ストレスは脳内の神経伝達物質のバランスを乱すきっかけで，主要因は神経伝達物質の異常と考えられている。

3．パニック症と心理社会的反応

1）パニック発作

発作時は，動悸や息切れ，発汗や窒息感というさまざまな身体症状を体験し，心理的反応としては，「死んでしまうのではないか」「気が狂ってしまうのではないか」という激しい不安と恐怖に襲わる。

8割以上の人は精神科や心療内科以外の一般診療科を受診するが，パニック発作は数十分程度で自然に治まるため，検査値に問題がないと「異常ありません」と帰されてしまう。そのため確定診断に至らず診断がつかないまま，いつ起こるかわからないパニック発作への不安を抱え続けることも多い。

2）予期不安と広場恐怖

パニック発作を繰り返し起こすようになると，また同じような発作が起こったらどうしようという**「予期不安」**や，発作を起こしたときに逃げられない場所，逃げたら恥をかく場所，助けが得られない場所を回避する**「広場恐怖」**を生じやすい。予期不安や広場恐怖は日常的な不安や緊張を高め，苦手意識の強い状況においてパニック発作を起こしやすくなるという悪循環に至る。

3）社会的反応

発作の反復による日常生活の障害が問題になる。特に「広場恐怖」があると外出恐怖や乗物恐怖が生じ，人混み，バス，電車，自動車での移動，儀式，１人での外出や留守番を避けるようになる。

広場恐怖は，パニック症の発症後１年以内に発症するといわれ，７～８割に起こる。外出できなくなって家にひきこもったり，１人で過ごせなくなって常に同伴者が必要になったりするため日常生活の障害が著しくなる。このほか慢性化してくると約半数はうつ病を合併する[3)]［図１］。

4）QOLの低下

自律神経症状（頭痛，身体がふわふわする，軽い動悸の持続，軽い息苦しさの持続など）を伴って，弱い発作が常に生じているような状態になることがある。パニック症の生活面におけるQOLの低下は，うつ病よりも重いという報告がある。

4．パニック症が生じる病態生理

パニック症は，脳内の神経伝達物質の異常が主要因となって発症する脳の機能性疾患である。神経細胞の興奮を抑え不安を軽くするGABA（ギャバ，γ－アミノ酪酸）の働きが弱くなることが一因といわれている。

神経解剖学解仮説では，恐怖条件づけ（本来は何ともない刺激の直後に恐怖刺激を与え続けることによって，何ともない刺激のみで恐怖反応が起こる学習形式）がパニック発作にかかわっていると説明している[4)]。パニック症の患者は，条件づけに関係する扁桃体，海馬，視床等における代謝亢進が認められている[5)]。

一方，不安と思考の悪循環によって発作が習慣化することから，心の病気としてもとらえられる。

5．パニック症の診断・検査

1）パニック症の診断基準（DSM-5）

パニック症は，❶予期されない突然のパニック発作［表１ 参照］を２回以上繰り返すことに加え，❷いずれか

［図１］パニック症の経過

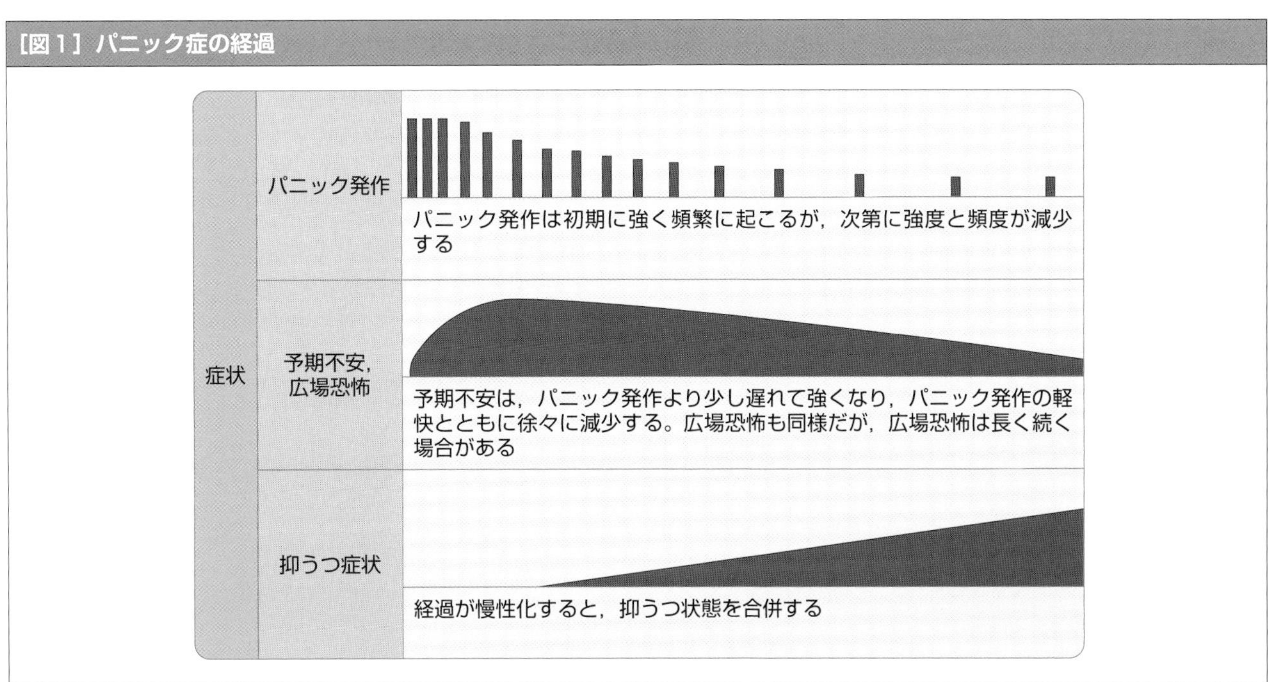

（貝谷久宣，不安・抑うつ臨床研究会編：パニック障害．p86，日本評論社，1998．を参考に作成）

の発作の後，さらなるパニック発作が起こるのではないか，またその結果“どうかなってしまうのではないか”という懸念（予期不安）や，発作に関連した状況を回避するといった不適応的な行動の変化が，1カ月以上持続している場合に診断する。その際，その障害は❸薬剤の生理学的作用や身体疾患によるものではないこと，❹他の精神疾患では説明できないことが条件になる。

2）身体疾患との鑑別［表2］

パニック発作が，一般身体疾患による直接的生理反応による発作でないことを確認する。聴診・打診，血液・尿検査，胸部X線，心電図の検査を行う。身体疾患を除外した場合，アルコールやカフェインなどの物質の生理学的作用によるものでないことを鑑別する。

3）他の精神疾患との鑑別

パニック症は，不安障害，うつ病，双極性障害，アルコール依存や薬物依存と合併する。うつ病との合併は，パニック症のある人の10～65％にあらわれる[1]。その場合はうつ病の治療を優先する。またパニック症がある人の一部に物質関連障害が併存しているが，その中には，アルコールや医薬品によって不安を自己治療している人が含まれている。

［表2］パニック症と鑑別する身体疾患

動悸	不整脈，甲状腺機能亢進，低血糖など
息苦しさ	過呼吸，うっ血性心不全，気管支喘息，肺血栓塞栓症など
胸痛	狭心症，心筋梗塞，肺血栓塞栓症など
めまい・ふらつき	起立性低血圧，メニエール病，脳腫瘍など
発汗，冷・熱感	更年期障害，甲状腺機能亢進など
嘔気，腹部不快感	胃十二指腸潰瘍，過敏性腸症候群など
離人感	側頭葉てんかんなど

6．パニック症の治療

通常は外来治療である。自殺念慮の強い場合，うつ病や物質関連障害を併発している場合は，入院治療が必要になる場合がある。

1）薬物療法

薬物療法は，パニック発作の消失を目標とする[5]。選択的セロトニン再取り込み阻害薬（SSRI）とベンゾジアゼピン系抗不安薬を併用する。SSRIは依存性がなく，副作用が少ないが，嘔気などの胃腸症状と頭痛があらわれることがある。十分な薬効があらわれるには8～12週間が必要であるが，薬効があらわれる以前にイライラ感などの副作用が出て服薬を中断することがあるので，事前に十分な説明を行う。他に，三環系抗うつ薬を用いることがある［表3］。

2）支持的精神療法

① 心理教育

パニック症はどのような疾患でどう治療するのかについて，患者および家族に対して心理教育的なアプローチを行う。

パニック症は，❶さまざまな身体症状を伴う不安の病気であり，❷パニック発作，予期不安，広場恐怖などの症状があること，❸脳の機能障害であり本人の性格や気のせいではないこと，❹発作で死ぬことはないこと，❺薬で効果的に治療でき，認知行動療法が有効であること，❻周囲の理解と協力が重要であることが，治療ガイドライン[5]に示された説明内容である。患者の不安や恐怖を共感的に受容し，安心感の保証と治療への励ましを行う。

② 不安への対処法

不安への対処法としては，「不安が通りすぎるのを待つ」「不安への過度な注意を減らす」「常に最悪の事態を

［表3］パニック症の主な治療薬

分類名	一般名	作用	副作用	特徴
SSRI	• パロキセチン • セルトラリン • フルボキサミン	抗うつ作用	嘔気，食欲不振，頭痛，イライラ	• 副作用は比較的少ない • 効果出現には2 ～4 週間が必要
三環系抗うつ薬	• イミプラミン • クロミプラミン	抗うつ作用	抗コリン作用，体重増加，鎮静，起立性低血圧，頻脈，発汗	• 抗うつ効果が強い • 効果出現には約4週間が必要
ベンゾジアゼピン系抗不安薬	• アルプラゾラム • クロナゼパム	抗不安作用	眠気，だるさ，ふらつき	• 効果が早くあらわれる • 長期使用による依存性あり

予測する破局的な考え方をやめる」といった方法や，深呼吸，筋弛緩法などのリラクセーション法を指導する。

3）認知行動療法（CBT）

認知行動療法は，パニック症において薬物療法と同等のエビデンスがあり，併用を推奨している。

4）曝露療法

曝露療法（エクスポージャー）を，個人療法または集団療法として行う[5)]。

曝露療法は，不安を感じる場面から逃げ出さず，あえてそこに居続ける練習を繰り返す。パニック発作が起こりやすい時期は，不安を緩和する対処法を用いるが，不安や恐怖は回避しているといつまでも改善しない。よって症状が軽快したら，あえて不安場面に入り，不安に耐えるという全く逆の治療法を行う。耐えていると時間とともに不安は自然に消えていく。まずは不安のレベルの軽い場面から練習をはじめ，徐々にレベルを上げ，不安に耐えられたという成功体験を積み重ねて自信を回復していく。

曝露療法には，内部感覚エクスポージャー（パニック発作が起こってもあわてずに身体症状を見つめて慣れていく），広場恐怖へのエクスポージャー（乗物や外出などの苦手なことを段階的に練習する）がある。

7．パニック症の経過・予後

パニック発作が消失すると，予期不安や広場恐怖も日常生活に支障ない程度まで改善することが多い。不安や回避行動が残る場合は，行動や思考のパターンの変容を目的とする認知行動療法が有効である。

抗不安薬のみの治療では7割，抗うつ薬のみでは5割程度が再発するが，認知行動療法を用いた場合の再発は少なく，3割程度といわれている[5)]。

パニック症は一般には慢性疾患であるが，その経過は患者によって異なり，同一の患者においてもさまざまである。30～40％の間では長期的無症状で，約50％の患者が症状が軽度で生活がひどく妨げられることはなく，約10～20％の患者は著明な症状が持続した[6)]。

Ⅱ　パニック症／パニック障害の看護ケアとその根拠

1．観察ポイント（日常生活への影響）

患者が安心して自分の体験を話せるように促し，患者の話をていねいに聞く。話を聞くときは，「苦しかったですね」「大変でしたね」「よく頑張ってきましたね」という言葉をかけ，患者のつらい気持ちに共感する。

同時に，❶パニック発作（いつから，どのような発作が，どのくらいの頻度や強さで起こったのか，当時の疲労やストレス状況はどうだったか），❷発作への対処方法（自分で対処する方法をもっているか），また❸パニック発作による日常生活への影響（乗物に乗れるか，外出できるか，学業・仕事・家事などで困っていることはないか）をアセスメントする。

2．パニック症の看護

パニック症からの回復は，疾患に対する正しい知識と治療法を学び，疾患に対する不安を取り除くこと，治療を継続し再発しないように生活リズムを整えることである。

心理教育[5)]は，❶パニック症の症状を理解する，❷パニック症はどのように起こるのかを理解する，❸薬物療法について理解する，❹パニック発作への対処法を学ぶ，❺療養生活と日常生活で気をつけることを学ぶという内容のプログラムを組む。看護においてもこれに準じて支援する。

3．治療の第1段階における看護

治療の第1段階は，パニック発作を抑える薬物療法が中心である。予期不安や広場恐怖などの二次的な不安は，できるだけ薬物療法で軽減させる。

薬物療法は主にSSRIを用いる。SSRIは薬効出現までに2～4週間，十分な薬効が得られるにはさらに時間がかかる。飲み始めの時期に，嘔気やイライラ感などの副作用が生じて患者が不安になることがあるため，これらは2週間程度で自然に治まることを事前に十分説明する。また気になる症状があれば，遠慮なく相談するように伝える。

パニック発作に関しては，一般に医師が「脳機能の異常による病気であり性格や気のせいではない，薬物などで治療が可能である，パニック発作は時間がたてば必ずおさまるもので発作によって死ぬようなことはない」という内容を説明する。

看護もこれらの内容を保証し，患者が自責感を緩和して安心して治療に取り組めるように援助する。パニック発作や発作にまつわる患者のつらかった体験を共感的に受け止め，「焦らずゆっくりと治していきましょう」と精神療法的なかかわりで支持する。

この他に可能であれば，不安への対処法として，簡単な呼吸法やリラクセーション方法を一緒に練習する。なお治療には家族の協力が必要なので，協力を要請する。

4．治療の第2段階における看護

治療の第2段階は，パニック発作が消失した時期で，予期不安や広場恐怖に対する認知行動療法を併用する。認知行動療法の導入に先立って，不安への対処法[5]を体得することが役立つ。

不安の対処法は，❶セルフモニタリング（不安の自覚症状の強さを経時的に記録して時間の経過とともに不安が軽減することを患者が観察する），❷自己教示法（自分を安心させるつぶやき「大丈夫，大丈夫」「昨日より楽だ」と自分に言い聞かせる），❸自己強化法（自分がよくやったと思えるときに自分をほめる）などがある。また❹思考中断法（悪い考えが起こったときに腕に巻いた輪ゴムをパチッと弾き考えを止める），❺認知再構成法（「天気がよくなると必ず発作を起こす」といった妥当性のないルールを検討し直す）などがある。これらを患者が習得できるよう，看護師が支援する。

広場恐怖によって回避行動を起こしている場合は，苦手な場所に少しずつ出かけてみる行動練習（曝露療法〈エクスポージャー〉）を行う。これらの行動練習への取り組みを支え，挑戦した勇気をほめ，励ますことが看護の役割である。

5．治療の第3段階における看護

治療の第3段階は，パニック症が再発しないように，生活を整えていく時期である。この時期には，パニック発作をほとんど体験しなくなっているが，自己判断で服薬を中断しないことが重要である。

急な服薬中断をすると，頭痛，嘔気，イライラといった不快な症状があらわれることがある。パニック症の治療は数カ月～1年かかり，長ければ数年かかるといわれている。また症状は一進一退を繰り返しながら改善していくもので，再発にも留意が必要である。これらについて患者が理解していることを確認する。

再発予防は，規則正しい生活が重要である。睡眠不足を避け，積極的に休息をとる，疲れをためない，バランスのよい食事をとる，適度な運動をする，ことである。

パニック発作の引き金となるカフェイン，アルコール，ニコチンを控える，ストレスを緩和するため呼吸法やリラクセーションを行うなど，健康を維持するための具体的な行動について看護師は患者の相談相手になり，患者が生活リズムを整えて社会復帰に向けて自信を回復できるように支援する。

6．家族への支援

パニック症は，検査に異常値が示されないため，「気のせいなのに大騒ぎして」と誤解されやすい。看護師は，家族が「パニック症は脳機能の異常による病気である」ことを理解し，できれば1回は診察に同席して治療の進め方について了解した上で，患者をサポートできるように支援する。

パニック発作時は，患者の背中をさするなど少しでも不安を軽くする対応をしてもらう。広場恐怖により患者が一人で外出できないときは，付き添いが求められることがある。ただし患者への対応で，家族自身が疲れ過ぎないよう息抜きも必要である。

治療の初期は，副作用による不安から患者が薬を減らすことなく，適切に服薬できるようにサポートしてもらう。曝露療法の導入後は，逃げ出したくなるような場面にあえて直面する患者の勇気と努力を家族から支えてもらう。またパニック発作の再発を防ぐために，患者が十分な休養を確保すること，疲労や睡眠不足およびカフェイン等の取り過ぎを避けること，仕事やスポーツを前向きに行うことなど，生活全般にわたってサポートしてもらえるように看護師から伝える。

［近藤浩子］

《引用文献》

1）日本精神神経学会日本語版用語監，高橋三郎，大野裕監訳：DSM-5 精神疾患の診断・統計マニュアル．pp206-220，医学書院，2014.
2）野田隆政，平林直次：パニック障害・広場恐怖．上島国利監，精神科臨床ニューアプローチ3，神経症性障害とストレス関連障害，pp66-74，メジカルビュー社，2005.
3）貝谷久宣，不安・抑うつ臨床研究会編：パニック障害．p86，日本評論社，1998.
4）熊野宏昭：パニック障害と認知機能障害．臨床精神医学 42（12）：

1521-1526, 2013.
5) 熊野宏昭, 久保木富房編：パニック障害ハンドブック. pp1-25, 46-47, 75-79, 102-110, 医学書院, 2008.
6) 井上令一監, 四宮茂子・他監訳：カプラン臨床精神医学テキスト―DSM-5診断基準の臨床への展開, 第3版. p445, メディカル・サイエンス・インターナショナル, 2016.

《参考文献》

1) 渡辺登：パニック障害. pp44-51, 講談社, 2003.

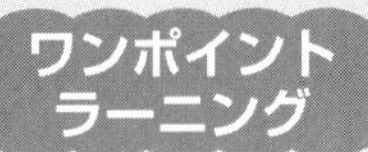

心理教育

1）心理教育とは

心理教育（psychoeducation）とは「精神障害やエイズなど受容しにくい問題をもつ人たちに, 正しい知識や情報を心理面に十分な配慮をしながら伝え, 病気や障害の結果もたらされる諸問題・諸困難に対する対処法を習得してもらうことによって, 主体的に療養生活を営めるように援助する方法」（心理教育・家族教室ネットワーク）である。心理教育は統合失調症, うつ病, 不安障害, 摂食障害, パーソナリティ障害などといった精神疾患のみならず, がんや心疾患, 糖尿病, リウマチなどの慢性疾患の患者やその家族によく実施される。

精神科領域では, 精神疾患のある人を対象にした心理教育の他に, 家族を対象にした心理教育がある。統合失調症患者の家族研究によると, 患者の身近な援助者である家族が患者を強く心配しすぎたり, 批判的な接し方をすると, 家族のこのような感情表出が統合失調症の再発のリスクを高めることが明らかになっている。心理教育は家族が病気や回復についての理解を深め, ゆとりをもって患者とかかわるように支援するために実施する。患者を対象とした心理教育は, 再発・再入院の予防のほか, 障害をもちながらも生活の質を高めることに貢献する。

2）心理教育の概要

心理教育は入院病棟や外来, デイケアの他に, 地域生活支援センターや家族会などさまざまな場で, 対象者のニーズに合わせて実施される。一般的には集団療法として実施することが多いが, 1対1のかかわりの中でも活用できる。心理教育で対象者の習得する知識と技術は, ❶病気や症状に関する知識, ❷服薬に関する知識, ❸再発・再燃に関する知識, ❹再発・再燃を防ぐための生活の仕方, ❺ストレスへの対処方法, ❻症状管理の方法, ❼人との付き合い方などがある。

心理教育は集団を対象にして実施することが多い。全体の進行を進めるリーダー, コリーダーのスタッフが入る。その職種に決まりはなく医療者だけではなく, 当事者や家族が担うこともある。おおむね週1回60分程度, 5～10回程度のセッションで構成するのが一般的である。一方的に知識や情報の提供をするのではなく, グループの中で互いに感じたことや思いを話し合いながら展開する。そこでは悩んでいるのは自分だけではないことや他の参加者の体験や問題への取り組み方や工夫を聞き, 参考にすることを通して, 自身の生きやすさにつなげていくことを支援する。

3）心理教育の可能性

米国で精神障害者が生み出した心理教育による治療法として, 元気回復行動プラン（Wellness Recovery Action Plan：WRAP）が現在注目されている。この元気回復プランは, 精神障害者のリカバリーと安定の維持を目的としている。リカバリーとは希望, 自分で自分の責任をもつこと, 学ぶこと, 自分の権利を守ること, 人からのサポートしてもらうことおよび人へサポートをすることが大事な要素である。

当事者が自分の理解を深め, 自分に合わせた計画を実施し, 結果を仲間と共有することで自分の健康について理解を深め充実した生活を目指すものである。こうした取り組みが広がっているところである。

［鈴木啓子］

22 身体表現性障害

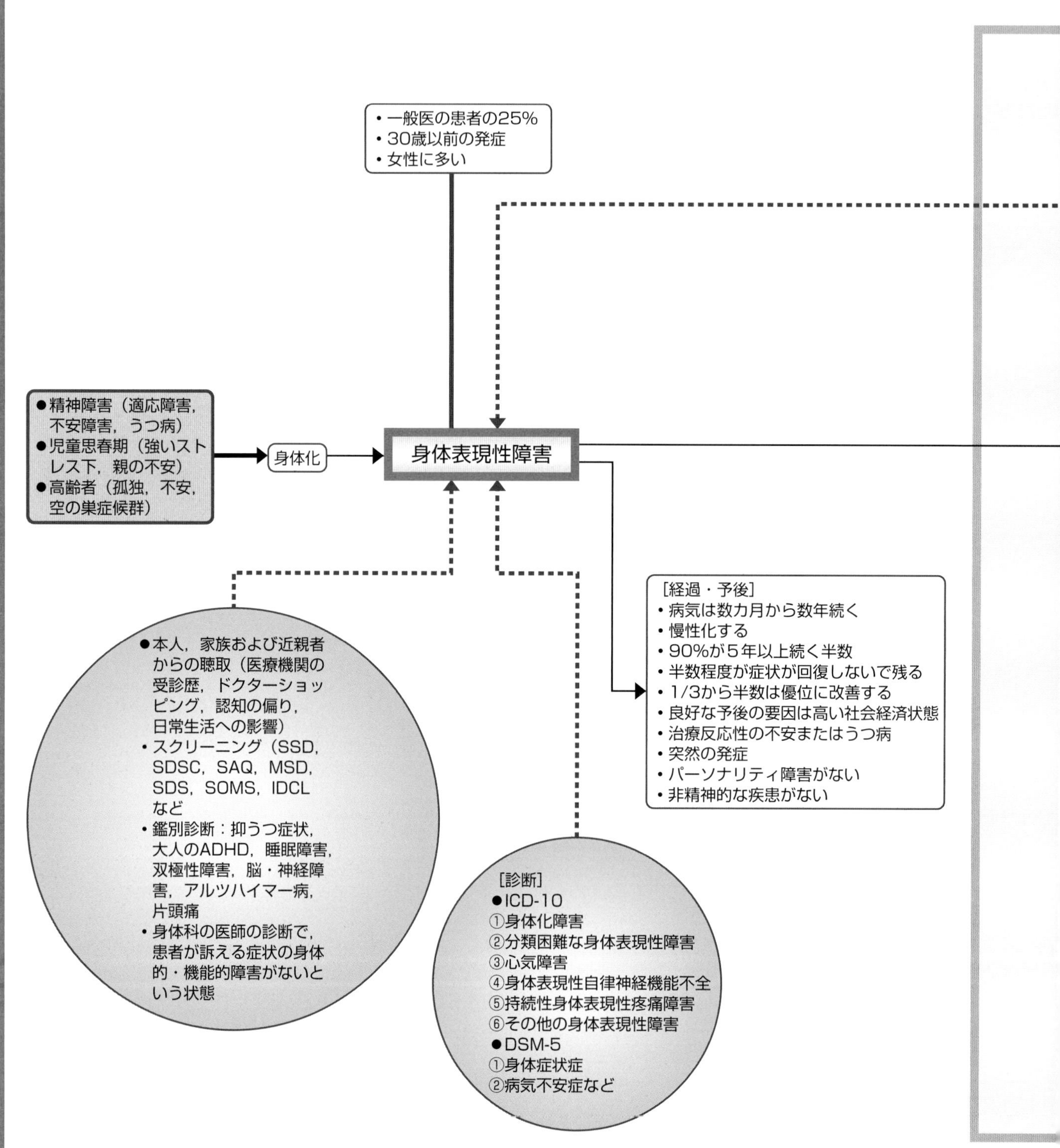

• 一般医の患者の25%
• 30歳以前の発症
• 女性に多い
●精神障害（適応障害，不安障害，うつ病）
●児童思春期（強いストレス下，親の不安）
●高齢者（孤独，不安，空の巣症候群）
身体化
身体表現性障害
[経過・予後]
• 病気は数カ月から数年続く
• 慢性化する
• 90%が5年以上続く半数
• 半数程度が症状が回復しないで残る
• 1/3から半数は優位に改善する
• 良好な予後の要因は高い社会経済状態
• 治療反応性の不安またはうつ病
• 突然の発症
• パーソナリティ障害がない
• 非精神的な疾患がない
●本人，家族および近親者からの聴取（医療機関の受診歴，ドクターショッピング，認知の偏り，日常生活への影響）
• スクリーニング（SSD，SDSC，SAQ，MSD，SDS，SOMS，IDCLなど
• 鑑別診断：抑うつ症状，大人のADHD，睡眠障害，双極性障害，脳・神経障害，アルツハイマー病，片頭痛
• 身体科の医師の診断で，患者が訴える症状の身体的・機能的障害がないという状態
[診断]
●ICD-10
①身体化障害
②分類困難な身体表現性障害
③心気障害
④身体表現性自律神経機能不全
⑤持続性身体表現性疼痛障害
⑥その他の身体表現性障害
●DSM-5
①身体症状症
②病気不安症など

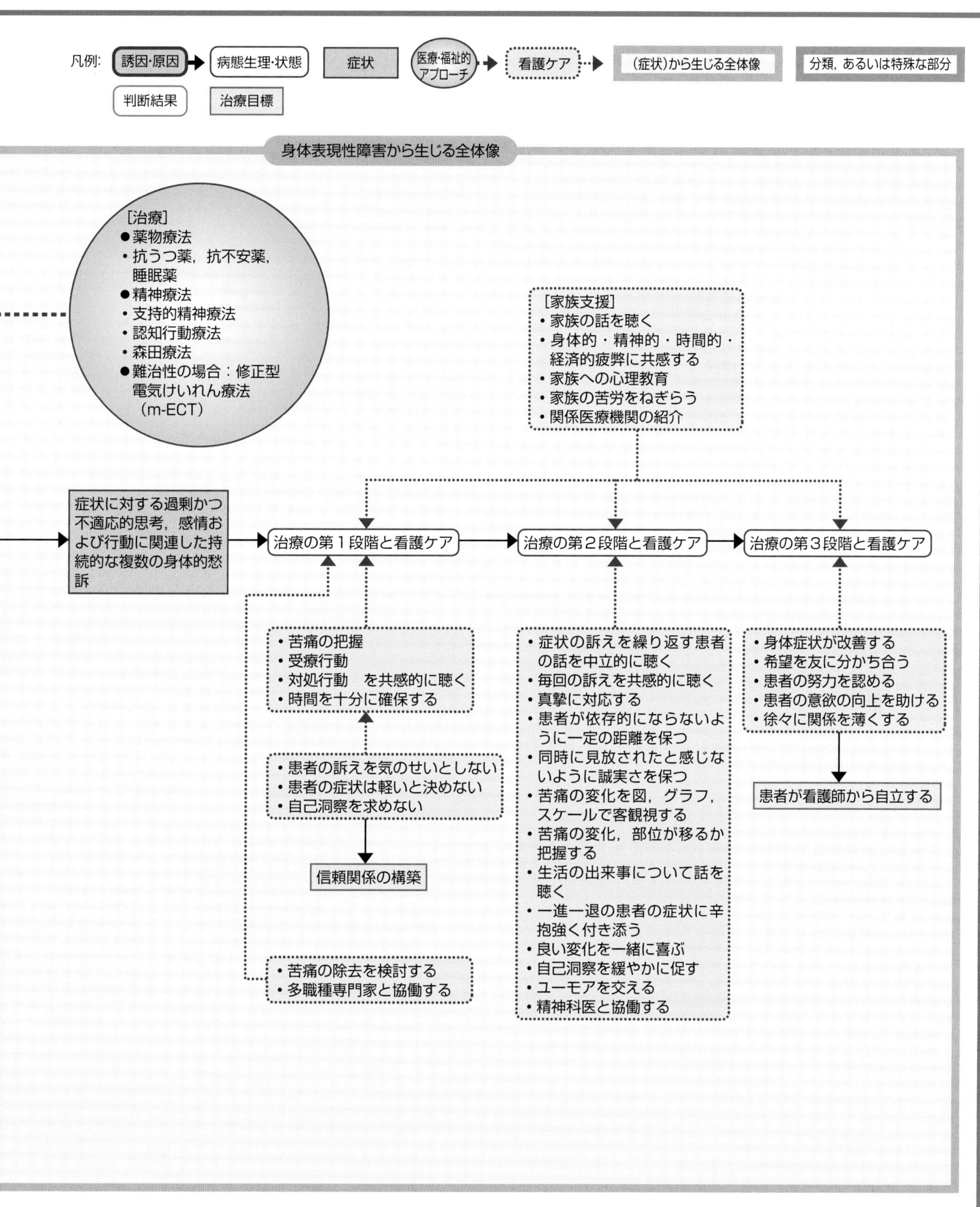
凡例:
誘因・原因
病態生理・状態
症状
医療・福祉的アプローチ
看護ケア
(症状)から生じる全体像
分類，あるいは特殊な部分
判断結果
治療目標
身体表現性障害から生じる全体像
[治療]
●薬物療法
・抗うつ薬，抗不安薬，睡眠薬
●精神療法
・支持的精神療法
・認知行動療法
・森田療法
●難治性の場合：修正型電気けいれん療法（m-ECT）
[家族支援]
・家族の話を聴く
・身体的・精神的・時間的・経済的疲弊に共感する
・家族への心理教育
・家族の苦労をねぎらう
・関係医療機関の紹介
症状に対する過剰かつ不適応的思考，感情および行動に関連した持続的な複数の身体的愁訴
治療の第１段階と看護ケア
治療の第２段階と看護ケア
治療の第３段階と看護ケア
・苦痛の把握
・受療行動
・対処行動　を共感的に聴く
・時間を十分に確保する
・患者の訴えを気のせいとしない
・患者の症状は軽いと決めない
・自己洞察を求めない
信頼関係の構築
・苦痛の除去を検討する
・多職種専門家と協働する
・症状の訴えを繰り返す患者の話を中立的に聴く
・毎回の訴えを共感的に聴く
・真摯に対応する
・患者が依存的にならないように一定の距離を保つ
・同時に見放されたと感じないように誠実さを保つ
・苦痛の変化を図，グラフ，スケールで客観視する
・苦痛の変化，部位が移るか把握する
・生活の出来事について話を聴く
・一進一退の患者の症状に辛抱強く付き添う
・良い変化を一緒に喜ぶ
・自己洞察を緩やかに促す
・ユーモアを交える
・精神科医と協働する
・身体症状が改善する
・希望を友に分かち合う
・患者の努力を認める
・患者の意欲の向上を助ける
・徐々に関係を薄くする
患者が看護師から自立する

22 身体表現性障害

Ⅰ　身体表現性障害のメカニズム

1．身体化とは

身体化（somatization）とは，身体所見や身体面の検査では異常が認められない，あるいはあっても軽度で患者が体験しているほどの症状出現が考えられない状態のことである。

しかしながら，患者は実際に**身体症状**（physical symptoms）として体験し，苦しんでおり，社会生活や日常生活に大きく影響を受けている。多くの場合は，身体科の医師の診察を受け，時には薬物療法を受けている。マッサージや漢方薬などを利用している患者も多くいる。精神的に不安定な状態が身体症状として出現することがある。開業医を訪れる患者の38％が重い疾患によるものではない症状を訴える[1]といわれ，新たな愁訴や症状の約半分（46％）には身体化障害の要素がある。その10％は真の**身体化障害**（somatization disorder）であることから，開業医には説明不能な身体症状を訴える患者が相当な割合でいることになる。

身体化としてあらわれる症状には，疼痛性障害（歯痛，腹痛，非心原性胸痛，頭痛，非定型顔面痛，筋肉痛，腹痛，骨盤痛），慢性疲労，非潰瘍性消化不全，過敏性腸症候群，動悸，めまい，耳鳴り，発声困難，月経前緊張，食物不耐性，しびれがある。

症状の出現率はいずれの集団でも人口の約1/5といわれている[2]。

2．身体化出現の背景

身体化の原因は大きく4つある。

① 機能的症状を引き起こす精神障害

最もよくあるのは適応障害，不安障害，そしてうつ病である。うつ病は，その病気の結果として頭痛や全身倦怠感があらわれる。抑うつや不安などは身体症状と一緒にあらわれることが多い。この場合の身体症状は，精神障害を治療するないし精神症状を改善することで消失する。

② 身体表現性障害（somatoform disorder）

いつまでも続く健康に関する異常な心配を特徴とする状態，および説明のできない身体的症状で，身体所見で異常が認められない，あるいは軽度の異常であるにもかかわらず，実際に身体症状を体験して苦痛を感じている状態である。

③ 児童思春期の身体化

情緒障害の身体的症状としてあらわれる。強いストレス下におかれる，または親の不安に伴うものにより，腹痛，頭痛，四肢の痛み，嘔気が多い。

④ 高齢者の身体化

心気症は高齢者の中では特に女性に多い。孤独，孤立，不安や抑うつ，空の巣症候群が背景に考えられる。これらは引退，引っ越し，家族関係の変化，重要な生活出来事が先んじていることが多い。

訴えは，類似の症状をもっていた重要な家族の死と同一化することがある。高齢者の身体化は，身体や身体の一部分に関心が集中し，病気になったのではないか，身体が機能していないのではないか，という考えにとりつかれている。

症状は，はっきりせず，身体のあちこちに結びついている。患者の話は，身体的な訴えに集中し繰り返す。その症状で本当に困っていることはほとんどない。実際の症状については話すが，心気的な行動について洞察することはない。

3．身体表現性障害の成り立ち

身体表現性障害は，一般医の患者の25％に存在し，30歳以前の発症，女性に多いといわれている[3]。

身体表現性障害の要因には，身体的，心理的，行動，性格特性，社会的な原因がある。身体的には，重大な身体的疾患，軽度の身体的疾患，生理的過程，不安の自律神経系作用，睡眠障害，洞頻脈と軽症不整脈，長期低活動，疲労，二日酔い，過食の影響がある。脳血流量，偏桃体，海馬の影響に関する研究が行われているが，今後の研究成果に期待する。

心理的には，根源的な見放され感や不安感，無価値感があり，動揺しやすく，心配性で，不安定な心理状態に陥りやすい。行動は，なんでも先んじて準備をしておかないと不安になるので，先に，先に，と行動し，そのために不必要なことまでも考えることが相まって疲労しやすい。

性格特性は，内省的で物事を気にしやすい性格で疼痛に対する誤った解釈をし，強固にその解釈にとらわれる。病気を発症し，長期間の治療を受けている間に依存的な性格が形成される場合がある。

社会的には，十分な愛情を注いでもらえない環境で育つ，または心配性の家族の中で養育され，成人になって同様の環境に置かれるなどの社会的環境要因が引き金になることが考えられるが，確証には至っていない。

4．身体表現性障害の診断・検査

診断はICD-10，DSM-Ⅳ-TRでは身体表現性とされており，そしてDSM-5で微妙な相違と変遷がある。

1）ICD-10

ICD-10[4]では，身体表現性障害の下位診断は多義に渡り，主に以下の下位分類がある。

①**身体化障害**：多発性で繰り返して起こり，しばしば変化する身体症状で，さまざまな医師や医療機関で，検査，治療，手術などを受けているが効果がない。経過は慢性的で動揺性であり，社会生活，対人関係で困難が生じ，家族が疲弊する。

②**分類困難な身体表現性障害**：身体的愁訴が多発性で変化し持続的であるが，訴えが比較的少ない，社会生活や家族関係に支障をきたさないなど身体化障害の臨床像を示さない。

③**心気障害**：繰り返し検査を受けるがその症状を説明できる状態ではないにもかかわらず，１つ以上の重篤で進行性の身体疾患に罹患している可能性に強固にとらわれている。

④**身体表現性自律神経機能不全**：心血管系（例えば，心臓神経症），消化器系（例えば，胃神経症，神経性下痢），呼吸器系（例えば，心因性過呼吸，吃逆）の身体疾患によるものである自律神経が障害されているという症状を示す。

⑤**持続性身体表現性疼痛障害**：生理的過程や身体的障害によっては説明できない，頑固で激しく苦しい痛みを訴える。情緒的葛藤や心理社会的問題に関連して生じる。

⑥**その他の身体表現性障害**：自律神経系を介さず，特定の系統や身体部位に限局している。ストレスの多い出来事や問題と時期的に密接に関連している。

⑦**身体表現性障害**：詳細は不詳である

2）DSM-Ⅳ-TR

DSM-Ⅳ-TR[5]は，身体表現性障害を以下のように分類している。

①**身体化障害**：まれな複数の症状が，形を変えながら繰り返しあらわれる。器質病変としては説明できない。若年期に始まり，慢性になりしばしば動揺性の経過をたどる。

②**鑑別不能型身体表現性障害**：最も頻度の高い下位分類。診断の結果身体的な問題がなく，診察でも明らにされているのに，説明のできない身体症状がある場合の分類で，範囲は広く，はっきりとした定義はなく，他の区分に入らない残りのものがすべて入る。

③**転換性障害**：説明できない感覚とはっきりしない症状が相当する。病態生理によるものではない，身体的機能の喪失あるいは変化である。症状は，心理社会的ストレス要因と近接している。一次的利得と二次的利得がある役割を果たす。西欧諸国の有病率は女性で1000人当たり３～６人，男性ではそれよりもかなり少ない。

④**疼痛性障害**：身体的および精神的な障害では説明できない慢性の痛みをいう。

⑤**心気症**：身体的には問題がないという結果が出ており，それが適切な仕方で再確認されているにもかかわらず，不健康状態に関する強く持続する不安と，自分が病気であるとの確信をもっている。男性に多い。

⑥**身体醜形障害**：例えば，鼻が低いなど身体的な外見に関する持続的で不適切な心配をいう。美容整形手術を受けることがある。

⑦**特定不能の身体表現性障害**：特定不能の身体表現性障害は，どの特定の身体表現性障害の診断基準も満たさない身体表現性の症状をもつ障害にコード番号をつけるために含められている。

3）DSM-5

DSM-5[6]は，**身体症状症および関連症**（somatic symptom and related disorder）の下位に，**身体症状症**（somatic symptom disorder），**病気不安症**（illness anxiety disorder），**変換症／転換性障害**（機能性神経症状症）などがある。

身体症状症は，症状に関係する過剰かつ不適応的な思考，感情，および行動に関連した持続的な複数の身体的愁訴がある。症状は意図的に作り出したり，捏造したものではなく，すでに罹患している身体疾患を伴うこともあれば，伴わないこともある。反復する身体的愁訴は，30歳未満で始まる。多くの患者は複数の身体症状をあらわすが，重度の疼痛を1つだけ表す患者もいる。重症度の変動があるが，症状は持続する。

4）身体表現性障害の診断・検査

① 聴取

身体表現性障害の診断は，基本的には本人，家族および近親者からの聴取による臨床判断である。構成的な診断のための面接法にStructured Clinical Interview (SCID)，Composite International Diagnostic Interview (CIDI) などがある。しかしながら，完全に網羅することはできない。

一般的には，身体表現性障害の診断基準に相当する情報を収集する。そこに，思考，感情，行動そして心理社会的な側面を含める。特に，これまでどれだけの医療機関で医師の診察を受けたか，医師の診断結果を自己流に理解していないか，認知に独特な偏りがないかを判断する。現在体験している苦痛のために，どの程度日常生活が脅かされているかで重症度を判断する。例えば，痛みのために普通食がとれずに水分だけであるとか，入浴は一人でできない，一切外出はできないなど，日常生活行動にどれだけ影響しているかを把握する。

② 鑑別診断

抑うつ状態，大人のADHD，睡眠障害，双極性障害，脳・神経障害，アルツハイマー病，片頭痛との鑑別診断をする。

③ スクリーニング

スクリーニングとしては，腹痛など代表的な12の症状に回答するSSD (Screener for Somatoform Disorder)，60の症状を網羅的にチェックするSDSC (Somatoform Disorders Symptom Checklist)，SAQ (Symptom Assessment Questionnaires)，15の症状を調べるMSD (Multisomatoform Disorder)，SDS (Somatoform Disorders Schedule)，そしてIDCL (International Diagnostic Checklists) など，多数の評価方法がある。

5．身体表現性障害の治療

治療の主体は支持的精神療法と認知行動療法 (CBT) である。患者の訴えは，たとえ実際にはそのような症状の根拠となる身体的異常がないとしても，患者が苦痛を感じていることは確かなので，その患者の辛さに共感する。その上で，良好な治療関係を形成したのちに患者の話を聴きながら，認知行動療法の手法を必要に応じて用いる。気質性が強い場合には森田療法を行う。

薬物療法として，抑うつ状態には弱い抗うつ薬や抗不安薬を用いる。

睡眠障害には睡眠薬を用いる。

重度の疼痛にはSNRIなどの抗うつ薬を使用する。難治性でどのような治療にも反応しない場合に電気ショック療法 (m-ECT) が効果的なことがある。

6．治療の経過・予後

身体表現性障害の病期は数カ月～数年続く。慢性化する傾向が強く90%が5年以上続く。治療効果が少なく対症療法的であるためである。機能の慢性的な制限，生活の質が低下し，重大な心理的障害が生じる[7]。12カ月後の追跡調査で症状が回復せずに残っている人が半数程度あり，より難治として専門家に紹介されたケースの予後はあまりよくない。

身体症状の悪化と心理社会的ストレスとの間には，明らかな関連がある。十分に構造化された大規模な予後調査はないが，身体症状症患者の1/3から半数は，時に優位に改善する。

良好な予後は，高い社会経済状態，治療反応性の不安またはうつ病，突然の発病，そしてパーソナリティ障害がないこと，そして非精神科的な疾患がないことと関連する。小児例のほとんどは，青年期後期または成人期早期までに回復する[8]。

Ⅱ　身体表現性障害の看護ケアとその根拠

身体表現性障害の患者が入院治療を受けることは少ない。重度の疼痛を伴う場合の薬物療法の調整のためか電気ショック療法を受けるためであろう。ここでは，外来で看護師が面接をする場合を想定して看護のポイントを記述する。

1．治療の第1段階における看護

患者が訴える症状を身体医が診断し，身体的あるいは機能的な障害がない，あるいは軽度である，という状態であることが，看護師が面接をする前提である。

患者は説明不能な身体症状のため，多くが身体科を受診している。身体科の医師の診断のもと，精神的なことが背景にあるとして精神科に依頼されて来る。したがって看護師に来談する前に多くの患者は，精神科医の診療を受けている。患者は自分の症状について嘘，偽りを表現することはなく，そして自分の身体的症状を自覚し，かつ苦しんでいる。看護師は患者の訴えを気のせいとか，患者の症状を軽いことだと判断しないことが肝要である。

この時期の患者は身体的苦痛が強く日常生活がままならずに苦しんでいる。患者の話題は，身体症状中心になり，長い経過を話すことがある。多くの患者は，これまで複数の医療機関を受診し，漢方薬や鍼灸など，さまざまな受療行動をしている。また，医師が処方した薬を途中でやめたり，自己調整したり，あるいはインターネットで海外の薬を自分で取り寄せたり，というような多様な対処行動をとっている。

初回の患者の話は多岐にわたるので，看護師は，時間に余裕をもって患者の話を聴く。この時期に患者に自己洞察を求めることはしない。また，これまでの受療行動を批判しない。患者の訴えを真摯に傾聴して患者の症状を緩和することを優先し，日常生活の支援をする。

患者が訴える苦痛に関しては，対症療法ではあるものの苦痛をとり除く方法を検討する。看護師は，医師，リハビリテーション医，理学療法士，薬剤師，栄養士などと協力して治療的なケアを行う。例えば，食事が十分にとれない患者には栄養士と相談して総合栄養剤などを提案する。患者が求めれば，購入方法などを一緒に調べる。このような真摯な対応が患者の看護師に対する信頼感情をもたらす。

2．治療の第2段階における看護

身体化のもとになる精神状態に対しては，精神科医が治療を行うので看護師は精神科の医師と協働する。精神科医の治療が患者の苦痛をどのように軽減しているかを聞き，患者の話を中立的に聴く。

患者は，症状の訴えが頻繁になる。看護師は，毎回の訴えを共感的に聴き，その時々に真摯に対応する。患者は自分の苦しみをわかってくれる援助者を信頼し，依存的になることがある。看護師は温かみと同時に一定の距離を保つ。一方で，距離を保つことで患者が見離されたと感じることがないように誠実さを保つ。

患者の苦痛の変化を観察し，必要があれば客観視できるように図やグラフ，スケールで視覚化する。患者の苦痛の変化と部位の変化がないかを判断し，苦痛の部位が移る場合は患者の生活環境の変化やショックになる出来事がなかったかどうかを患者に問いかけて，話を聴く。

一般的に身体表現性障害は慢性化し長期にわたる。多くの患者は数年，10数年とその症状に苦しんでいる。状態が一進一退なので患者は医療者を信頼すると同時に「よくならない」という気持ちを抱いている。患者は，ドクターショッピングをすることがしばしば起こる。患者は，心理的な葛藤やストレッサーと身体症状との関連を自覚するが，やや独善的なことがある。何をしてもよくならない，という患者のやるせない気持ちに共感して，一進一退の患者とともに辛抱強く，粘り強く一歩一歩歩んでいく。

少し症状が改善すると生活に変化が起こる。例えば，車の運転ができるようになった，食事の支度ができるようになった，などという良い変化があったときには，看護師は患者，家族と一緒に喜ぶ。そして，もっとも悪かったときの状態と比較して，「○○だったのにそこまでできたのですね」と肯定的に評価する。また今後，どうしたいか，という患者の夢と希望を表現してもらい，「それができるように少しずつ続けましょう」と言葉を添える。

信頼関係が形成されたら，例えば，「以前，その方法で対処しましたけど，あまりうまくいかなかったですね。少し辛抱して，今の治療を続けてみましょうか」と緩やかに患者の自己洞察を促す会話をする。

時には，例えば，「また，買っちゃったんですね」「我慢できないんですね」などのユーモアが役に立つ。この技法は信頼関係が形成されていて，会話の技量が高い看護師が注意深く実践するときに効果的である。

3．治療の第3段階における看護

回復期では，患者は徐々に身体症状が改善するので希望がわいてくる。例えば，歩いて近くの銀行に行くことができた，美容院まで一人で行けたなど，今までできなかったことができるようになるので，日常生活が楽になる。

看護師は，これは日々の患者の努力であることを認め，患者の意欲の向上を助ける。患者は医療者から離れることが嬉しい反面さびしい気持ちがある。そのため急いで関係を終結しないで，徐々に関係を薄くしていく。

やがて患者は，医療者の支援なしに自分の生活を確立する。

4．家族への支援

家族支援の方法として，患者と同席の場と患者が許可すれば家族だけの場を設定して，家族の体験と思いを傾聴する。家族は患者には言えないほどの苦痛を感じている場合があるので，ゆっくりと話を聴くことが支援になる。

家族は，患者のつらい状態に心を痛め，一方では，患者の訴えに閉口している。いくら治療をしてもよくならないでいろいろな医療機関に同行し，身体的に，精神的に，時間的に，そして経済的にも疲弊する。患者の中には家族を巻き込むことがあるのでその場合の家族の疲弊は甚大である。

家族には，早くに病名を伝え対処の仕方を伝える。患者の症状は，実際に患者が体験しているので，客観的なデータや普通の感覚で評価しないように家族に伝える。今，患者はどの状態なのかを客観的に伝えて，家族の理解を促進する。家族の苦労をねぎらうことが重要で，問題解決に家族の力を発揮できるように情緒的に支え，必要な情報を提供し，適切であれば関係機関を紹介する。

［川野雅資］

《文献》

1) Theodore A. Stern, John B. Herman, Peter L. Slavin 編，兼子直，福西勇夫監訳：MGH「心の問題」診療ガイド．メディカル・サイエンス・インターナショナル，2002.
2) 山内俊雄監訳：オックスフォード精神医学．p92，丸善出版，2007.
3) Cornelius Katona, Claudia Cooper, Mary Robertson 著，島悟監，高野知樹・他監訳：図説精神医学入門，第4版．p91，日本評論社，2011.
4) 融道男，中根允文，小宮山実・他監訳：ICD-10 精神および行動の障害　新訂版．医学書院，2005.
5) American Psychiatric Association，高橋三郎・他訳：DSM-Ⅳ-TR　精神疾患の診断・統計マニュアル，新訂版．医学書院，2004.
6) 日本精神神経学会日本語版用語監，高橋三郎，大野裕監訳：DSM-5 精神疾患の診断・統計マニュアル．医学書院，2014.
7) Jackson JL, Kroenke K: Prevalence, impact, and prognosis of multisomatoform disorder in primary care: a 5-year follow-up study. Psychosom Med 70（4）: 430-434, 2008.
8) 井上令一監，四宮滋子・他訳：カプラン臨床精神医学テキスト，第3版―DSM-5診断基準の臨床への展開．p527，メディカル・サイエンス・インターナショナル，2016.

NOTE

ワンポイントラーニング

精神遅滞（知的障害）

1）知的障害とは

知的な発達が遅れ，日常の社会適応や身辺の処理が困難な状態を知的能力障害（intellectual disorder）と呼ぶ。以前は，精神薄弱（mental deficiency）や精神遅滞（mental retardation）と呼んでいたが，日本では1999年から知的障害という用語を行政用語として用いるようになった[1)]。

知的障害の発生の原因は，遺伝的リスク（ダウン症などの先天性染色体異常），環境のリスク（母親のアルコール飲酒，薬物，感染症の罹患など），出産時の合併症（脳外傷，発作性疾患，重度なネグレクトなど）などがあり，出産前後の正常な脳の発達に影響を及ぼすと考えられている。知的障害者は，てんかん，運動障害，感覚障害，精神障害などを合併することが多い。

2）知的障害の診断と評価

診断は標準化された知能検査によって，知能の一部を測定することができる。IQ（知能指数）は，その水準によって軽度（IQ50～69：環境がよければ，一人での生活が可能だが，抽象的な思考が苦手），中等度（IQ35～49：簡単な言葉を話すことができる，簡単な身の回りのことはできるが，記憶力や判断力が低い），重度（IQ20～34：言葉がほとんど話せず，身の回りのことがほとんどできない），最重度（IQ20未満：特定不能）に分類される。

知的能力障害の評価は，上記のテストと適応機能とのバランスで評価する。適応機能には，概念的機能（学校での学習など），社会的機能，実用的機能（日常生活技能）という領域がある[2)]。その例を［表］に示す。

3）知的障害の医療と看護

知的障害に対する医療は，発生の予防，原疾患の治療，合併症の治療，リハビリテーションが主要なものになる。知的障害を治すための薬物療法は見当たらないため，問題行動がある場合は，その行動を減じるような環境調整が必要である。また教育では，知的障害児の就学先として，普通学級，特別支援学級などがある。看護は，対象の患者の知的障害のレベルを理解した上で，社会的な適応を促し，生活の質の向上を目指すケアの提供を考案していく必要がある。

［安藤満代］

［表］「中等度」の知的能力障害の場合の領域と障害の内容

領域	知的障害の内容
概念的領域	• 就学前の子どもでは言語の発達に遅れがある • 学童期の子どもでは，同学年の子どもと比較して学習面で遅れがある • 成人では，学習面は初等教育の水準で，仕事や私生活の学習技能の応用に支援が必要である
社会的領域	• 人生の決断をするのを支援者が手伝う必要がある • マナーや挨拶のような社会規範を学んで使うことに支援が必要である
実用的領域	• 成人までに，身の回りのことや家事は，指導と注意喚起があればできるようになるかもしれない • 成人では，同僚や支援者からの継続的支援があれば，仕事ができるようになるかもしれない

（American Psychiatric Association 原著，滝沢龍訳：精神疾患・メンタルヘルスガイドブック―DSM-5から生活指針まで．p18，医学書院，2016．を一部修正して作成）

《文献》

1）上島国利，渡辺雅幸，榊恵子編：ナースの精神医学，4版．中外医学社，2015.
2）American Psychiatric Association 原著，滝沢龍訳：精神疾患・メンタルヘルスガイドブック―DSM-5から生活指針まで．医学書院，2016.

23 児童・青年期の精神障害

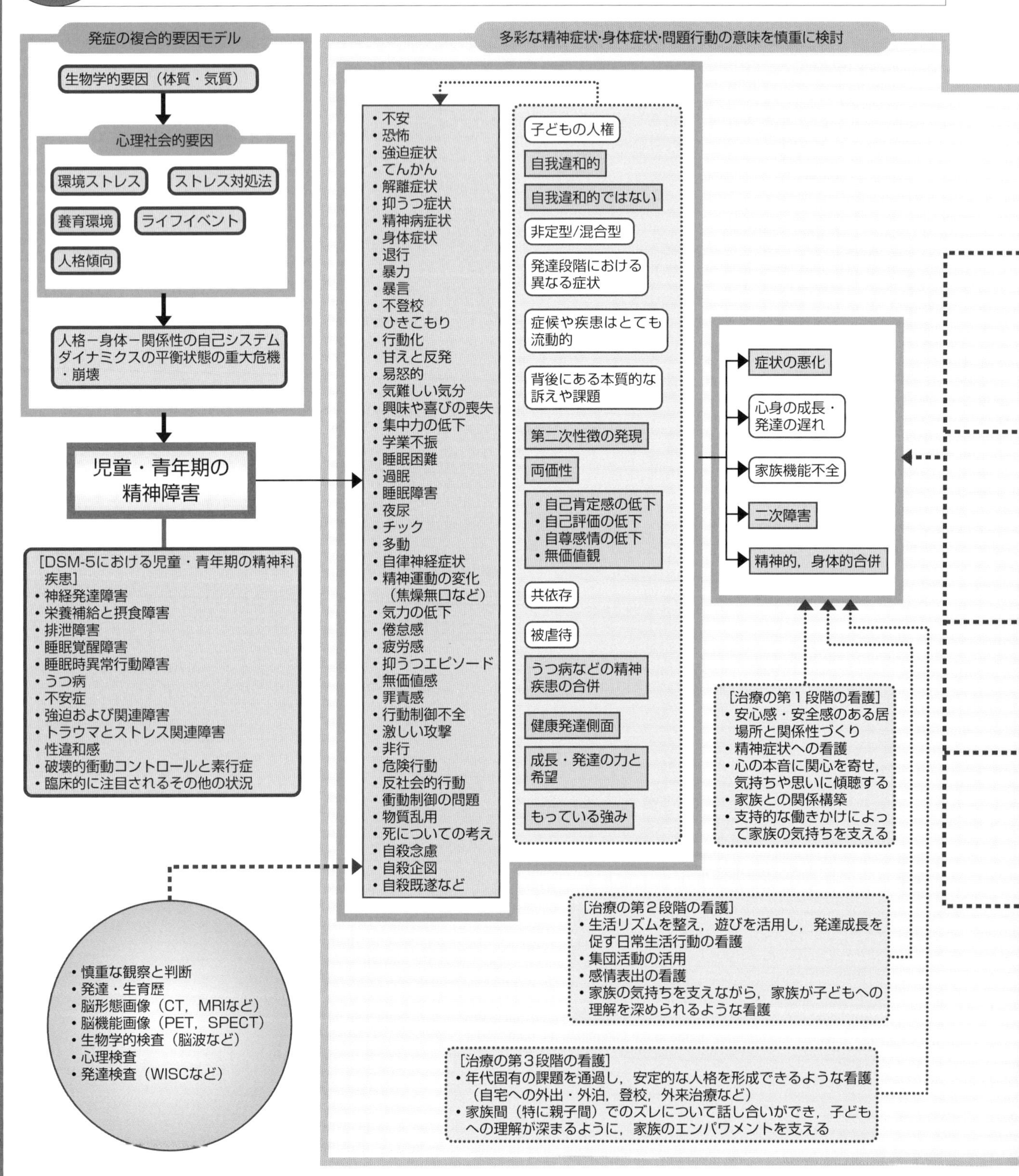

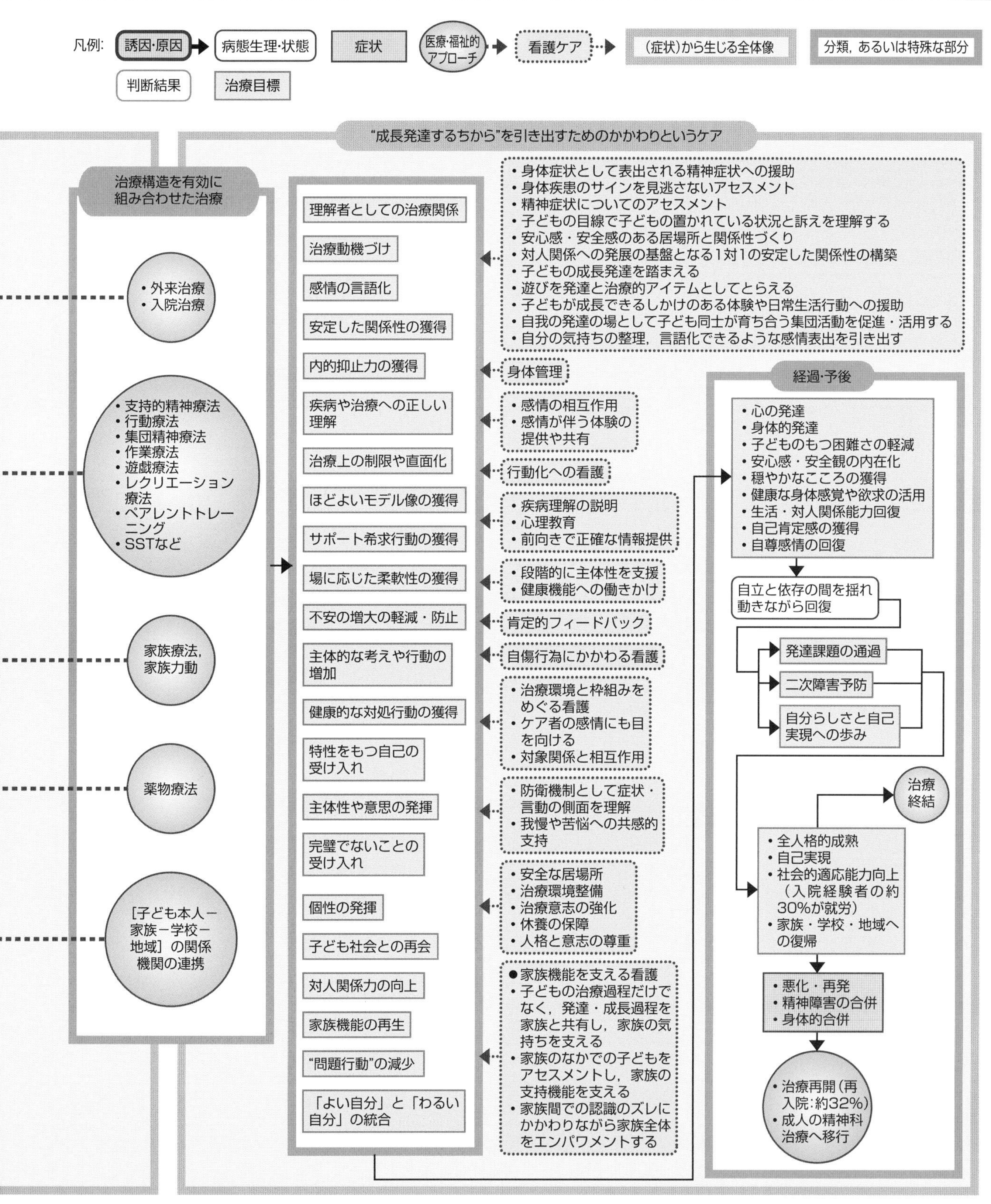
凡例:
誘因·原因
病態生理·状態
症状
医療·福祉的アプローチ
看護ケア
(症状)から生じる全体像
分類，あるいは特殊な部分
判断結果
治療目標
“成長発達するちから”を引き出すためのかかわりというケア
治療構造を有効に組み合わせた治療
• 外来治療
• 入院治療
• 支持的精神療法
• 行動療法
• 集団精神療法
• 作業療法
• 遊戯療法
• レクリエーション療法
• ペアレントトレーニング
• SSTなど
家族療法，家族力動
薬物療法
[子ども本人－家族－学校－地域] の関係機関の連携
理解者としての治療関係
治療動機づけ
感情の言語化
安定した関係性の獲得
内的抑止力の獲得
疾病や治療への正しい理解
治療上の制限や直面化
ほどよいモデル像の獲得
サポート希求行動の獲得
場に応じた柔軟性の獲得
不安の増大の軽減・防止
主体的な考えや行動の増加
健康的な対処行動の獲得
特性をもつ自己の受け入れ
主体性や意思の発揮
完璧でないことの受け入れ
個性の発揮
子ども社会との再会
対人関係力の向上
家族機能の再生
“問題行動”の減少
「よい自分」と「わるい自分」の統合
• 身体症状として表出される精神症状への援助
• 身体疾患のサインを見逃さないアセスメント
• 精神症状についてのアセスメント
• 子どもの目線で子どもの置かれている状況と訴えを理解する
• 安心感・安全感のある居場所と関係性づくり
• 対人関係への発展の基盤となる1対1の安定した関係性の構築
• 子どもの成長発達を踏まえる
• 遊びを発達と治療的アイテムとしてとらえる
• 子どもが成長できるしかけのある体験や日常生活行動への援助
• 自我の発達の場として子ども同士が育ち合う集団活動を促進・活用する
• 自分の気持ちの整理，言語化できるような感情表出を引き出す
身体管理
• 感情の相互作用
• 感情が伴う体験の提供や共有
行動化への看護
• 疾病理解の説明
• 心理教育
• 前向きで正確な情報提供
• 段階的に主体性を支援
• 健康機能への働きかけ
肯定的フィードバック
自傷行為にかかわる看護
• 治療環境と枠組みをめぐる看護
• ケア者の感情にも目を向ける
• 対象関係と相互作用
• 防衛機制として症状・言動の側面を理解
• 我慢や苦悩への共感的支持
• 安全な居場所
• 治療環境整備
• 治療意志の強化
• 休養の保障
• 人格と意志の尊重
● 家族機能を支える看護
• 子どもの治療過程だけでなく，発達・成長過程を家族と共有し，家族の気持ちを支える
• 家族のなかでの子どもをアセスメントし，家族の支持機能を支える
• 家族間での認識のズレにかかわりながら家族全体をエンパワメントする
経過·予後
• 心の発達
• 身体的発達
• 子どものもつ困難さの軽減
• 安心感・安全観の内在化
• 穏やかなこころの獲得
• 健康な身体感覚や欲求の活用
• 生活・対人関係能力回復
• 自己肯定感の獲得
• 自尊感情の回復
自立と依存の間を揺れ動きながら回復
発達課題の通過
二次障害予防
自分らしさと自己実現への歩み
治療終結
• 全人格的成熟
• 自己実現
• 社会的適応能力向上（入院経験者の約30%が就労）
• 家族・学校・地域への復帰
• 悪化・再発
• 精神障害の合併
• 身体的合併
• 治療再開（再入院:約32%）
• 成人の精神科治療へ移行

23 児童・青年期の精神障害

Ⅰ　児童・青年期の精神障害のメカニズム

1．児童・青年期精神障害と具体的症状

児童・青年期の子どもがあらわす「症状」には，疾病の症状を超えたさまざまな意味が含まれており，また，子どもはそれぞれの発達段階において異なる症状を見せる。こころの問題を不安や恐怖，強迫症状，てんかん，解離症状，抑うつ症状，精神病症状としてあらわすこともあれば，身体症状や退行によってあらわすこともあり，極めて多彩な特徴をもつ。児童・青年期のこころの問題に関連する主な症状[1]を［表1］に示す。

2．児童・青年期精神障害の成り立ち

精神障害の病因論は，生物－心理－社会的病因論という「どれかではなく，どれも含んだ」環境ストレス，ストレス対処法，養育環境，ライフイベント，人格傾向などの多要因的で統合的かつ人格・身体・関係性の自己システムダイナミクスの平衡状態の重大危機や崩壊によって起こるものとしてとらえられる[2,3]。

3．児童・青年期の精神障害の分類

1）自閉スペクトラム症／自閉症スペクトラム障害（ASD）

自閉スペクトラム症／自閉症スペクトラム障害（Autism Spectrum Disorder：ASD）の診断のための中核的な症状は，社会的コミュニケーションの障害と限定された反復的な行動である。診断基準を満たす子どものうち，約1/3は知的能力障害も呈する。米国における有病率は約１％と見積もられており，性差は，男児が女児よりも４倍多いとの報告がある[4]。療育には，構造化，スケジューリング，TEACCH（Treatment and Education of Autistic and related Communication handicapped Children）プログラムなどを用いることがある。

［表１］児童・青年期のこころの問題に関連する主な症状

①不定愁訴（頭痛，腹痛，めまい，嘔気），身体疾患増悪（アトピー性皮膚炎，気管支喘息）
②不安・恐怖（分離不安，予期不安，パニック発作）
③対人恐怖（過度の内気，視線恐怖，自己視線恐怖）
④強迫症状（不潔恐怖，洗手強迫，確認強迫）
⑤転換・解離症状（不全麻痺，もうろう状態，記憶障害）
⑥抑うつ症状（無気力，悲哀，自己否定，自殺願望）
⑦神経性習癖（チック，遺尿・遺糞，抜毛，夜驚，常同行動）
⑧問題行動 a）自己に向う攻撃性（自傷行為，拒食，過食，薬物乱用，性非行） b）家族に向う攻撃性（反抗，家庭内暴力） c）社会へ向う攻撃性（反抗，非行，少年犯罪）
⑨精神病症状（自我障害，幻覚・妄想，躁状態）
⑩発達上の問題（言語の遅れ，社会性の遅れ，学習能力の遅れ）

（齊藤万比古：子どもの診察・診断の仕方．上島国利監，精神科臨床ニューアプローチ7児童期精神障害，pp2-13，メジカルビュー社，2005．より作成）

2）注意欠如・多動症／注意欠如・多動性障害（ADHD）

注意欠如・多動症／注意欠如・多動性障害（Attention-Deficit/Hyperactivity Disorder：ADHD）は，持続的な不注意，多動症，衝動性を主要な特徴とする精神神経疾患である。学齢期の有病率は３～10％と想定されており，そのうち30～50％が成人に移行するとの報告がある[5]。

性差は，疫学的結果によると男児が女児よりも２～９倍多いとの報告がある[1]。療育には，ペアレントト

レーニングや社会生活技能訓練（ソーシャルスキルトレーニング，SST）などを用いる。

3）限局性学習症／限局性学習障害（LD）

限局性学習症／限局性学習障害（Specific Learning Disorder：LD）は言語的あるいは非言語的情報を効率よく知覚したり処理したりするための脳機能に問題がある神経発達障害である。特徴として，読字，書字表現，または数字のように限局的な技能の習得に困難さがある。米国の学童のおよそ５％が限局性学習症であり，男児が女児よりも２～３倍多いとの報告がある。知的に遅れがないため，医療機関で見逃しやすい。

4）児童・青年期の統合失調症

現在のところ，児童・思春期の統合失調症の診断は成人期の統合失調症の診断基準を適用し，年齢による制限を設けていない。

子どもは成人に比べ，幻視の頻度が高く，診断がより困難である。小児期に発症する事例は，徐々に発症し顕著な陰性症状を示す予後不良の成人事例と類似する傾向があり，後に，統合失調症の診断を受ける子どもでは，非特異的な情動・行動障害と精神病理，知的能力ならびに言語能力の変調，ごく軽度の運動発達の遅延を経験していることが多い[6)]。

5）児童・青年期のうつ病

子どものうつ病の特徴は，睡眠困難や過眠などの睡眠障害，静かに座っていられないなどの焦燥や無口などの精神運動の変化，気力の低下，倦怠感，疲労感や抑うつエピソードに伴う無価値または罪責感，死についての考え，自殺念慮，自殺企図などが特徴である[6)]。

易怒的または気難しい気分が生じ，興味や喜びの喪失が生じる。例えば，以前はサッカーを楽しんでいた子どもが断る理由を探すようになったり，食欲の変化では，子どもの場合，予期される体重増加が得られないことで気づく。また，考えたり，集中する能力が低下することによる急激な成績の低下があらわれる[7)]。

小児期のうつ病[8)]は，発達水準に応じて異なった様相を呈する。幼児期は発育不全，引きこもり，不活発が生じる。前学童期は分離不安，過活動性，身体的訴えという退行反応を示す。学童期以後は学業不振，不登校，退学，反抗，非行，喧嘩，家出，夜尿，チックなどの問題行動や心身症に加え，次第に成人のうつ病の症状に類似した症状をとり始める。このような小児期のうつ病の特徴を理解して自殺予防につとめる。

6）重篤気分調節症

重篤気分調節症（Disruptive Mood Dysregulation Disorder）は，持続的な易怒性および度重なる極端な行動制御不全のエピソードを呈する状態を指し，DSM-5は，発症は10歳以前でなければならず，その診断は６歳未満の発達年齢にある子どもに対して行うべきではないとしている。慢性的な易怒性を示す子どもは，成人期に単極性抑うつ障害または不安症群を発症する危険性が高い[6)]。

慢性の重度の易怒性は，その子どもの生活だけでなく，家族生活に影響し，また友人関係を築くことや維持することが困難である。さらに，欲求不満耐性が極めて低いため，学業成績の低下に関係する。重篤気分調節症の子どもの機能障害の水準は，一般的には双極性障害と同等と考えられており，いずれにおいても危険行動，自殺念慮，自殺企図，激しい攻撃，精神科入院が多い[7)]。

7）反抗挑発症／反抗挑戦性障害

反抗挑発症（Oppositional Defiant Disorder）はこれまでの欧米の疫学研究により，男児２～５％，女児２％と推定されている[9)]。

反抗挑発症と素行症とは症状の発展において関連しており，素行症のほとんどの事例はその発症に先立って反抗挑発症の診断基準を満たしていたと思われ，素行症が青年期に先立って発症している。しかし，反抗挑発症の子どものほとんどは青年期になっても素行症を発症しない。さらに反抗挑戦症の子どもは，素行症以外の不安症群や抑うつ障害群を含む他の問題を発症する危険がある[6)]。

反抗挑発症の発症においてはネグレクトとの関連が指摘されており，反抗挑発症の子どもや青年は，成人としての適応上，多くの問題の危険が増大しており，これには反社会的行動，衝動制御の問題，物質乱用，不安，抑うつがある。

反抗挑発症の併存に最も多くあらわれるのは，ADHDと素行症である。また，反抗挑発症は，併存する障害が治療によって制御された後でも，自殺企図の危険の増加がある[7)]。

8）素行症／素行障害

素行症／素行障害（Conduct Disorder）は，これまでの欧米の疫学研究により，男児６％，女児１％程度と推定されている[9)]。

症状は身体能力や認知能力さらに性的成熟に伴って変化し，発症後の素行症の経過はさまざまである。一般的には発症が早いほど反社会的行動が持続する傾向が強く，小児期に発症した場合は反社会性パーソナリティ障害や薬物依存症などに移行する率が高いのに対し，青年期に発症した場合は成人期には寛解し，社会適応する率が高いとされる。自殺念慮，自殺企図，自殺既遂も素行症は予想以上に高い頻度で起こる[6)]。

9）児童虐待とマルトリートメント

安全や健康への配慮が著しく欠けたために子どもが死に至るケースがある。虐待についての早期発見や介入が急務であると同時に，育児サポートの整備が必要である。虐待の種類［表2］[10)]は，❶身体的虐待［児童の身体に外傷を生じるような暴力を加えること］，❷性的虐待［児童にわいせつな行為をすること，させること］，❸ネグレクト（養育放棄）［著しい減食，長時間の放置，保護者の監護を怠ること］，❹心理的虐待［児童に著しい心理的外傷を与える言動を行うこと］がある。

わが国では「child abuse：子ども虐待」とすることが多い一方で，子育てやさまざまな苦悩から解決策を見つけられず子どもに手を挙げるという虐待の背景を鑑みる視点に立ち，虐待を受けた子どもだけでなく，虐待に至った者もサポートが必要な人であるというとらえ方から，「不適切なかかわりという意味でmaltreatment（マルトリートメント）」という言葉を用いる場合がある[7)]。

10）子どもの自殺

警察庁の統計によると，小中高生の子どもの自殺は2016年に320人であり，2/3は男子だった。自殺者全体の数は自殺対策基本法の整備の影響もあってか減少傾向であるが，小中高生の自殺は，近年10年は年間300人前後で推移しており，厚生労働省によると，自殺は15～19歳の死因の第1位，10～14歳での死因の第2位である。自殺原因は，「学業不振」「いじめ」などの学校問題が最も多く，「親子関係の不和」など家庭問題，「うつ病」などの健康問題など多岐にわたる。

子ども（特に年少）の自殺に関係する青少年に特有な症状[8)]として，❶成人のように悲哀感を言語的・主観的に訴えられない，❷非定型ないし混合型の病像をたどりやすく，時に被害関係妄想や幻聴などが出現する，❸自律神経症状や身体症状が出やすく，不眠，食欲不振，頭痛，頭重感，腹痛などが主症状であることが多い，❹神経症症状や行動面での問題（例：強迫症状，チック，恐怖症，学習困難，夜尿，食行動異常，非行，攻撃など）が前景に立つ，がある。

［表2］虐待の種類

①身体的虐待	• 外傷としては，打撲傷，あざ（内出血），骨折，頭部外傷，刺傷，タバコによる火傷	• 生命に危機のある暴力とは，首を絞める，殴る，蹴る，投げ落とす，熱湯をかける，布団蒸しにする，溺れさせる，逆さ吊りにする，異物を飲ませる，食事を与えない，冬に戸外に締め出す，縄などにより一室に拘束するなど
②性的虐待	• 子どもへの性交，性的暴行，性的行為の強要・教唆など • 性器や性交を見せる	• ポルノグラフィーの被写体などに子どもを強要する
③ネグレクト（養育放棄）	• 保護の怠慢，養育の放棄・拒否 • 子どもの健康，安全への配慮を怠っているなど。例えば，家に閉じ込める（子どもの意思に反して登校禁止にして家に閉じ込める），重大な病気になっても病院に連れて行かない（医療ネグレクト），乳幼児を家に残したまま度々外出する，乳幼児を車の中に放置するなど • 子どもにとって必要な情緒的要求に応えていない（愛情遮断など）	• 食事，衣類，住居などが極端に不適切で，健康状態を損なうほどの無関心，怠慢など。例えば，適切な食事を与えない，下着など長期間ひどく不潔なままにする，極端に不潔な環境のなかで生活させるなど • 親がパチンコに熱中している間，乳幼児を自動車の中に放置し熱中症で子どもが死亡したり，誘拐されたり，乳幼児だけを家に残して火災で子どもが焼死したりする事件もネグレクトという虐待の結果であることに留意すべきである • 子どもを遺棄する
④心理的虐待	• 言葉による脅かし，脅迫など • 子どもを無視したり，拒否的な態度を示すこと • 子どものこころを傷つけるようなことを繰り返し言う • 子どもの自尊心を傷つけるような言動を繰り返し使って傷つける	• 他のきょうだいとは著しく差別的な扱いをする • 配偶者（に準ずる者）に対する暴力（ドメスティック・バイオレンス）の目撃

（森田展彰：児童虐待の現状と介入．上島国利監，精神科臨床ニューアプローチ　7 児童期精神障害，p124，メジカルビュー社，2005．を一部改変）

子どもの自殺に限ったことではなく，「死ぬ，死ぬ」と言う人は死なないと言われることがあるが，これは自殺に関しての大きな誤解である。「助けて欲しい」という救いを求めるこころの叫びに耳を傾け，生きていくことがつらく死にたいと思う気持ちに寄り添い，絶望感を受けとめつつ，かかわる必要がある（p78，→❾自殺）。

例えばリストカットを繰り返す子どもは，自分の存在価値を感じられず，自己肯定感が著しく低いことが多いため，自尊感情を高めるような働きかけや気持ちの言語化，他の適応力の高い対処法を一緒に考えていくなどのかかわりが必要になる。その場では命を落とすことはない自傷行為であっても，適切なケアを受けられないと，その後，現実に自殺につながる危険が極めて高い。

さらに，子どもの生活環境に根本的な問題がある場合は，子ども本人，家族，学校，地域の関係機関が連携し，解決へ向けての取り組みを進める必要がある。

4．児童・青年期精神障害の診断と検査

子どもの示す多様な症状にはそれぞれ重要な意味があり，症状の背後にある真の問題に目を向け，慎重な観察と判断を行う[2)]。診断は，脳形態画像（CT，MRI など）や PET（陽電子放出断層撮影），SPECT（単一光子放射断層撮影）などの脳機能画像，脳波などの生物学的検査，心理検査（新版 K 式発達検査，改訂日本版デンバー式発達スクリーニング検査，田中ビネー知能検査Ⅴ，WISC-R 知能検査，WISC-Ⅲ知能検査など）を用いる。

5．児童・思春期精神障害にかかわる主な治療

子どものこころの問題の診断・治療に際しては，子どもたちがあらわす多彩な精神症状・身体症状・問題行動の意味を慎重に検討する必要がある。子どもの精神医学的症候や疾患は非常に**流動的で変化しやすい**ことをふまえ，子どもの発達段階や疾患の病像に応じて治療技法が異なる。また，子どものこころの成長発達に寄与するためには治療技法に留まることなく，さまざまな**治療構造を有効に組み合わせた治療**を行う。

さらに，子どもの精神疾患が顕在化するまでは，1つの要因ではなく子ども自身，病気，家族，環境，発達，経験などさまざまな要因が関与していることから，子どもがもつ多様な問題を解決するためには，**子どもだけでなく家族や学校などとの調整**を行い，子どもの年齢と発達状況，気質および生物学的背景，親子関係，家族力動，友人関係，保育所や幼稚園・学校における生活などを総合的に評価して精神的健康の達成を図る。

入院治療の適応[11)]を［表3］に示した。

児童・青年期の精神症状への主な治療技法[7)]に個人精神療法（認知行動療法（CBT），遊戯療法，力動的精神療法など），治療教育（院内学級における教育活動，原籍校との連携，行動療法，認知発達治療，感覚運動療法，TEACCH プログラムなど），家族へのアプローチ（親面接，ペアレントトレーニング，家族会，心理教育，家族療法など），集団療法（思春期グループ，SST など），心理療法，環境療法（環境調整，規律ある生活，行動制限），行動変容技法，身体的治療（薬物療法，強制的栄養補給など），薬物療法，レクリエーション療法（キャンプなどの病棟行事，学校行事，社会体験）があり，これらの治療技法にさまざまな治療構造を有効に組み合わせた治療を行う。

6．子どもの人権と治療に関する一般原則

日本における子どもを含めた精神障害者の人権を擁護する上での根拠となる法律は，「精神保健および精神障害者福祉に関する法律」であるが，発達途上にある子どもの同意能力も考慮されるべきである。子どもの権利条約においては，「自己の意見をもつ児童には，その児童に影響のある問題のすべてに関して自己の意見を自由に表明する権利を保障しなければならない」とされている。

子どもに治療やケアを行う目的と方法を子どもがわかるような言葉で説明することに努める必要がある。“どうして自分はこうなったのだろう”“治るのだろうか”という苦しみの中からの子どもの問いに，「心配に思っ

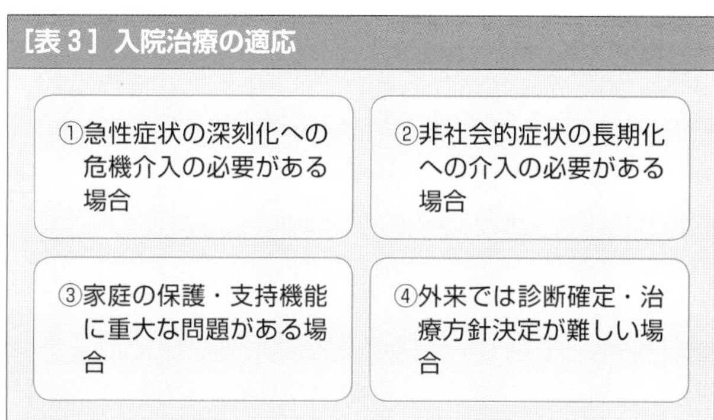
［表3］入院治療の適応

①急性症状の深刻化への危機介入の必要がある場合	②非社会的症状の長期化への介入の必要がある場合
③家庭の保護・支持機能に重大な問題がある場合	④外来では診断確定・治療方針決定が難しい場合

（齊藤万比古：児童精神科における入院治療．児童青年精神医学とその近接領域 46（3）：231-240，2005．より）

ていることを少しずつ話してみようか，ちからになりたいよ」「ゆっくり休もう，だんだんと楽になってくるよ」と提案し，治療方法や目的を説明して，できるだけ同意を得た方法で治療を行う。

特に，言語的なコミュニケーションが難しい子どもからの治療同意を得ることは困難であるが，行った治療を一緒に振り返りながら，子どもの興味や参加状況をアセスメントして，子どもの人格と意志を尊重する。

7．児童・青年期精神障害の経過・予後

児童・青年期の精神障害は，発達障害，小児期および青年期に通常発症する行動および情緒の障害，成人期の早期発症の精神障害までと幅広い。子どもたちがあらわす多彩な症状や行動は非常に流動的で変化しやすい。

児童・思春期精神科における治療は外来治療とともに入院治療があり，専門病棟の平均在院日数は100～200日程度で，成人の精神科治療への移行や身体合併症への治療が必要なこともある[12]。入院治療を行った精神障害をもつ子どもの追跡調査では，再入院は約32%で，統合失調症圏と摂食障害の再入院率が高く，発達障害で低い傾向であり，何らかの就労をしていた者は約30%だった[13]。

また成人期以降に何らかの精神疾患に罹患している者のうち，約50%はすでに10代前半までに，約75%はすでに10代後半までに何らかの精神科的診断に該当している[14]という報告がある。

子どもの精神障害の経過は，成人との共通点がある一方で，心身ともに成熟途上にある特性をもつため，発達段階をふまえた障害に特徴的にみられる症状の連続性や不連続性を考慮する。

子どもの統合失調症を例に挙げると，児童精神科外来初診者のうち，１つ以上の精神病様体験（Psychotic-Like Experience：PLEs）が陽性の患者は約20%存在し，診断は統合失調症に限らず，適応障害，広汎性発達障害あるいは特定不能の情緒障害など多岐にわたることが報告[15]され，一般的に低年齢層でより多くPLEsが存在し，多くは成長とともにPLEsが消失して一部は精神病性障害へ発展する[16]。

ADHDの長期予後は，青年期にはもう既に多動性障害の症状は消え，生活上なんら支障を与えていない30%，青年期まで生活上の妨げになるような症状が持続40%，症状が青年期まで持続しているだけでなく，新たにより重篤な精神障害が合併30%の報告[17]がある。

素行症／素行障害についての追跡調査によると，1/2は社会的に適応，1/3は反社会性パーソナリティ障害，1/4は薬物乱用，1/4が不安障害を呈し，精神障害の併存は，不安障害が7～31%，うつ病が15～31%[18]だった。

児童・青年期の診断が必ずしも成人後のすべてを予測するものではなく，臨床経過には，症状や症状以外の複数の個人要因，家族や地域の環境要因が治療や社会的経験とともに複雑に影響し，児童・青年期に早期治療は，予防や長期的な社会適応の向上につながる[19]。

治療終結について，回復過程は，❶生物学的健康度，❷精神的健康度，❸趣味・楽しいことに取り組む，❹家庭内での適切で節度ある生活，親や同胞との関係，❺塾・さまざまな地域および学校外活動，友人関係，❻学校生活，❼生産的・将来志向的活動[20]をアセスメントし，治療および回復の手掛かりにする。

子どもが安心して回復できる心理的・物理的居場所づくりと，本人と家族・学校・地域・関係機関の連携，包括的かつ辛抱強いサポートにより，子どもの心身の発達とくに全人格的な成熟と社会的適応能力向上や悪化・再発防止となりうる。

Ⅱ 児童・青年期精神障害における看護ケア

1．児童・青年期精神看護の意図するところ

児童・青年期精神看護は，疾患や症状へのケアに加え，子どものこころと身体の成長・発達促進を目指す。児童・青年期は生理学的には最も成長が著しい時期であり，第２の分離・個体化の時期でもあり，自立と依存の間を揺れ動く時期である。第二次性徴の発現，自己の内面を見つめ，自我にであう中でのアイデンティティ（自我同一性）の獲得など，身体的にも精神的にも社会的にも不安定な時期にあり，多彩に出現する症状や問題行動の背後には子どもの本質的な訴えや課題が隠れている場合が多い。

児童・青年期精神科は，身体ひいては命をかけてといっても過言ではないほどに，自分という存在に確かな手ごたえを感じられず，自己存在感を強く求めているように感じられる子どもに出会う。看護師は子どもの身体

管理を行いながら，子どもが抱えられたと感じられる環境をつくる。さらに，例えば母親や治療者という同一の対象に対して，愛情と憎悪や憧れと侮蔑などの相反する感情をもったり態度を示すというような両価性（アンビバレンス）を表出しながら育ち直しをしていく過程にある子どもの気持ちの表出やつらさや寂しさを共感しつつ，支え，見守り，寄り添う。

看護師は子どもの言動の奥にある感情に関心を寄せ，受け止め，子どもが成長発達する力をわき起こし，子ども自身の **“完璧にできない自分でもそんなに悪くないか”“生きてていいんだ”“自分は大切にされる存在なんだ”** という，子どもの自己肯定感を育み，自尊感情の回復を目指す[7)]。

2．治療時の看護

児童・青年期の心の問題には，成長発達途上にある子ども，および家族を対象とする視点をもち，子ども特有の症状特性や症状の流動性やサインを見逃さず，成長発達を踏まえる。

1）治療の第１段階における看護

● 安心感・安全感のある居場所と関係性づくりを行う

安心感・安全感のある場所と大人との関係が必要であり，場所の安全感だけではなく治療者が「居場所」の対象となる。昼夜逆転の状態や十分な睡眠をとれていないことも多く，心身ともに安心して休むことができるよう環境を整え，休養の保障をする。

また，入院を“家族から見捨てられた”ととらえる子どももおり，子どもの気持ちに寄り添い思いを傾聴し，家族にとって大切な存在だからこその入院であることやつらさが軽くなるよう治療者が家族とともに支えること，不安や心配なことはどのようなことでも話してほしいということを伝える。

子どもが治療者との関係を内在化し自己統制しながら，１対１の安定した関係性を基盤として同世代との交流や外的世界へと発展させていくことができるように援助し，さらに，子どもが家庭で陥ってきた悪循環に陥らないような工夫を行う。

● 身体症状として表出される精神症状への援助

身体症状が不定愁訴などの心理的なものの要素が強いものと予測されたときでも，子どもの訴えを傾聴することや寄り添うことで関心を示す。

また，不定愁訴と受け取りやすい身体症状が身体疾患のサインであることもあるため，身体疾患のサインを見逃さないようアセスメントする。さらに，言語的に適切に表現することが難しいことを考慮し，薬物療法の効果・副作用や服薬による生活への影響などを，意図的にきめ細かくアセスメントし，治療を継続できるよう援助する。

● 子どものこころの本音に関心を寄せ，気持ちや思いにじっくりと傾聴する

特に思春期の子どもの対人関係には両価性の特徴があることを念頭におき，挑戦的であったり，無愛想，過度な接近などに見られるような子どもの表面的な態度のみをとらえるのではなく，子どもの表出の背後にある不安や困惑，悲しみや孤立感など，こころの本音をありのままに受容する。

また，子どもの年齢や知的レベルに合わせて，伝わる言葉や手段を選び，子どもの目線で子どもが置かれている状況と訴えを理解しようとする姿勢をもち，子どもの気持ちや思いをじっくりと傾聴する。

2）治療の第２段階における看護

● 生活リズムを整え，遊びを活用し，子どもがほめられ成長できる仕掛けのある日常生活行動への援助を行う

睡眠や食事，入浴などの基本的な生活を整え，健康的な生活習慣と生活リズムの獲得を援助する。また，子どもと治療者の遊びや子ども同士の遊びは，成長・発達過程にある子どもにとって，遊びを通した生活体験を広げる機会や仲間づくりや対人関係のもち方，コミュニケーションを学ぶ場となり，成長発達を支える機会となる。また，遊びから，子どものもつ健康的側面である強みや課題となる対人関係の苦手さに気づく機会になる。治療者は，遊びを成長発達促進と子どもの特性や治療的な課題を見出す機会としてかかわる。

また，入院生活では，精神症状による生活のしにくさやつらさだけではなく，病気の特性や発達特性，育ってきた環境による対人関係の築きにくさやコミュニケーションの困難さ，ストレスへの不適切な対処など，子どもがもつ課題があらわれる。症状への治療や生活リズムと ADL の獲得へ向けた援助だけではなく，子どもがもつ課題（友達のつくり方がわからない，仲直りの仕方がわからない等）や困り感（友達と遊びたいけれど，強迫観念から逃れられず，手洗いが終わらなくてつらい等）への援助を行う。

さらに，子どもが自己肯定感を高められるような，子どもがほめられ成長できる仕掛けのある日常生活行動への援助を行い，成長や成功をともに喜ぶ。

- **自我の発達の場として子ども同士が育ち合う集団活動を活用する**

子ども自身が人や社会とかかわることの実感や経験の共有を体験できるような場である集団活動や仲間集団の形成とその活動を支え，治療的に活用する。代表的な集団活動の場として，❶院内・外でのレクリエーション（納涼会などの季節行事，スポーツ大会，キャンプなど），❷ミーティング（病棟ミーティング，意見交換会，話し合いなど），❸グループ（子どもの発達に応じたグループ，仲間グループ，集団力動に注目したグループなど）がある。

- **子どもが自分の気持ちを整理し言語化できるよう感情表出を支える**

子どもは言語的に適切に表現することが難しいことや両価性のある表現をすることがある。また自己の感情をうまくコントロールできずに暴言や自傷行為などの行動化による不適切な表現によって治療者へ感情を表現することがある。子どもが自身の気持ちに気づき，気持ちを整理し，言語化できるような感情表出を支える。

3）治療の第3段階における看護

- **子どもが年代固有の課題を通過し，最終的に安定的な人格を形成できるような援助を進める**

子どもが基本的信頼感の獲得や自己肯定感の高まりによって，年代固有の課題を通過し，最終的に安定的な人格を形成できるような援助を進める。

子どもの心身の回復を見極めながら，自宅への外泊，学習の再開や学校への登校，同年代の仲間集団との活動への参加，外来治療などを開始するこの時期には，治療的環境から心身の不調をきたすことになった日常生活や社会生活への移行に伴う子どもの不安やつまづき，成功体験について関心を寄せ，寄り添いながら，子どもや家族，学校などの関連機関と連携して支え，フォローアップする。

子どもが社会に適応したかのように見えることがあるが，子ども自身は過剰適応によって疲弊したり，ストレスを溜め込んでいることもあるため，子どもの思いを傾聴し，本人の回復と成長発達のペースを重視する。

3．児童・青年期の行動化にかかわる看護の視点

子どもはこころの問題やメッセージを身体症状や“問題行動”であらわすことが多く，看護師は日常生活場面を通してさまざまな行動化に遭遇する。“問題行動”への介入が子どもの症状形成をはじめとする悪循環の改善への援助となることも少なくない。子どもが自身の衝動性に対して内的抑止力を身につけるためのかかわりは，［表4］に示す。

［表4］行動化にかかわる看護のポイント	
①行動化の背景にある内的な問題や思いをくみ取る • 症状の特性や自己のあり方をめぐる心理的葛藤が身体症状や問題行動としてあらわれていることをアセスメントする • 問題行動にばかり目を向けず，行動化の背景にある内的な問題や感情へ関心を寄せ，非言語的なサインを受け取りながら，思いのくみ取りを繰り返し扱い，受容的な態度で表出を受け入れる **②子どもが思いを言語化することを援助する** • 子どもが内的な世界の表出を言語化で行うことができるように，子どもの思いや気持ちを支えるかかわりや問いかけによって言語化を援助する • 子どもから何かしらの言語化がみられたときは，「あなたの思いが聴けてうれしい」というメッセージを伝える **③子どもが思いを言語化することを保障し真剣に話を聴く** • 子どもが思いを言語化できたことを支持し，ともに喜ぶ体験を重ねる • 行動化への介入時だけでなく日頃から思いの言語化を引き出せるようにかかわる • 心配しているよというサインを送り続ける **④課題を客観視するための振り返り過程を援助する** • 子どもが気づかなかった自己の思いや傾向に気づいたり，漠然としていたことが見えはじめるよう，問いかけや促し，実提示を行い，その行動に至った過程の言語化を促す	• 言動に対する認知やそのときの思考を尋ね，誤った認知に基づいて行動していると判断される場合には別の角度からの視点を提示して働きかける • 看護師自身が受け入れることができる部分と，受けいれがたい部分を明確にして子どもへフィードバックすることを繰り返す **⑤問題や課題の解決や折り合いをつけることを身につけるための援助をする** • 子ども自らが解決方法や折り合いをつける手立てを見つけ出すことができるよう導き，具体的な対処方法を提示する • 対処方法の実践を支持的に見守り，見とどけ，振り返りや賞賛，ともに喜び合いながら，さらに修正や次の課題へ向かうことができるようにかかわる **⑥枠組み設定による内的抑止力を身につけるための援助をする** • 認知行動療法的な約束事をつくり，遊び，勉強，スポーツなどの構造化された状況において好ましい行動は声かけや，ごほうびなどによって強化し，好ましくない行動には枠組み（タイムアウトなど）を設けて内的抑止力を獲得する方法を行うこともある

4．発達障害にかかわる看護の視点

発達障害特性をもつ子どもとかかわる際には，発達特性を見極め，子ども自身のもつ強みを活用しながらかかわることにより，子どもがもつ困難さが減少し，子どもの個性が発揮されることや二次障害の予防につながる。

また，ケアにおける意図的な“肯定的フィードバック”や“気持ちのやりとり”によって，自己肯定感の芽生えや回復につながる。発達障害のある子どもといっても，特性や抱える困難さも個性もさまざまであるため一様にいうことはできないが，“ケアにおけるユニバーサルデザイン”ともいえる視点を多く含んでいるため，かかわりの視点をいくつかを［表5］に紹介する。

5．自傷行為にかかわる看護の視点

自傷行為は，こころの痛みを和らげている行為であるという解釈がある。「助けを求めないこと」「苦しいと表現できないこと」そのものが自傷行為としてとらえられるならば，「助けを求められる」「苦しいと言える」ような関係を紡いでいくことがケアとなる。

行為に何らかのサインや適応行動としての努力という意味が含まれていないかをアセスメントしながら，冷静に対処する必要がある。子どもがもっている自傷行為ではない解決・対処方法を模索しようとする気持ちをくみ取りながら，自傷行為ではない方法で対処できるように一緒に取り組んでいこうという姿勢で対応する。

また，子どもの行動を統制することに努め，時に覚悟をもって，自分を傷つけないでほしいという気持ちを伝え子どもが心身を傷つけることから保護し，援助する。

自傷行為にかかわることは子どもにとって，言葉にできにくいこころの痛みを扱われることや，結果ではなく過程を大事にされる経験，SOS発信を受けとめられながら，より適切な対処行動の獲得へ向けて取り組もうとする過程にかかわられる機会となる。子どもの状態像に応じて看護をする必要があり，一概に述べることはできないが，かかわりの例[7]として［表6］に示す。

6．家族機能にかかわる看護の視点

子どもは治療的環境から，やがて家族のもとへ帰り，地域で生活をしていく存在である。その視点をもち，退院後の生活を見通したケアが必要である。家族機能へかかわる看護の視点は次のようである[7]。

① 子どもの治療過程だけでなく，発達・成長過程を家族と共有し，家族の気持ちを支える

家族の子どもへの思いや気持ち，家庭でどんなに大変だったか，家族の心配や努力などもふまえ，子どもたち

［表5］発達障害にかかわる看護のポイント

①できるだけポジティブに接し，必ず「ほめる」 • 禁止形のダメは，非難されたと受けとめられやすいため，小さな声で，短く，肯定形で「〜しない」より「〜します」の表現を用い，できないところばかり見たり「できて当然」ではなく，良いところやほめるポイントを見つける **②パニックが起こりそうなときには，気持ちを代弁し，“わかっているよ”サインを伝える** • 例：「イライラするんだよね」と気持ちの言語化をサポートする **③問題行動には，行動の言語化を図る** • 例：「悔しかったから大きな声を出してしまったのかな」と行動の言語化をサポートし，どのようだったらよかったのか（適切な行動）を示す。さらに適切な行動をできたらほめる **④こだわりや関心事は，矯正するよりも，何かに活かす方向で考える** • 例：パソコン活用など，こだわりを得意事として伸ばす **⑤予定を明確に伝える** • “臨機応変”への苦手さを理解し，急な変更を軽減する • 例：いつ始まっていつ終わるのかを伝えたり，予告を活用し，できたらすかさずほめる **⑥ルールや指示を明確に伝える** • 暗黙のルールや曖昧さ，皮肉，言外の意味の読み取りの苦手さを理解し，軽減する	**⑦注意のしかたを工夫する** • 短く・低く・きっぱりと注意し，適切な行動を具体的に伝える **⑧人と接すること・人から教わる態度を身につけられるようにかかわる** • 「やめて」「いりません」「助けて」「教えて」などを自分で表現できるように工夫・サポートし，表情への関心を引き出しながら関心や反応の向け方を練習する **⑨身辺自立から生活の自立を図る** • 調理，洗濯，掃除などから社会生活の責任と義務の理解を図ることや，「大人の」約束，「大人の」ルールの理解を図る **⑩根気強くかかわることの必要性を理解する** • あせらず，あきらめず，かかわり続け，成長・発達のときを待つ **⑪反応を待つ** • 待つ勇気をもち，せかさない **⑫“伝わることば”を用いる** • 主語と目的語を省かず，代名詞よりも具体的に伝え，省略しない。また，“常識だから”ではなく，意味を簡潔に説明する。さらに，サイン，指差し，視覚シンボル，写真，絵などの音声以外の手がかりを活用する（視覚支援）。本人に反応が得られやすい“ハマる”キーワードを見つけ，活用する

［表 6］自傷行為にかかわる看護の例

①援助希求行動を評価する • 「よく言えたね」「よく来たね」というメッセージを届ける • 困難に遭遇しても誰にも援助を求めない傾向（援助希求に失望した経験など）をアセスメントする • 背景にある「こころの痛み」をなかなかうまく話せないことをくみ取る ②決めつけるような態度，頭ごなしの指示，善悪の議論を避ける • 行為そのものへの注意・関心と援助者の一喜一憂は，自傷行為をエスカレートさせる場合があり，そのことによって，援助者が患者へ陰性感情を生じ，自傷行為に振り回される状態を招く可能性がある • なぜ自傷したかを問うよりも，自傷後の気持ちを聴き，緊張からの解放や罪責感や無力感など，患者自身の気持ちに寄り添い，患者自身が自身の気持ちを自覚し，認知できるようにかかわる[11)] ③「引き金」を同定し，小さな良い変化を見逃さない • 子どもといっしょに引き金となった事柄または自傷しないでいられる状況を分析し，回避すべき状況を同定し，自傷衝動に代わる置換スキルを一緒に考える • （自傷したとしても）失敗の中の小さな進歩（別の対処を試みた，傷の消毒をした，傷のことを告白できたなど）を見逃さず支持・強化する ④問題を同定し，環境を調整する • 患者が抱えている困難（自傷行為の原因になっている苦痛）を同定し，その中で介入や調整ができそうなものを探す努力をする	⑤子どもと治療の主導権をめぐっての綱引きをしない • 子どもにとって急には手放せない手段となっていることがあることを理解する ⑥子どもに対して，意地悪な態度をとったり，あきれたり，怒りを向けない • 共感しながら懸念を示す • 肯定的側面について「自分なりにこころの痛みに耐えようとしているんだね」などと示しつつ，自傷効果の減衰（繰り返すとエスカレートする懸念があること），自殺念慮の出現に関する懸念を扱うことがある • 例：「あなたは違うかもしれないのだけれど，あなたがそうなることがとても心配」 ⑦置換スキルを提案し，練習したり実践することを励ます • 置換スキルを提案する • 例：冷たい氷を強く握りしめる，腕を赤い水性ペンで塗りつぶす，大声で叫ぶ，ノートに思いのたけを書いてみるなど • 「自傷をやめさせよう！」というよりは，“新しいスキルを学んでほしい”という態度でかかわる ⑧周囲を巻き込む力が強いことを理解してかかわる • 自傷行為は崩壊した重要他者との絆が一時的に回復することさえあり，報酬となって行動を強化し，反復性・依存性を高めていくことがあることを理解してかかわる • スタッフが抱え込んでしまい，がんじがらめにならないよう留意する • 陰性感情へ留意し，一進一退することを心得ながら，援助者のメンタルヘルスを保つ

の回復や発達・成長について，喜びや悲しみを共有し，支持的な働きかけにより家族の思いをくみ取り，理解を示すことにより家族の気持ちを支える。

家族との関係性を構築しながら，子どもの症状の特性や経過，示す行動の意味，具体的な介入方法や子どもへの基本的な対応姿勢などについて，保護者とともに取り組んでいく姿勢を伝える。

② 家族のなかでの子どもをアセスメントし，家族の支持機能を支える

面会時や外出・外泊時の機会を活かし，過ごし方やかかわりでうまくいったことやうまくいかなかったと家族が感じたことについて，家族の話を聴く時間をもつ。

家族と子どもとの関係性をアセスメントし，家族のなかでの子どもを理解すると同時に，子どもと過ごす家族の実際を理解する。また，家族機能の再生が図れるよう，家族の支持機能を引き出し，家族会なども活用しながら家族を支える。

③ 家族間での認識のズレにかかわりながら家族全体をエンパワメントする

家族間（特に親子間）での認識のズレについて，問題となっている事柄について善悪の判断をすることなく，なるべく公平な立場で，家族が子どもへの理解を深められるようにかかわる。

子どもの言動が家族にとって，ネガティブな行動であっても，プラスの意味からもみることができる可能性を示す。親子間でのズレについて話し合いができ，家族の感情に配慮しながら，とらえ方や対処方法について共有し，子どもへの理解が深まり，家族機能が回復するようにかかわり，家族のエンパワメントを支える。

7．チーム医療と継続治療，地域連携

子どもは成長・発達の途上にあり，発達課題や教育，療育などの視点から医療と地域との連携が必要である。外来治療，学校，スクールカウンセラー，児童相談所，デイケア，警察，自立支援施設，家族会などとの連携によるチームワークを総合的で有機的に統合することが必要である。

8．治療環境と枠組みをめぐる看護

子どもはスタッフの人柄やスタッフ間の関係，雰囲気

に敏感で，直感的な思考や認知をしやすい特徴がある。対応の違いが子どもを混乱させてしまうこともあれば，スタッフの個性を活用することによって，柔軟で厚みのあるケアが子どもの個性を支えることもある。治療環境と枠組みは以下のようである[7]。

① 人的環境としてのスタッフ間の雰囲気とかかわり

治療チーム全員が一致して一貫した方法で対応すべきことと，ある程度幅をもたせて対応する（アプローチの仕方はスタッフ個人に委ねる）ことを確認し，統合しておく。子どもの“拒みながら求める”“怒りながら甘える”“依存しながら憎む”といった両価的な心性を嫌わず，憎まず，たじろがずといったセンスでかかわる。

② 治療枠組みとしての環境と安心感・安全感

子どもが安全に集団生活を送る目的としてだけではなく，治療的な視点から「枠組み」を設け，これを治療の手法として用いる。ほどよい環境の構造化，働きかけの系統化，雰囲気のよさと柔軟さをもつ。

③ 受容と制限をケアに活用する

治療スタッフはルールや枠組みをめぐる子どもたちと大人とのやりとりにおいて，受容と制限を行いながら，これらを治療的な現象として扱う視点と能力をもつ。

④ スタッフ自身の感情への気づきが子どもを理解する手がかりになる

子どもの反応を鏡にして，看護師自身の感情を見つめる機会とする。また，看護師が抱いた感情について，評価を受けることなく率直に表出できるようなスタッフの関係づくりを行う。

［髙間さとみ］

《引用文献》

1）齊藤万比古：子どもの診察・診断の仕方．上島国利監，精神科臨床ニューアプローチ 7児童期精神障害，pp2-13，メジカルビュー社，2005.

2）山崎晃資・他編著：現代児童青年精神医学，改訂第2版，永井書店，2012.

3）Sullivan HS: Clinical Studies in Psychiatry. Perry HS，Gawel ML，Gibbon M（eds），WW Norton&Company Inc, New York, 1956.（中井久夫・他訳：精神医学の臨床研究．みすず書房，1983.）

4）井上令一監：カプラン臨床精神医学テキスト，第3版—DSM-5診断基準の臨床への展開，メディカル・サイエンス・インターナショナル，2016.

5）Clarke S, et al: Attention defict disorder: not just for children. Intern Med J 35: 721-725, 2005.

6）日本精神神経学会日本語版用語監，髙橋三郎，大野裕監訳：DSM-5精神疾患の分類と診断の手引き．医学書院，2014.

7）髙間さとみ：児童・思春期精神障害と看護．川野雅資編，精神看護学，ピラールプレス，2016.

8）髙橋祥友：子どもの自殺．上島国利監，精神科臨床ニューアプローチ 7 児童期精神障害，p136，メジカルビュー社，2005.

9）原田謙：反抗挑戦性障害・素行障害診断治療ガイドライン，p5. https://www.ncchd.go.jp/kokoro/medical/pdf/03_h20-22guide_14.pdf（2019年6月4日アクセス）

10）森田展彰：児童虐待の現状と介入．上島国利監，精神科臨床ニューアプローチ 7児童期精神障害，p124，メジカルビュー社，2005.

11）齊藤万比古：児童精神科における入院治療．児童青年精神医学とその近接領域 46（3）：231-240，2005.

12）齊藤万比古・他：児童青年精神科専門病棟の運用実態に関する調査．厚生労働科学研究費補助金障害者対策総合研究事業，児童青年精神科領域における診断・治療の標準化に関する研究，平成 24 年度総括・分担研究報告書，p5，2013.

13）瀬戸屋雄太郎：児童思春期精神科病棟退院後のアウトカムの縦断的予後調査．科学研究費補助金報告書，2009.

14）Kim-Cohen J, Caspi A, Moffitt TE, et al: Prior juvenile diagnoses in adults with mental disorder: developmental follow-back of a prospective-longitudinal cohort. Arch Gen Psychiatry 60（7）：709-717, 2003.

15）新井卓：子どもの統合失調症の診断と治療の標準化に関する研究．厚生労働科学研究費補助金障害者対策総合研究事業，児童青年精神科領域における診断・治療の標準化に関する研究，平成 24 年度総括・分担研究報告書，p87，2013.

16）van Os J, Linscott RJ, Myin-Germeys I, et al: A systematic review and meta-analysis of the psychosis continuum: evidence for a psychosis proneness-persistence-impairment model of psychotic disorder. Psychol Med 39（2）：179-195, 2009

17）白瀧貞昭：注意欠陥／多動性障害（AD/HD）．山崎晃資編著，現代児童青年精神医学，p194，　永井書店，2012.

18）原田謙：素行障害（CD），反抗挑戦性障害（ODD）．山崎晃資編著，現代児童青年精神医学，p211，永井書店，2012.

19）神尾陽子：今日の診断分類とその概念の変化．精神科治療学 23（増刊号）：9，2008.

20）佐藤泰三：児童青年期の精神科治療入院．精神科治療学 16（増刊号）：90，2001.

《参考文献》

1）Spitzer RL, Davies M, Barkley RA: The DSM-III-R field trial of disruptive behavior disorders. J Am Acad Child Adolesc Psychiatry 29（5）：690-697, 1990.

2）Faraone SV, Biederman J, Keenan K, et al: Separation of DSM-III attention deficit disorder and conduct disorder: evidence from a family-genetic study of American child psychiatric patients. Psychol Med 21（1）：109-121, 1991.

3）Loeber R, Green SM, Keenan K, et al: Which boys will fare worse? Early predictors of the onset of conduct disorder in a six-year longitudinal study. J Am Acad Child Adolesc Psychiatry 34（4）：499-509, 1995.

4）Storm-Mathisen A, Vaglum P: Conduct disorder patients 20 years later: a personal follow-up study. Acta Psychiatr Scand. Jun;89（6）:416-420, 1994.

5）Zoccolillo M: Co-occurrence of conduct disorder and its adult outcomes with depressive and anxiety disorders: a review. J Am Acad Child Adolesc Psychiatry 31（3）：547-556, 1992.

6）大瀧和男：リストカットなどのアクティングアウトと自殺行為．坂田三允総編集，思春期・青年期の精神看護，p39，中山書店，2005.

24 大人の注意欠如・多動症/注意欠如・多動性障害（ADHD）

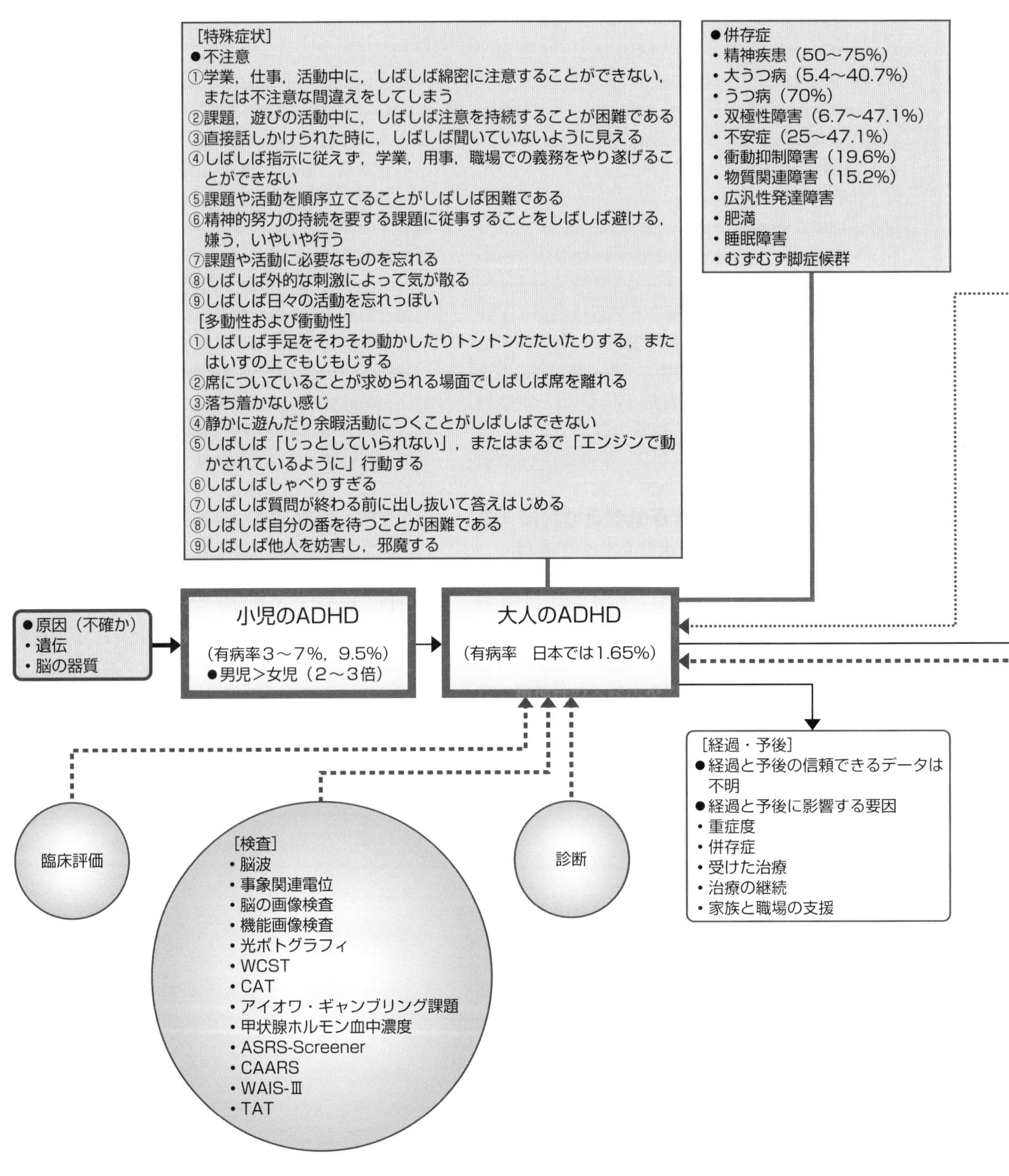

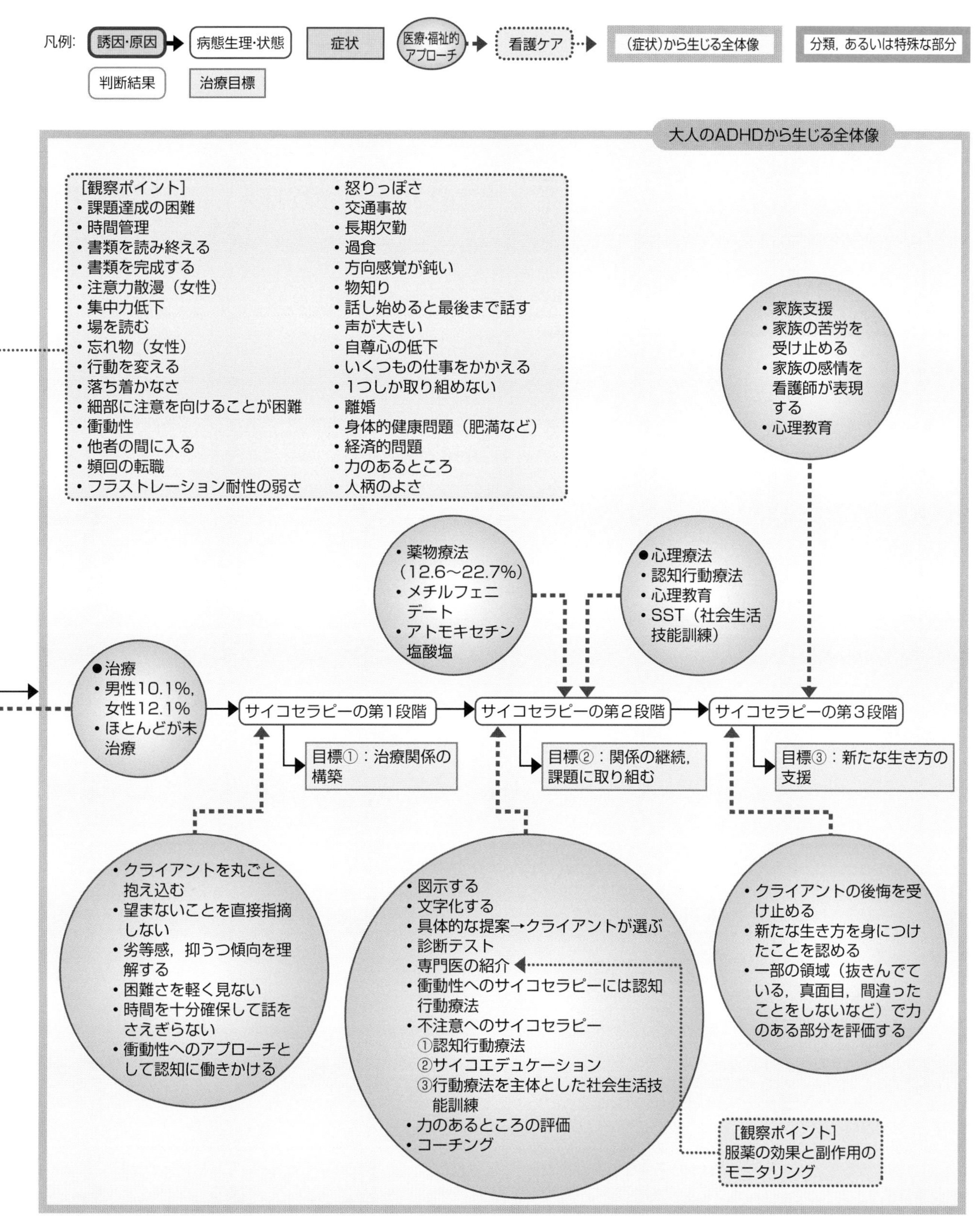
凡例:
誘因・原因
病態生理・状態
症状
医療・福祉的アプローチ
看護ケア
(症状)から生じる全体像
分類, あるいは特殊な部分
判断結果
治療目標
大人のADHDから生じる全体像
[観察ポイント]
• 課題達成の困難
• 時間管理
• 書類を読み終える
• 書類を完成する
• 注意力散漫（女性）
• 集中力低下
• 場を読む
• 忘れ物（女性）
• 行動を変える
• 落ち着かなさ
• 細部に注意を向けることが困難
• 衝動性
• 他者の間に入る
• 頻回の転職
• フラストレーション耐性の弱さ
• 怒りっぽさ
• 交通事故
• 長期欠勤
• 過食
• 方向感覚が鈍い
• 物知り
• 話し始めると最後まで話す
• 声が大きい
• 自尊心の低下
• いくつもの仕事をかかえる
• 1つしか取り組めない
• 離婚
• 身体的健康問題（肥満など）
• 経済的問題
• 力のあるところ
• 人柄のよさ
• 家族支援
• 家族の苦労を受け止める
• 家族の感情を看護師が表現する
• 心理教育
• 薬物療法（12.6〜22.7%）
• メチルフェニデート
• アトモキセチン塩酸塩
●心理療法
• 認知行動療法
• 心理教育
• SST（社会生活技能訓練）
●治療
• 男性10.1%，女性12.1%
• ほとんどが未治療
サイコセラピーの第1段階
サイコセラピーの第2段階
サイコセラピーの第3段階
目標①：治療関係の構築
目標②：関係の継続，課題に取り組む
目標③：新たな生き方の支援
• クライアントを丸ごと抱え込む
• 望まないことを直接指摘しない
• 劣等感，抑うつ傾向を理解する
• 困難さを軽く見ない
• 時間を十分確保して話をさえぎらない
• 衝動性へのアプローチとして認知に働きかける
• 図示する
• 文字化する
• 具体的な提案→クライアントが選ぶ
• 診断テスト
• 専門医の紹介
• 衝動性へのサイコセラピーには認知行動療法
• 不注意へのサイコセラピー
①認知行動療法
②サイコエデュケーション
③行動療法を主体とした社会生活技能訓練
• 力のあるところの評価
• コーチング
• クライアントの後悔を受け止める
• 新たな生き方を身につけたことを認める
• 一部の領域（抜きんでている，真面目，間違ったことをしないなど）で力のある部分を評価する
[観察ポイント]
服薬の効果と副作用のモニタリング

24 大人の注意欠如・多動症 / 注意欠如・多動性障害（ADHD）

Ⅰ　大人の注意欠如・多動症 / 注意欠如・多動性障害（ADHD）のメカニズム

1．大人の ADHD が生じる背景と具体的症状[1-3]

1）背景

大人の注意欠如・多動症 / 注意欠如・多動性障害（Attention-Deficit/Hyperactivity Disorder：ADHD）は，大人になってから生じるものではなく，その症状のいくつかは 12 歳になる前にあらわれている。それらの症状は生涯にわたる。児童期・小児期の ADHD の有病率は，3 ～ 7 %（APA，2000）[4] から 9.5 %[5] といわれている。男児が女児の 2 ～ 3 倍多い。

子どもの ADHD の症状は年齢とともに減少し変化する。具体的には，子どもの多動－衝動性は大人になると減弱する。しかしながら，30 ～ 60%は大人になってもその症状が持続し[6]，子どものときの**不注意**［表 1］は大人になっても続く。一方で，子どものときには目立たなかった症状が大人になって顕在化することがある。子ども時代には軽度から中程度であった ADHD が，大人になって大きな課題になることが大人の ADHD の特徴である。

大人の ADHD は，大人になって課題や活動に必要な課題達成の困難，時間管理の困難，書類を読むことや書類を完成することの注意力と集中力の欠如，場を壊す，そして忘れ物，集中力の欠如，頻回に行動を変えることが 92%の患者にあらわれる。

多動は，自分でも落ち着かない感情を意識し，注意力散漫，細部へ注意を向けることの困難，衝動性および忍耐強さの欠如，力仕事のような活動的な職業を選び，同時に複数の仕事をする。

衝動性は，他者の会話を終わらせる，間に割って入る，衝動的あるいは頻回の職業変更，他者が忙しいときに妨害する。さらに，低いフラストレーション耐性がイライラ，怒りっぽい，そして関係の悪化につながる。一度衝動性が生じると，たやすくおさまらない。それに比べて，不注意はしばしば修正が効く。

2）疫学

大人の ADHD の有病率は，3.4 %，4.4 %，5.2 %[7]，過去論文の分析による 2.5 %との報告[8] があり，わが国では，内山らが 1.65 %という有病率の推定値を報告した[9]。

大人の ADHD で治療を受けているのは，男性が 10.1 %，女性が 12.1 %であり[2]，多くの未治療者がいる。ADHD は，診断せず治療しないと，学業に困難を

［表 1］不注意

❶学業，仕事，または他の活動中に，しばしば綿密に注意することができない，または不注意な間違いをしてしまう（例：細部を見過ごしてしまう，見逃してしまう，作業が不正確である） ❷課題または遊びの活動中に，しばしば注意を持続することが困難である（例：講義，会話，または長時間の読書に集中し続けることが難しい） ❸直接話しかけられたときに，しばしば聞いていないように見える（例：明らかな注意を逸らすものがない状況でさえ，心がどこか他所にあるように見える） ❹しばしば指示に従えず，学業，用事，職場での義務をやり遂げることができない（例：課題を始めるが，すぐに集中できなくなる，また容易に脱線する） ❺課題や活動を順序立てることがしばしば困難である（例：一連の課題を遂行することが難しい，資料や持ち物を整理しておくことが難しい，作業が乱雑でまとまりがない，時間の管理が苦手，締め切りを守れない）	❻精神的努力の持続を要する課題（例：学業や宿題，報告書の作成，書類に漏れなく記入すること，長い文書を見直すこと）に従事することをしばしば避ける，嫌う，またはいやいや行う ❼課題や活動に必要なもの（例：学校教材，鉛筆，本，道具，財布，鍵，書類，眼鏡，携帯電話）をしばしばなくす ❽しばしば外的な刺激（無関係な考えも含まれる）によって気が散る ❾しばしば日々の活動（例：用事を足すこと，お使いをすること，電話を折り返しかけること，お金の支払い，会合の約束を守ること）で忘れっぽい

[表2] 多動性および衝動性

❶しばしば手足をそわそわ動かしたりトントンたたいたりする，またはいすの上でもじもじする ❷席についていることが求められる場面でしばしば席を離れる（例：教室，職場，その他の作業場所で，またはそこにとどまることを要求される他の場面で，自分の場所を離れる） ❸落ち着かない感じ ❹静かに遊んだり余暇活動につくことがしばしばできない ❺しばしば「じっとしていられない」，またはまるで「エンジンで動かされているように」行動する（例：レストランや会議に長時間とどまることができないかまたは不快に感じる；他の人たちには，落ち着かないとか，一緒にいることが困難と感じられるかもしれない）	❻しばしばしゃべり過ぎる ❼しばしば質問が終わる前に出し抜いて答え始める（例：他の人達の言葉の続きを言ってしまう；会話で自分の番を待つことができない） ❽しばしば自分の番を待つことが困難である（例：列に並んでいるとき） ❾しばしば他人を妨害し，邪魔する（例：会話，ゲーム，または活動に干渉する；相手に聞かずにまたは許可を得ずに他人の物を使い始めるかもしれない；他人のしていることに口出ししたり，横取りすることがあるかもしれない）

きたし，職業上の問題が生じ，生産性が低下し，力を付けることが困難になる。人間関係の問題，交通事故，過食と肥満，そして法的な問題を生じやすい。

大人のADHDは，ADHDではない大人と比較すると，明らかに高校卒業（83％対93％）や大学卒業（19％対26％）が少なく，現在就業（52％対72％），フルタイムの就業（34％対57％）が少なく，求職中（14％対5％）で，逮捕されることが2倍多く（37％対18％），この1年以内に1.5倍多くスピード違反で捕まり（25％対17％），喫煙率（64％対36％）が1.8倍高く，1.6倍遊び心の薬物使用（52％対33％）が多い[10]。

3）具体的な症状

大人のADHDの具体的症状は，DSM-5の診断基準に準拠すると[7]，不注意［表1］または多動性および衝動性［表2］が少なくともそれぞれ5つ以上あらわれており，少なくとも6カ月以上持続したことがあり，その程度が発達の基準に不相応で，社会的および学業的／職業的活動に直接悪影響を及ぼすほどである。また，12歳以前からいくつかの症状があらわれており，他の精神疾患では説明されないときである。

2．大人のADHDの成り立ち

ADHDは，親の養育やしつけ，本人の性格，受けた教育，経済状態，年齢，性差，食生活，ゲームやスマートフォンに熱中し過ぎ，不規則な生活習慣などが原因ではない。確証には至っていないものの，遺伝と脳の問題と考えられている。

1）幼児期～学童期（学校生活への適応）

幼児期には潜在している，あるいは家庭生活の中では目立たないが，学童期になると落ち着きのなさや集中力の障害，物忘れなどの軽度～中程度の多動，衝動性，不注意が顕在化する。それでも，健康的な面や力のある面が大きくあらわれていると，さほど症状が問題なわけではなく，元来間違ったことが嫌い，関心があることに集中する，知識が豊か，などで学校生活に適応している。

2）青年期～成人期（社会生活・職場の不適応）

多動性は青年期～成人期にかけて軽度減少するが，衝動性や不注意は持続する。青年期から成人期になって，元来の中核症状に，時間を守れない，約束を忘れる，いくつもの仕事を抱えるあるいは1つのことしか取り組めないなどの社会生活での適応困難が生じ，かつ慢性化する。

そして，事故を起こしやすい，失敗を繰り返す，身体的健康上の問題が生じる，などで自尊心の低下や抑うつ気分になる。そうすると朝起きることができずに，遅刻する，欠勤する，その際に必要な連絡をすることができなくなり，信頼を失う。このような悪循環から社会生活の不適応が顕著になる。

大人になると社会的な状況や環境が個々に異なるので，不適応の内容が個別的になり，状態像が多様化する。青年期には純粋，正義感が強いなどの良い面があらわれて，恋愛，結婚，そして子どもを授かるという穏やかな生活を送っていても，成人期になると職場での責任が重くなり，役割が増え，部下の気持ちが推察できず，部下にどのように仕事を振り分けたらいいかわからず自分で抱え込む，重大な書類を紛失する，深刻な場面なのににこやかにしている，など対人関係や場にそぐわないなどの課題が顕著になり職場での不適応があらわれる。

家族は，せっかく努力して役職者になったのにという期待が崩れ，かつ家庭生活での落ち着きのなさや自分勝手な行動に疲れ果て，我慢ができなくなり離婚に至る場合がある。

そうなると，一人暮らしになり，かつ，降格や失職などで経済的問題が起こる。

女性は，子どもの重要な予定を忘れる，家の中を片付けられない，時間にルーズで生活時間が乱れるなどという家事遂行に課題が生じるが，中核症状は男性よりも軽度な場合が多い。

3．大人のADHDの心理社会的反応

大人のADHDは，診断と治療が見逃されている間に，教育，就労，そして社会に適応的な機能の欠損が伴う。

大人のADHDは，学童期～思春期にかけて一部の領域で成績が優秀で自尊心が高い。特に，ある分野で抜きんでた能力を発揮している。しかしながら，全体的には周りからの評価は自分が思っているほど高くない。そのことに気づくと劣等感が生じる。

また，何かをやり始めると最後までやらないと気がすまない。例えば，調べ物が途中だと気持ちが悪い。最後まで調べるので深い知識を得ている。そして，他者には，自分が知っていることを全部語らないと気がすまない。その際は，相手がどう感じるかは二の次である。すなわち，言いたいことを言いたい，我慢できない，という感情が生まれる。

元来，正論をもち，道徳観があり，背信行為は好まない。自分の考えに確信があるので，正論から生まれた自分の行為は，説得されても修正が利かない。その結果，職場・家庭・学校・友人との間でぎくしゃくする。

一方で，方向感覚が悪いなどに特徴づけられる得意・不得意がある。親しくなりたいと思うと相手の専門性を話題にする。さらに，近付きたいと思うので，自分の考えを述べる。相手にわかるように全身を使って表現する，声が大きいなどの特徴がある。そのときは躁状態をうかがわせる。相手の反応にかまわず自分の考えを述べた結果，議論（口論）になる。相手が怒ると申し訳ないと思い，謝罪したくなる。相手はもうそのことはどうでもいいし忘れたい，と思っていても，どうしても謝罪して仲直りしたいと思う。この欲求が葛藤になり，どのようにしたらいいのかわからず動けなくなる。これらのことから，抑うつ傾向になる。

4．大人のADHDの診断・検査

1）診断

大人のADHDの診断は，客観的な医学的あるいは神経生理学的検査が確立されていない。また，特定の症状群が存在しない。

したがって，大人のADHDは，臨床評価と面接が必要である。面接は，DSM-5の診断基準に合わせて面接する。

大人のADHDの診断は困難である。子どもは，親や教師がある時間集中して様子を観察し，年齢が低ければなおのこと1日中誰かが観察しているし，お互いの情報を共有する機会があるが，大人は，仕事中は観察している職場の人たちがいたとしても，その人たちは家での様子は観察していない。家での様子を観察しているであろう家族と情報を共有することがないので，大人を1日中観察している人がいないことから，診断が困難である。

大人のADHDは，しばしば教育，就労そして社会的な障壁をもっている。具体的には，学業遂行や就労に失敗する。就労では，課題や期限を守ることと対人関係で失敗する。社会面では，結婚生活や人間関係で失敗する。

大人のADHDは，長い時間をかけて自分の不足部分を補正しようとしているので，他者は，不足部分が気づきにくい。すなわち症状が隠れている。まれにあらわれる症状は，例えば，深刻な会議で皆が下を向いている場で，一人だけ明るい表情で上司を見て，目と目が合うと，上司の怒りを買うことになる，などのように，その問題がたまにしかあらわれなくても，重大な結果をもたらしてしまう。

したがって臨床家がこれまでの経歴，経過を注意深く聴きとり，本人の報告と家族や友人，職場の人たちからの情報を集約して症状や不足部分を評価する必要がある。

2）検査

臨床評価には，神経生理学的な検査として，脳波，事象関連電位（Event Related Potentals：ERPs），脳の画像検査（Magnetic Resonance Imaging System：MRI, Computed Tomography：CT），機能画像検査（functional magnetic resonance imaging：fMRI, Near-InfraRed Spectroscopy：NIRS, 光トポグラフィー），神経心理学的検査として遂行機能を検査するウィスコンシン・カードソーティングテスト（Wisconsin Card Sorting Test：WCST），108項目の自

己レポートによる注意機能検査（Clinical Assessment for Attention：CAT），前頭眼窩部機能評価のアイオワ・ギャンブリング課題（Iowa gambling task）がある。血液検査では，甲状腺ホルモン血中濃度がある。

評価尺度による検査としては，成人期のADHD自己記入式症状チェックリストとして，part Aの6項目とpart Bの12項目に関して対象者が自身の過去6カ月を振り返ってその頻度を評定するAdult ADHD Self Report Scale-Screener（ASRS-Screener）と，成人期のADHD症状評価尺度として，自己記入式66項目/観察者評価式66項目のCAARS（Conner's Adult ADHD Rating Scales）がある。

心理検査では，成人用のウェクスラー知能検査WAISの改訂第3版のWAIS-Ⅲ（Wechsler Adult Intelligence Scale-Third Edition）があり，人格検査では，ロールシャッハ検査と主題統覚検査（Thematic Apperception Test：TAT）がある。

これらを総合して，かつ幼少期からのエピソード，ここ6カ月の本人の言動について本人，家族そして近親者や同僚などの意見を総合して判断する。

5．大人のADHDの併存症

大人のADHDは，ADHDだけで入院治療をする必要はない。しかしながら，多くのADHDは精神疾患を併存している。精神疾患の症状が社会的なストレス下で日常生活に著しい弊害や自殺の危険性が高くなったときに入院治療を受けることになる[11]。

具体的な併存症の発生頻度で精神疾患の併存率は50～75％である[12]。大うつ病は，5.4～40.7％といわれ，70％は，生涯のいつかの時点でうつ病の治療を受けている。早期の大うつ病の発症，うつ病の症状の重症化，うつ病相の高頻度化，自殺行動の増加があらわれる。双極性障害が6.4～47.1％が合併して，双極Ⅰ型が多い。不安症は，25～47.1％が併存し[4]，生涯有病率は59％である。19.6％が衝動制御障害を併存し，生涯有病率は70％である。15.2％が物質関連障害をもち，生涯有病率は36％[2]である。神経発達障害との併存は，DSM-5の自閉スペクトラム症/自閉症スペクトラム障害（ASD）の概念が変わったために正確なデータは少ないが，広汎性発達障害の併存が多い。

身体疾患の併存は，肥満，高血圧が出現しやすく，睡眠障害は2～3倍という高率で発症し，むずむず脚症候群の併存があらわれる。

これらの併存症とADHDの治療のどちらを優先させるかは，併存症の程度との関係で個別に判断する。ここでは，併存症が優位でない状態のADHDの治療について考える。

6．大人のADHDの治療

1）薬物療法

ADHDの12.6～22.7％が薬物療法を受けている[13]。

わが国で使用できる薬物療法は，中枢神経刺激薬（除放性MPH：Methylphenidate，メチルフェニデート（コンサータ®））と非中枢神経刺激薬（ATM：Atomoxetine，アトモキセチン（ストラテラ®））である。

除放性MPHは，2013（平成25）年に成人に適応可能になった。通常，18歳以上の患者にはメチルフェニデート塩酸塩として18mgを初回用量として，1日1回朝経口服用する。増量が必要な場合は，1週間以上の間隔をあけて1日用量として9mgまたは18mgの増量を行う。なお，症状により適宜増減する。ただし，1日用量は72mgを超えない。12時間効果が持続する。即効性があるが食欲低下，不眠，頭痛などの副作用と依存，耐性の恐れがあり，副作用がATMより強い[13]。

ATMは，2012（平成24）年に成人での使用が認められ，40mgから始めて最大120mgを1日2回か1回服用する。効果が出るのに時間がかかり数週間～1カ月以上要する。効果が24時間持続する。依存，乱用の心配が少ない。食欲低下，消化器症状，頭痛などの副作用があるが，除放性MPHに比較して軽度である[13]。

2）心理療法

大人のADHDの特徴として，軽減したとしても，❶衝動的反応をすることがあり，課題に取り組む動機づけが生まれにくい，落ち着きがない，慢性的な倦怠感などで，❷課題を完遂することが不得意なことがあり，❸不快なことを先送りにする。例えば，対話に突然割り込む，最後まで話さないと気がすまないなどでの❹社交的なコミュニケーション能力の欠如，物忘れ，落ち着きがない，方向感覚が悪い，時間管理が苦手などで❺組織の中で行動することが困難，一方で，❻買い物欲求や娯楽欲求が強く快楽を我慢できないという特徴がある。

7．治療の経過・予後

大人のADHDの予後に関する信頼できる調査は見当

たらない。大人のADHDは個別的な課題が大きすぎるということ，ADHDの重症度により予後が大きく変わるだろうということ，併存症の有無と程度による影響が大きいだろうということ，さらに治療の継続とどのような治療を受けたかによる影響があるだろうということと，もう1つは家族を含め職場や友人などの理解と支援により予後が影響を受けるであろうことが推定できる。今後の調査研究に期待するのが現時点での見解といえよう。

Ⅱ　大人のADHDの患者への看護師によるサイコセラピーと根拠そして看護

大人のADHDの患者に外来で専門教育と訓練を受けた看護師がサイコセラピーを行うという場合には，以下のことを考慮する。その後に看護師が行う看護について触れる。

1．サイコセラピーの第1段階における看護

●治療関係の構築

サイコセラピーをすすめるには，患者との関係構築が前提になる。ADHDの患者は，自分が望まないことを直接指摘されることが不快である。自分で気づいていることがあるが，それでもそのために苦しんでいることをわかってもらえない，と感じると治療関係が壊れて，中断することが生じやすいので注意する。

例えば，時間管理が苦手な患者がほとんどいつもセラピーの時間に遅刻するとしよう。看護師は，患者が遅刻することで，次の患者に迷惑がかかることなどに気をもみ，いつも遅刻することを我慢していたが，今回は，我慢できずに患者に「面接の時間を守ってください」と言うと，患者にはそれなりの理由があり，その理由を話すと長い話になるので，「わかりました」とだけ言って，その場から去ってしまうか，そのときのセッションは受けたとしても，次のセッションにはあらわれないようになる。その理由は，患者には遅れてしまう理由があり，やっとの思いで到着したのに，遅刻したことを注意されたことに怒りがわき，このようなどうにも処理できない不快な感情から，サイコセラピーを拒むという選択をする。

看護師は，患者が表現する困難さを軽くみないようにする。例えば，「また，携帯電話を失くしてしまった」と言う患者の言葉に対して，看護師が，「そんなことは誰でもありますよ。私も，財布を失くしてしまった」と同情を込めて応じたが，患者は，ただ携帯電話を失くしたという大変さだけでなく，「また，やってしまった」という自分に対する情けない気持ちを抱いていることがある。そのことに看護師が気づかないと，患者は看護師に「わかってもらえない」という感情を抱き，信頼感がわかない。

また患者の話は，前後関係がある中で話しているので，一般的に長くなる。患者の話を途中で遮ると，患者に不全感が残るので，面接の時間の居心地が悪くなる。会話が中途半端で終わったということが，モヤモヤとした心持ちになり，これからも続けて面接を受けようという気持ちにならなくなるので注意する。

2．サイコセラピーの第2段階における看護

●関係の継続，そして課題に取り組む

患者が抱えている課題への取り組み方として，サイコセラピーは，会話を中心にした個人の内面に焦点を当てるセラピーよりも，イラストなどで図示する，紙に文字で書いて示す，いくつか具体的な提案をして患者が選ぶ，診断テストなどを用いて客観的な評価をするなどの手法を用いることによって，患者がサイコセラピーの場が役に立つと認識するようになる。これが治療関係を構築し，治療の継続の鍵になる。

1）衝動性へのサイコセラピー

衝動性は，情動反応からすぐに行動化してしまうので，起こった出来事を客観的に再構成することによって，自分でも大人げない，と患者が自分の行動に気づくことができる行動である。

例えば，車を運転していると自分の後ろをパトロールカーがついてきている場面である。落ち着かない気分で運転を続けていると赤信号になった。ふっと隣を見ると後ろにいたパトロールカーが隣の車線にいる。そのときに警察官と目が合い，警察官が不審な表情をしていた。それを見て，怒りがわいてきて，窓は開けないものの，大声で警察官に向かって罵声をあげる。しまいには，「この税金ドロボー」という言葉を浴びせた。

この場面を振り返ることによって，パトロールカーが

ずっと後をついているときに，イライラし始めた。絶対に交通違反はしない，と安全運転に集中していたら，隣にパトロールカーがいて，驚いた。その後に，不審な表情をする警察官と目が合って，自分が何か悪いことをしたのか，と怒りがわいた。そのときに，別に自分は何も運転で違反はしていない，たまたま目が合っただけ，あの警察官が不審な表情をしているのは，たまたまそのような表情の警察官だったのではないか，と患者が考えられるようにする。すると，罵声を浴びせるまでもないこと，ということに気づく。次からはそうしようと思えることがサイコセラピーの目的である。

2）不快なことを先送りにすることへのサイコセラピー

前述のように，不審な表情をする警察官と目が合った，そして自分が罵声を浴びせた，という体験は不快なことである。患者はモヤモヤした感じが残っているものの，このことから学びたいとは思わないし，このことを他者に話したいとも思わない。こんなことを話したら馬鹿にされるだけ，という認識がある。

しかしながら，看護師には何でも話していいので，このことを話題にすることができる。話しているだけでモヤモヤした気分が少し晴れる。そして，次からは罵声を浴びせなくてもいいこと，やり過ごせばいいだけ，という新たなスキルを学ぶことができる。いわゆる，患者は「先送り」にしないで不快な体験が話せたことですっきりするし，新たな対処する行動がわかるのでなおさら気分がよくなる。さらに，「別に自分は何も運転で違反はしていない」と思えば気持ちが落ち着くだろう，「たまたま目が合っただけ」と思えば，取り立てて意識しなくてもいいことと考えることができる。「あの警察官が不審な表情をしているのは，たまたまそのような表情の警察官だったのではないか」と考えてみると「取るに足らないこと」と思える。

このように，出来事に対してさまざまな視点で考えることができれば，自分が衝動的になることへの対処を先送りにしてきたけれど，セラピーの場で話せば問題が解決するかもしれない，ということが学習できるのである。

患者はいままで，衝動的な自分のことを話題にせずに，不快な感情をいつまでも引きずっていたことも，サイコセラピーによって思いの他にあっさりと解決するということを体験できる。そうすると，先送りにしないですぐに解決すると気分がいい，と感じることができるのがサイコセラピーの目的である。

3）サイコセラピーの手法

サイコセラピーでは，以下の３つの手法を用いる。

① 認知行動療法

「良い－悪い」の二者択一の考え方をする，一般化する，相手の気持ちや考えを読み取る，未来を予測して決めつける，あるべき論を話す，自分のせいだとする，大きなこととする，偏った先入観でみる，という自分の思考と認知の特徴を心理的援助によって，別の考え方があることに気づき，自己に対する否定的な感情ではなく肯定的な自己を認めることを支援する。

② サイコエデュケーション

病気や症状を理解し，自分が問題だと感じていた自分は，ダメな自分という人格の問題ではなく，ADHDという特性によるものだという理解を助ける。

③ 社会生活技能訓練（SST）

行動療法の技法を積極的に取り入れたものである。例えば，時間に遅れないように手順を整えたり，クローゼットなどの置き方を整理する，スマートフォンの時間設定をして音を鳴らす，方向感覚については，順番に目印になる場所や交差点の写真をスマートフォンで撮影しておく，必要な書類の順番に番号を付けた付箋を貼るなど視覚や聴覚を刺激する方法を取り入れて「準備をする」，忘れ物をしないように「置く場所を決める」，必要があればこれまでの行動パターンを変える，などを用いることで患者が抱えている課題に焦点を当てた一連の生活技能を整える技術＝スキルセットを行って治療する。

4）サイコセラピーで目指すこと

患者は，自信がある面と自信がない面の両方の自分を認識している。それらの感情が日常生活の出来事とともにあらわれたり，消えたりする。

そのためサイコセラピーで重要な点は，患者の課題となる出来事や失敗に焦点を当てるのではなく，患者の力のある部分に焦点を当てる。看護師は，患者の能力を的確にとらえてその能力に注目する。そして看護師の支援のもとで強みに基づいたアプローチをすることでセラピーが功を奏する。

例えば，経済的にあまり余裕がない患者が，どうしてもカメラを買いたいと思い今の経済状態では不釣り合いな高価なカメラを買った。家族に話せばとがめられることが必須である。セラピーの場で，どうしてそのカメラを買ったのかを話題にすると，患者は，実はもう少し安価なカメラもいいと思ったのだが，購入したカメラの性能が，自分が撮りたいと思っている写真が撮れるとカメラにまつわる専門的な知識を交えて話し始める。その話を聴いていると，患者の知識と，どうしてもそのカメラでなくてはならないかの理由がわかるので，カメラは高価だったけれど，そのカメラを買わざるを得ない患者の決断が理解できる。

看護師は，それだけの知識がある患者を認め，すなわち患者の強みを支持する。一方で，高価な買い物をしたことは確かなので，後始末の仕方を一緒に考える。このようなセラピーを通して，患者は買いたい買い物をしたらその後どうしたらいいのか，どういうことをする必要があるのかを学習する。

5）精神科医への依頼

患者が自分の状態にある程度気づき，正確な診断を受けたい，治療法としての薬物療法を受けたい，と希望した場合には精神科医に依頼する。ADHD と診断を受け，患者が希望すれば薬物療法が処方される。

サイコセラピーの場で飲み心地や副作用（コンサータ®は頭痛や心悸亢進など。ストラテラ®は浮動性めまいや動悸など）を確認し，服薬が継続できる支援を行う。

3．サイコセラピーの第3段階における看護

●患者の自己理解が深まった後のサイコセラピー

患者が自己理解を深め，病気について理解すると，自分の問題をもっと早く気づいていれば自分の人生はこのようではなかったのではないか，と後悔するようになる。看護師は，患者がこのような率直な気持ちを表現することを遮ることなく聴く。

そして患者の力のあるところを認めて，「あなたは自分でここまで理解できた。あなただからできたことであって，そのようなあなたは，あなたしかできない生き方があるはずだ」ということを何回も時間をかけて伝える。患者が自分の状態を理解して，そこから新たな自分としての生き方を見出していく。その過程に看護師は寄り添う。

Ⅲ　看護ケアとその根拠

1．コーチング

大人の ADHD の看護は，看護師が心理療法の教育と訓練を受けている場合に限り外来で看護相談としての前述のカウンセリングないしサイコセラピーを行う。

専門的な訓練を受けていない看護師は，コーチングを行う。コーチングでは，心理療法家が行うような情緒的，認知的な課題への対処に焦点を当てるのではなく，ADHD であるがために，日常生活で困難な状況に陥る課題に対処する。ここでは時間管理ということに焦点を当てる。

患者は，何が問題でどうしたらいいのかわかっていることがある。例えば，ついいつも 20 分遅刻してしまうが，それは時間管理ができないからであり，それには 30 分前に家を出ればよい，というように考えている。

しかしながら，30 分前に家を出ようとして 45 分前には準備が終わり，15 分間の余裕ができた。そうして，なんとなくスマートフォンを触り始めたら，調べ物を始めてしまい，気づいたら 30 分も夢中になってしまい，また遅刻してしまった，というようなことがあったとしよう。

そのときに，看護師はコーチングとして，「45 分前に準備が整ったのは良いことだ」と認め，「15 分間，時間を持て余したのだから，どうしたらいいか一緒に考えましょう」と提案する。そして，「45 分前だと 15 分，時間に余裕があるから，30 分前に準備が整うようにするには，どのようにすることがいいのか，ということを前日の就寝時間から考える」，あるいは「今日と同じように 45 分前に準備が整ったら，そのまま出かけて，途中で時間を調整できるか，家を出てからの道順と乗り物の時間を考える」「15 分早く職場に着いてもいいのではないか」ということを提案する。

患者は，それぞれの提案に対して問題があることを述べるだろう。看護師は，患者が考える問題でこの選択肢が選べないのだということに同意を示し，患者が納得できるまで考えて，患者自身が最も負担の少ない方法を選ぶことを支える。そして，患者が選んだら，その方法を支持する。

患者は，これまで自分なりの工夫をして問題に対処し

てきたはずである。例えば，先に誰かが行動をするのを見てからそれを真似る，というような対処方法を身につけている。そのような患者が身につけている方法が効果的であれば，それを支持して，これからも継続して活用するように支援する。

また，患者が生活しやすくなるために，周りに手助けになる人や資源がないかを患者と一緒に探すことが役に立つ。

2．家族の治療と看護

家族は，患者がADHDと診断されていないときには，患者の身勝手な言動に疲れ果てて，怒りを覚えている。看護師は，誰にも言えない家族の患者に対する不満を安心して表現してもらい，受け止める。同調するのではなく，「そうだったんですね」「それは大変でしたね」と受け止めるコミュニケーション技術や「腹が立ったのではないですか」と家族の感情を看護師が代理で表現する技術を活用して，会話をする。このことで家族はずいぶんと心が楽になる。

そして，機が熟したら家族に心理教育を実施する。そこではADHDの病気と症状そして接し方について学習する。家族はたやすく理解できないであろうが，繰り返し学習することで患者の言動の背景にあるものを理解し，患者への接し方を修得できる。

結婚している家族は，あまりにも疲れ果てて離婚を考えていることがある。看護師は，自分の価値観をわきに置いて，家族の話を聴く。多くの場合，自分の親や兄弟姉妹にも相談していないので，こんなことを看護師に話していいのか，ためらうものである。看護師は，真摯に話を聴く。自分の意見は控えて，家族の迷っている考えや今後の生活，ADHDの配偶者を見放すのではないか，という罪悪感など，心のなかにある気持ち，考え，迷いを表出することを受け止める。決定がどのようになっても，その結果を尊重する。

［川野雅資］

《文献》

1) 中村和彦：大人のADHDの症状と特徴．中村和彦編，大人のADHD臨床，pp14-25，金子書房，2015.
2) Kessler RC, Adler L, Barkley R, et al: The prevalence and correlates of adult ADHD in the United States: results from the National Comorbidity Survey Replication. Am J Psychiatry 163（4）: 716-723, 2006.
3) ADHD AwarenessMonth.org: 7 Facts you Need To Know About ADHD. http://www.adhdawarenessmonth/up-content/uploads/ADHDAwanreness_Facts.pdf（2019年1月8日アクセス）
4) 前掲書1，p15.
5) 前掲書1，p16.
6) 前掲書1，p15.
7) 日本精神神経学会日本語版用語監，髙橋三郎，大野裕監訳：DSM-5 精神疾患の診断・統計マニュアル．pp30-32，医学書院，2014.
8) 前掲書1，p16.
9) 内山敏，大西将史，中村和彦・他：日本における成人期ADHDの疫学調査―成人期ADHDの有病率について．子どものこころと脳の発達 3: 34-42, 2012.
10) Biederman J, Faraone SV, Spencer TJ, et al: Functional impairments in adults with self-reports of diagnosed ADHD: A controlled study of 1001 adults in the community. J Clin Psychiatry 67（4）: 524-540, 2006.
11) 齊藤卓弥：大人のADHDの併存障害．中村和彦編，大人のADHD臨床，pp54-73，金子書房，2015.
12) 前掲書11，pp55-67.
13) 田中英三郎，市川宏伸：大人の薬物療法．中村和彦編，大人のADHD臨床，pp74-87，金子書房，2015.
14) Akinbami LJ, Liu X, Pastor PN, et al: Attention Deficit Hyperactivity Disorder Among Children Aged 5-17 Years in the United States, 1998-2009. NCHS Date Brief（70）: 1-8, 2011.

25 アルコール依存症

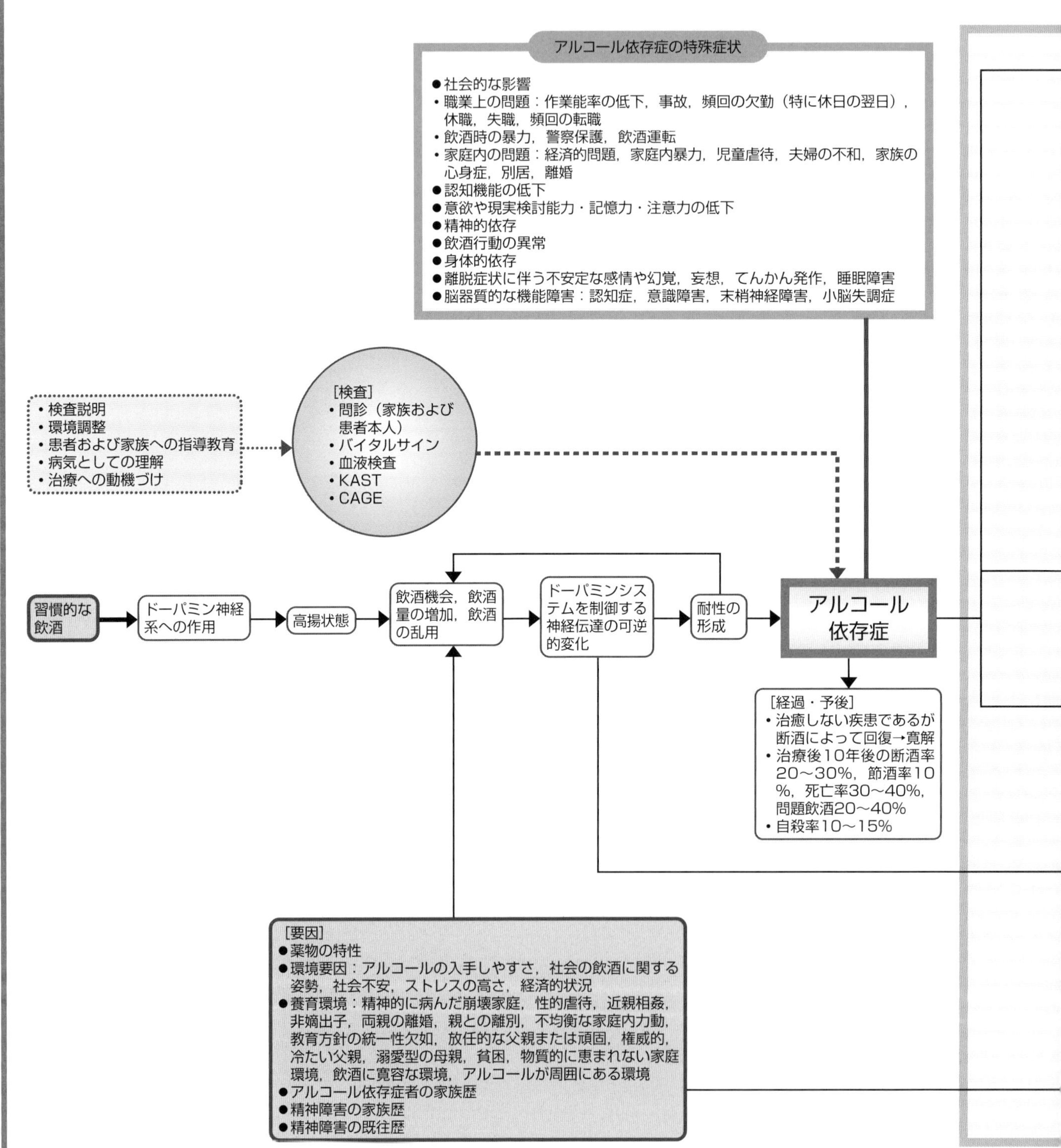
アルコール依存症の特殊症状
●社会的な影響
・職業上の問題：作業能率の低下，事故，頻回の欠勤（特に休日の翌日），休職，失職，頻回の転職
・飲酒時の暴力，警察保護，飲酒運転
・家庭内の問題：経済的問題，家庭内暴力，児童虐待，夫婦の不和，家族の心身症，別居，離婚
●認知機能の低下
●意欲や現実検討能力・記憶力・注意力の低下
●精神的依存
●飲酒行動の異常
●身体的依存
●離脱症状に伴う不安定な感情や幻覚，妄想，てんかん発作，睡眠障害
●脳器質的な機能障害：認知症，意識障害，末梢神経障害，小脳失調症
・検査説明
・環境調整
・患者および家族への指導教育
・病気としての理解
・治療への動機づけ
[検査]
・問診（家族および患者本人）
・バイタルサイン
・血液検査
・KAST
・CAGE
習慣的な飲酒
ドーパミン神経系への作用
高揚状態
飲酒機会，飲酒量の増加，飲酒の乱用
ドーパミンシステムを制御する神経伝達の可逆的変化
耐性の形成
アルコール依存症
[経過・予後]
・治癒しない疾患であるが断酒によって回復→寛解
・治療後10年後の断酒率20～30%，節酒率10%，死亡率30～40%，問題飲酒20～40%
・自殺率10～15%
[要因]
●薬物の特性
●環境要因：アルコールの入手しやすさ，社会の飲酒に関する姿勢，社会不安，ストレスの高さ，経済的状況
●養育環境：精神的に病んだ崩壊家庭，性的虐待，近親相姦，非嫡出子，両親の離婚，親との離別，不均衡な家庭内力動，教育方針の統一性欠如，放任的な父親または頑固，権威的，冷たい父親，溺愛型の母親，貧困，物質的に恵まれない家庭環境，飲酒に寛容な環境，アルコールが周囲にある環境
●アルコール依存症者の家族歴
●精神障害の家族歴
●精神障害の既往歴

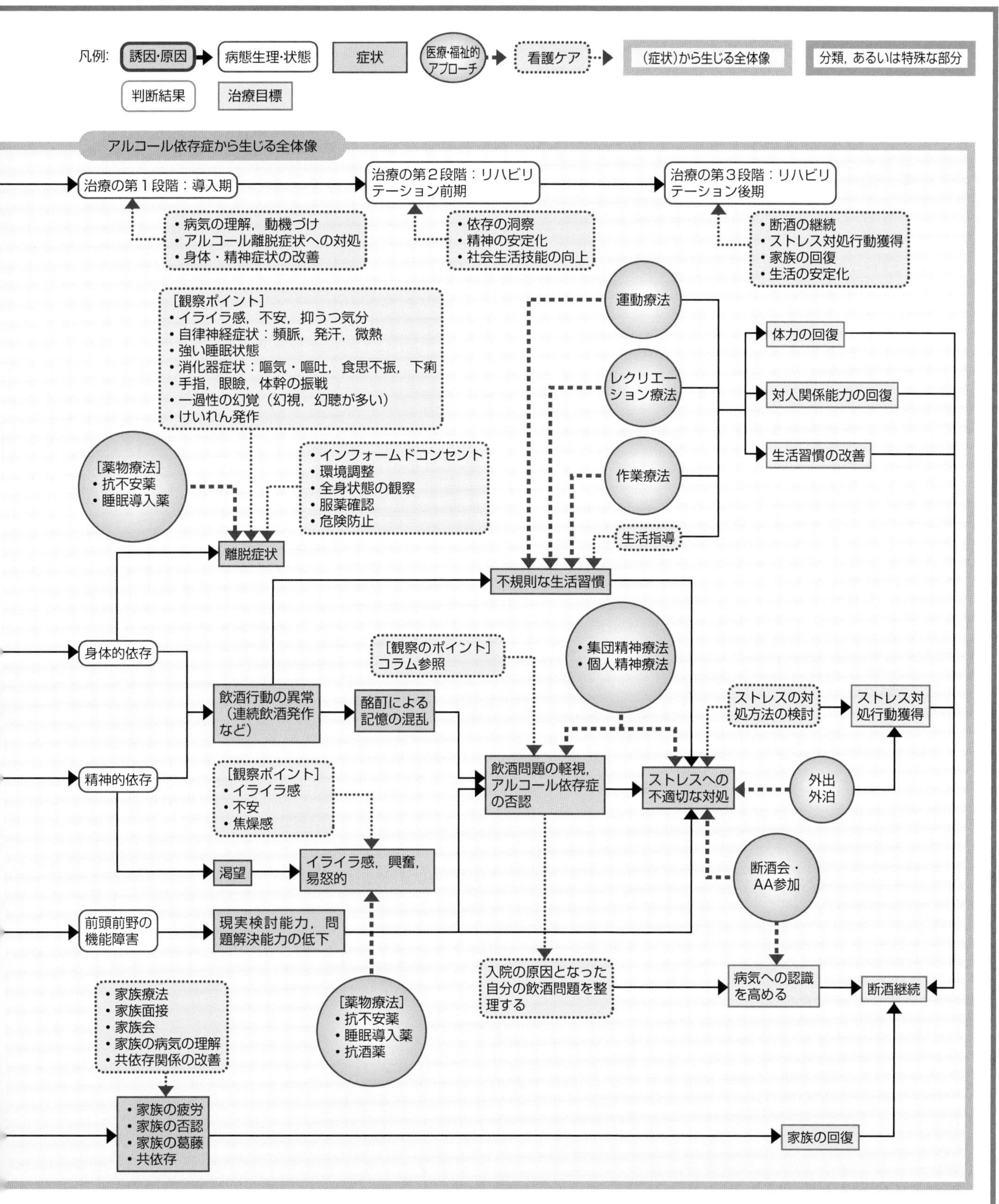
凡例:
誘因・原因
病態生理・状態
症状
医療・福祉的アプローチ
看護ケア
(症状)から生じる全体像
分類，あるいは特殊な部分
判断結果
治療目標
アルコール依存症から生じる全体像
治療の第１段階：導入期
治療の第２段階：リハビリテーション前期
治療の第３段階：リハビリテーション後期
・病気の理解，動機づけ
・アルコール離脱症状への対処
・身体・精神症状の改善
・依存の洞察
・精神の安定化
・社会生活技能の向上
・断酒の継続
・ストレス対処行動獲得
・家族の回復
・生活の安定化
[観察ポイント]
・イライラ感，不安，抑うつ気分
・自律神経症状：頻脈，発汗，微熱
・強い睡眠状態
・消化器症状：嘔気・嘔吐，食思不振，下痢
・手指，眼瞼，体幹の振戦
・一過性の幻覚（幻視，幻聴が多い）
・けいれん発作
運動療法
レクリエーション療法
作業療法
生活指導
体力の回復
対人関係能力の回復
生活習慣の改善
[薬物療法]
・抗不安薬
・睡眠導入薬
・インフォームドコンセント
・環境調整
・全身状態の観察
・服薬確認
・危険防止
離脱症状
不規則な生活習慣
・集団精神療法
・個人精神療法
身体的依存
[観察のポイント]
コラム参照
飲酒行動の異常（連続飲酒発作など）
酩酊による記憶の混乱
ストレスの対処方法の検討
ストレス対処行動獲得
飲酒問題の軽視，アルコール依存症の否認
ストレスへの不適切な対処
外出
外泊
精神的依存
[観察ポイント]
・イライラ感
・不安
・焦燥感
渇望
イライラ感，興奮，易怒的
断酒会・AA参加
前頭前野の機能障害
現実検討能力，問題解決能力の低下
入院の原因となった自分の飲酒問題を整理する
病気への認識を高める
断酒継続
・家族療法
・家族面接
・家族会
・家族の病気の理解
・共依存関係の改善
[薬物療法]
・抗不安薬
・睡眠導入薬
・抗酒薬
・家族の疲労
・家族の否認
・家族の葛藤
・共依存
家族の回復

25 アルコール依存症

Ⅰ　アルコール依存症のメカニズム

1．アルコール依存症と具体的症状

アルコール（alcohol）は合法的な嗜好品であるが，薬理学的にいえば中枢神経抑制薬であり，常用すると耐性の形成と身体依存が生じ，多くの場合，全身の機能障害を招く危険性がある。また，アルコールに起因する臓器障害等の身体的問題，アルコール依存症（alcohol dependence），アルコール乱用等の精神的問題，飲酒をすることによって起こる暴力や虐待，飲酒運転，離職など生活の中で生じるさまざまな問題を**アルコール関連問題**という。アルコール依存症とは，アルコール依存の最終段階であり，アルコール関連問題が特定の個人に集積した状態を指す。

●疫学

成人の飲酒行動に関する全国調査では，アルコール依存症の基準に当てはまる人の推計数は58万人と報告されている[1]。しかし，2014年の受療率は4万9,000人であり[2]，多くのアルコール依存症者が治療に結びついていないと推測できる。

アルコール依存症は，飲酒したいという病的な渇望，一定量のアルコールを数時間おきに延々と摂取する連続飲酒，および振戦，発汗，不眠などに代表される離脱症状を含む一群の行動的，身体的症状として定義される。前者は精神的依存，次いで飲酒行動の異常，後者は身体的依存の存在をあらわしている。

2．アルコール依存症の成り立ち

アルコールによる耐性形成は他の依存性薬物に比べ，初期には緩慢な進行を示すが，常用するに従い際限なく増強する[3]。この耐性獲得に従い飲酒量が増加し，次第に自ら抗しがたい飲酒欲求が芽生えるとともに，身体および精神的依存を形成し，飲酒，さらなる耐性増強・飲酒量増大へ発展し，飲酒行動の自己制御不能という悪循環を形成する。

1）アルコール依存症が生じる病態生理

アルコール依存症は，❶薬物の特性，❷環境要因，❸飲酒する個人の要因の3つが複雑にからみ合って成立する。

① 薬物の特性

アルコールは直接的・間接的に腹側被蓋野から側坐核へ至るドーパミン神経系に作用しており，μオピオイド受容体におけるオピオイド抑制性作用によりドパミン濃度を上昇させる。そして，アルコールの繰り返しの使用により，中脳辺縁系ドーパミンシステムを制御する神経伝達，シナプスの可塑性の変化が起こる[4]。また，μオピオイド受容体は大量飲酒による報酬回路に関与しており，依存を形成する前は飲酒による高揚感や快楽，満足をもたらす。しかし，依存を形成すると当初の高揚感は離脱，渇望，薬物探索への没頭などを引き起こす。

[表1] アルコール依存症を引き起こしやすい養育環境
❶精神的に病んだ崩壊家庭
❷性的虐待，近親相姦，私生児
❸両親の離婚，親との離別
❹不均衡な家庭内力動，教育方針の統一性欠如
❺放任的な父親または頑固，権威的，冷たい父親
❻溺愛型の母親
❼貧困，物質的に恵まれない家庭環境
❽飲酒に寛容な環境
❾アルコールが周囲にある環境

（樋口進：アルコール依存症という病気の理解．猪野亜郎・他編，内科医・産業医・関連スタッフのためのアルコール依存症とその予備軍―どうする!?　問題解決へ向けての「処方箋」．p114，永井書店，2003．より）

② **環境要因**

環境要因には，アルコールの入手しやすさ，社会の飲酒に関する姿勢，社会不安，ストレスの高さ，経済的状況などがある。

個人的な面に目を向けると，アルコール依存症を生み出しやすい養育環境［表1］[5] があり，両親や本人を取り巻く環境が飲酒に寛容であれば，本人もその影響を受け，依存症のリスクが高くなる。

③ **飲酒する個人の要因**

個人の要因としては遺伝的なものがあり，DSM-5 によると，アルコール依存症の発症のしやすさの 40 ～ 60％は遺伝要因といわれている [6]。

3．アルコール依存症と心理社会的反応

アルコールの習慣的な大量摂取が起こると徐々に社会的な影響が拡大していく。職業上の問題として，作業能率の低下，事故，頻回の欠勤（特に休日の翌日），休職，失職，頻回の転職などが起きる。その他に飲酒時の暴力や警察保護，飲酒運転を起こす危険性がある。

家庭内の問題として経済的問題，家庭内暴力，児童虐待，夫婦の不和，家族の心身症，別居，離婚といった家庭の崩壊を招くことが少なくない。

さらに，社会的な問題の増大に伴って精神・神経障害が顕著になる。認知機能の低下から意欲や現実検討能力・記憶力・注意力の低下を起こし，離脱症状に伴い不安定な感情や幻覚，妄想，てんかん発作，睡眠障害を示す。アルコールによる脳器質的な機能障害により，認知症，意識障害，末梢神経障害，小脳失調症が生じる。

また，アルコール依存症とうつ病は高率に合併する。うつ病がアルコール依存症の発症や悪化を促進していることもあるが，高頻度でアルコールの依存がうつ病を引き起こすことがある。

4．アルコール依存症の診断・検査

1）診断

アルコール依存症の診断は，ICD-10 や DSM-5［表2］の診断基準を使っている [6]。DSM-5 は「**アルコール使用障害**（Alcohol Use Disorder）」と，「症候群」であるため，12 カ月以内に診断基準の 11 項目のうち 2 項目があれば診断する。

しかし，明らかな病的飲酒パターンや社会的不適応がみられる場合の診断は比較的容易であるが，依存症者と有害な飲酒をする使用者の多くが飲酒量や飲酒習慣について過少に申告するので，問題が深刻になるまで見逃さ

［表 2］DSM-5 におけるアルコール使用障害の診断基準

アルコールの問題となる使用様式で，臨床的に意味のある障害や苦痛が生じ，以下のうち少なくとも 2 つが，12 カ月以内に起こることにより示される。

(1) アルコールを意図していたよりもしばしば大量に，または長期間にわたって使用する
(2) アルコールの使用を制限することに対する，持続的な欲求または努力の不成功がある
(3) アルコールを得るために必要な活動，その使用，またはその作用から回復するのに多くの時間が費やされる
(4) 渇望，つまりアルコール使用への強い欲求，または衝動
(5) アルコールの反復的な使用の結果，職場，学校，または家庭における重要な役割の責任を果たすことができなくなる
(6) アルコールの作用により，持続的，または反復的に社会的，対人的問題が起こり，悪化しているにもかかわらず，その使用を続ける
(7) アルコールの使用のために，重要な社会的，職業的，または娯楽的活動を放棄，または縮小している
(8) 身体的に危険な状況においてもアルコールの使用を反復する
(9) 身体的または精神的問題が，持続的または反復的に起こり，悪化しているらしいと知っているにもかかわらず，アルコールの使用を続ける
(10) 耐性，以下のいずれかによって定義されるもの：
　(a) 中毒または期待する効果に達するために，著しく増大した量のアルコールが必要
　(b) 同じ量のアルコールの持続使用で効果が著しく減弱
(11) 離脱，以下のいずれかによって明らかとなるもの：
　(a) 特徴的なアルコール離脱症候群がある
　(b) 離脱症状を軽減または回避するために，アルコール（またはベンゾジアゼピンのような密接に関連した物質）を摂取する

- 重症度
  - ・軽度：2 ～ 3 項目の症状が存在する
  - ・中等度：4 ～ 5 項目の症状が存在する
  - ・重度：6 項目以上の症状が存在する

（日本精神神経学会日本語版用語監，高橋三郎，大野裕監訳：DSM-5 精神疾患の診断・統計マニュアル．pp483-484，医学書院，2014．より）

れてしまうことが多い。

2）検査

血液検査データでは，アルコール摂取に伴う酵素誘導や脂質組成の変化によって血清γ-GTP活性の上昇や平均赤血球容積（MCV）の増加，血清AST（GOT），ALT（GPT）活性の上昇，血清尿酸値，血清トリグリセライド（TG）（空腹時），血清CPK（クレアチンフォスフォキナーゼ）活性の上昇，そして血清IgA（免疫グロブリンA）の増加があらわれることがある。

3）スクリーニングテスト

スクリーニングテストは簡単ないくつかの質問に答えることで，アルコール依存症を選別する検査であり，代表的なものにAUDIT（Alcohol Use Disorders Identification Test）[7)]，CAGE[8)]がある。

AUDITはWHOが開発した10項目の質問票であり，質問1～3で現在の飲酒量や飲酒頻度を確認し，質問4～10で過去1年間に生じた飲酒に関連した問題の有無をチェックする。各質問の点数を合計が8～10点以上で問題飲酒の起因を指摘し，15点以上でアルコール依存症を疑う。

CAGEでは，質問4項目中2つ以上陽性の場合にはアルコール依存症が疑われるとみなし，検出率は70～96%といわれている。

5．アルコール依存症の治療

入院して飲酒を中断すると離脱症状が出現する場合がある。離脱症状には，アルコールに対して交叉耐性のあるベンゾジアゼピン系薬剤（ジアゼパム®）を入院初日から投与して強い離脱症状の発現を予防する[9)]。また，夜間の睡眠を確保するために睡眠薬を投与する。

アルコール依存症者の多くは，臓器障害を併発している。肝臓病のみならず，膵臓病，心臓病，脳・神経疾患，食道静脈瘤，胃潰瘍，糖尿病などがあり，離脱症状が軽減したら断酒指導と並行して各臓器障害の治療を行う。

集団精神療法で講義などを通じてアルコール依存症という病気を理解し，断酒に必要な知識を学び，個人精神療法で患者の飲酒に対する認知（考え方・とらえ方）の歪みを自覚し，飲酒問題への正しい理解と，断酒のためのスキルを身につけるようにする[10)]。

再飲酒を予防するために抗酒薬や断酒補助薬（アルコール依存症治療薬）を用いた薬物療法を利用する。抗酒薬は数十年前から使用しており，そのメカニズムはアルコールの代謝酵素であるアセトアルデヒド脱水素酵素の分解を阻害して，飲酒時にアセトアルデヒドの血中濃度を高め不快な悪酔い状態を引き起こすものである[11)]。つまり，アルコールへの嫌悪反応を利用して断酒を継続させるというものである。また，断酒補助薬（Acamprosate）はNMDA（N-methyl-D-aspartate）受容体の調整を通じてグルタミン酸系の活動を阻害することで不均衡を是正して，飲酒欲求を抑制するものである。

断酒は薬物療法のみで達成できるものではなく，心理教育や精神療法，自助グループの参加などを併用することが重要である。入院中から地域の断酒会やAA（アルコーホリック・アノニマス）などのセルフヘルプグループに参加し，退院後にも継続できるように促す。また，家族療法を行い，家族の疾病理解を深め，アルコール依存症者の尻拭いをして飲み続けることを可能にする行為（イネーブリング）をしていたことに気づき，家族自身の回復を促す。

6．治療の経過・予後

アルコール依存症は慢性・進行性の疾患であり，長期間断酒したとしても飲酒すれば再び依存症を発症する。いわゆる治癒しない疾患であるが，断酒によって回復が可能である。この回復は医学的には「寛解」であり，つねに再発のリスクをはらみながらも，進行が停止して生活に大きな支障がない状態といえる。

治療後10年前後での断酒率は約20～30%，節酒率は10%前後，死亡率は30～40%，残りの20～40%は問題飲酒が続いている[12)]と報告されており，アルコール依存症の治療後の断酒率は必ずしも高くなく，むしろ死亡率が非常に高いといえる。

アルコール関連障害患者の自殺率は10～15%と見積もられている。しかし，見積もられている数字ほど自殺率は高くないのではないかという疑問を呈する研究者もいる。うつ病，貧弱な支援，併存疾患，失業や単身生活が要因として関連しているという指摘がある[13)]。

Ⅱ　アルコール依存症の看護ケアとその根拠

1．アルコール離脱症状の観察ポイント

アルコール依存症者が，アルコールの血中濃度が低下したときに生ずる中枢神経系全体の過剰興奮状態を**アルコール離脱症状**という。一般に離脱症状はその出現の時間経過から，❶早期離脱症状群と❷後期離脱症状群に分類する。

離脱症状の重篤度評価尺度はCIWA-Ar（Clinical Institute Withdrawal Assessment Scale for Alcohol）[14]を用いる。この評価尺度は，アルコール離脱の代表的症状の10項目（嘔気・嘔吐，振戦，発汗，不安，焦燥感，触覚障害，聴覚障害，視覚障害，頭痛・頭重感，見当識・意識障害）を各項目0～7点（一部は0～4点）でチェックし，合計点が高いほど重篤であることを示す。

❶ 早期離脱症候群

アルコール離脱後数時間に始まり，20時間頃に最高潮となる。イライラ感，不安，抑うつ気分などの情緒不安定，頻脈，発汗，微熱などの自律神経症状，強い睡眠状態，嘔気・嘔吐，食思不振，下痢などの消化器症状，手指，眼瞼，体幹の振戦，一過性の幻覚（幻視，幻聴が多い），けいれん発作などが出現する。

❷ 後期離脱症候群（いわゆる振戦せん妄）

アルコール離脱後72～96時間に多くあらわれ，通常3～4日続く。粗大な振戦，精神運動興奮，幻覚，意識変容，自律神経機能亢進を主症状とする。表面的には対応可能なことが多いが，注意散漫で落ち着きがなく，時に激しく興奮し，見当識障害を伴う。幻覚は幻聴よりも幻視が多い，小動物や虫が出現することが多く，それらが身体の上に這い上がってくる感覚を伴うことがある。また，壁のしみが人の顔に見えるなど錯視が出現することがある。

2．アルコール離脱症状と看護

アルコール依存症者が入院治療を開始するときは，自ら飲酒を中断することが困難になっており，多くは飲酒し酩酊している。このため，安静と安全を確保し，水分補給を行う。

全身状態の観察を行い，離脱症状を緩和するための薬物療法を確実に行うように，服薬の必要性を説明し服薬確認を行う。また，離脱症状とはどのようなものかを説明し，患者が症状の出現によって混乱することを最小限にするように努める。夜間の睡眠を確保することが重要である。離脱症状が出現したら，危険防止に努める。特に幻覚により，自傷・他害に至らないように1時間ごとに観察を行う。

離脱症状が改善したら患者に離脱症状の状態を伝え，患者とともに振り返りを行う。患者が離脱症状をアルコールの退薬症状であると理解できるように介入し，断酒の動機づけにつなげる。

3．治療の第1段階における看護：導入期

第1段階は導入期であり，病気としての理解し，治療への動機づけを行う。患者は自らの飲酒問題を過小評価しているため，病気であるという自覚がない。また，自覚していても飲酒に対するコントロールを失っているため，自ら飲酒を中断できなくなっている。このようなことから，患者を取り巻く周囲の人々の協力が必要である。

しかし，家族も長期にわたる慢性的な患者の飲酒問題に対して緩慢になっていることが多いため，家族教育を行い家族の協力を得て，治療導入を勧める。

患者を治療に導入したら，アルコール離脱症状への対処，身体・精神症状の改善を行う。離脱症状に対する看護は前述したとおりである。このとき，患者の安全を確保するために個室に隔離することがあるので，看護師は患者との信頼関係を築くことが重要であり，安心して，安全な治療を受けられることを保証する。

離脱期を脱したら，アルコールの長期使用によって生じた身体・精神症状の改善に努める。多くの場合，肝機能障害などを合併しているため，安静がとれるように配慮し，全身状態の観察を行い，補液などの薬物療法を実施する。また，この時期にその他の身体・精神障害がないかの精査を実施する。そのときは検査の意味や必要性が理解できるようにかかわる。

患者は，飲酒に対して強い欲求を示すことがあるので，イライラ感や不安・焦燥感を観察し，症状が出現した場合は速やかに申し出るように指導する。さらに，患者は易怒的になる傾向があるので，入院生活に伴う病棟での規則や入院に伴う制約に対して，一貫して理解しやすく説明する。

患者が身体・精神症状の回復を意識できるように，断酒の必要性を日常的に想起するようにかかわる。これは次の段階の治療につなげるために重要である。

4．治療の第2段階における看護：リハビリテーション前期

第2段階はリハビリテーション前期であり，依存の洞察，精神の安定化，社会生活技能の向上が目的である。第1段階を終了した患者は，アルコールリハビリテーションプログラムに沿って治療を行う。

患者の一部には，治療環境の変化に伴う適応障害から不安などの症状が出現する。その場合は，言動や集団内での過ごし方を観察する。看護師は同じ疾患をもつ仲間との集団生活への導入にあたり，早く生活に慣れ，良い人間関係を作れるようサポートする。

依存の洞察として最初に，患者とともに今回の入院の原因となった自分の飲酒問題を整理する。入院時の飲酒問題を軽視する患者や，飲酒問題を意識できない患者に対して，看護師は入院前の飲酒状況などを聴取し患者とともに振り返る作業を行う。次に，飲酒に関連した問題があったにもかかわらず，なぜ飲酒を続けたのかを考え，自分の飲酒に対する考え方が，適切かどうかを患者自身が検証できるようにかかわる。患者は自らの飲酒に関して，良かった，悪かったと思われる点を整理する。

酒に対して未練の強い患者は，肯定（酒は良いもの）だけを示したり，極端な否定（酒は悪いとわかっているので，それ以外考えられない）を示したりすることがある。看護師は個人の意見を尊重し理解を示しながら，患者が前向きに考えられるようサポートする。必要な場合は飲酒問題の整理を再度行う。

また，規則正しい日常生活を送ることで，不規則な生活習慣を改善する指導をする。運動療法（散歩や球技など）に参加することで，体力の改善を図ることを説明する。特に，集団で行うウォーキングは，「歩く」という軽い運動のために多くの患者が参加でき，自分の体力の回復を確認できる，多くの仲間とともに参加することにより一人ではできないことをやり遂げられたことによる達成感を味わえる，という利点がある。

5．治療の第3段階における看護：リハビリテーション後期

第3段階はリハビリテーション後期であり，断酒の継続，ストレス対処行動獲得，家族の回復，生活の安定化が目的である。

断酒継続のために，具体的で実現可能な方法を患者と話し合う。例えば，家族から「また飲むのでしょ。信用できないわ」と言われたときや，やむをえずお酒の出そうな会に参加し，まわりから「乾杯だけ付き合えよ」と言われたときに，断酒を継続していく上で，良い返事は何かを話し合う。回答に正解はないが，やけにならずに断酒しやすい状況を作れる回答が望ましい。また，休日の過ごし方やストレスが強いときの良い対処と悪い対処を話し合う。

そのため看護師は患者の背景を熟知し，退院後の実生活に即した実現可能な具体的方法を挙げられるよう配慮する。

さらに，入院生活を総括して身体的・精神的回復の程度を見直すとともに，入院がどのような意味をもったかを患者と話し合い，入院中に学んだことを退院後にどのように活かしていくかを確認し，実現可能な方向づけを行う。

また，患者は入院中から外泊を実施し，断酒会やAAに参加して，断酒生活が継続できるように準備する。このときに看護師は，患者が自ら立てた対処方法を実践できるように支援する。

6．家族への支援

アルコール依存症の家族は，患者の問題ばかりに気を向けてその問題の後始末に夢中になったり，献身的に世話をしたりして，患者の取らなかった責任を代わりに負い，結果的に病気を支える**「イネイブラー」**となる。家族はイネイブラーをしつつ，依存症者の言動に期待し，一喜一憂して挫折感を高め，自己破壊的な方向に自らを追い込み，「この人には私が必要なのだ」という共依存に陥る。アルコール依存症者の回復には，家族がイネイブラーであることに気づき，その役割から降りることが必要である。

家族に対する援助として，まずはこれまで自分なりに依存状態の患者を支えてきたことに対してねぎらいを伝える。次に見通しを示し，患者にあらわれている状態は依存の症状であることを説明する。その上で，依存状態は回復すること，治療にはこういう方法があることを伝える。そして，今まで家族として良かれと思ってやってきたことに「イネイブラー」**「共依存」**という名前をつけて，依存するのは患者自身の問題であること，依存状

態の患者に振り回されるのは家族の問題であることを明確にする。家族がイネイブラーをやめ，自分自身の人生を充実させることを考えるために，自助グループなどの安心できる場で自己の弱点をさらし，自分自身の傷ついた経験を癒すことができるように支援する。

［伊藤桂子］

《文献》

1) 樋口進・他：WHO 世界戦略を踏まえたアルコールの有害使用対策に関する総合的研究.
https://mhlw-grants.niph.go.jp/niph/search/NIDD00.do?resrchNum=201412040A（2018 年 11 月アクセス）
2) 厚生労働省：平成 26 年患者調査（傷病分類編）.
https://www.mhlw.go.jp/toukei/saikin/hw/kanja/10syoubyo/index.html（2018 年 11 月アクセス）
3) 白倉克之，樋口進，和田清編：アルコール・薬物関連障害の診断・治療ガイドライン．pp73-80，225-227，じほう，2003.
4) 仙波純一・他監訳：ストール精神薬理学エッセンシャルズ―神経科学的基礎と応用，第4版．pp594-602，メディカル・サイエンス・インターナショナル，2015.
5) 樋口進：アルコール依存症という病気の理解．猪野亜郎・他編，内科医・産業医・関連スタッフのためのアルコール依存症とその予備軍―どうする⁉ 問題解決へ向けての「処方箋」．pp82-116，永井書店，2003.
6) American Psychiatric Association: Diagnostic and Statistical Manual of Mental Disorders: DSM-5. American Psychiatric Publishing. 2013.（日本精神神経学会日本語版用語監修，高橋三郎，大野裕監訳：DSM-5 精神疾患の診断・統計マニュアル．pp483-489，医学書院，2014.）
7) 廣　尚典訳：WHO/AUDIT（問題飲酒指標／日本語版）．千葉テストセンター，2000.
8) 渡邉省三：アルコール依存症とアルコール有害使用のスクリーニングと診断．猪野亜郎・他編，内科医・産業医・関連スタッフのためのアルコール依存症とその予備軍―どうする⁉ 問題解決へ向けての「処方箋」．pp68-81，永井書店，2003.
9) 遠藤光一：アルコール離脱症状および関連精神障害の診断と治療．精神科治療学 28（2013 年増刊号）：89-93，2013.
10) 中山寿一，真栄里仁，横山顕・他：アルコール使用障害に対する入院治療．精神科治療学 28（2013 年増刊号）：127-130，2013.
11) 佐久間寛之，樋口進：アルコール使用障害に対する薬物療法．精神科治療学 28（2013 年増刊号）：142-146，星和書店，2013.
12) 今道裕之，野田哲朗：アルコール症の治療後長期経過―予後調査研究の展望．精神科治療学 9：543-551，1994.
13) 井上令一監，四宮茂子・他監訳：カプラン臨床精神医学テキスト―DSM-5診断基準の臨床への展開，第3版．p701，メディカル・サイエンス・インターナショナル，2016.
14) 北林百合之介，柴田敬祐，中前貴・他：アルコール離脱―その診断，評価と治療の実際．日本アルコール・薬物医学会雑誌 41：488-496，2006.

N O T E

ワンポイントラーニング 否認

「否認」とは疾患に関連した問題について，主観的な認知をせず，過少に評価することから，現実に起きている問題を認められないことをいう[1)]。そのために，否認が強いと病気であるということを自覚できないことにつながる。

特にアルコール依存症は「否認の病」ともいわれ，顕著な「否認」を示す。アルコール依存症の否認には８つの段階があり，飲酒問題の否認（３段階），病気の否認（２段階），断酒の必要性の否認（３段階）の３つに大別できる[2)]［表］。

そして否認が生じる要因として，以下のことがある[3)]。

① ブラックアウト

酔いから醒めたときに酩酊時の出来事を記憶していないことをいい，アルコールの血中濃度が高くなり記憶中枢に麻酔がかかるために起こる現象である。ブラックアウトが生じると，飲酒によって起こした問題の記憶が残らず，周囲の人々の問題認知とのズレの原因となる。

② 酩酊による認知，記憶機能の低下

酩酊は，一時的に認知，記憶をあいまいにして十分な現実認知を困難にする。

③ 強迫的飲酒欲求

アルコール依存症では飲酒し続けていると，飲酒欲求が非常に強くなるため，現実の飲酒問題を縮小化，合理化，否認して「少しくらい飲んでもよいだろう」と考える。

④ 離脱症状

血中アルコール濃度が下がってくると手の震えや嘔気などの不快な離脱症状が強まるために，不快さを解消したいという誘惑が高まり，飲酒すれば身体を壊す，仕事に支障をきたすとわかっていても「少しならよい」とする。

⑤ 心的防衛機能

断酒の必要性を認めると酒の酔いの楽しさを手放し，断酒の苦痛を味わうことになるので，そこまでは必要ないだろうと無意識に「心的防衛」が働く。

⑥ 抑うつ気分

抑うつ状態でいると，自滅的思考をして「飲んでどうなってもよい」「人生はこんなもんだ」「自分に価値はない」と飲酒につながる危険な思考になる。

これらの要因が自らの飲酒問題に対する自覚ができずに，現実の問題の大きさを軽視することが起こり，否認につながる。

医療者は主に飲酒問題の否認と病気の否認について介入する。患者とともに飲酒関連問題を振り返り，患者が飲酒によりさまざまな害が生じていたことに気づき，「飲酒をコントロールできない自分はアルコール依存症である」と自覚できるようにかかわる。断酒の必要性の否認については，患者自身が断酒を継続するなかで直面することが多い。医療者は，患者に現れる構えや行動の背景に「否認」があることを理解することが重要である。　［伊藤桂子］

［表］アルコール依存症の否認の段階

	段階	特徴的な否認の内容
飲酒問題の否認	1 段階	問題は全くない
	2 段階	問題はあるが飲酒が問題ではない
	3 段階	飲酒は生活の問題となっているが，飲酒以外の問題が解決すればコントロール可能である
病気の否認	4 段階	飲酒による問題はあるが，自分は飲酒をコントロールできる
	5 段階	飲酒による問題があり，飲酒をコントロールすることは難しい
断酒の必要性の否認	6 段階	断酒することは簡単だ
	7 段階	断酒を継続することは難しい
	8 段階	人生は難しい

《文献》

1）北村俊則著：精神・心理症状学ハンドブック，第2版．pp257-262，日本評論社，2003.
2）斎藤学編：アルコール依存症に関する12章．有斐閣，1995.
3）猪野亜郎：アルコール依存症と「否認」．猪野亜郎・他編，内科医・産業医・関連スタッフのためのアルコール依存症とその予備軍―どうする！？問題解決へ向けての「処方箋」．pp103-106，永井書店，2003.

ワンポイントラーニング 家族教育プログラム

家族教育プログラムは，精神障害者の家族を対象とした治療プログラムである。精神障害者の家族は，患者の反応に一喜一憂しながら生活していることが多い。患者を心配するあまりに，「それはだめ」「こうしなさい」などと注意したり，叱ったりすると，患者だけでなく家族自身もストレスになり，生活そのものが苦しくなる。精神障害者の家族の精神的な負担を軽減するには，家族の思いを十分に受け止め，心配事を解決できるような支援が必要である。精神障害者にとって，家族は生活環境そのものである。生活環境が穏やかになれば，患者の自然な回復力が促進され，再発の予防につながる。

精神障害者の家族が患者とともに穏やかに過ごせるように支援する治療法が，家族教育プログラムである。このプログラムは，家族内のコミュニケーションを改善することに主眼を置いている。家族が患者の状態を理解し，適切な対応をすることで，患者だけでなく家族のストレスも軽減できる。家族教育プログラムは，家族が患者の状態や治療および対処法について知識や情報を得て生活の中で活用できるように援助することから，家族に対する**教育的アプローチ**といわれている。また，家族自身が心理的な理解することや対処法を学ぶため，**心理教育**とも呼ばれている。

家族が抱く感情の中で，もっとも苦しいのは怒りである。患者の状況が理解できず，批判的・攻撃的な言動が多くなる。家族が不安定になると患者の再発を高めることがある。こうした家族に対して，❶患者の状態が理解できる知識や情報をわかりやすく伝える，❷家族の感情や困っていることなどを語ってもらう，❸正しい知識や情報を得て，家族があらたな対処法を見出すことができるように教育的な支援を行う。つまり，家族の成長を促すことである。

家族教育プログラムは，家族が患者の病状を理解し対処法を学ぶだけでなく，家族自身が患者とともに今後の生き方を考える機会になるため，家族のエンパワメントを促進する援助でもある。家族教育プログラムは，個人あるいはグループで行う方法があり，どの方法を選ぶかは家族とともに決定する。家族教育プログラムの主体は家族である。そのため治療者には，家族の苦悩を受けとめ肯定的な姿勢で対応することが重要である。

［多喜田恵子］

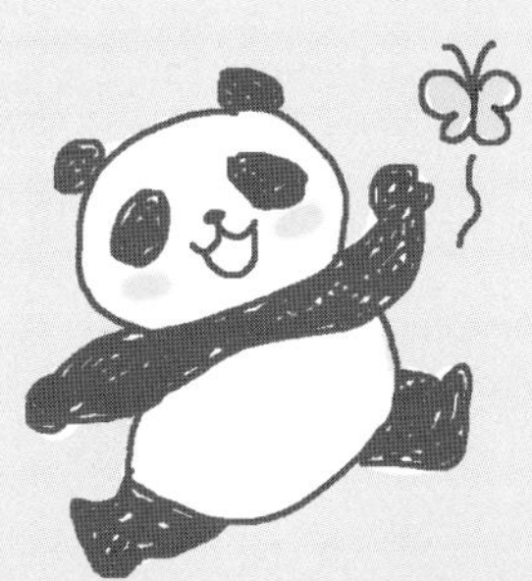

26 認知症

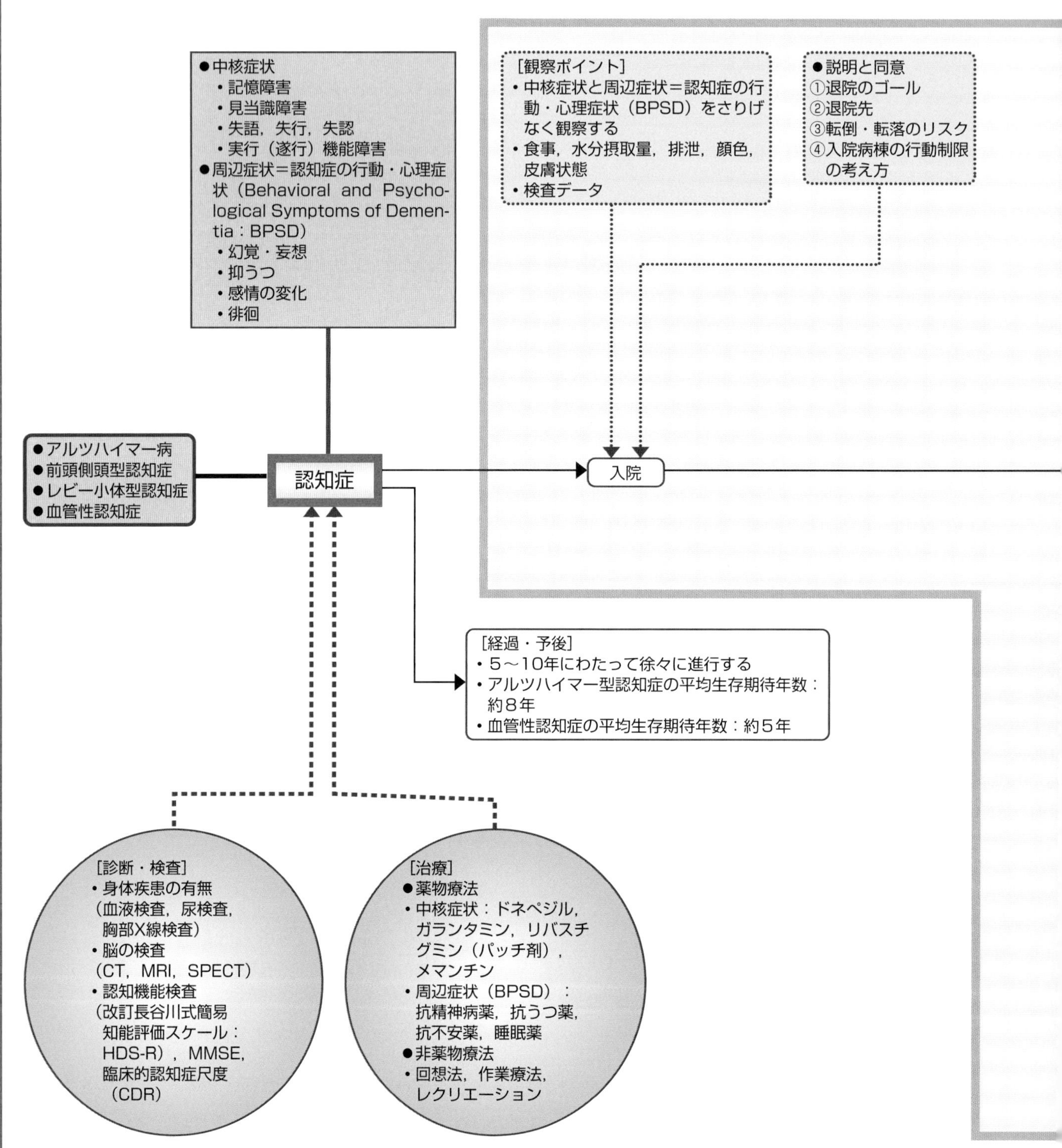

●中核症状
・記憶障害
・見当識障害
・失語，失行，失認
・実行（遂行）機能障害
●周辺症状＝認知症の行動・心理症状（Behavioral and Psychological Symptoms of Dementia：BPSD）
・幻覚・妄想
・抑うつ
・感情の変化
・徘徊
［観察ポイント］
・中核症状と周辺症状＝認知症の行動・心理症状（BPSD）をさりげなく観察する
・食事，水分摂取量，排泄，顔色，皮膚状態
・検査データ
●説明と同意
①退院のゴール
②退院先
③転倒・転落のリスク
④入院病棟の行動制限の考え方
●アルツハイマー病
●前頭側頭型認知症
●レビー小体型認知症
●血管性認知症
認知症
入院
［経過・予後］
・5～10年にわたって徐々に進行する
・アルツハイマー型認知症の平均生存期待年数：約８年
・血管性認知症の平均生存期待年数：約５年
［診断・検査］
・身体疾患の有無（血液検査，尿検査，胸部X線検査）
・脳の検査（CT，MRI，SPECT）
・認知機能検査（改訂長谷川式簡易知能評価スケール：HDS-R），MMSE，臨床的認知症尺度（CDR）
［治療］
●薬物療法
・中核症状：ドネペジル，ガランタミン，リバスチグミン（パッチ剤），メマンチン
・周辺症状（BPSD）：抗精神病薬，抗うつ薬，抗不安薬，睡眠薬
●非薬物療法
・回想法，作業療法，レクリエーション

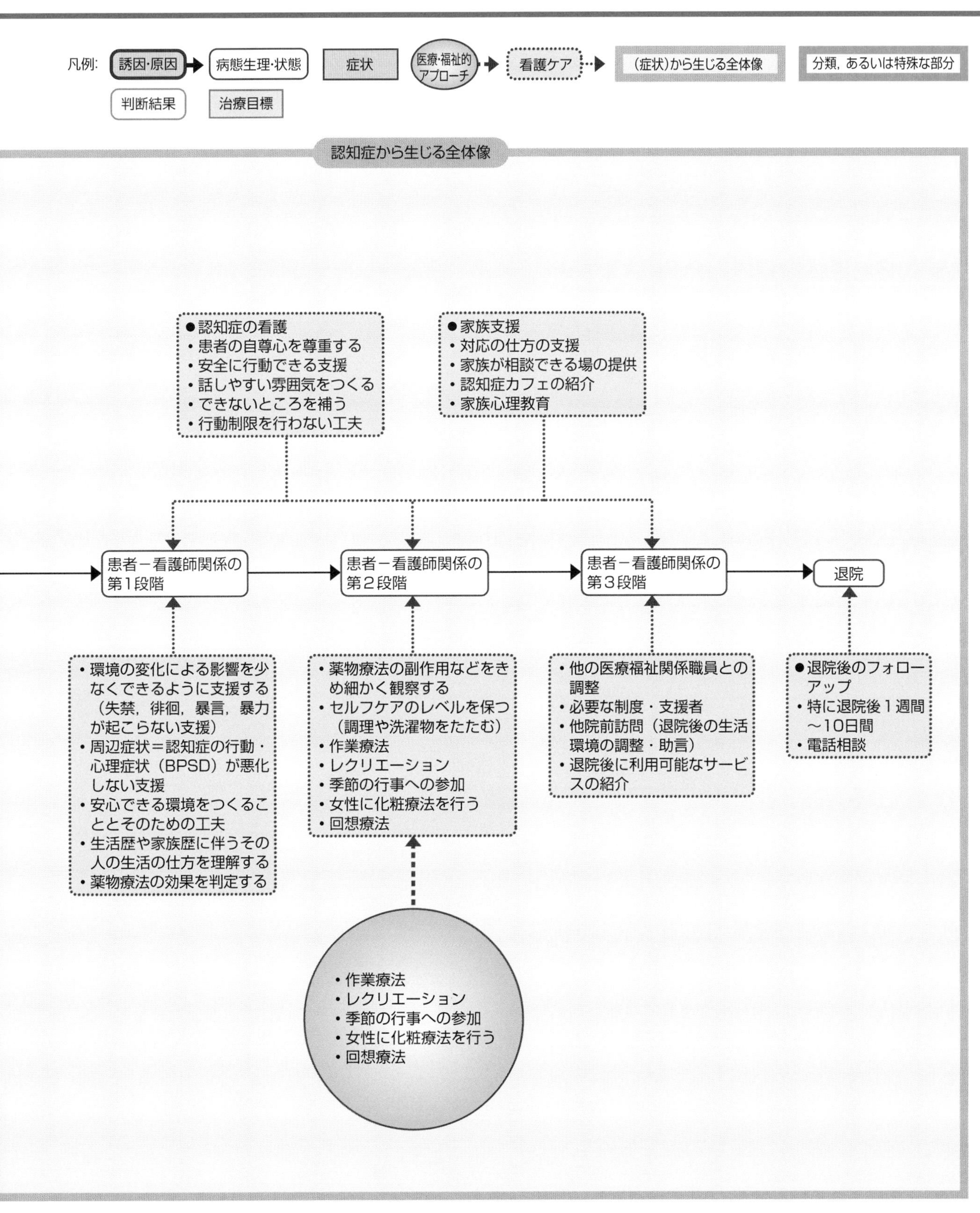
凡例:
誘因･原因
病態生理･状態
症状
医療･福祉的アプローチ
看護ケア
(症状)から生じる全体像
分類，あるいは特殊な部分
判断結果
治療目標
認知症から生じる全体像
●認知症の看護
・患者の自尊心を尊重する
・安全に行動できる支援
・話しやすい雰囲気をつくる
・できないところを補う
・行動制限を行わない工夫
●家族支援
・対応の仕方の支援
・家族が相談できる場の提供
・認知症カフェの紹介
・家族心理教育
患者－看護師関係の第1段階
患者－看護師関係の第2段階
患者－看護師関係の第3段階
退院
・環境の変化による影響を少なくできるように支援する（失禁，徘徊，暴言，暴力が起こらない支援）
・周辺症状＝認知症の行動・心理症状（BPSD）が悪化しない支援
・安心できる環境をつくることとそのための工夫
・生活歴や家族歴に伴うその人の生活の仕方を理解する
・薬物療法の効果を判定する
・薬物療法の副作用などをきめ細かく観察する
・セルフケアのレベルを保つ（調理や洗濯物をたたむ）
・作業療法
・レクリエーション
・季節の行事への参加
・女性に化粧療法を行う
・回想療法
・他の医療福祉関係職員との調整
・必要な制度・支援者
・他院前訪問（退院後の生活環境の調整・助言）
・退院後に利用可能なサービスの紹介
●退院後のフォローアップ
・特に退院後1週間～10日間
・電話相談
・作業療法
・レクリエーション
・季節の行事への参加
・女性に化粧療法を行う
・回想療法

26 認知症

Ⅰ　認知症が生じる病態生理

1．認知症と具体的症状

認知症患者は年々増加しており，2012 年には約 462 万人（高齢者の 7 人に 1 人）が認知症であり，2025 年には約 730 万人（高齢者の 5 人に 1 人），2060 年には約 1154 万人（高齢者の 3 人に 1 人）が認知症になると推察されている。アルツハイマー病は女性に多く，血管性認知症は男性に多い。

1）中核症状

① 記憶障害

記憶は，時間の経過によって分類し，❶直後（1 分以内）の記憶を**短期記憶**，❷数分～数日の記憶を**近時記憶**，❸数日～数カ月，数年の記憶を**遠隔記憶**という。認知症は，まず近時記憶が障害され，遠隔記憶は比較的保たれている。物忘れと認知症の記憶障害の違いは，食事の内容を忘れているのが物忘れであり，食事をしたことそのものを忘れているのが認知症の記憶障害である。

② 見当識障害

見当識は，時間，場所，人に対する認識である。認知症の経過では，最初に日時がわからなくなり，その後に場所，人物がわからなくなる。

③ 失語，失行，失認

大脳皮質は前頭葉，頭頂葉，側頭葉，後頭葉の 4 つに分かれ，それぞれ運動野，体制感覚野，聴覚野，視覚野を有する。さらに，それらの領域からの情報を解析する連合野がある。認知症は大脳皮質が広範囲に障害されるので，障害された部位によりさまざまな高次脳機能障害を生じる。

- **失語**：発声器官が正常であるにもかかわらず言語を発することができなくなり言語を理解することができなくなる状態である。
- **失行**：運動機能，感覚機能は正常であるにもかかわらず動作が行えない状態である。
- **失認**：感覚機能は正常であるにもかかわらず対象が何かを認識できない状態である。

④ 実行（遂行）機能障害

実行（遂行）機能とは，事を手順通りに行う機能である。その障害によって，例えば料理を手順通りに行えなくなるという状態になる。

2）周辺症状（BPSD，認知症の行動・心理症状）

周辺症状（Behavioral and Psychological Symptoms of Dementia：BPSD，認知症の行動・心理症状）は中核症状に随伴してあらわれる症状であり，精神症状や行動障害のことをいう。主な周辺症状を以下に示す。

① 幻覚と妄想

認知症でよくあらわれる幻覚は幻視で，誰もいないのに誰かがいるように話しかけたり，子どもをあやしているような語りかけをすることがある。妄想で多いものは，「物盗られ妄想」で，家族や介護を行っている人が自分の物を盗ったと言うことが多い。

② 抑うつ

認知症の初期に今後の自分に対する不安や中核症状の自覚による抑うつ気分や悲哀が出現することがある。

③ 感情の変化

感情の変化が激しくなり，時に興奮し暴力に至ることがある。

④ 徘徊

周囲の人から意味もなく歩き回っているようにみえる行動をいう。

2．認知症の成り立ち

65 歳以上の認知症で最も多いのは，❶アルツハイマー病による認知症，❷血管性認知症，そして❸血管性とアルツハイマー型が混合した認知症である。その他の原因は，レビー小体型認知症，前頭側頭型認知症，正常圧水頭症，アルコール依存症に伴う認知症，HIV や梅毒のような感染症による認知症，そしてパーキンソン病である。さらに甲状腺機能低下症等の代謝異常，ビタミン B_{12} または葉酸欠乏などの栄養失調，ボクサー脳症などの外傷性，重金属や放射線照射などの毒素によるものなどがある。

認知症は，一度獲得した能力が何らかの原因により低下したり失われた状態である。進行性の疾患であり，徐々に機能低下が起こるが，対応がうまくいくとその変化が緩徐になることがある。

3．認知症と心理社会的反応

認知症になると，中核症状により自分の家がわからなくなったり，女性であればこれまでできていた家事ができなくなるため，本人のみならず家族も不安やいらだちを感じる。さらに，家族が認知症であることを理解できず，患者が忘れたことやなくし物をしたことを責めることにより，患者がさらに混乱することがある。

発症初期は，自分が料理や洗濯などできていたことができなくなったり，新しいことを覚えることができなくなり，その結果，人前に出ることを避けるようになる。このことが社会的孤立につながる。

4．認知症が生じる病態生理

認知症を引き起こす疾患として，DSM-5 における認知症の分類を［表1］に記す。

1）アルツハイマー病

脳の萎縮，神経細胞の変性と脱落，老人斑，神経原線維の変化が特徴である。記憶障害や見当識障害が初期に出現し，徐々に実行機能障害，失語・失行・失認等が出現する。発症頻度は認知症全体の約半数といわれている[1]。

2）前頭側頭型認知症

前頭葉と側頭葉の萎縮に起因する。脱抑制，無気力・無関心，常同行為，食行動の異常，人格変化などがあらわれる。易怒性があり，集団行動が困難になる。初期症状は軽度なために周りは気づきにくい。変なことをするようになったと感じて指摘しても，本人は謝罪をすることがない。比較的若年（50～60歳代）に発症する。指定難病の1つである。

3）レビー小体型認知症

アルツハイマー病とパーキンソン病を併せもつ疾患であり，幻視が出現することが多い。興奮や暴力があらわれる頻度が高い。発症頻度は約 20% である[2]。

［表1］認知症を引き起こす疾患（DSM-5 より）

- アルツハイマー病による認知症またはアルツハイマー病による軽度認知障害
- 前頭側頭型認知症または前頭側頭型経度認知障害
- レビー小体病を伴う認知症（レビー小体型認知症）またはレビー小体病を伴う軽度認知障害
- 血管性認知症または血管性軽度認知障害
- 外傷性脳挫傷による認知症または外傷性脳挫傷による軽度認知障害
- 物質・医薬品誘発性認知症または物質・医薬品誘発性軽度認知障害
- HIV 感染による認知症または HIV 感染による軽度認知障害
- プリオン病による認知症またはプリオン病による軽度認知障害
- パーキンソン病による認知症またはパーキンソン病による軽度認知障害
- ハンチントン病による認知症またはハンチントン病による軽度認知障害
- 他の医学的疾患による認知症または他の医学的疾患による軽度認知障害
- 複数の病因による認知症または複数の病因による軽度認知障害
- 特定不能の神経認知障害

（日本精神神経学会日本語版用語監，髙橋三郎，大野裕監訳：DSM-5 精神疾患の診断・統計マニュアル．pp602-634，医学書院，2014．より作成）

4）血管性認知症

脳血管疾患が発症し，認知症状態に陥る。障害される部位によって症状が異なる。記憶障害よりも性格変化，易怒性が強い。発症頻度は約 16% である[3]。

5．認知症の診断・検査

1）診断

DSM-5 の診断基準を［表2］に記す。

① アルツハイマー病

大脳皮質はび漫性萎縮にあり，左右対称に前頭葉から側頭葉にかけて萎縮し，シルビウス裂の拡大や側頭葉下部内則の萎縮があらわれる。側脳室は全般的に拡大し，下角が側頭葉下部に侵入している。

② 前頭側頭型認知症

前頭葉と側頭葉の皮質萎縮と側脳室前角拡大などの萎縮性所見を示す。

③ レビー小体型認知症

異常タンパクであるレビー小体が大脳皮質や脳幹を含む広範囲の中枢神経系の細胞内に沈着し，沈着密度の高い部位での神経細胞の変性・脱落を組織病理学的所見とするレビー小体病を発症基盤とする。

［表 2］DSM-5 における認知症の診断基準

A	1つ以上の認知領域（複雑性注意，実行機能，学習および記憶，言語，知覚－運動，社会的認知）において，以前の行為水準から有意な認知の低下があるという証拠が以下に基づいている。 (1) 本人，本人をよく知る情報提供者，または臨床家による，有意な認知機能の低下があったという懸念，および (2) 標準化された神経心理学的検査によって，それがなければ他の定量化された臨床的評価によって記録された実質的な認知行為の障害
B	毎日の活動において，認知欠損が自立を阻害する（すなわち，最低限，請求書を支払う，内服薬を管理するなどの，複雑な手段的日常生活動作に援助を必要とする）。
C	その認知欠損は，せん妄の状況でのみ起こるものではない。
D	その認知欠損は，他の精神疾患によってうまく説明されない。

（日本精神神経学会日本語版用語監，髙橋三郎，大野裕監訳：DSM-5 精神疾患の診断・統計マニュアル，p594，医学書院，2014．より）

④ 血管性認知症

社会・日常生活上に支障がある程度の記憶と認知の機能障害があり，認知症の原因となる全身性疾患やアルツハイマー病などが認められず，頭部画像検査，あるいは神経症候などの臨床症状から，脳梗塞や脳出血という脳血管性病変があると考えられ，臨床症状と頭部画像検査の異常所見に相互の関連性があると証明された場合に血管性認知症と診断する。

2）検査

① 身体疾患の有無の確認

身体疾患によって認知症様の症状を呈することがあるため，まずは血液検査，尿検査，胸部 X 線の検査を行い，身体疾患ではないことを確認する。

② 脳の検査

CT，MRI，脳波で器質的な異常と機能的な異常を知ることができる。アルツハイマー病では，大脳の後半部の血流量が低下することから，SPECT（単一光子放射型CT）で脳血流量の状態を調べる。

③ 認知機能検査

改訂長谷川式簡易知能評価スケール（HDS-R），Mini-Mental State Examination（MMSE）を用いる。

6．認知症の治療

1）薬物療法

認知症治療薬として，ドネペジル（アリセプト®），ガランタミン（レミニール®），リバスチグミン（イクセロン®，リバスタッチ®），メマンチン（メマリー®）がある。いずれも経過をみながら徐々に増量する。リバスチグミンはパッチ剤であり，患者に応じた剤形を選択する。

BPSD（周辺症状）には，抗精神病薬，不安や抑うつ等に抗うつ薬や抗不安薬，睡眠障害に睡眠薬を使用する。高齢者は過鎮静となることが少なくないので副作用の有無を観察する。

2）非薬物療法

身近なテーマを設定し，回想を促す回想法や，音楽，ゲーム，塗り絵などを用いた作業療法，レクリエーションが，不安の軽減や残存能力の維持に効果がある。

7．認知症の経過と予後

認知症は 50 ～ 60 歳代に発症し，5 ～ 10 年にわたって徐々に進行する。その進行度は認知症の型によって異なる。アルツハイマー型認知症は持続的に進行しその平均生存期待年数は約 8 年であるが大きな幅がある。早期発症，認知症の家族歴がある場合は進行が速いといわれている[4]。脳血管性認知症は段階的に進行し平均生存期間は 5 年といわれている[5]。

Ⅱ　認知症の看護ケアとその根拠

1．観察ポイント（日常生活への影響）

認知症患者は，自分の生活や行動を阻害されると不快になるため，さりげなく目で行動を観察し，現在出現している中核症状や周辺症状を理解する。

また，認知症患者は，身体的な不調を言葉で表現できないことがあるため，食事・水分摂取量，排泄，顔色や皮膚状態（創傷の有無，かさつきなど），検査データとともに，いつもの生活との変化がないかを観察し，「いつもより元気がない」「いつもと違う」「何かおかしい」などと感じたら身体疾患を疑った検査や検温を行う。例えば，認知症患者は，自分で水分補給を行うことが困難であり，脱水になることがある。

さらに，見当識障害や徘徊により転倒・転落のリスクが高まるので，認知症患者の行動に伴う危険の有無を観察する。

2．説明と同意

認知症患者は，軽度の物忘れ程度であれば入院に至ることはない。徘徊が激しく自宅に帰って来られなくなったり，暴言・暴力等により自宅での介護が困難になり入院となる場合が多い。入院時の説明は，家族に行うことが多いが，患者にも丁寧な説明を行い，できる限り入院や治療に対する同意を患者から得る。

治療のゴールについては，認知症の程度や受け入れる家族や施設によって異なるため，入院時に共有する。例えば，自宅で生活していたが，今後自宅での介護が困難な場合は，入院時より退院先はどこを目指すか，施設入所の場合，どのような状態であれば受け入れが可能であるかを共有する。

また，高齢者の行動制限が社会的な問題となっている。病院の方針として行動制限を行う病院がある一方で，行動制限をまったく行わない病院もある。多くの病院は，転倒・転落のリスクが生じたときはやむを得ず行動制限を行うことが多い。そのことに対する説明を行い，同意を得て行う。

行動制限を行わない病院は，入院時の説明において，転倒・転落のリスクと対応策を説明したうえで，それでも行動制限は極力行わないことを説明する。その場合，転倒や転落による骨折等が発生する可能性があることを説明した上で，行動制限を行わないことに対する同意を得る。

3．認知症と看護

認知症患者は対応次第でよい反応にもよくない反応にもなる。まずは患者の行動にどのような意味があるのかを考え，その行動と患者のペースに合わせた対応を行う。

1）患者の自尊心を尊重する

何か失敗したとして，それを怒ったり訂正してもそれについて改めることはなく，むしろ怒られたり否定されたことによる怒りや悲しみ，屈辱が残る。患者の人生観，価値観を尊重し，高齢者に対して，自尊心を傷つけない対応を行う。例えば，「家に帰りたい」と落ちつかない患者に，「今日は食事の用意をしてしまったので泊まっていただいてもいいですか？」と自分で決定できる声のかけ方をすると，自尊心が傷つかない対応になる。

2）安全に行動できる支援

患者の行動には意味がある。例えば，看護師からみると徘徊ととらえられる行動が，患者は「家に帰りたい」と出口を探しているのかもしれない。看護師には無意味に思える行動であっても制止するのではなく，患者の行動の意味を理解し，時には行動をともにし，寄り添ったケアをすることで穏やかな時間を過ごすことが可能になる。

3）話しやすい雰囲気をつくる

認知症患者はコミュニケーションを図りにくいことがある。コミュニケーションを成立させるには，まずは目を合わせ，表情豊かに，ゆっくりとわかりやすく穏やかな口調で話しかける。必要に応じて手を添えるなどの非言語的コミュニケーションを用いる。

4）できないところを補う

患者ができることは時間がかかっても自分で行えるよう援助し，看護師は必要な部分だけ補う。そのためには，待つ姿勢が必要であり，患者を急がしたり，患者ができないことを介助する。患者が食事，排泄，入浴，更衣など，自分のペースかつ自力で行えるように何が工夫できるのかを看護師は考える。

5）行動制限を行わない工夫

近年認知症患者に対する身体拘束が社会問題になっている。認知症高齢者は，向精神薬の使用によるふらつき，ベッドからの転落のリスク，夜間せん妄により予測が困難な状況などがあり，そのリスク回避のため身体拘束を行うことが少なくない。認知症患者に身体拘束を行うことは，筋力低下による転倒リスクが高まる，患者は不快な思いをするためケアへの抵抗が出現するなど，さまざまな問題が生じる。

認知症患者は看護師の表情や感情を察知するため，看護師が不愉快な表情をしていると不穏になる一方で，看護師が笑顔であれば笑顔で返すことが多い。

また，夕方になると不穏になる患者は，なぜその時間になると落ち着かないのか，早朝覚醒する患者の生活習慣はどうだったのかなど，その患者のこれまでの生活を知ることにより対応が可能となり，身体拘束の必要がなくなることがある。

認知症ケアは，想像力を豊かにし，患者の行動の意味を考えることが重要である。

4．治療の第１段階における看護

●看護の工夫

認知症患者は，新しい環境に慣れることが難しい。環境の変化により，自分の部屋がわからず他の患者の部屋に入ってしまいトラブルが生じたり，トイレの位置がわからず失禁することがある。患者は認知機能障害により，看護師は患者に部屋やトイレの位置を覚えてもらうなど新しい環境に慣れてもらうことに重きをおき患者が自分らしく，おだやかに生活できる環境を整える。また，入院の原因となった徘徊や暴言・暴力がさらに激しくなり，易怒性や攻撃性が高まるなど周辺症状がさらに悪化したり，せん妄を生じることがある。その場合は，適度な運動や大声を出せる場を用意する。

例えば，部屋やトイレに大きな名札をつけて位置をわかりやすくする工夫や，安心感を与えるような会話を行う。

高齢者が安心できる環境として，自宅に近い環境を整える。病院によっては畳のエリアやこたつ，ソファーなどを利用し，懐かしさを感じるエリアをつくる工夫をしている。それができない場合は可能な範囲で自宅で使用していた物品を持参する。

せん妄が生じているときは，行動を制止するのではなく，「どちらにお出かけですか？」「何か探し物ですか」と言い，一緒に行動して安全に配慮しながら患者に寄り添う。このことで患者が落ち着く。

●入院前の生活に添う

患者の生活歴や家族歴を知ることで，対応が変わる。例えば，ある患者が午前３時に覚醒することを早朝覚醒ととらえていたが，長年漁師という職業をしていた人と考えると，３時に覚醒することは不思議なことではない。「まだ早いので寝てください」と言われることは，患者にとって苦痛になる。その患者には再入眠を促すより，安全に起きていられる環境を整えると患者も看護師も穏やかな時間を過ごすことができる。

また，長年自宅では寝る前に入浴をしていた患者が，入院をすると，病院の都合で午前中に入浴を促されるようになる。そうなると入浴を拒否することがあるが，「お風呂の時間ですよ」と医療者が決定事項として伝えるのではなく，「お風呂の用意ができているのですが，入られますか？」と患者本人が決定できる声かけをすることで，「入る」という選択をすることが多い。また，ラジオ体操や散歩，草木の手入れ，カラオケをしていた，という患者には，病棟のプログラムや作業療法を活用して，それらの機会を提供する。

5．治療の第２段階における看護

●薬物療法と看護

この時期は，第１段階で生じた周辺症状がある程度落ち着いている。また，薬物調整を行っており，身体面と精神面の観察とケアが必要な時期である。高齢者は薬物療法の用量の変更に対して過剰な反応を示すことがあるため，足元のふらつきや意識状態に注意し，安全に治療が受けられるように環境を整える必要がある。

●日常生活援助ともっている力を支える看護

認知症患者は，自ら身体的，精神的苦痛を訴えることが困難なため，看護師はバイタルサインや食事や排泄や皮膚状況，歩行状態などの観察を行い，必要に応じて自尊心を傷つけないように対応する。

セルフケアレベルを低下させることなく，本人らしく生活できるよう，時には一緒に洗濯物をたたむ，家での生活の様子をたずねる，一緒に調理をすることを企画するなど，本人がもっている力を発揮できる場を提供する。

作業療法士と協力して趣味や得意なことができる機会を設定し，もっている力を発揮したときは自尊心を高めることができる声かけを行う。

●さまざまなプログラム

回想療法，作業療法やレクリエーション，季節の行事への参加を促すことがセルフケアレベルを保つために効果的である。作業療法では回想法を行うと，患者が知っていることを次々と口にすることができる。化粧療法を取り入れることで，女性だけではなく華やいでいく女性を見て男性もうれしそうになるという効果がある。

6．治療の第３段階における看護

●退院調整

この時期は，退院を視野に入れ他の医療・福祉関係の職員と調整をすすめる時期である。

退院に際しては，担当の介護支援専門員（ケアマネジャー）など患者を支える医療・福祉関係者とともに必要な支援を整え，患者本人が自分らしく生活できる環境の調整を行う。

要介護認定を受けていない場合，制度の説明や介護支援専門員の決定について助言を行う。退院先を自宅にするか，施設にするかの選択を迫られる場合がある。いずれにしても，利用可能な医療・福祉サービスの情報提供を行い，患者に必要な支援が受けられるよう調整を行う。

● 退院支援

退院前訪問を行い，退院後の自宅での生活状況を確認し，部屋の調整を可能な限り行うことが，患者・家族に安心感を与えることになる。例えば，患者の部屋とトイレが離れており，夜間にトイレがわからず廊下などで放尿してしまうことがあるなら，可能であればトイレに一番近い部屋を用意することで解決する。

退院先が施設であっても必要に応じて診療報酬にこだわらず退院前訪問を行い，対応に困ったことがあればアドバイスをすることで施設の職員が安心して受け入れることができる。

自宅に退院する場合，家族の負担が大きくならないよう訪問サービスや通所サービスの利用について説明や調整を行う。時には本人や家族の QOL を維持するためにショートステイなどの入所サービスを一時的に利用することが可能であることを説明する。

7．退院後のフォローアップ

入院中に症状が落ち着いて退院となっても，また環境が変化することにより認知症患者は不穏になることがある。退院前より 1 週間～10 日程度落ち着きがないことがあることを説明し，困ったことがあれば電話等で相談することができる体制をつくることで，再入院を予防することができる。

8．家族に対する支援

● 家族の心理と支える場の提供

患者が認知症を発症し，記憶障害や見当識障害が出現しても，認知症初期において家族は気がつかない，または気がついていても否認することがある。さらに，これまでできていたことができなくなる患者への怒りが出現する。家族の対応次第で進行がゆるやかになることがあるため，家族にはどのように対応すればよいかを指導する。

しかし，認知症が進行するにしたがって，家族は疲弊し，患者への対応がうまくいかなくなることが少なくない。家族に対しては，認知症という疾患の理解を求めると同時に，同じように認知症の家族をもつ者同士で語り合う場の提供や，家族が相談できる場所の提供や情報提供を行うなど，家族の負担を軽減する環境を整える。

● 家族心理教育

こういった家族に対する支援の 1 つとして**家族心理教育**がある。その内容は，認知症という疾患の教育，薬物療法や食事，社会資源の情報など多職種でさまざまな方面からの教育を行う。家族心理教育は個別で行うことも可能であるが，集団で行うことにより，同じ認知症患者の介護を行う家族同士で悩みを共有し，お互いにうまくいった方法を伝え合うピアサポートを行うことができる。

［大西恵，川野雅資］

《引用文献》
1) 武田雅俊：アルツハイマー病．山内俊雄・他編，専門医を目指す人の精神医学，第3版，p284，医学書院，2011.
2) 小阪憲司：レビー小体認知症．前掲書 1，p301.
3) 天野直二：脳血管障害と血管性認知症．前掲書 1，p292.
4) 井上令一監：カプラン臨床精神医学テキスト，第3版―DSM-5診断基準の臨床への展開，pp804-805，メディカル・サイエンス・インターナショナル，2016.
5) C カトナ・他，島悟監：図説精神医学入門．p70，日本評論社，1997.

《参考文献》
1) 日本精神神経学会　日本語版用語監，髙橋三郎，大野裕監訳：DSM-5 精神疾患の分類と診断の手引．pp282-300，医学書院，2015.
2) 坂田三允：精神疾患・高齢者の精神障害の理解と看護．中央法規出版，2012.
3) 一般財団法人仁明会精神衛生研究所監，大塚恒子編：老年精神医学―高齢患者の特徴を踏まえてケースに臨む．精神看護出版，2013
4) 清水裕子：コミュニケーションからはじまる認知症ケアブック―ケアの 9原則と 66 のシーン．学習研究社，2010.
5) 水野裕：実践パーソン・センタード・ケア―認知症をもつ人たちの支援のために．ワールドプランニング，2008.
6) 石東嘉和・他編：New 認知症高齢者の理解とケア．学習研究社，2007.

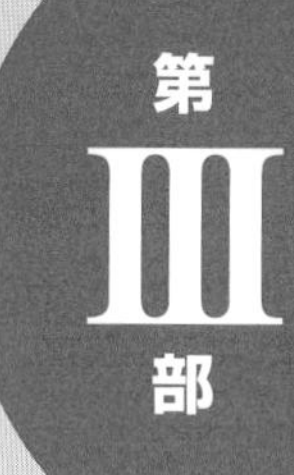

精神科治療に伴う看護ケア関連図

27 精神科救急看護

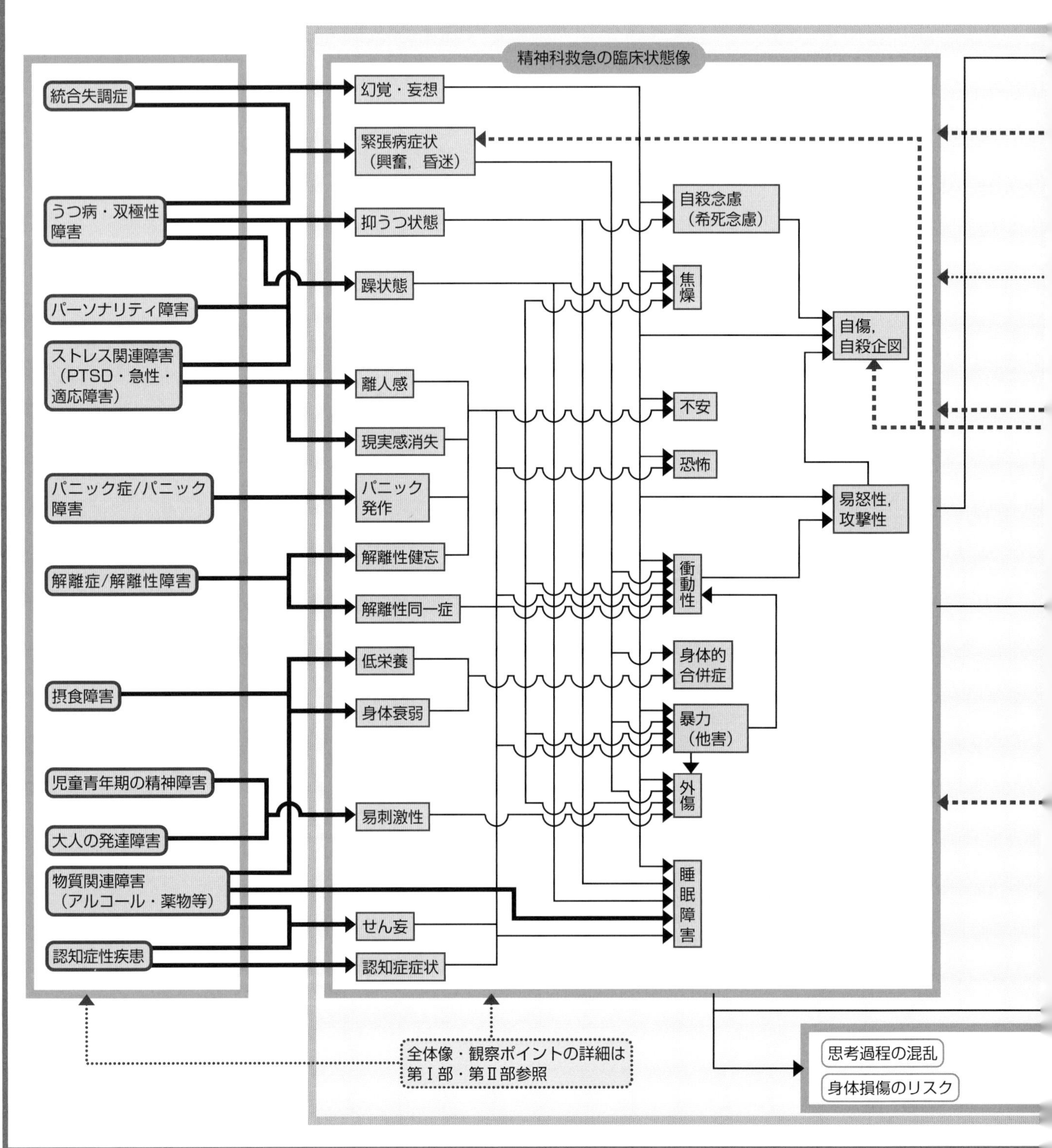
精神科救急の臨床状態像
統合失調症
うつ病・双極性障害
パーソナリティ障害
ストレス関連障害（PTSD・急性・適応障害）
パニック症/パニック障害
解離症/解離性障害
摂食障害
児童青年期の精神障害
大人の発達障害
物質関連障害（アルコール・薬物等）
認知症性疾患
幻覚・妄想
緊張病症状（興奮，昏迷）
抑うつ状態
躁状態
離人感
現実感消失
パニック発作
解離性健忘
解離性同一症
低栄養
身体衰弱
易刺激性
せん妄
認知症症状
自殺念慮（希死念慮）
焦燥
不安
恐怖
衝動性
身体的合併症
暴力（他害）
外傷
睡眠障害
自傷，自殺企図
易怒性，攻撃性
全体像・観察ポイントの詳細は第Ⅰ部・第Ⅱ部参照
思考過程の混乱
身体損傷のリスク

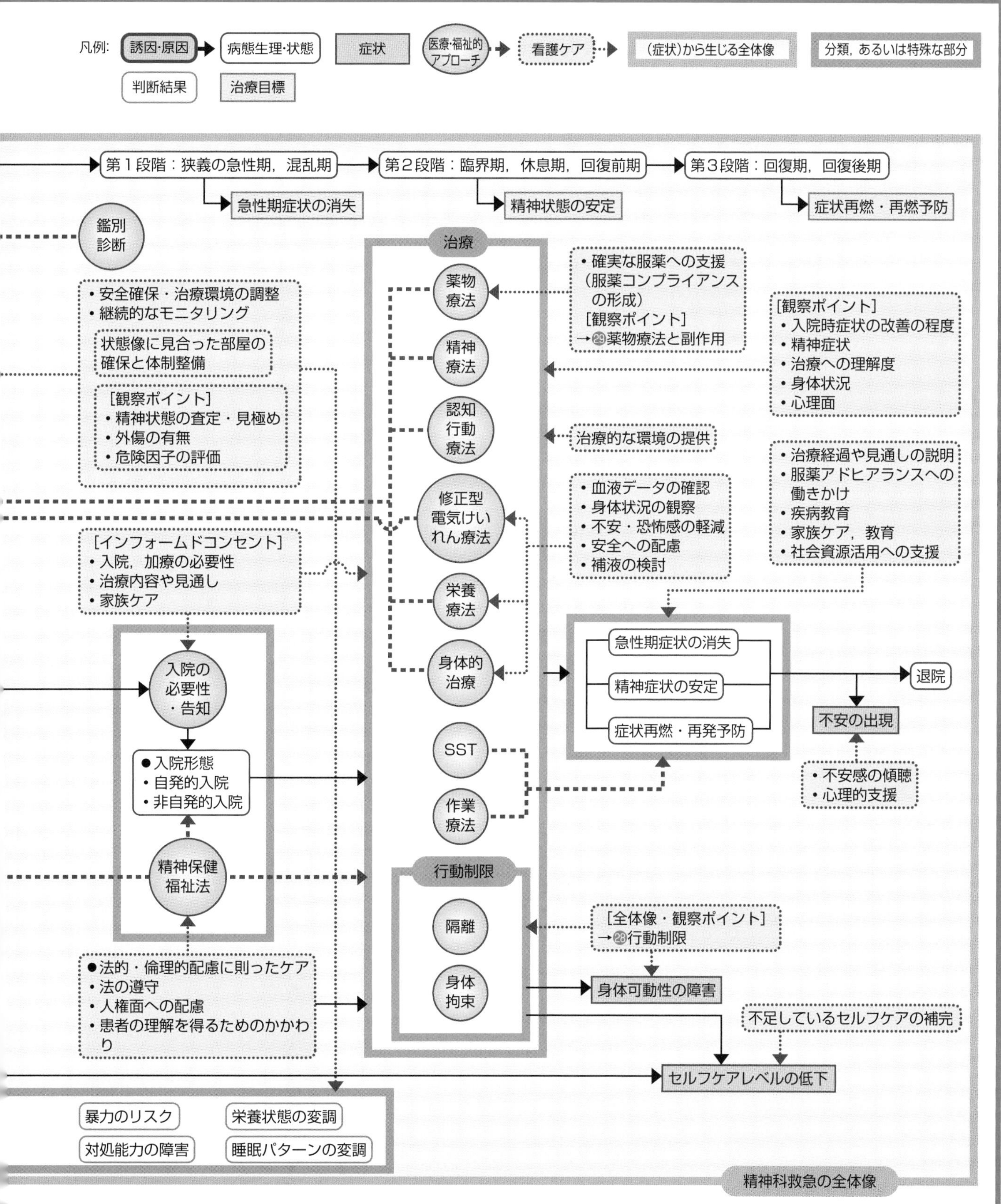

凡例:
誘因・原因
病態生理・状態
症状
医療・福祉的アプローチ
看護ケア
(症状)から生じる全体像
分類，あるいは特殊な部分
判断結果
治療目標
第１段階：狭義の急性期，混乱期
第２段階：臨界期，休息期，回復前期
第３段階：回復期，回復後期
急性期症状の消失
精神状態の安定
症状再燃・再燃予防
鑑別診断
治療
薬物療法
精神療法
認知行動療法
修正型電気けいれん療法
栄養療法
身体的治療
SST
作業療法
行動制限
隔離
身体拘束
・確実な服薬への支援（服薬コンプライアンスの形成）
[観察ポイント]
→㉙薬物療法と副作用
[観察ポイント]
・入院時症状の改善の程度
・精神症状
・治療への理解度
・身体状況
・心理面
・安全確保・治療環境の調整
・継続的なモニタリング
状態像に見合った部屋の確保と体制整備
[観察ポイント]
・精神状態の査定・見極め
・外傷の有無
・危険因子の評価
治療的な環境の提供
・治療経過や見通しの説明
・服薬アドヒアランスへの働きかけ
・疾病教育
・家族ケア，教育
・社会資源活用への支援
・血液データの確認
・身体状況の観察
・不安・恐怖感の軽減
・安全への配慮
・補液の検討
[インフォームドコンセント]
・入院，加療の必要性
・治療内容や見通し
・家族ケア
入院の必要性・告知
●入院形態
・自発的入院
・非自発的入院
精神保健福祉法
●法的・倫理的配慮に則ったケア
・法の遵守
・人権面への配慮
・患者の理解を得るためのかかわり
急性期症状の消失
精神症状の安定
症状再燃・再発予防
退院
不安の出現
・不安感の傾聴
・心理的支援
[全体像・観察ポイント]
→㉘行動制限
身体可動性の障害
不足しているセルフケアの補完
セルフケアレベルの低下
暴力のリスク
栄養状態の変調
対処能力の障害
睡眠パターンの変調
精神科救急の全体像

27 精神科救急看護

Ⅰ　精神科救急の概要

1．精神科救急とは

社会通念上，人が突然に生命の危険や緊急的な医療が必要となった場合に搬送されるのが“救急医療”という共通認識がある。その救急医療は生命（身体）優先の原則に則り，主に身体面に緊急医療対応を行うことであるが，それと同じく，精神的に危機的な状況に陥っている者への緊急医療対応を行うのが精神科救急である。

日本精神科救急学会は，精神科救急医療に関する用語の整理として[1]，精神疾患によって自他への不利益が差し迫っている状況を「精神科救急状態」，そのような状況にある医療機関の活動と対象をそれぞれ「精神科救急医療」「精神科救急患者」と規定している。

2．精神科救急医療体制整備事業と高規格の精神科病棟

1）精神科救急医療体制整備事業とは

1995年に精神科病院の協力のもと，国と都道府県の共同公共事業として立ち上がった事業である。精神科救急情報センターや精神科救急医療センターの設置，搬送システムの確保等救急医療体制の整備に始まり，2011年には精神科救急医療体制に関する検討会による精神科救急医療体制の整備方針を示した。

2）高規格の精神科病棟とは

精神科救急医療を中心的に担う精神科専門病棟である。主に精神科急性期治療病棟（精神科急性期治療病棟入院料）と精神科救急病棟（精神科救急入院料），精神科救急・合併症病棟（精神科救急・合併症入院料）を指す。それぞれ1996年，2002年，2008年に診療報酬上新設され，施設基準や精神科救急医療体制整備事業に参加していることなど運用面での条件があり，早期治療（受療・加療が必要な方を早期にみつけ，手厚い医療を行う）・早期退院を促進している。精神科急性期治療病棟は全国で350病棟（2016年6月1日時点。医療機関届出情報施設一覧リスト）が，精神科救急・合併症病棟は10病棟が認可されている（2017年6月末時点，日本精神科救急学会）。

精神科救急病棟は急性期の集中的な治療を要する精神疾患を有する者を治療する病棟である。全国で137病棟が認可され（2017年6月末時点，日本精神科救急学会），精神科救急・合併症病棟に次いで2番目に高い医療費（2018年4月時点，1日定額約35,000円）が設定されている。主な施設基準や運用面での条件（精神科救急入院料1）を**［表1］**に示す。

［表1］主な施設基準や運用面での条件（精神科救急入院料1）

①当該病院に常勤の精神保健指定医が5名以上，当該病棟に常勤の精神保健福祉士が2名以上，日勤帯以外の時間帯に看護師が常時2名以上配置されていること ②保護室を含む個室が病床の半数以上を占めていること ③4割以上が新規患者であること ④必要な検査およびCT撮影が必要に応じて速やかに実施できる体制にある（CT撮影については他医療機関との連携体制が整備されていればよい） ⑤年間の新規患者のうち6割以上が非自発的入院（措置入院，緊急措置入院，応急入院，医療保護入院），鑑定入院および医療観察法入院であること ⑥その地域における直近1年間の措置入院，緊急措置入院，応急入院の4分の1以上または20件以上の患者を受け入れていること	⑦病床数は当該病院の精神病床数が300床以下の場合には60床以下，300床を超える場合にはその2割以下であること ⑧新規入院患者の6割以上が3カ月以内に退院し，自宅等へ移行すること ⑨常時，精神科救急外来診療が可能であり，精神疾患にかかわる時間外，休日または深夜における診療実績が年間150件以上，またはその地域における人口万対1.87件以上である。そのうち，初診患者の件数が30件以上または2割以上であること ⑩精神疾患に係る時間外，休日または深夜における入院件数の実績が年間40件以上，またはその地域における人口万対0.5件以上である。そのうち8件以上または2割以上は，精神科救急情報センター・精神医療相談窓口，救急医療情報センター，他の医療機関，都道府県，市町村，保健所，警察，消防からの依頼であること

3．精神科救急医療の対象となる患者

精神科救急医療の対象となる患者の疾患は，統合失調症や双極性障害など多岐にわたる。また，臨床現場でよくみられる状態像も幻覚妄想状態，抑うつ状態，躁状態，興奮状態などさまざまである。１つの疾患に，限定した状態像しか呈さないということはない。

こういった疾患や状態像を呈する精神科救急状態にある患者は，原因は何であれ，即時に精神科的緊急医療対応を必要としている状況にある。個人の精神的な面はもとより，身体的な面においても危機的状態に陥っていることが多い。同時に，対人関係や生活の破綻といった家族や職業を失うなどのリスクの高い社会的・経済的な「生活を営む」という面での危機的状態でもある。生物学的にも，社会的にも，ホメオスタシスが代償不全をきたした状態と考えられ，そこには，生物・心理・社会的な問題が凝縮されている。

Ⅱ　救急外来受診から入院までの流れと看護

1）救急外来受診から入院までの流れ

前述した対象が救急外来を受診するのには，さまざまな経路がある。本人自らが苦痛や危険性を感じて受診する場合，本人の意思によらず，本人の周囲にいる人が変調を察して伴い受診する場合や警察，消防，行政を通して受診する場合などである。

受診・診察の結果，入院加療が必要と判断すれば，本人および同伴している家族等にあらためて入院加療の必要性や治療内容等が，また，精神保健福祉法に則った入院形態を判断し告知する。入院形態は本人の同意による自発的な入院（任意入院）を推奨しているが，特に精神科救急状態にある患者は一時的にでもその病状や症状から，判断能力や同意能力を欠いている場合が多い。初期対応が，その後の患者の予後に影響することを考慮し，迅速に医療および保護を図る必要があり，その場合は本人の同意によらない非自発的な入院（医療保護入院，応急入院，措置入院，緊急措置入院）になる。

2）看護

看護師は精神科救急医療の対象者の情報が入った場合，診察室の準備や状況に応じて応援体制を整える。来院から対象の状況に応じて全体的な流れを予測し，迅速に判断し対応する。

また，医師の診察に際して対象や家族等から聴取できる情報から，精神状態の査定や危険因子の評価をあわせて行う。継続的なモニタリングが必要になるので，外来と病棟看護師との連携を行う。

入院加療が必要と判断された場合は，医師がインフォームドコンセントを行うが，緊急的に受診した場合は本人や家族等が混乱している場合が多く，看護師が補足的に説明や同意を得るかかわりを行う。

本人の意思に反して入院が告知された場合は，診療科に関係なく誰もが一時的に混乱するが，精神科救急の臨床においては，病的体験および認知や思考障害に伴う病識の欠如などが加わり，精神運動興奮状態が激しさを増したり，全力で抵抗しようとする状況が起こりやすい。

そのような場合，医師は本人が不利益になる言動を最小限にするように意図的に声かけを行っているので，その意図を理解した対応と本人の心理面や人権面への配慮，入院加療への理解を得るためのかかわりと安全確保を行う。入院病棟へ誘導する場合は，不測の事態が起こる可能性を視野に入れて，本人の状態に応じた看護師の配置と他の来院者から奇異的に見られないように行う。

Ⅲ　精神科救急医療（広義の急性期入院医療）と看護

精神科救急医療は，入院期間が３カ月以内に設定されている。また，精神科救急医療ガイドライン[1]は，急性期治療の構造を第１段階（狭義の急性期，混乱期），第２段階（臨界期，休息期，回復前期），第３段階（回復期，回復後期）の３段階に分けており，限定された入院期間の中で，さまざまな治療・回復過程の方が混在している。

治療目標は急性期症状の消失，精神状態の安定，症状再燃・再発予防と段階に応じて変化する。患者－医療者関係は対等が前提だが，非自発的な治療の導入から始まることの多い精神科救急では，その主体が段階によって変化していく。阿保[2]は，救急時ケアにおいて中心的な柱は，**「トリアージ」「安全への配慮」「法的倫理的配慮」**であると記している。これらはどの段階においても，重要な視点である。

これをふまえて，ここでは主に第１段階（狭義の急性期，混乱期）における治療と看護について述べる。

［図 2］環境要因（社会的要因）からみた不穏，暴力行為の要因

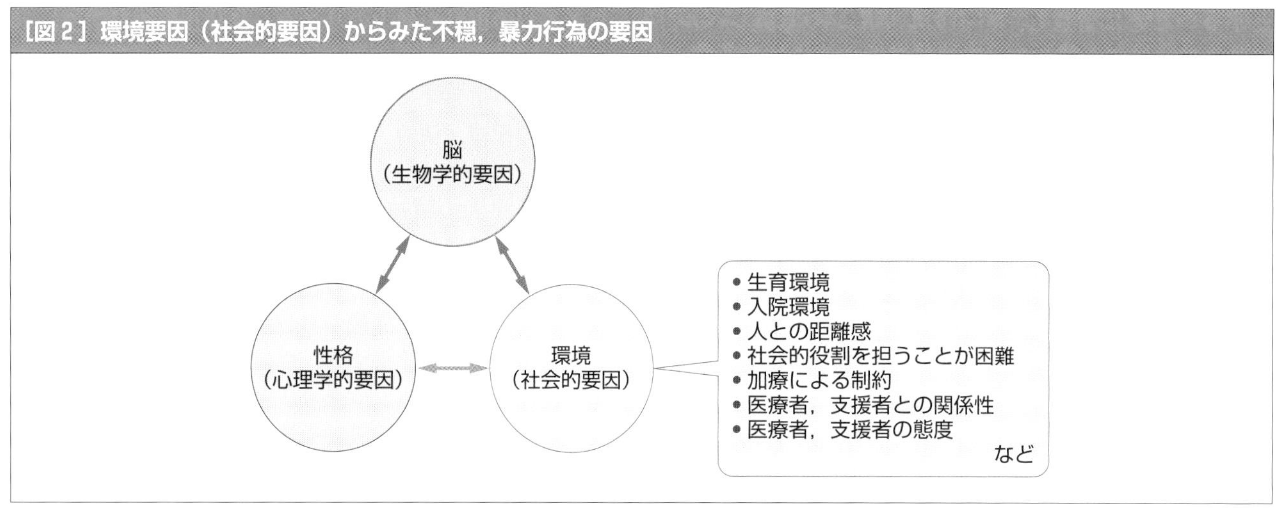

4）病的体験により自己コントロールが不可能な患者の場合

自他ともに安全をコントロールできないこの段階では，常時モニタリングを行う。また，その時々の精神状態や言動によって随時環境調整を行う。患者本人のみならず，同じ空間で加療している他の患者についても安全への配慮を行う。患者とその周囲の状況や関係性，そして距離感を観察し，看護師が介入して調整する。

突発的で衝動的な行動化による身体損傷（自殺）を阻止しなければならない。モニタリングでその前兆を察知した場合，速やかに対応する。行動化に至る状況がある際は患者のそばを離れないで安全を確保する。予防的な対応が重要で，あえて患者本人が意識できるくらいの“あなたの状況を看ていますよ”という意図的なメッセージが伝わる程度のモニタリングを行うことが抑止力になる（→⑪自殺）。

4．第 2 段階（臨界期，休息期，回復前期）—精神状態の安定

第 1 段階を脱し，急性期状態を経たことにより心身ともに疲弊した状況にあるこの時期は休息を十分にとることと，そのための環境調整を行う。第 1 段階ほどの刺激の除去の必要性は軽減しているものの，精神面の脆弱さが持続しており，また，患者自身がそのことへの自覚が乏しい状況でもある。

距離感や休息の状況をモニタリングして適宜介入すると同時に，患者自身が自己コントロールできるように支援する。

回復に向かう過程は個人差があるものの，その症状が不可逆的に安定していくということはない。微小ながらも揺れ動く状況があり，患者はその変化に不安を抱く時期である。そのような段階と心理状態に配慮し，例えば「三寒四温を経て春になるように，病気の回復も浮き沈みの波があります。でもその波は次第に小さくなって回復に向かっていきます」というような声かけが安心感を与える。

また，急性期状態から脱したことで，“すっかり良くなった”ととらえたり，入院していることに焦りや不安，苛立ちの感情を抱く患者が少なくない。そのような思いや感情になることをくみ取りながらも，この時期に安定維持することの重要性を繰り返し説明し治療を受け入れて継続できるように支援する。

5．第 3 段階（回復期，回復後期）—症状再燃・再発予防

この段階は，確実な精神症状の安定が確認されることと，今後の退院へ向けた支援が必要である。症状の再燃や再発予防に向けた患者自身が現実的に実践できるレベルの疾病教育と家族に対する教育を行う。

再発予防に関しては，患者自身が自分に生じる不安定徴候について自覚し対処行動をとることができるための心理教育（クライシスプランの作成）が有用で，今後地域で支援にかかわる支援者たちと協同した再入院防止のためのツールとして役立つ。

6．家族への支援

精神科救急医療の対象となった患者の家族は，そこに至るまでのさまざまなエピソードや患者との生活から疲弊しきっている場合が多い。まして精神科受療歴がない患者の家族の場合，状況を受け入れられず困惑や否認することが多い。

あわせて精神科救急医療を行う病棟が，閉鎖病棟（出入り口が占領されている）や危険物をはじめとする持ち込み物の制限といった非日常的な環境であることに嫌悪・困惑する家族もいる。

これまで患者を支えてきた労をねぎらい，その心理面に配慮して，患者の治療開始に際し家族自身も休養をとることが重要であることを伝えたり，医療および保護のために必要な治療環境・対応であることへの説明を行う。

また，疾患や症状に対する知識や情報と治療内容や見通しをていねいに説明し，治療への理解と協力体制が得られるように努め，患者の回復に合わせて今後医療者と協力しながら患者を支えていくために必要な知識と対処技術を獲得できるように支援する。

［大谷須美子］

《引用文献》

1) 日本精神科救急学会監，平田豊明，杉山直也編：精神科救急医療ガイドライン 2015 年版．p3，へるす出版，2015.
2) 阿保順子編著：回復のプロセスに沿った精神科救急・急性期ケア．精神看護出版，2011.
3) 三村將編：精神科レジデントマニュアル．医学書院，2017.
4) 平田豊明，分島徹編：専門医のための精神科臨床リュミエール 13 精神科救急医療の現在．中山書店，2010.

《参考文献》

1) 川野雅資編：エビデンスに基づく精神科看護ケア関連図．中央法規出版，2008.
2) 白鳥裕貴著：精神科医の戦略＆戦術ノート—精神科救急病棟で学んだこと．星和書店，2017.
3) 萱間真美，野田文隆編：看護学テキスト NiCE　精神看護学Ⅱ　臨床で活かすケア—こころ・からだ・かかわりのプラクティス，改訂第2版．南江堂，2015.
4) 計見一雄著：改訂版精神救急ハンドブック—精神科救急病棟の作り方と使い方．新興医学出版社，2005.
5) 坂田三允総編：精神看護エクスペール 6　救急・急性期Ⅰ　統合失調症．中山書店，2004.

NOTE

ワンポイントラーニング

医療観察法の鑑定入院

医療観察法鑑定による入院はニュースなどで「責任能力の有無を確かめるために精神鑑定を行う」などと報道されている刑事事件の被告人に行うものとは異なる。これは刑事責任能力鑑定といい，刑法，刑事訴訟法，少年法に基づき，犯行時に刑事責任能力があったかどうかやその程度を判断する目的で行うものである。そのために犯行時の精神症状ができるだけ確認できるように積極的な治療は行わないという特徴がある。

一方，医療観察法における鑑定入院（以下，鑑定入院とする）は，対象者が医療観察法による医療が必要かどうか，必要な場合はどのような医療が適切か，について精神科治療を行いながら評価するものである。鑑定入院は，裁判の命令によって，明確な規定はないが精神保健福祉法上の措置入院指定病院を原則とし，厚生労働省にリストアップされた一般精神科病院で行う。医療観察法による運用であるが，精神保健福祉法の入院患者と同じ病棟に入院し，ほぼ同様に処遇される。通常の治療を行うのは，実際に治療して効果があるかを見る必要があるためである。そしてこの評価を基に審判で入院・通院・不処遇を決定する。

医療観察法による医療が必要かどうかの判断は次の３つの要素からなる。１つ目は対象行為時に**心神喪失**（精神の障害により，事物の理非善悪を弁識する能力がないか，またはこの弁識に従って行動する能力，つまり責任能力のない者）や**心神耗**(こう)**弱**（精神の障害により，事物の理非善悪を弁識する能力が著しく減退している者，つまり責任能力が限られている者）になった原因の精神障害が現在も続いているかという「疾病性」である。２つ目はその精神障害に治療が有効であるという「治療反応性」である。そして３つ目は，その治療によって障害を改善しなければ再び事件を起こす具体的で現実的な可能性があり，それによって社会復帰ができないという「社会復帰阻害要因」である。

医療が必要な場合は入院処遇か通院処遇になる。対象者の生活地域の社会資源，医療資源を利用する方が病状の改善と社会復帰の促進という法の目的を達成できると想定できる場合は通院処遇になる。通院処遇が困難だと認めた場合は入院処遇になる。入院は対象者の自由を奪い，生活能力の低下を招く危険があるため，処遇を慎重に審議する。

看護は，精神保健福祉法の入院による患者に対するものと同様に，強制入院の中でできる限り対象者の同意に基づいたかかわりを行いつつ，身体症状の観察，日常生活動作（ADL）の観察と支援，精神症状の観察，薬物療法の効果と副作用の観察，支援などを行う。対象者の他害行為という背景からこれらのケアの中ではリスクアセスメント，リスクマネジメントを慎重に行うことが重要である。さらに，鑑定入院という性質から看護ケアで得られる情報や評価は病状判定に使われることで対象者の処遇の決定に影響を与えるものであり，重要な役割を果たす。このことを念頭に置いて看護ケアを行うことが重要である。

［木下愛未］

ワンポイントラーニング 医療観察法と看護

医療観察法（正式名称「心神喪失等の状態で重大な他害行為を行った者の医療及び観察等に関する法律」）は，2005（平成17）年に施行された。この法律は，心神喪失や心神耗弱（→ワンポイントラーニング「医療観察法の鑑定入院」）の状態で重大な他害行為（殺人，放火，強制性交，強制わいせつ，強盗，傷害（重いもの）をいう）を行った精神障害者に対して，継続的で適切な医療とそのために必要な観察や指導を行うことによって，その病状の改善と同様の行為の再発防止を図り，社会復帰を促進することを目的としている。この法律では，鑑定入院，指定入院医療機関（国公立病院の中に設置され，全国で33施設ある（2019（平成31）年4月1日）への入院，指定通院医療機関（一般精神科病院の中で一定の基準を満たした病院が指定されている）での通院がある。ここでは最も特徴的な入院治療と看護について述べる。

指定入院医療機関は厚生労働省のガイドラインが，施設，人員等に関する基準を定めている。施設は，安全を確保しつつ，病棟外にでることが制限される対象者（この法律で処遇されている患者は医療観察法の対象であるため「対象者」とよばれる）のストレスを低減し，また対人技能や社会技能の獲得ができるように配慮され，広く厳重で，充実した設備になっている。人員数についても，可能な限り隔離拘束に頼らず人の手でケアができ，安全なように通常の精神科病棟より圧倒的に多く確保されている。

指定入院医療施設の中では，多職種チームアプローチ（MDT）や，多彩な治療プログラムの実践などを行っている。特徴的なものとして，内省プログラム（他害行為を振り返り責任について考え，治療継続への自覚を深めるもの），怒りのコントロールなど他害行為に結びつくものがある。ほかにもアルコールや薬物などの依存症者へのプログラムや退院後の生活スキルを身につけるためのものまである。

この医療は対象者一人ずつに多職種チームを構成し，看護師もチームに入って対象者と深くかかわる。このようなケアのなかで看護師はさまざまな葛藤に出会うことがある。

一般的によくあるのが，被害者がいるのに刑務所に行かず手厚く医療を受けられることへの釈然としない気持ちや逆に密接にかかわるあまりに対象者に同情的な気持ちがわくことである。対象行為によって，被害者やその家族は日常生活に支障をきたすほどつらい思いをしている人もいる。一方で，対象者が対象行為に至るまでには生活環境や家族との葛藤，精神疾患の症状からくるつらさがあるにもかかわらず対人関係の乏しさからそれを相談できなかった苦しみがある者もいる。

看護師は，被害者と対象者，そしてそれぞれの家族や周りの人々に起こっていること，そこから生まれる感情を十分にアセスメントする。その上で看護師は自らに起こっている感情に気づき，偏った立場に立って感情的になるのではなく，専門職者として対象者の権利擁護の観点をふまえつつ公平な立場からケアを行う必要がある。医療観察法は強制医療として厳格に運用されているが，強制医療の中でもリカバリーを重視し，可能な限り対象者中心の医療を行うことが求められる。

［木下愛未］

《参考文献》

1) 日本弁護士連合会刑事法制委員会編：Q&A 心神喪失者等医療観察法解説，第2版．pp9-26，三省堂，2014.

28 行動制限

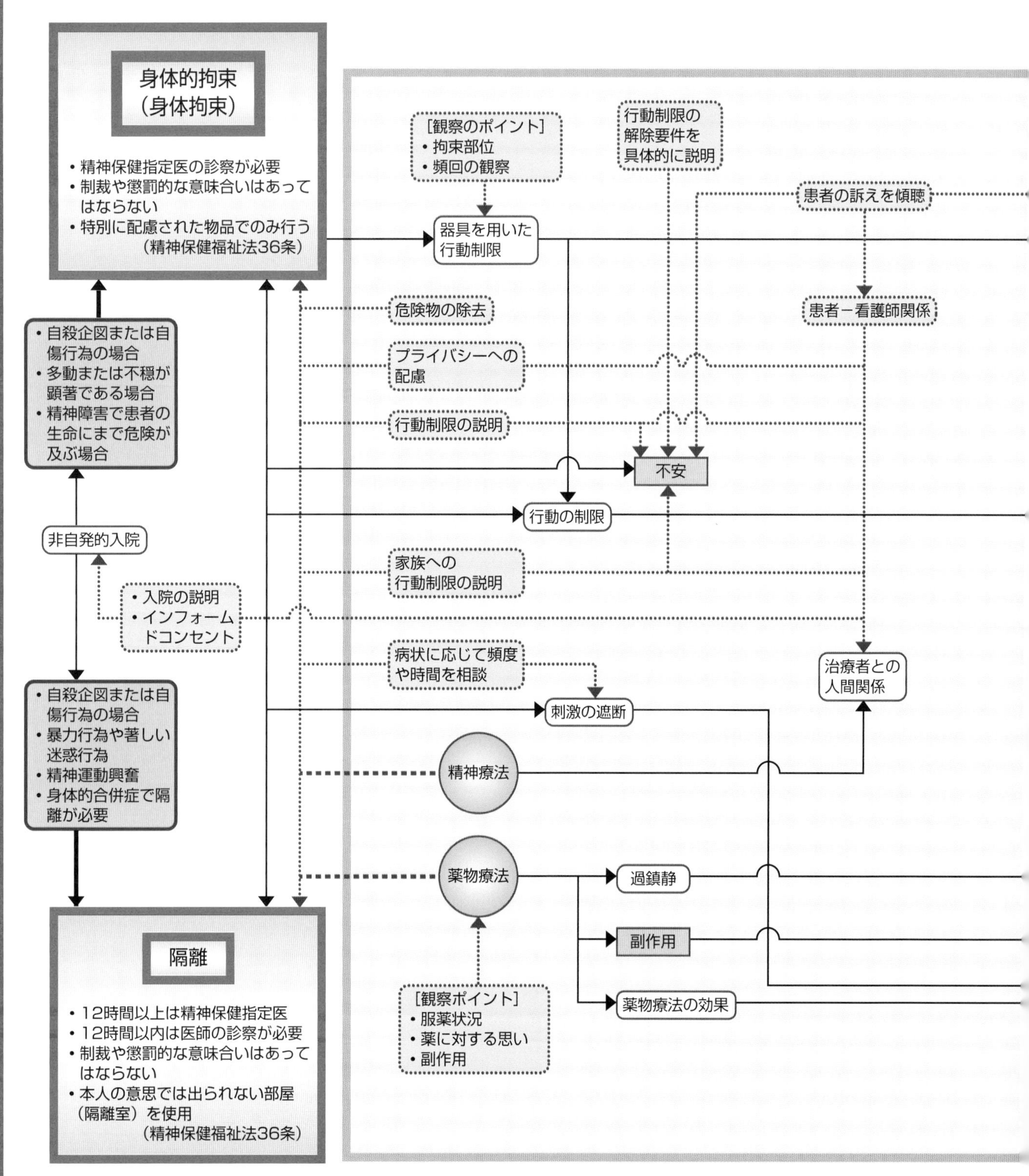
身体的拘束
(身体拘束)
・精神保健指定医の診察が必要
・制裁や懲罰的な意味合いはあってはならない
・特別に配慮された物品でのみ行う
(精神保健福祉法36条)
・自殺企図または自傷行為の場合
・多動または不穏が顕著である場合
・精神障害で患者の生命にまで危険が及ぶ場合
非自発的入院
・入院の説明
・インフォームドコンセント
・自殺企図または自傷行為の場合
・暴力行為や著しい迷惑行為
・精神運動興奮
・身体的合併症で隔離が必要
隔離
・12時間以上は精神保健指定医
・12時間以内は医師の診察が必要
・制裁や懲罰的な意味合いはあってはならない
・本人の意思では出られない部屋(隔離室)を使用
(精神保健福祉法36条)
[観察のポイント]
・拘束部位
・頻回の観察
行動制限の解除要件を具体的に説明
患者の訴えを傾聴
器具を用いた行動制限
危険物の除去
患者－看護師関係
プライバシーへの配慮
行動制限の説明
不安
行動の制限
家族への行動制限の説明
病状に応じて頻度や時間を相談
治療者との人間関係
刺激の遮断
精神療法
薬物療法
過鎮静
副作用
薬物療法の効果
[観察ポイント]
・服薬状況
・薬に対する思い
・副作用

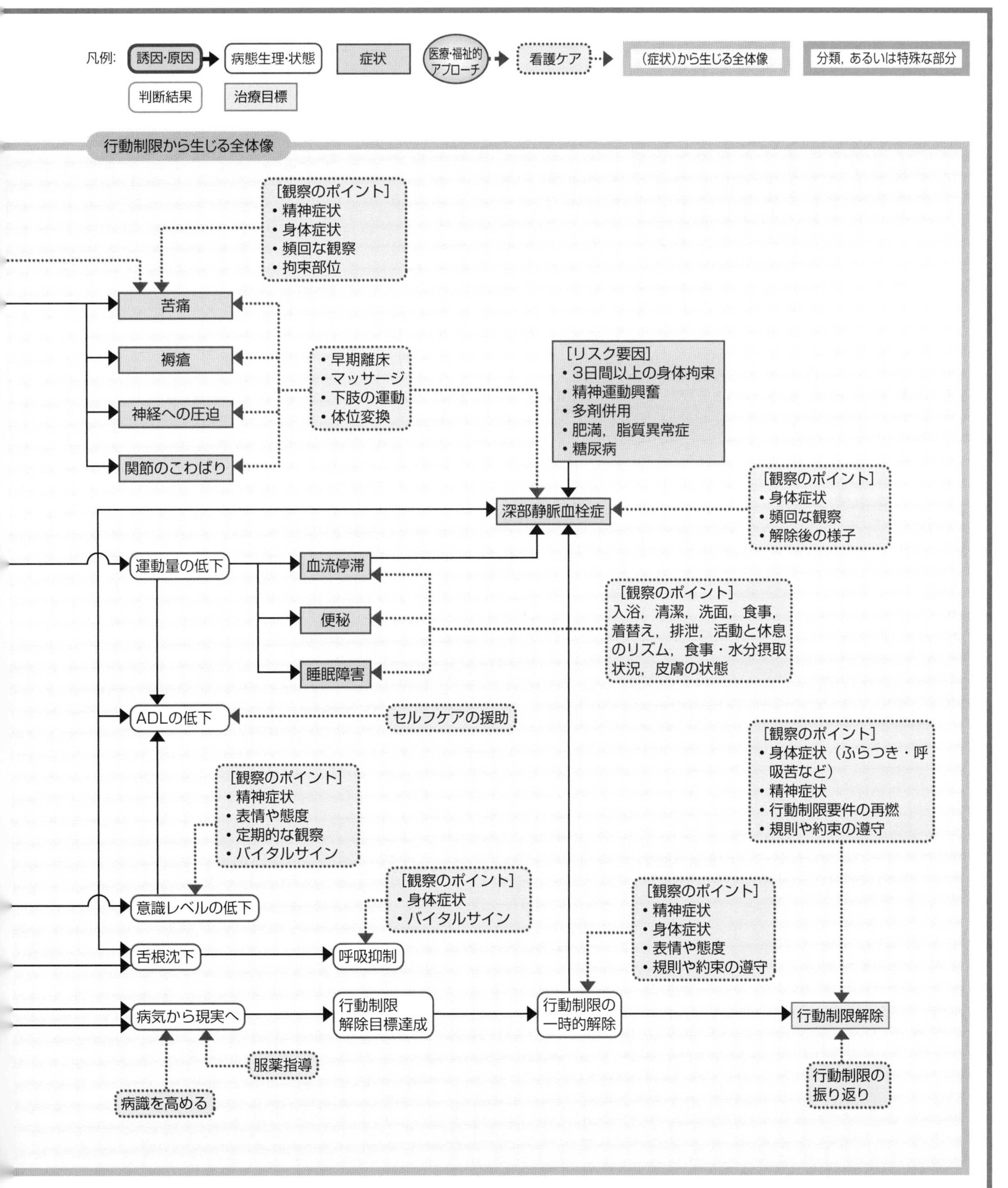
凡例:
誘因・原因
病態生理・状態
症状
医療・福祉的アプローチ
看護ケア
(症状)から生じる全体像
分類，あるいは特殊な部分
判断結果
治療目標
行動制限から生じる全体像
[観察のポイント]
・精神症状
・身体症状
・頻回な観察
・拘束部位
苦痛
褥瘡
神経への圧迫
関節のこわばり
・早期離床
・マッサージ
・下肢の運動
・体位変換
[リスク要因]
・3日間以上の身体拘束
・精神運動興奮
・多剤併用
・肥満，脂質異常症
・糖尿病
深部静脈血栓症
[観察のポイント]
・身体症状
・頻回な観察
・解除後の様子
運動量の低下
血流停滞
便秘
睡眠障害
[観察のポイント]
入浴，清潔，洗面，食事，着替え，排泄，活動と休息のリズム，食事・水分摂取状況，皮膚の状態
ADLの低下
セルフケアの援助
[観察のポイント]
・身体症状（ふらつき・呼吸苦など）
・精神症状
・行動制限要件の再燃
・規則や約束の遵守
[観察のポイント]
・精神症状
・表情や態度
・定期的な観察
・バイタルサイン
[観察のポイント]
・身体症状
・バイタルサイン
[観察のポイント]
・精神症状
・身体症状
・表情や態度
・規則や約束の遵守
意識レベルの低下
舌根沈下
呼吸抑制
病気から現実へ
行動制限解除目標達成
行動制限の一時的解除
行動制限解除
服薬指導
病識を高める
行動制限の振り返り

28 行動制限

Ⅰ　基本理念

行動制限を考える際に考えなくてはいけないのは，わが国の最高法規である日本国憲法である。日本国憲法第13条〔個人の尊重と公共の福祉〕「すべて国民は，個人として尊重される。生命，自由及び幸福追求に対する国民の権利については，公共の福祉に反しない限り，立法その他の国政の上で，最大の尊重を必要とする」，第34条〔抑留及び拘禁の制約〕「何人も，理由を直ちに告げられ，且つ，直ちに弁護人に依頼する権利を与へられなければ，抑留又は拘禁されない。又，何人も，正当な理由がなければ，拘禁されず，要求があれば，その理由は，直ちに本人及びその弁護人の出席する公開の法廷で示されなければならない」と定められている。

法的に考えれば行動制限は人権の侵害にあたり，行われてはいけないものである。ゆえに精神科領域において，治療として行う際も，必要最小限に許されるのみであり，法律・法令に定めた手続きに従って行う場合にのみ，違法性を回避できる。このような状況から考えても，**安易な拡大解釈を行うことなく**，法律や法令を遵守する。

入院患者の処遇について，精神保健福祉法第36条が，「精神科病院の管理者は，入院中の者につき，その医療又は保護に欠くことのできない限度において，その行動について必要な制限を行うことができる」としている。これは真にやむを得ない場合のことであり，以下のこと（法第37条第1項，昭和63年厚生省告示第130号）を留意する。

①入院患者の処遇は，患者の個人としての尊厳を尊重し，その人権に配慮しつつ，適切な精神医療の確保および社会復帰の促進に資するものでなければならない
②処遇にあたって，患者の自由の制限が必要とされる場合においては，その旨を患者にできる限り説明して制限を行うよう努める
③患者の自由の制限は，患者の症状に応じて最も制限の少ない方法により行わなければならない
④入院患者の行動の制限は，精神保健福祉法に則り，必要最小限にとどめる
⑤行動の制限に関わる諸条件が改善・消失した時点で，速やかに制限の解除を行う

また以下のこと（法第36条第2項，昭和63年厚生省告示第128号）に関しては，行動の制限は行ってはならない。

- 信書の発受の制限
- 都道府県および地方法務局その他人権擁護に関する行政機関の職員との電話
- 患者の代理人である弁護士との電話
- 都道府県および地方法務局その他の人権擁護に関する行政機関の職員との面会
- 患者の代理人である弁護士および患者または保護者の依頼により患者の代理人となろうとする弁護士との面会

Ⅱ　行動制限最小化への流れ

1）行動制限最小化

2004（平成16）年の診療報酬改定で「医療保護入院等診察料」が新設され，申請要件の1つに行動制限最小化委員会の設置が義務づけられた。これにより，行動制限最小化への取り組みが強化されたと考えられる。行動制限最小化委員会の活動として，行動制限についての考えや行動制限をする際の手順などを盛り込んだ基本指針の整備がある。月1回程度の病状改善，行動制限の状況を適切性や行動制限最小化のための検討会の実施，院内職員に対する精神保健福祉法研修会の年2回程度の実施がある。

2）隔離及び身体拘束等の行動制限について一覧性のある台帳の整備

2006（平成18）年10月から患者ごとに行動制限の期間を記載した一覧性のある台帳を整備する必要がある。この目的は，入院患者の行動制限が病状等に応じて必要最小限の範囲内で適正に行われていることが病院・病棟内で常に確認できることである。

3）わが国の行動制限の現状

隔離・身体拘束に関する唯一の全国調査は，精神保健福祉資料（30 調査）にある6月30日時点の施行者数である。2003（平成15）年の時点では隔離者7,741人，拘束者5,019人であった。2015（平成27）年の時点では隔離者数が9,935人，拘束者数が1万298人である。隔離，拘束ともに増加しており，拘束に至っては約2倍に増加している[1)]。厚生労働省[2)]はこの背景として精神病床のうち半数以上が65歳以上であり，約18%が認知症患者で占められている現状を述べている。しかし，三宅ら[3)]の拘束に関する研究では，認知症病棟の拘束割合は増えておらず，精神科救急病棟での拘束の割合が増加していると述べている。

行動制限の日数に関する研究では，杉山ら[4)]が行った精神科救急入院料病棟での一覧性のある台帳を用いた研究では，1カ月の観察期間において，隔離の日数の平均は10.4日，身体的拘束は7.2日であった。また，長谷川[5)]が行った全国11カ所の精神科病院における調査では，隔離の平均実施日数は46日で身体的拘束は96日と報告している**［図］**。

野田ら[6)]の行動制限に関する研究では，隔離は疾患と隔離開始理由に影響を受けており，身体的拘束は開始理由の影響は受けず，性別の影響を認めた。また，精神科急性期医療における隔離・身体的拘束の施行時間は，海外の先行研究と比べ長いと述べており，わが国の行動制限に関する特徴を示している。

海外とは医療体制や精神保健福祉施策が違い，一概に比較することはできないが，行動制限最小化の取り組みが行われているなか，隔離・拘束の割合が増えていることには課題を感じ，行動制限最小化の流れに向かう必要性が示唆された。

Ⅲ　隔離

1．隔離とは

患者の意思によって出ることができない部屋に，患者1人だけ入室させることにより，本人または周囲の者を危険な状態から守り，保護することで，さまざまな刺激を避け，安静が保てるようにする行動の制限をいう。隔離を行う際は，隔離以外の方法では，その危険を回避することが著しく困難であるかを十分に検討する必要がある。

隔離の必要性の判断は，精神保健指定医の資格をもつ医師が行う。精神保健指定医は5年以上の診断または治療に従事した経験をもち，3年以上の精神科経験が必要である。また，関係法規や精神医療に必要な知識と技能

［図］わが国における行動制限を行っている患者数の推移

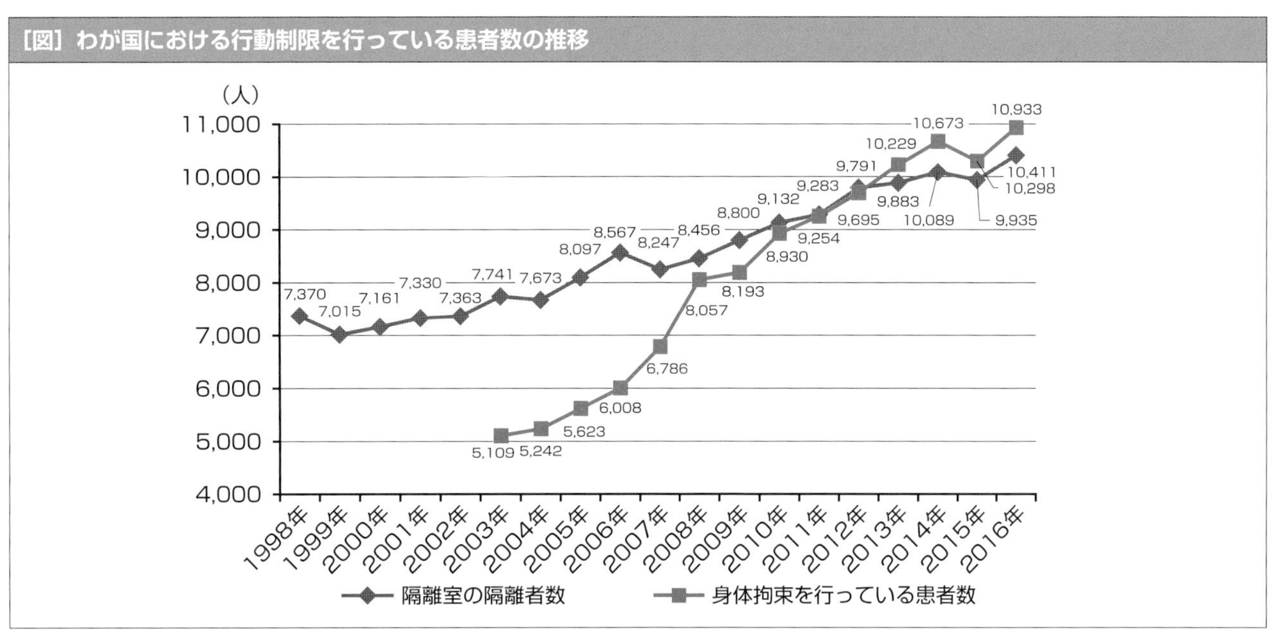

（長谷川利夫：「隔離」と「身体拘束」の問題を考え行動するために．精神保健福祉 49（4）：300-305, 2018．より）

を有すると認められ，厚生労働大臣またはその指定する者が行う研修課程を修了した者である。

隔離は，患者の症状から判断し，医療または保護を図る上でやむを得ず行うものであり，制裁や見せしめのために行ってはならない。また，入院患者本人の意思で，閉鎖的環境の部屋に入室を望む場合があるが，この場合は隔離には該当しない。このような場合でも，本人の意思で入室した旨を書面で得る必要がある。

精神保健福祉法では以下のように記している（法第36条第3項，昭和63年厚生省告示第129号，第130号）。

①精神保健指定医（12時間を超えない隔離にあっては医師）が必要と認める場合でなければ行うことができない行動の制限である。

②内側から患者本人の意思によっては，出ることができない部屋の中へ1人だけ入室させることにより，当該患者を他の患者から遮断する行動の制限をいう。

③患者の症状からみて，本人または周囲の者に危険が及ぶ可能性が著しく高く，隔離以外の方法では，その危険を回避することが著しく困難であると判断される場合に，その危険を最小限に減らし，患者本人の医療または保護を図ることを目的として行われるものである。

④当該患者の症状からみて，その医療または保護を図る上でやむを得ずなされるものであって，制裁や懲罰あるいは見せしめのために行われるようなことは厳にあってはならない。

⑤12時間を超えない隔離については，精神保健指定医の判断を要するものではないが，この場合にあってもその要否の判断は医師によって行わなければならない。

⑥本人の意思により，閉鎖的環境の部屋に入室させることもあり得るが，この場合においては，本人の意思である旨の書面を得なければならない。

2．隔離室（保護室）

個室は自分の意思で出入りできる一人部屋であるのに対して，出入り口を施錠し，内側から患者本人の意思によって出ることのできない個室が隔離室である。治療目的以外で使用することはできない。刺激を避け，安静が保てるような構造で，死角が少なく観察しやすくなっている。また，床や壁は身体をぶつけても損傷が少なくなるような造りや安全面と閉塞感を減らす目的で，天井が高いなどの特徴がある。

近年では閉塞感が少なくなるように壁の色を工夫したり，トイレにプライバシーの配慮があるなど，居室環境に配慮している構造が増えている。

3．隔離の対象となる患者

隔離の対象となる患者は，主として次のような場合に該当すると認められる場合であって，隔離以外によい代替方法がない場合において，やむを得ず行うものであることとしている。

精神保健福祉法は以下のように定めている（法第37条第12項，昭和63年厚生省告示第130号）。

①他の患者との人間関係を著しく損なうおそれがあるなど，その言動が患者の病状の経過や予後に著しく悪く影響する場合

②自殺企図または自傷行為が切迫している場合

③他の患者に対する暴力行為や著しい迷惑行為，器物破損行為が認められ，他の方法ではこれを防ぎきれない場合

④急性精神運動興奮等のため，不穏，多動，爆発性などが目立ち，一般の精神病室では医療又は保護を図ることが著しく困難な場合

⑤身体的合併症を有する患者について，検査および処置等のため，隔離が必要な場合

4．遵守事項

隔離を行うにあたっては，以下の事項を遵守する（法第19条の4の2，規則第4条の2第5号，昭和63年厚生省告示第130号）。

①隔離を行っている閉鎖的環境の部屋にさらに患者を入室させてはならない

②すでに患者が入室している部屋に隔離のため他の患者を入室させることはあってはならない

③当該患者に対して隔離を行う理由を知らせるよう努めるとともに，その旨を診療録に記載する

④精神保健指定医は，次の事項を必ず診療録に記載する
　精神保健指定医の氏名，隔離を行った旨，隔離を行う理由・症状，隔離を開始した年月日時刻及び解除した年月日時刻

⑤隔離を行っている間においては，定期的な会話等による注意深い臨床的観察と適切な医療および保護を確保されなければならない

⑥隔離を行っている間においては，洗面，入浴，掃除等

患者および部屋の衛生の確保に配慮する

⑦隔離が漫然と行われることがないように，医師は原則として少なくとも毎日１回診察を行い，必ず所見を署名の上で診療録に記載する

5．隔離の看護とその根拠

1）隔離の際の看護

隔離をする際は精神保健指定医（隔離が12時間以上の場合）または医師（隔離が12時間以内の場合）の診察，隔離指示の内容を確認する。また，隔離を行った時間と理由，精神保健指定医の氏名を看護記録に記載する。患者の尊厳を保つとともにプライバシーに配慮することは重要である。

隔離を行う前には，隔離室に誰もいないことを確認した後，部屋の清潔や安全を確認する。また，事故防止のために，ボディチェックを行い，ベルトやライター，ガラス類など危険物になると考えられるものは看護師が預かる。その際は十分な説明を行うとともに預かり品の所在がわかるように記録に記載する。

2）隔離中の観察ポイント

隔離室を使用することで行動範囲が制限され，ADLが低下するため，看護師は頻回に観察を行う必要がある。また，日常生活の多くを看護師とともに行うため，ADLが保てるようなセルフケアの援助が必要になる。

具体的には，隔離室の環境（室温やにおい，トイレの排水）を清潔に保ち，室内に破損箇所，異物がないか観察する。また，表情や口調，会話の内容や態度，バイタルサインから，精神症状や身体症状をアセスメントする。さらに，治療に対する受け止め方や隔離解除目標の達成度を観察する。

3）治療の第１段階における看護

隔離を行う際は，患者の人権に配慮し，隔離を行う目的や「不穏・爆発性が目立ち一般の精神病室では医療が行えない」等の理由を十分に説明する。また，原則２名以上で入室し，不用意なドアの開閉は行わず，入室中は不必要に部外者に見られないように配慮する。さらに，精神保健福祉法における人権擁護に関する権利をわかりやすく説明する。精神症状が悪く了解が得られない場合は，十分に時間をかけて説明を行うとともに，精神症状が落ち着いてから改めて説明を行う。

隔離中の患者は，行動範囲が制限されているため不安感が強い。患者の言動や表情，意識状態などから精神症状や身体症状の把握を行う。そして，患者からの訴えには可能な限り耳を傾け，できることであれば，速やかに対応する。また，落ち着いた態度で接し，病状や興奮，挑発的な態度に巻き込まれないようにし，不安感を軽減しながら，安心感を与え，信頼関係の構築に努める。

精神症状が悪い場合，ここが病院であることと，治療を行っていることを説明し，状況の理解を促す。また，つらい状況を共感しながら，訴えを傾聴し，なぜ隔離になったのか，今どのように感じているかなど，現在の感情や考えを表出できるように促す。

病状から隔離になっているため，多くの患者は抗精神病薬を服用しており，頻回な巡回と観察が必要である。また，服用している薬の作用と副作用の説明を行い，服薬に対する思いを聴くことが重要である。

隔離の理由を説明し，どのようになれば，隔離解除や隔離終了になるか医師と方針を一致させた上で説明する。患者は隔離に納得していない場合が多く，説明を行うことで理解を促し，不安を軽減する。患者の訴えを聴きながら，精神症状の把握と信頼関係の構築をしていくことが重要である。

4）治療の第２段階における看護

開放観察とは，隔離開始時に比べて，精神症状が改善されているが，まだ不安定であり，隔離解除することが困難と判断される患者で，医師の指示で一定の時間，隔離を解除して症状の観察を行うことである。一時的に解除することは，行動制限最小化や患者の苦痛やストレスを軽減するという意味からも有効である。その反面，他の患者やテレビなどの刺激があり，患者が刺激をどうとらえ，隔離を必要とした精神症状が再燃しているか観察を行い，評価することが重要である。

精神症状の悪化がみられた場合は医師に連絡し，解除を続けるか検討を行う。解除を終了する場合や開放時間が終了となった場合は，事故防止のためにポケットの中を確認したり，ボディチェックを行い，危険物になりそうな物が隔離室に入らないように注意する。

また，日常生活における洗面や入浴などのための中断は隔離の解除とはみなさない。看護援助を行う際も患者の言動や発言を注意深く観察し，隔離解除の評価を行う。隔離解除の目標を達成できたか観察し，達成していれば医師に報告し隔離解除についてスタッフで話し合いを行う。

5）治療の第3段階における看護

隔離の代替方法が見出された場合や，隔離が必要と判断された精神症状や行動が軽減し，解除しても患者本人または周囲の安全が守られ，日常生活を営める状態になった場合，医師の指示で隔離の解除になる。

隔離が解除になっても，引き続き精神状態を観察・評価することが重要である。病状が悪くなる前に対応でき，再隔離に至る可能性を減らすことにつながる。また，患者と一緒に隔離となった際の状態を振り返ることが重要である。振り返りを行うことで，治療としての隔離の必要性を認識してもらい，より良い援助関係を築いていくことで，今後の治療に役立つ。

6）家族への支援

患者と同様に家族にも，隔離を行う目的や理由を説明する。また，現在の精神症状や隔離室の使用状況を説明し，理解を求める。どのような状況になれば，隔離解除や終了になるかを説明し，家族の不安の軽減に努める。また，病状に影響を与え，治療上必要な場合は，電話や面会の制限を行うこともあることや，病棟内に持ち込めない物があることを説明する。

Ⅳ　身体拘束（身体的拘束）

1．身体拘束とは

患者の生命を保護することおよび重大な身体損傷を防ぐことを目的に，一時的に患者の身体を拘束し，その運動を抑制する行動の制限をいう。

精神保健福祉法は身体拘束を身体的拘束といい，以下のように規定している（法第36条第2項，昭和63年厚生省告示第129号，第130号）。

①精神保健指定医が必要と認める場合でなければ行うことができない行動の制限である

②衣類または綿入り帯等を使用して，一時的に当該患者の身体を拘束し，その運動を抑制する行動の制限をいう

③制限の程度が強く，また二次的な身体的障害を生ぜしめる可能性もあるため，代替方法が見いだされるまでの間のやむを得ない処置として行われる行動の制限である

④できる限り早期に他の方法に切り替えるよう努めなければならない

⑤当該患者の生命を保護すること，および重大な身体損傷を防ぐことに重点を置いた精神保健指定医の判断に基づく行動の制限である

⑥決して制裁や懲罰あるいは見せしめのために行われるようなことはあってはならない

⑦身体拘束を行う場合は，身体拘束を行う目的のために特別に配慮してつくられた衣類または綿入り帯等を使用するものとし，手錠等の刑具類や他の目的に使用される紐，縄その他の物は使用してはならない

2．身体拘束の対象となる患者

身体拘束の対象となる患者は，主として次のような場合に該当すると認められる場合であり，身体拘束以外によい代替方法がない場合において，やむを得ず行うものである。

自殺企図が十分に予測され，切迫している場合や自傷行為が明らかで，他に制止の方法が見つからないように生命の危険性が脅かされている場合，または幻覚妄想，激しい精神運動興奮が明らかで，本人または他患者を保護する必要があり，隔離のみでは医療が著しく困難な場合である。しかし，告示されてから30年近くたち，疾患の多様性や医療器具の進歩でさまざまなケースが考えられるようになった。どのような場合も，常に行動制限の基本理念に立ち戻り，法的・倫理的側面を考慮する。

精神保健福祉法は以下のように規定している（法第37条第1項，昭和63年厚生省告示第130号）。

①自殺企図または自傷行為が著しく切迫している場合

②多動または不穏が顕著である場合

③①または②のほか精神障害のために，そのまま放置すれば患者の生命にまで危険が及ぶおそれがある場合

3．遵守事項

身体拘束を行うにあたっては，以下の事項を遵守する（法第19条の4の2，規則第4条の2第5号，昭和63年厚生省告示第130号）。

①当該患者に対して身体拘束を行う理由を知らせるよう努め，その旨を診療録に記載する

②精神保健指定医は，次の事項を必ず診療録に記載する

精神保健指定医の氏名，身体拘束を行った旨，身体拘束を行う理由・症状，身体拘束を開始した年月日時

刻および解除した年月日時刻

③身体拘束を行っている間においては，原則として常時の臨床的観察を行い，適切な医療および保護を確保しなければならない

④身体拘束が漫然と行われることがないように，医師は頻回に診察を行い，必ず所見を署名の上で診療録に記載する

4．身体拘束の看護とその根拠

1）身体拘束の際の看護

身体拘束をする際は，精神保健指定医の診察，拘束指示の内容，時間，部位等を確認し，拘束を行った時間と理由，精神保健指定医の指名などを看護記録に記載する。患者の尊厳を保つとともに，プライバシーに配慮することは重要である。そのために，速やかに拘束が行えるよう準備しておき，複数のスタッフで立会い，安全に手際よく行う。また，拘束前には，ボディチェックを行い，危険物を除去し，隔離室や患者の手の届く範囲の環境を整え，安全な環境を提供する。

2）身体拘束の観察ポイント

身体拘束を行うことで，ADL が著しく低下するため，頻回に観察を行う必要がある。その際は拘束が適切に行われているか拘束箇所（うっ血，浮腫，神経の圧迫，皮膚の状態，関節や筋の拘縮）の観察を行う。また，表情や口調，会話の内容や態度から，精神症状をアセスメントするとともに，バイタルサインや呼吸状態などの身体症状をアセスメントすることも重要である。さらに，治療に対する受け止め方や解除目標の達成度を観察していく。

3）治療の第 1 段階における看護

身体拘束を行う際は，患者の人権に配慮し，拘束を行う目的や必要性を説明し，理解と協力を求めることが重要である。また，精神保健福祉法における人権擁護に関する権利をわかりやすく説明する。精神症状が悪く了解が得られない場合は，十分に時間をかけて説明を行うとともに，精神症状が落ち着いてから改めて説明を行う。

身体拘束時の患者対応の際は，なるべく目線を合わせ，患者からの訴えには可能な限り耳を傾け，できることであれば，速やかに対応する。また，落ち着いた態度で接し，病状や興奮挑発的な態度に巻き込まれないようにし，不安感を軽減しながら，安心感を与え，信頼関係の構築に努める。

拘束を行うことで，極端に行動範囲が制限され，ADL が制限される。そのため日常生活の多くを看護師が援助することになる。具体的には，必要な水分の管理や食事摂取の促しなどである。また，安全に日常生活が送れるよう援助するとともに，少しでも苦痛を緩和できるように心がけることが重要である。同一体位を避け，定期的に体位変換を行う。褥瘡予防のために，エアーマットの使用を検討することや拘束部位を観察し，清潔を保つことも必要である。

拘束の理由を説明し，どのようになれば，時間的解除や拘束終了になるか医師と方針を一致させた上で説明する。患者は拘束に納得していない場合が多く，説明を行うことで理解を促し，不安を軽減する。患者の訴えを聴きながら，精神症状の把握と信頼関係の構築をしていくことが重要である。

4）治療の第 2 段階における看護

拘束開始時に比べ，精神症状は改善されているが，まだ不安定な場合，医師の指示で一時的に拘束を解除することができる。一時的に解除することは，行動制限最小化や患者の苦痛やストレスを軽減するという意味からも有効である。解除した状態での患者の言動や発言などは，精神症状を評価する上で重要である。拘束を必要とした精神症状が再燃しているか観察を行い，評価することで，病状が悪くなる前に対処でき，再び拘束をする可能性を少なくする。

日常生活における食事や排泄などのための中断は拘束の解除とはみなさない。看護援助を行う際も患者の言動や発言を注意深く観察し，拘束解除の評価を行う。拘束解除目標を達成できたか観察し，達成していれば医師に報告し，拘束解除についてスタッフで話し合いを行うことが必要である。

身体拘束を長期間行う必要があった場合，起き上がる際にめまいやふらつきなどに注意が必要である。また，深部静脈血栓症（DVT）を起こす可能性があるため，状態を評価しつつ，できる限り早期に解除していくことが望ましい。血栓症の防止策として十分な水分摂取を促し，定期的な足首の関節運動や弾性ストッキングの着用が推奨されている。

5）治療の第 3 段階における看護

身体拘束の代替方法が見出された場合や，拘束が必要と判断された精神症状や行動が軽減し，解除しても患者本人または周囲の安全が守られ，日常生活が営める状態

になった場合，医師の指示で身体拘束の解除となる。身体拘束が解除となっても，引き続き，精神状態を観察・評価することは重要である。

病状が悪くなる前に対応でき，再拘束に至る可能性を減らすことにつながる。また，深部静脈血栓症は，解除後数時間から数日間に発症する場合があり，意識状態や呼吸状態の観察も必要である。

患者と一緒に拘束となった際の状態を振り返ることは重要である。振り返りを行うことで，治療としての身体拘束の必要性を認識してもらい，より良い援助関係を築いていくことで，今後の治療に役立つと考えられる。

6）家族への支援

患者と同様に家族にも，身体拘束を行う目的や理由を説明する。また，現在の精神症状や拘束の状況を説明し，理解を求める。どのような状況になれば，拘束解除や終了になるかを説明し，家族の不安の軽減に努める。また，病状に影響を与え，治療上必要な場合は，電話や面会の制限を行うこともあることや，病棟内に持ち込めない物があることを説明する。

［田中留伊］

《引用文献》

1）国立研究開発法人国立精神・神経医療研究センター精神保健研究所精神医療政策研究部：精神保健福祉資料．https://www.ncnp.go.jp/nimh/seisaku/data/

2）厚生労働省：参考資料．https://www.mhlw.go.jp/file/05-Shingikai-12201000-Shakaiengokyo-kushougaihokenfukushibu-Kikakuka/0000108755_12.pdf

3）三宅美智，西池絵衣子，大谷須美子・他：精神病床における拘束に関する15年間の変化．日本精神科看護学術集会誌 60（2）：129-133，2018.

4）杉山直也，野田寿恵，川畑俊貴・他：精神科救急病棟における行動制限一覧性台帳の臨床活用．精神医学 52（7）：661-669，2010.

5）長谷川利夫：精神科医療における隔離・身体拘束実態調査―その急増の背景要因を探り縮減への道筋を考える．病院・地域精神医学 59（1）：18-21，2016.

6）野田寿恵，杉山直也，佐藤真希子・他：隔離・身体拘束施行時間に影響する患者特性―日本の精神科急性期医療において．精神神経学雑誌 116（10）：805-812，2014.

《参考文献》

1）川野雅資編著：精神看護学Ⅱ　精神臨床看護学，第3版．pp180-186，ヌーヴェルヒロカワ，2005.

2）川野雅資編著：精神科看護技術の展開．pp128-144，中央法規出版，2001.

3）川野雅資監修編著：精神看護学．pp51-60，日本放射線技師会出版，2007.

4）宮崎和子監，川野雅資編：看護観察のキーポイントシリーズ［改訂版］精神科Ⅱ．pp214-232，中央法規出版，2005.

5）森千鶴監編著：改訂版　これからの精神看護学―病態生理をふまえた看護実践のための関連図．PILAR PRESS，2015.

N O T E

ワンポイントラーニング 精神保健福祉法

1）精神保健法の改正→精神保健福祉法へ

1995（平成7）年5月，精神保健法が改正され精神保健及び精神障害者福祉に関する法律（精神保健福祉法）が制定された。この法律は福祉施策を法律の体系に位置づけ，❶精神障害者の医療および保護を行い，❷社会復帰の促進および自立と社会経済活動への参加促進のために必要な援助を行い，❸精神障害の発生の予防その他の国民の精神的健康の保持増進に努めることを目的とした。

2）精神保健福祉法のキーワード

① 精神保健福祉法の対象者

この法律の対象となる「精神障害者」とは，統合失調症，精神作用物質（アルコール，覚せい剤，危険ドラッグなど）による急性中毒またはその依存症，知的障害，精神病質その他の精神疾患を有する者をいう。

② 精神保健福祉センター

都道府県は，精神保健向上や精神障害者の福祉の増進を図るための機関を置く。業務は，精神保健や精神障害者の福祉に関する知識の普及や調査研究，指導，精神医療審議会の事務などである。

③ 精神保健指定医

５年以上診断または治療に従事した経験を有し，３年以上精神障害の診断または治療に従事した経験を有する者をいう。

④ 2005年の改正

精神障害者の適切な地域医療の確保として救急医療体制と退院促進や任意入院患者への適切な処置の確保として病状報告制度の導入，「精神分裂病」から「統合失調症」への呼称変更が行われた。

⑤ 2013年の改正

保護者制度の廃止により，医療保護入院における保護者の同意要件をはずし，家族等のうちのいずれかの者の同意を要件とする。家族等とは配偶者，親権者，扶養義務者，後見人または保佐人で，該当者がいない場合等には市町村長が同意の判断を行う。また，精神科病院の管理者には，医療保護入院の退院後の生活環境に関する相談に応じ必要な情報提供等を行う者を義務づけるようにした。

［表］入院形態

	入院の要件	判定者
任意入院	患者本人の同意に基づいて行われる入院	医師
医療保護入院	医療および保護のために入院の必要であり本人の同意を得ることができない場合，その家族等のいずれかの者の同意がある入院	精神保健指定医
応急入院	医療および保護のためただちに入院を行わなければならないと判断し，家族等の同意を得ることができない場合，入院期間が72時間で，精神科病院管理者が認めた入院	精神保健指定医
措置入院	自傷他害の恐れのある精神障害者で，精神保健指定医２名以上が入院と判断した場合，都道府県知事が認めた入院	２名以上の精神保健指定医
緊急措置入院	自傷他害の恐れがあり，ただちに入院を行わなければならない精神障害者で，入院期間が72時間で都道府県知事が認めた入院	精神保健指定医

⑥ 入院形態

［表］に示した。

［曽谷貴子］

29 薬物療法と副作用

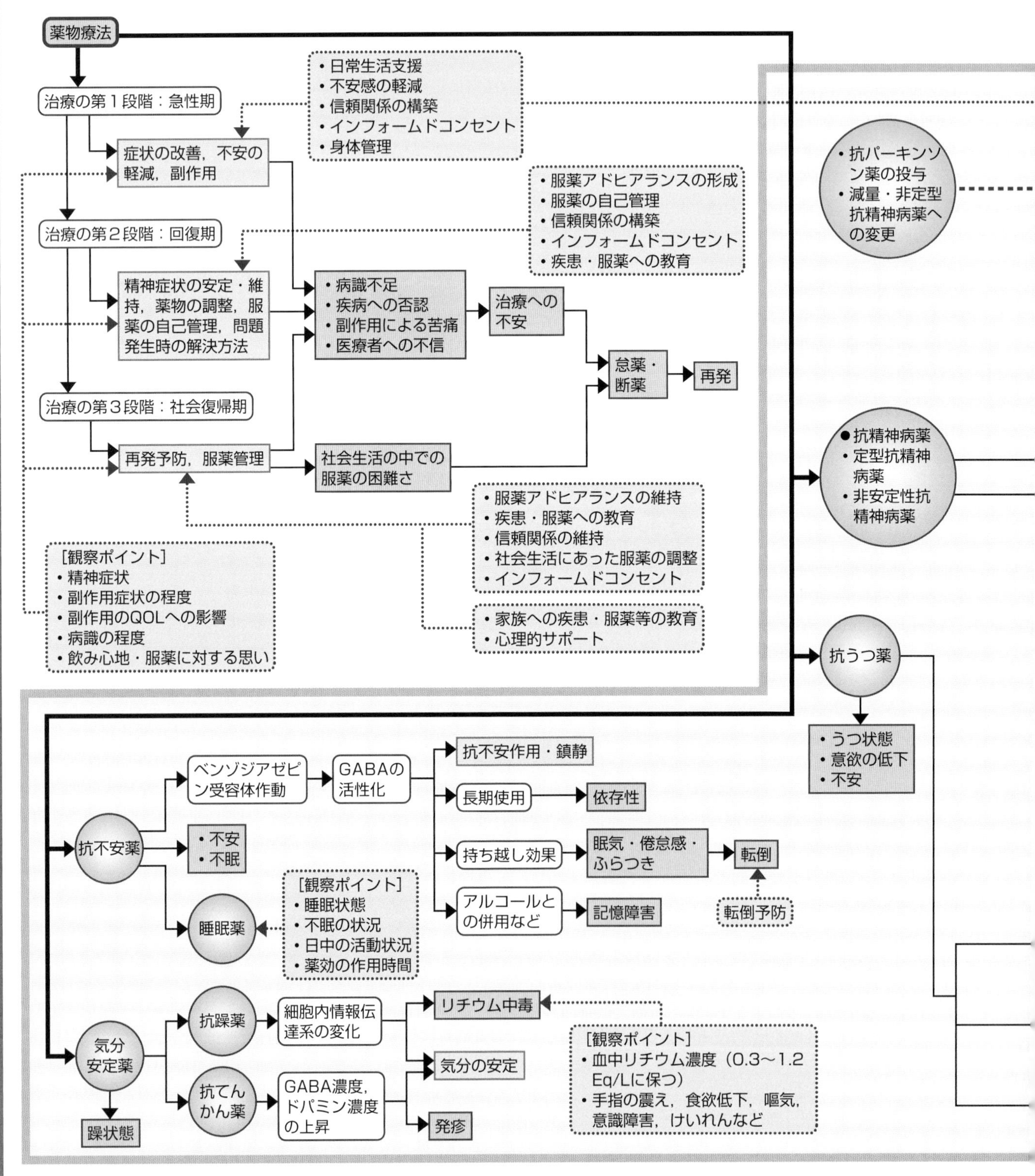
薬物療法
治療の第１段階：急性期
・日常生活支援
・不安感の軽減
・信頼関係の構築
・インフォームドコンセント
・身体管理
症状の改善，不安の軽減，副作用
治療の第２段階：回復期
・服薬アドヒアランスの形成
・服薬の自己管理
・信頼関係の構築
・インフォームドコンセント
・疾患・服薬への教育
精神症状の安定・維持，薬物の調整，服薬の自己管理，問題発生時の解決方法
・病識不足
・疾病への否認
・副作用による苦痛
・医療者への不信
治療への不安
怠薬・断薬
再発
治療の第３段階：社会復帰期
再発予防，服薬管理
社会生活の中での服薬の困難さ
・服薬アドヒアランスの維持
・疾患・服薬への教育
・信頼関係の維持
・社会生活にあった服薬の調整
・インフォームドコンセント
・家族への疾患・服薬等の教育
・心理的サポート
［観察ポイント］
・精神症状
・副作用症状の程度
・副作用のQOLへの影響
・病識の程度
・飲み心地・服薬に対する思い
・抗パーキンソン薬の投与
・減量・非定型抗精神病薬への変更
●抗精神病薬
・定型抗精神病薬
・非安定性抗精神病薬
抗うつ薬
・うつ状態
・意欲の低下
・不安
抗不安薬
ベンゾジアゼピン受容体作動
GABAの活性化
抗不安作用・鎮静
長期使用
依存性
持ち越し効果
眠気・倦怠感・ふらつき
転倒
転倒予防
アルコールとの併用など
記憶障害
・不安
・不眠
睡眠薬
［観察ポイント］
・睡眠状態
・不眠の状況
・日中の活動状況
・薬効の作用時間
気分安定薬
躁状態
抗躁薬
細胞内情報伝達系の変化
リチウム中毒
気分の安定
抗てんかん薬
GABA濃度，ドパミン濃度の上昇
発疹
［観察ポイント］
・血中リチウム濃度（0.3～1.2 Eq/Lに保つ）
・手指の震え，食欲低下，嘔気，意識障害，けいれんなど

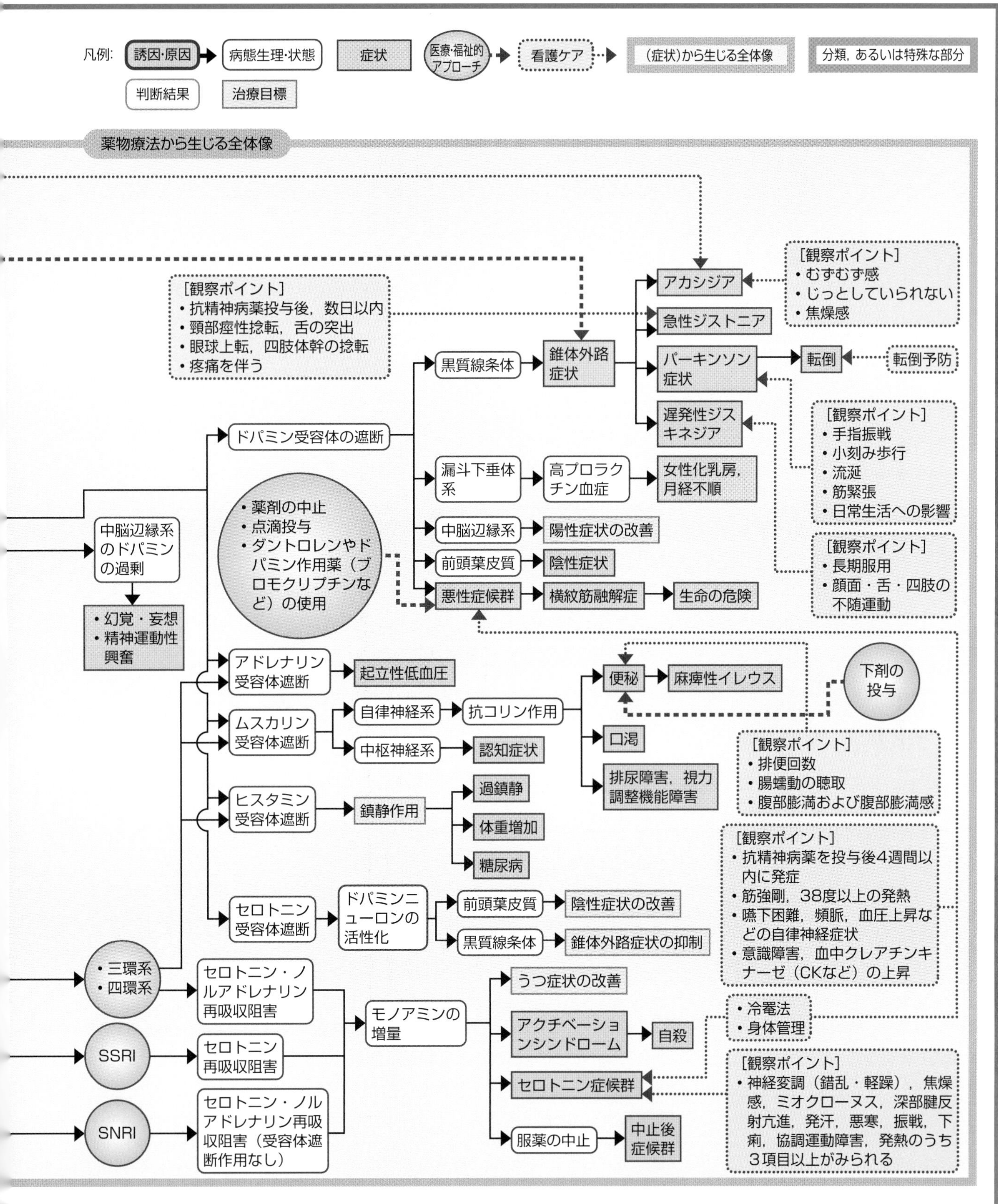
凡例:
誘因・原因
病態生理・状態
症状
医療・福祉的アプローチ
看護ケア
(症状)から生じる全体像
分類，あるいは特殊な部分
判断結果
治療目標
薬物療法から生じる全体像
[観察ポイント]
・抗精神病薬投与後，数日以内
・頸部痙性捻転，舌の突出
・眼球上転，四肢体幹の捻転
・疼痛を伴う
アカシジア
急性ジストニア
[観察ポイント]
・むずむず感
・じっとしていられない
・焦燥感
黒質線条体
錐体外路症状
パーキンソン症状
転倒
転倒予防
遅発性ジスキネジア
[観察ポイント]
・手指振戦
・小刻み歩行
・流涎
・筋緊張
・日常生活への影響
ドパミン受容体の遮断
漏斗下垂体系
高プロラクチン血症
女性化乳房，月経不順
・薬剤の中止
・点滴投与
・ダントロレンやドパミン作用薬（ブロモクリプチンなど）の使用
中脳辺縁系のドパミンの過剰
中脳辺縁系
陽性症状の改善
[観察ポイント]
・長期服用
・顔面・舌・四肢の不随運動
前頭葉皮質
陰性症状
悪性症候群
横紋筋融解症
生命の危険
・幻覚・妄想
・精神運動性興奮
アドレナリン受容体遮断
起立性低血圧
便秘
麻痺性イレウス
下剤の投与
ムスカリン受容体遮断
自律神経系
抗コリン作用
中枢神経系
認知症状
口渇
排尿障害，視力調整機能障害
[観察ポイント]
・排便回数
・腸蠕動の聴取
・腹部膨満および腹部膨満感
ヒスタミン受容体遮断
鎮静作用
過鎮静
体重増加
糖尿病
[観察ポイント]
・抗精神病薬を投与後4週間以内に発症
・筋強剛，38度以上の発熱
・嚥下困難，頻脈，血圧上昇などの自律神経症状
・意識障害，血中クレアチンキナーゼ（CKなど）の上昇
セロトニン受容体遮断
ドパミンニューロンの活性化
前頭葉皮質
陰性症状の改善
黒質線条体
錐体外路症状の抑制
・三環系
・四環系
セロトニン・ノルアドレナリン再吸収阻害
うつ症状の改善
モノアミンの増量
アクチベーションシンドローム
自殺
・冷罨法
・身体管理
SSRI
セロトニン再吸収阻害
セロトニン症候群
[観察ポイント]
・神経変調（錯乱・軽躁），焦燥感，ミオクローヌス，深部腱反射亢進，発汗，悪寒，振戦，下痢，協調運動障害，発熱のうち3項目以上がみられる
SNRI
セロトニン・ノルアドレナリン再吸収阻害（受容体遮断作用なし）
服薬の中止
中止後症候群

29 薬物療法と副作用

Ⅰ　精神科における薬物療法

精神科治療では，薬物療法と心理社会療法が治療の２本柱であり，重要な役割がある。さまざまな精神症状に対して，向精神薬を適切に使用することで，その症状を消失あるいは軽減できる。効果は劇的であることもあるが，時に十分な効果が得られないこともある。また，副作用などの有害反応が出現することもある。そのため，薬物療法の効用と限界を理解することが必須である。

近代的な薬物療法は1952年のクロルプロマジンの開発から始まる。この後，定型（第１世代）抗精神病薬の時代が40年ほど続いた[1)]。この間，日本では科学的根拠のない多剤大量処方が行われていた。その結果，特に統合失調症の治療で副作用がしばしばあらわれた。近年になって，非定型（第２世代）抗精神病薬を開発し，エビデンスに基づいた単剤処方による薬物治療を推奨している。

Ⅱ　向精神薬の分類

向精神薬とは中枢神経に作用して精神機能に何らかの変化を及ぼす薬物の総称である。一般的には精神の病的な状態を治療するために用いる精神治療薬を指す。これらに精神的な異常を引き起こす精神異常発現薬を含むことがある。精神科での治療に用いる薬物には以下のものがある。

①抗精神病薬（神経遮断薬，メジャートランキライザー）
②抗うつ薬
③気分安定薬（抗躁薬）
④精神刺激薬
⑤抗不安薬（緩和精神安定薬，マイナートランキライザー）
⑥睡眠薬
⑦抗てんかん薬
⑧抗認知症薬

Ⅲ　神経伝達物質

脳にはおよそ140億個以上の神経細胞（ニューロン）があり，神経細胞が枝分かれしている。それぞれが神経線維でつながり，脳の中にネットワークを作っている。神経終末と次のニューロンの継ぎ目をシナプスといい，そのシナプス間隙において，さまざまな神経伝達物質という化学物質が働くことで情報を伝達している。

精神科の薬物療法は，特定のターゲットとした神経伝達物質の受容体を遮断して薬理効果を得る薬物を多く用いる。そして，それには副作用を伴うことが多い。

Ⅳ　主な向精神薬の薬理作用と副作用

１．抗精神病薬

１）抗精神病薬の種類と特徴［表１・２］

抗精神病薬の基本的な薬理作用は，❶抗幻覚・妄想作用，❷鎮静作用である。主に，統合失調症の初発時や再発時の急性症状などで，陽性症状が主体の場合に適応する[2)]。

① 定型抗精神病薬（第１世代抗精神病薬）

抗精神病薬の作用は脳内のドパミンD_2受容体を遮断することで幻覚・妄想などの陽性症状に効果を示す。しかし，陰性症状や認知障害に対して，効果が乏しく，錐体外路症状をはじめとする副作用を起こしやすい[1,2)]。

② 非定型抗精神病薬（第２世代抗精神病薬）

非定型抗精神病薬に定型抗精神病薬と共通する薬理効果として，ドパミン受容体遮断作用があり，❶中脳辺縁系では陽性症状を改善する。これに加えて，セロトニン２型（$5\text{-}HT_2$）受容体遮断作用を併せもっている。この$5\text{-}HT_2$受容体遮断作用によって，❷黒質線条体でのドパミンニューロン活性化作用による錐体外路症状の抑制作用，❸前頭葉皮質でも同じく$5\text{-}HT_2$受容体遮断作用に基づくドパミンニューロン活性化作用による陰性症状の改善作用を得る。中脳辺縁系の陽性症状だけではなく定型抗精神病では効果が乏しい陰性症状や認知障害に対して効果を認め，全般的な症状の改善に優れている[1]。また，錐体外路症状の副作用が少ないため現在では統合失調症の治療の第一選択である。

アリピプラゾールは他の抗精神病薬と異なり，ドパミン D_2 受容体の部分作動と 5-$HT_{1/2}$ 受容体部分作動作用がある[2]。

［表 1］神経伝達物質の受容体遮断における薬理効果と副作用

受容体	遮断による薬理効果	遮断による副作用
ドパミン D_2	中脳－辺縁系の D_2 遮断による陽性症状の改善	D_2 遮断：①中脳皮質系：陰性症状，認知症状，②黒質線条体：錐体外路症状，③漏斗下垂体系：高プロラクチン血症
セロトニン 5-HT_{2A}	睡眠の質の改善，情動の安定，錐体外路系副作用の軽減，陰性症状の改善	体重増加，耐糖能悪化
ノルアドレナリン NA α_1	鎮静，抗不安	起立性低血圧，めまい，頻尿 降圧薬プラゾシンの作用増強
ヒスタミン H_1	鎮静	眠気，過鎮静，体重増加，低血圧
アセチルコリン M_1		便秘，口渇，排尿障害，認知障害

（竹内裕紀・他：統合失調症．厚田幸一郎監，病気と薬物療法　神経疾患神経・筋疾患．p12，オーム社，2016．をもとに作成）

［表 2］主な抗精神病薬の特徴と副作用

分類	分類名	一般名	特徴	副作用
定型抗精神病薬	フェノチアジン系誘導体	• クロルプロマジン塩酸塩 • レボメプロマジン • ペルフェナジン	• 抗コリン作用や抗アドレナリン α_1 作用を認める • ブチロフェノン系（高力価）と比較して，D_2 遮断作用弱く，錐体外路症状発言の頻度が少ない • 鎮静作用・睡眠作用が強い	抗コリン作用（口渇，便秘，食欲不振，排尿障害，認知機能の低下など），循環器系副作用，過度の鎮静
	ブチロフェノン系	• ハロペリドール • ブロムペリドール • ピモジド	• 抗幻覚妄想作用効果が強い • フェノチアジン系（低力価）と比較して，抗コリン作用は弱い	錐体外路症状
	ベンズアミド系	• スルピリド • スルトプリド	• 高プロラクチン血症を起こしやすい • 抗うつ作用あり	高プロラクチン血症，高齢者では錐体外路症状
非定型抗精神病薬	セロトニン・ドパミン遮断薬（SDA）	• リスペリドン • パリペリドン • ブロナンセリン	• 抗幻覚妄想効果とともに，陰性症状にも効果がある • 非定型抗精神病薬の中では，錐体外路症状，高プロラクチン血症を発現しやすい	高プロラクチン血症，錐体外路症状，高齢者では腎機能障害
	多元受容体作用抗精神病薬（MARTA）	• オラザピン • クエチアピン	• 抗幻覚妄想効果に加え，鎮静，催眠効果，抗うつ効果あり	体重増加，血糖上昇
		• クロザピン	• 治療抵抗性統合失調症の治療に推奨 • 効果が最も強い	無顆粒球症，血糖上昇
	ドパミン部分作動薬（DPA）	• アリピプラゾール	• ドパミン D_2 受容体を遮断しすぎないため，錐体外路症状やプロラクチン血症をほとんど起こさない • マイルドな鎮静効果である	不眠，焦燥，胃腸症状

（竹内裕紀・他：統合失調症．厚田幸一郎監，病気と薬物療法　神経疾患神経・筋疾患．p13，オーム社，2016．をもとに作成）

2）抗精神病薬の副作用［図1］

① 錐体外路症状

抗精神病薬のドパミン受容体遮断作用が，黒質線条体ドパミン系にも及んで発現する副作用である。ブチロフェノン系抗精神病薬などのドパミン受容体遮断作用の強い薬物で起きやすく，非定型抗精神病薬では出現しにくい[2)]。

（1）短期使用で出現するもの

- アカシジア：静座不能といわれ，じっと座っていることも立っていることができない状態で焦燥感を伴う[2)]。
- 急性ジストニア：筋の不随意運動によるもので頸部痙性捻転，舌の突出，眼球上転が服用後数日以内に急激に出現するものである。これは患者にとって，もっとも苦痛な副作用の1つである。
- パーキンソン症状：筋強剛，無動・振戦などのパーキンソン病によく似た症状を呈す。投与後，およそ4～10週間後に出現する[3)]。

（2）長期使用で出現するもの

遅発性ジスキネジアは服用後数年以上して出現する。一度，出現すると不可逆的なことが多い[2)]。口周辺や顔面頸部を中心とする不随意運動である。症状が目立ちやすいため，心理的にも苦痛が大きいことが多く，治療に対する不信につながりやすい。

［図1］抗精神病薬の脳内ドパミン経路への作用機序

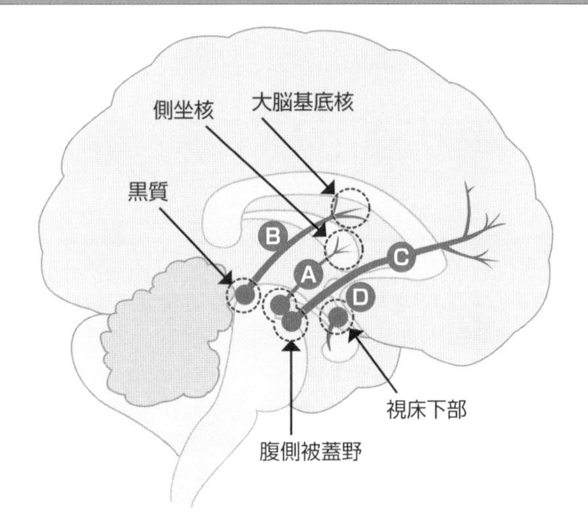

（長嶺敬彦：抗精神病薬の「身体副作用」がわかる―The Third Disease. p113，医学書院，2014．をもとに作成）

② 悪性症候群

抗精神病薬の副作用のうち，最も重篤で時に致死的である。通常は抗精神病薬を投与後4週間以内に発症し，筋強剛と38℃以上の発熱を背景に発汗，嚥下困難，頻脈，血圧上昇などの多彩な自律神経症状や意識障害，血中クレアチンキナーゼ（CKなど）の上昇がある。発症した場合は，直ちに抗精神病薬を中止し，十分な補液を行い，ダントロレンやドパミン作用薬（ブロモクリプチンなど）を使用する[2)]。

③ 代謝・内分泌面への副作用

いくつかの非定型抗精神病薬（特にMARTA）において体重増加や高血糖がしばしばあらわれる。また，定型抗精神病薬（ベンズアミド系）で漏斗下垂体系のドパミン神経経路の遮断のため，高プロラクチン血症が生じ，乳汁分泌や月経異常を生じる[2)]。

④ 精神面への副作用

精神活動全般を抑制し，抑うつ，無関心，不機嫌，集中困難などがあらわれることがある[2)]。

⑤ その他の副作用

抗精神病薬のもつ抗ヒスタミン作用による過鎮静や，抗アドレナリン作用による起立性低血圧などのさまざまな副作用につながる。

2．抗うつ薬

1）抗うつ薬の種類と特徴［表3］

基本的作用は，うつ病における抑うつ気分や意欲低下の改善である。抗うつ薬には即効性はなく，効果発現には1～3週間を要する[2)]。なお，抗うつ薬が有効なのは単極性のうつ病である。また，うつ病以外の強迫性障害，パニック障害，社交不安障害，摂食障害，慢性疼痛症候群などにも適応が広がっている[4)]。

① 三環系抗うつ薬

三環系抗うつ薬はイミプラミンが代表的なものである。ノルアドレナリン再取り込み阻害作用と，それより弱いがセロトニン再取り込み阻害作用をあわせもつ。うつ病の症状全般をよく改善する。しかし，抗コリン作用，抗ヒスタミン作用，抗ノルアドレナリン作用の薬理作用があり，副作用を伴う[1)]。

② 四環系抗うつ薬

三環系抗うつ薬に比べて効果は少ないが，抗コリン系と心血管系への副作用が比較的軽度である[1)]。

③ 選択的セロトニン再取り込み阻害薬（SSRI）

薬理作用がセロトニン再取り込み阻害作用にほぼ限定

しており，比較的安全に使用できる。そのため，うつ治療薬の第一選択薬となっている[5]。

④ セロトニン・ノルアドレナリン再取り込み阻害薬（SNRI）

薬理作用がセロトニンとノルアドレナリン再取り込み阻害作用に限定している[2]。

2）抗うつ薬の副作用［表4］

① 抗コリン作用

三（四）環系抗うつ薬はほぼ共通して抗コリン作用があり，副作用でよくみられるものは，口渇，便秘，排尿障害（尿閉），視力調整障害（かすみ目）である。中枢性の抗コリン性の副作用としては，認知・記憶障害があり，記憶障害やせん妄の誘因となる。また緑内障に対しては，抗コリン作用のある抗うつ薬は禁忌である。

② 心血管系

起立性低血圧はα_1アドレナリン受容体遮断作用に起因する頻度が高い。また，キニジン様作用をもち，伝導興奮を抑制し，伝導障害を有する患者には有害となる。時には，不整脈を誘発することがある[1]。

③ セロトニン症候群

中枢セロトニン活動亢進によって，精神状態の変化（不安，焦燥，錯乱，興奮など），神経症状（ミオクローヌス，反射亢進，振戦，協調運動障害など）および自律神経・身体症状（発熱，発汗，悪寒，下痢など）を主な症状とする[4]。セロトニン作動薬を中止すると１～２日以内に症状は消失する。

④ 消化器症状

SSRIでは，嘔気・嘔吐，下痢などの消化器症状が起こりやすい[1]。

⑤ 焦燥感，自殺念慮（アクチベーション症候群）

抗うつ薬の投与の早期や増量の際に，アクチベーション症候群と呼ばれる不安，焦燥，不眠，易刺激性，衝動性などを呈することがある[4]。このような症状は，特に若年者や自殺念慮の強い患者では自殺企図へのリスクが高まる恐れがある。

⑥ 中断症候群

急激な中断や減量によって，平衡障害，胃腸障害，感冒様症状，睡眠障害，不安や焦燥，過敏などの精神症状が起こることがある。これらは，薬剤の減量や中止後１週間以内に出現する[6]。予防は，減量や中止の際は患

［表3］抗うつ薬の特徴と副作用

分類	一般名	薬剤名	特徴	副作用
三環系抗うつ薬	• イミプラミン塩酸塩 • クロミプラミン塩酸塩 • アミトリプチリン塩酸塩 • ノルトリプチリン塩酸塩 • アモキサピン	• トフラニール® • アナフラニール® • トリプタノール® • ノリトレン® • アモキサン®	• 抗うつ効果は強いが，副作用が多い（セロトニンとノルアドレナリンの再取り込み阻害，ヒスタミンH_1受容体遮断，アセチルコリンのムスカリン受容体遮断，アドレナリンα_1遮断） • 過量服用で致死的となりうる	• 抗コリン（口渇，便秘，排尿障害など），抗α_1，キニジン様作用など強い
四環系抗うつ薬	• マプロチリン塩酸塩 • ミアンセリン塩酸塩	• ルジオミール® • テトラミド®	• 三環系抗うつ薬よりもいくらかマイルドな効果である • 抗うつ効果に物足りなさがある	• 三環系抗うつ薬よりも，副作用はマイルドである • 眠気
SSRI	• フルボキサミンマレイン酸塩 • パロキセチン塩酸塩 • 塩酸セルトラリン • エスシタロプラムシュウ酸塩	• デプロメール® • パキシル® • ジェイゾロフト® • レクサプロ®	• マイルドな抗うつ効果である • 抗コリン，抗α_1作用は弱い • 選択的にセロトニンに働く • 若年層には慎重な投与 • 意欲にあまり効かず	• セロトニン症候群，眠気，下痢，性機能障害，アクチベーション症候群
SNRI	• ミルナシプラン塩酸塩 • デュロキセチン塩酸塩 • ベンラファキシン塩酸塩	• トレドミン® • サインバルタ® • イフェクサーSR®	• セロトニンとノルアドレナリンに働く • 抗コリン，抗抗α_1作用は弱い • 循環器疾患には慎重投与	• 血圧上昇，頻脈，頭痛，尿閉，嘔気，セロトニン症候群
NaSSA	• ミルタザピン	• リフレックス® • レメロン®	• トランスポーターでなくα_2受容体を阻害する • 胃腸症状は少なく性機能障害にも効果あり • 効果と副作用のバランス	• 眠気，体重増加，めまい

［表 4］抗精神病薬・抗うつ薬の副作用と看護・治療のポイント

<table>
<tr><th colspan="2">副作用</th><th>原因・誘因</th><th>症状</th><th>発生時期</th><th>看護・治療のポイント</th></tr>
<tr><td colspan="2">過鎮静</td><td>• 低価抗精神病薬で強く発現する傾向
• アドレナリンα_1受容体遮断，ヒスタミンH_1受容体遮断</td><td>• 急性期では治療的に用いられることもあるが，長期的には認知機能の低下，意志発動性の低下，感情の平板化などが起こり，QOL の低下につながる</td><td></td><td>• 定型抗精神病薬の減量
• 定型抗精神病薬から非定型抗精神病薬への変更</td></tr>
<tr><td colspan="2">認知機能の低下</td><td>抗コリン作用（ムスカリンm_1遮断作用）</td><td>記銘力障害</td><td></td><td>• 定型抗精神病薬の減量，非定型抗精神病薬へ変更
• 抗コリン性パーキンソン薬を長期併用しない</td></tr>
<tr><td colspan="2">目覚め現象</td><td>非定型抗精神薬などによる薬効</td><td>• 薬物の効果により病識や現実検討能力の改善が得られる。それにより，自身の耐え難い現実への直面化が進み自らが置かれた状況に絶望感を抱く</td><td></td><td>• 支持的精神療法，心理教育やサポート体制の確立</td></tr>
<tr><td rowspan="4">錐体外路症状</td><td>アカシジア</td><td rowspan="4">• 黒質線条体ドーパミン系におけるD_2受容体遮断</td><td>• じっとしていられない落ち着きのなさや，足のむずむず・そわそわ感で，静座不能といわれる焦燥を伴う</td><td></td><td>• 定型抗精神病薬の減量，非定型抗精神病薬へ変更</td></tr>
<tr><td>急性ジストニア</td><td>• 筋の不随運動によるもので頸部痙性捻転，舌の突出，眼球上転，四肢体幹の捻転が急激に起こる
• 喉頭部に起こると気道が閉塞し窒息の可能性がある</td><td>服用後数日以内に急激に出現</td><td>• 原因薬の減量，中止もしくは低力価薬剤か非定型精神薬への変更
• ビペリデンなどの抗コリン薬の筋注やプロメタジン，ジフェンヒドラミンなどの抗ヒスタミン薬の筋注・静注など</td></tr>
<tr><td>パーキンソン症状</td><td>• 筋強剛，無動・振戦などのパーキンソン病によく似た症状である</td><td>服用後 4 ～ 10 週間後に出現</td><td>• 高齢者の場合などは，環境を整え，危険を排除し，転倒を予防する
• 誤嚥性肺炎にも注意
• 日常生活動作（ADL）を観察し，必要時援助する</td></tr>
<tr><td>遅発性ジスキネジア</td><td>• 一度出現すると，不可逆的なことが多い。口周辺や顔面頸部を中心とする不随意運動である</td><td>服用後数年以上して出現</td><td>• 予防をすることが重要（高力価の定型抗精神病薬を漫然と高用量で使用し続けない）</td></tr>
<tr><td colspan="2">悪性症候群</td><td>• 原因は不明だが，ドパミンの強固な遮断と関連
• 抗精神病薬の増量，抗パーキンソン病薬の急激な減量
• 低栄養や脱水などの身体状況の悪化，不穏・興奮などの精神状態の悪化を契機
• 高力価の抗精神病薬使用</td><td>• 最も重篤で致死的。筋強剛，38℃以上の発熱，発汗，嚥下困難，頻脈，血圧上昇などの多彩な自律神経症状や意識障害，血中クレアチンキナーゼ（CK など）の上昇</td><td>投与後 4 週間以内，抗精神病薬の増量，抗パーキンソン病薬を急激に減量</td><td>• 治療の基本は全身管理
• 発症した場合は，直ちに抗精神病薬を中止し，十分な補液を行い，ダントロレンやドパミン作用薬（ブロモクリプチンなど）を使用
• 横紋筋融解症からの腎不全，誤嚥性肺炎，重篤な不整脈や心不全，呼吸不全に注意が必要</td></tr>
<tr><td colspan="2">多飲症・水中毒</td><td></td><td>• 口渇，多飲傾向，低ナトリウム血症にて意識障害が出現する。失神，うっ血心不全を引き起こすこともある</td><td></td><td>• ベース体重とリミット体重を設定し，規則的に体重測定をする
• 管理的にならないように，管理できたら，肯定的な評価をかえす
• 余暇活動を取り入れる</td></tr>
</table>

[表 4] つづき

副作用	原因・誘因	症状	発生時期	看護・治療のポイント
便秘	• 抗コリン作用 • 錐体外路症状の予防のために抗パーキン薬で抗コリン作用が強い薬物の内服中に起こりやすい	• 便秘，重度な便秘から麻痺性イレウスになりやすい		• 排便・排尿の回数，腹部の状態の観察 • 適宜，水分補給，運動，腹部マッサージなどを取り入れる
脂質代謝異常（高血糖）	• 抗 H1 作用，セロトニン$_{2C}$（5-HT$_{2C}$）遮断作用，非定型抗精神病薬にて起こりやすい	• 高血糖，体重増加，脂質代謝異常		• 食事療法，運動療法 • 血糖のモニタリング

者に上記症状の出現や，飲み忘れ・自己中断には症状出現のリスクがあることを説明する。

3．気分安定薬

1）気分安定薬の種類と特徴

リチウムや抗てんかん薬のバルプロ酸ナトリウム，カルバマゼピン，ラモトリギンなどが双極性障害の躁状態の治療で使用する。また，オラザピンやアリピプラゾールには抗躁効果がある。これらには，抗うつ作用や再発予防も用いる。

2）気分安定薬の副作用

リチウムは血液中の濃度をモニタリングし，中毒を防止するために，血中濃度は 0.3 ～ 1.2mEq/L を保ち[1]，1.5mEq/L を超えないようにする[2]。中毒症状は軽度では，嘔気，口渇，手指振戦などがあらわれ，重度になるとけいれんや乏尿，不整脈などがあらわれる[1]。

カルバマゼピンでは発疹などの過敏反応が多くあらわれる。

4．抗不安薬，睡眠薬

1）抗不安薬，睡眠薬の種類と特徴

抗不安薬と睡眠薬のほとんどはベンゾジアゼピン受容体作用がある。ベンゾジアゼピン受容体に作用してγ－アミノ酪酸（GABA）系神経伝達を促進することで大脳辺縁系の神経活動を抑制する[4]。ベンゾジアゼピン系の薬効は，❶抗不安作用，❷鎮静催眠効果，❸筋弛緩，❹抗けいれん作用である[2]。抗不安に優れているものを抗不安薬として，また，催眠効果が優れているものを睡眠薬として使用する。

2）抗不安薬の特徴と副作用

抗不安薬にはベンゾジアゼピン系とセロトニン作動性抗不安薬とがある。ベンゾジアゼピン系は作用時間によって短・中時間型と長時間型と別れている。そして，短時間型は速効性があるため，不安発作などに頓服として使用する。しかしながら，依存性があるため，安易な投与や長期の漫然とした投与を避ける。また，高齢者の投与は，転倒や錯乱などがあらわれる場合がある。

3）睡眠薬の特徴と副作用

ベンゾジアゼピン系と非ベンゾジアゼピン系がある。睡眠薬に関しては，日本睡眠学会のガイドラインを参考にし，休薬へのタイミングを見極めて，長期間漫然と使用をしないようにする。

ベンゾジアゼピン系では，短期型は入眠困難や夜間覚醒などに効果があり，長期型は早期覚醒や熟眠障害などに適している。副作用は，アルコールとの併用で健忘が出現しやすい。

ベンゾジアゼピン系以外では，メラトニン受容体作動薬やオレキシン受容体拮抗薬が新しく発売されている[4]。

V　薬物療法と看護

1．薬物療法と副作用

薬物療法は近年，単剤処方が奨励されており，副作用の少ない非定型抗精神病薬が主に使われるようになっている。しかし，それでもなお副作用があらわれる。

また，近年は脳科学の発展によって，向精神薬の薬理効果や副作用の脳科学的機序が一部解明されている。そ

のため，看護師はこれらの新しい知識を学び，薬効や副作用などを推測しながら，観察を行い，副作用が出た場合には，早期の対応を行う。

副作用には苦痛を伴うことがあり，出現すると患者のQOLの低下や服薬のアドヒアランスに影響を及ぼすことがあるため，出現時には早期に対応する。

2．アドヒアランスを高める服薬支援について

従来の服薬支援はコンプライアンス（医師の指示にしたがって服薬すること）を重視していた。そのため，患者は服薬をできていないことで評価を受け，自身の服薬に対する思いを医療関係者には伝えられず，一方的に飲まされる服薬になる場合があった。しかし，現在はアドヒアランスという考え方が定着している。アドヒアランスとは，「患者が自分の病気について理解し，自らの病気の主体的な治療者として，治療者とともに自覚的に治療を進める態度のことを指す」[1]とある。単に患者は処方されたものを受動的に服薬するのではなく，治療に患者が主体的に参加できるような対等な関係が求められている。

近年，患者と医療従事者がパートナーシップを基にして，治療を行うコンコーダンス（→MEMO）という概念もあり，共同で治療にかかわっていくことも重要視されてきている。

薬剤療法を行うには，事前にきちんとしたインフォームドコンセントを行う必要があることはいうまでもない。アドヒアランスに影響を及ぼす因子として，さまざまな精神症状からくる病識以外に薬剤による副作用や薬剤を飲むことによる自覚症状体験などが考えられる。

アドヒアランスを高めるには，まず，患者－治療者との間で，ともに薬物療法を実施できる信頼関係が必要である。そして，患者が服薬について疑問やつらさなどを感じている場合，きちんと話してもらえる関係づくりが必要である。看護師は患者が服薬する理由をどのように理解しているのか，服薬に関して疑問や問題を抱えていないか，服薬行動が適切かどうか，飲み心地はどうかなどについて情報収集をし，これらをどのようにして解決するのかを患者とともに考えて，患者自らが服薬行動を形成できるように支援をする。

また，患者が薬物に関して，さまざまな思いを抱えていても，医師に伝えられないことがあるため，看護師は医師への伝え方なども一緒に考えて，伝えられるようにサポートをする。

MEMO コンコーダンス

コンコーダンスとは，患者と医療者が情報を共有し，互いの意見を尊重するというパートナーシップに基づき，治療方法（服薬を含む）を決定していく過程である。この概念では，患者に決定権がある[5]。

3．薬物療法への支援

1）治療の第1段階における看護：急性期

陽性症状などが激しい急性期では，まずは症状を改善することが治療目標になる。患者は疾病に関して，不安を抱え，納得できずに入院となる場合がある。

また，疾病に関して否認している場合，薬物療法をはじめとする治療を受け入れることは自分の疾病を受け入れることにつながり，患者は拒否をすることで気持ちを保っている場合がある。

まずは，患者の症状の改善に焦点をあてながら，信頼関係を形成していくことが必要である。そして，インフォームドコンセントを何度も実施し，不安を軽減できるように支援する。

急性期では精神症状だけでなく，身体状況の悪化に伴い副作用が出現することがある。患者自らが症状を訴えられない場合があるので，観察を十分に行い，出現した場合は早急に対応する。

2）治療の第2段階における看護：回復期

回復期では，精神症状の安定維持が治療目標になる。薬物療法では看護師管理から患者自らが能動的に服薬できるように，服薬のアドヒアランスを形成していく。

症状が安定すると患者の社会復帰後の生活状況との兼ね合いなども考慮して薬物を調整する。最近では，薬物療法はできるだけ単剤となるような処方が推奨されている。そして，薬剤の形態も液剤や舌下錠，半月～1カ月ほど効果が持続される持効性注射剤（デポ剤）といわれるさまざまな投与法が開発されており，その患者の生活状況に合わせて利用しやすくなっている。

また，社会復帰を想定して，実際に服薬の自己管理をすすめる。心理教育や個別指導で，薬の正しい理解，効果や副作用などを知り，患者自身が服薬の管理を行

う。はじめは，１日から服薬を開始し，徐々に２日から３日，１週間と増やしながら自己管理を行う。そして，上手に管理できているときには，よいフィードバックをし，自己効力感につなげられるように支援をする。

また，飲み忘れなどの問題が起きた場合は，看護師が主導で解決するのではなく，患者とともに一緒に話し合って，問題を解決していく。このような話し合いは実際に問題が発生した時の解決方法を学ぶよい機会になる。

3）治療の第３段階における看護：社会復帰期

社会復帰期においては再発予防が治療目標となる。社会復帰した後も，継続して服薬管理を行うことが大切である。しかしながら，服薬を継続してもすべての再発を防ぐことは難しい。そのため，服薬管理だけではなく，再発の前触れとなるサインや持続している症状への変化を察知し，早期に対処していくことが必要である。

また，長期にわたる服薬を継続することは非常に大変な苦労がある。そのことを十分に理解して，日々の患者の努力を認めて，患者自らが望む生活に向けて支えるかかわりを行う。

4．家族への支援

家族と暮らす精神障害者にとって，服薬行動への家族のサポートが重要である。特に，患者の理解が乏しく，怠薬を繰り返し，入退院を繰り返している場合は，家族も服薬に対する知識を得ていくことが求められるが，薬の内容まで理解している家族は少ない。

入院中から家族に対して，心理教育などの機会を通じて，服薬の目的，薬効，飲み方，用量，どのような副作用が出やすいのかなどの説明をする。

ただ，長期間に及ぶ服薬は患者，家族にとって，大変なものである。また，怠薬などが続く場合，家族に患者の服薬の責任を押しつけるのではなく，医療者も家族の日々の支援に対して，ねぎらいを払うことや身体管理に関する不安を十分に聴き，対応していく必要がある。

［西本美和］

《文献》

1）原田幸一郎監：病気と薬物療法　神経疾患神経・筋疾患．pp11-44，オーム社，2016．
2）大森哲郎：薬物療法．野村総一郎・他監，標準精神医学，第6版．pp143-162，医学書院，2015．
3）精神医学講座担当者会議監：統合失調症治療ガイドライン，第2版．p315，医学書院，2011．
4）浦部晶夫・他編：今日の治療薬 2017．pp801-881，南江堂，2017．
5）安保寛明：コンコーダンスによる共同意思決定とセルフケア概念への影響（セルフケアを支援する）―（セルフケアと保健医療）．日本保健医療行動科学会雑誌 32（2）：20-24，2017．
6）精神医学講座担当者会議監：気分障害治療ガイドライン，第2版．pp65-97，医学書院，2010．

NOTE

30 精神科リハビリテーション看護（入院中の場合）

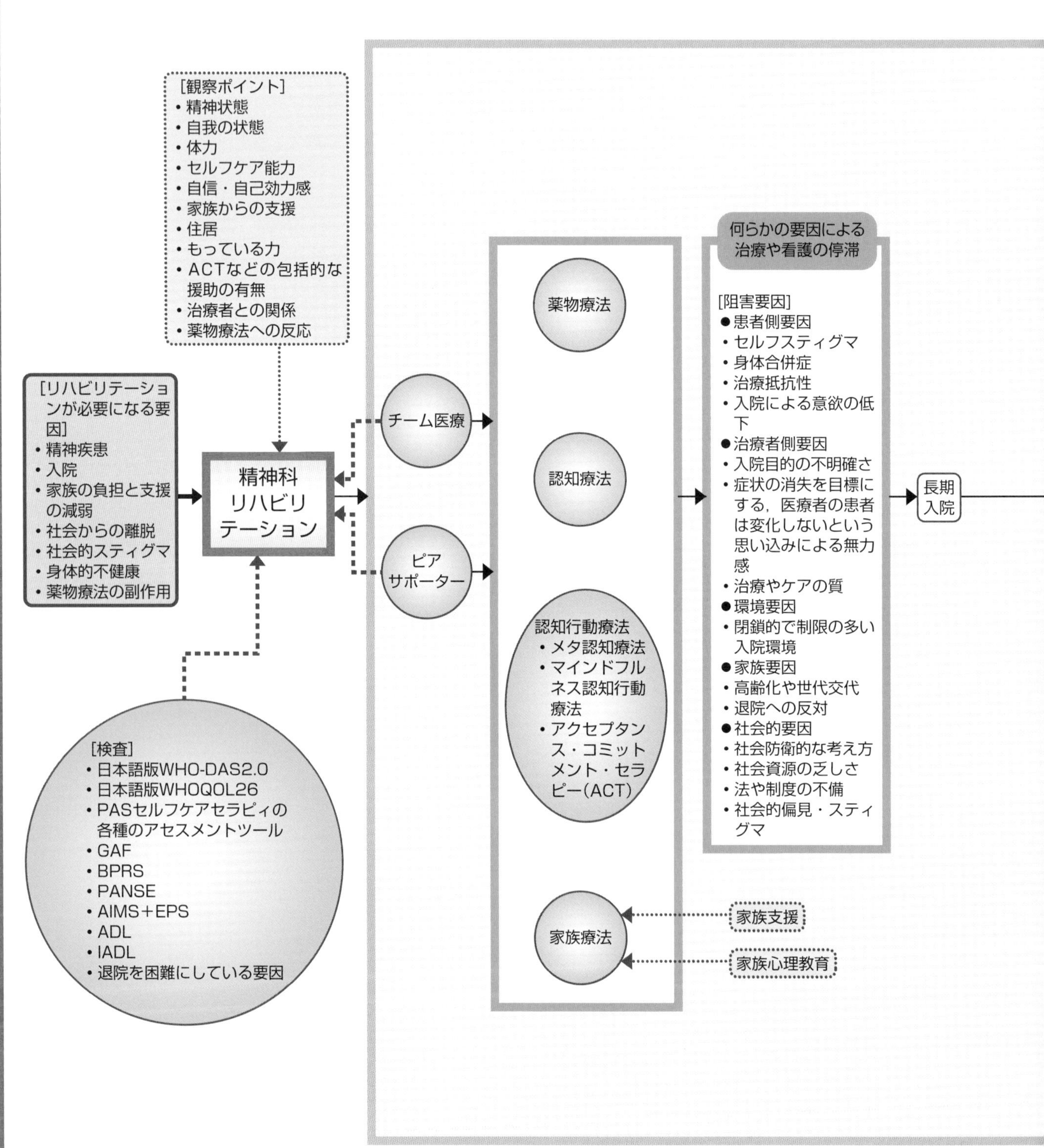

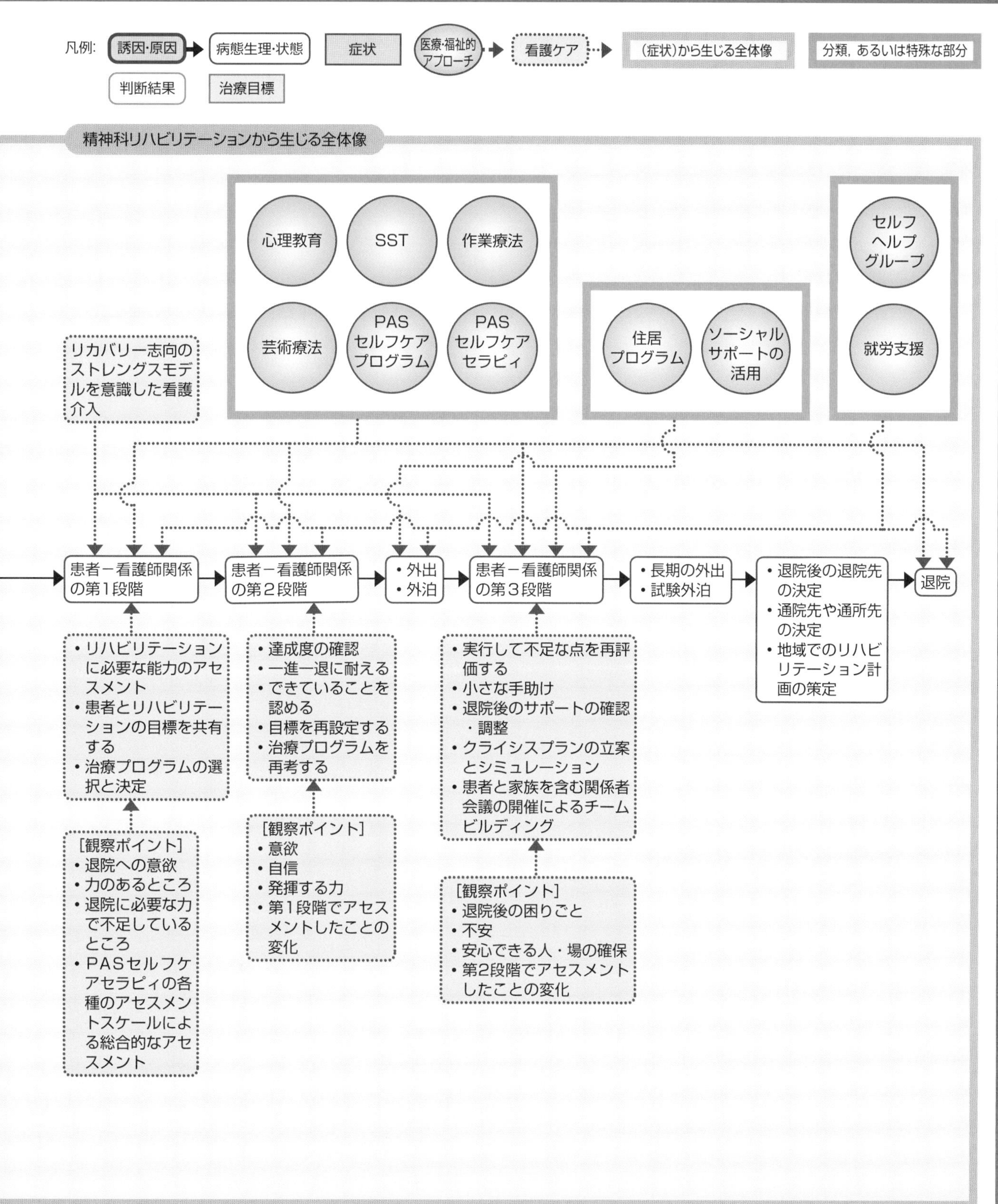
凡例:
誘因・原因
病態生理・状態
症状
医療・福祉的アプローチ
看護ケア
(症状)から生じる全体像
分類，あるいは特殊な部分
判断結果
治療目標
精神科リハビリテーションから生じる全体像
心理教育
SST
作業療法
芸術療法
PAS セルフケアプログラム
PAS セルフケアセラピィ
住居プログラム
ソーシャルサポートの活用
セルフヘルプグループ
就労支援
リカバリー志向のストレングスモデルを意識した看護介入
患者－看護師関係の第1段階
患者－看護師関係の第2段階
・外出
・外泊
患者－看護師関係の第3段階
・長期の外出
・試験外泊
・退院後の退院先の決定
・通院先や通所先の決定
・地域でのリハビリテーション計画の策定
退院
・リハビリテーションに必要な能力のアセスメント
・患者とリハビリテーションの目標を共有する
・治療プログラムの選択と決定
・達成度の確認
・一進一退に耐える
・できていることを認める
・目標を再設定する
・治療プログラムを再考する
・実行して不足な点を再評価する
・小さな手助け
・退院後のサポートの確認・調整
・クライシスプランの立案とシミュレーション
・患者と家族を含む関係者会議の開催によるチームビルディング
[観察ポイント]
・退院への意欲
・力のあるところ
・退院に必要な力で不足しているところ
・PASセルフケアセラピィの各種のアセスメントスケールによる総合的なアセスメント
[観察ポイント]
・意欲
・自信
・発揮する力
・第1段階でアセスメントしたことの変化
[観察ポイント]
・退院後の困りごと
・不安
・安心できる人・場の確保
・第2段階でアセスメントしたことの変化

30 精神科リハビリテーション看護（入院中の場合）

Ⅰ　精神科リハビリテーションのメカニズム

1．リハビリテーションの定義

国連の障害者権利条約26条では，ハビリテーションとリハビリテーションは「障害をもつ人が身体的，精神的，社会的，職業的な能力を維持・拡大し，社会生活のあらゆる側面への完全な包摂と参加を達成，維持することを可能にするピアサポートを含む適切な方法である」[1)]と定義している。

ハビリテーションやリハビリテーションの目的は，障害のある人の社会参加と社会への包摂であり，障害のある人の自由意思に基づいて，そのニーズとストレングスを学際的に（さまざまな学問の視点から）アセスメントし，居住地に近い場所でサービスを提供することである[1)]。

日本では，リハビリテーションは入院中に提供されることが一般的だが，世界の潮流は地域社会でのリハビリテーションである。

本項では，わが国の精神科リハビリテーションの現状にあわせて，入院中のリハビリテーションに焦点をあてて述べる。

2．精神科リハビリテーションが必要となる具体的な症状や状態像

精神障害のある人のリハビリテーションが必要な状況は，病気そのものからの回復の遅延に加え，入院，時に長期入院による社会からの離脱，家族の負担と家族からの支援の減弱，社会的スティグマにさらされることからの社会復帰の困難さ，セルフスティグマ，身体的不健康状態，長期にわたる薬物療法の副作用，援助者の無力感がある。

その結果，精神症状は完全には回復せず，軽度の症状があるまたは／および難治性の症状の持続，医療病としての施設症による社会性や発動性の低下，社会での役割の制限や喪失，結果としての自尊心の低下，自信喪失，体力低下，セルフケア能力の低下，社会の変化に追いつけない，という状況に陥る。

●精神科リハビリテーションの促進・阻害要因

精神科リハビリテーションを促進または阻害する要因は，大きく分けて，患者側要因，治療者側要因，環境要因，家族要因，社会的要因の５つがある．［表1］に具体的に示した．

3．精神科リハビリテーションの診断・検査・看護アセスメント

1）アセスメントに活用できるツール

健康状態や生活機能の障害のアセスメントは，日本語版WHO-DAS2.0（WHO Disability Assessment Schedule2.0）があり，成人を対象にしたもので，「理解と意思の疎通」「運動能力」「自己管理」「人付き合い」「日常の活動」「社会参加」[2)]の６領域，36項目からなる。過去１カ月の平均で５段階評価する。自己評価としても他者評価としても使用でき，測定時間は12項目版で５分，36項目版で20分と簡便である。

WHOは，同じくWHOが開発した日本語版WHOQOL26（WHO Quality of Life）[3)]と併用することを推奨している。本尺度は18歳～成人を対象にし，「身体」「心理」「自立のレベル」「社会的関係」「環境」「精神性」に対する個人の主観的満足観を５段階で評価する。回答は10分程度である。

2）全体評価

精神状態の診断・検査として，機能の全体的評定（Global Assessment of Functioning：GAF），簡易精神症状評価尺度（Brief Psychiatric Rating Scale：BPRS），陽性・陰性症状評価尺度（Positive and Negative Syndrome Scale：PANSS）を活用する。

長期にわたる薬物療法の副作用を判断するのには異常不随意運動評価尺度（Abnormal Involuntary Movement Scale：AIMS）＋錐体外路症状（ExtraPyramidal Symptoms：EPS）を用いる。

日常生活能力の評価には日常生活活動（ADL）および手段的日常生活活動（IADL）を用いる。退院を困難にしている要因を評価することで課題が明らかになる。

［表 1］リハビリテーションの促進要因と阻害要因

要因の種類	促進要因	阻害要因
患者側要因	• 治療薬への反応性の良さ，副作用の出にくさ • 身体的な健康 • セルフケアレベルが高い • 入院への肯定的な意味づけ • 治療への主体的な取り組み • レジリエンスの高さ • 就労の経験 • 高い教育歴 • 知的な水準の高さ • リハビリテーションへの意欲 • 目標や将来の夢の存在	• 生物学的脆弱性 • 治療抵抗性の病状 • セルフスティグマ • 身体合併症 • 加齢によるセルフケアの低下 • 多剤大量療法による副作用 • 入院による意欲や発動性の低下 • 医療者へのお任せ意識 • 低い教育歴，知的な水準の低さ • リハビリテーションへの意欲 • 目標や将来の夢の欠如
治療者側要因	• 向精神薬の単剤化 • 治療やケアの質の高さ • 自己決定や個別性を重視したケア • 行動制限最小化の努力 • 入院目的の明確さ • 症状とうまく付き合いセルフケアを改善する目標 • 医療者の，人は成長するという信念，患者の力や潜在的な力を信じる，患者の症状は退院後に改善するという知識 • 成功事例をもっている • 失敗事例に引きずられない • 家族支援，地域の人的資源の発掘 • 患者を取り巻く支援のネットワークの構築 • セルフヘルプグループやピアスタッフが患者に与える良い影響への理解 • 地域の社会資源に対する知識と患者や家族への情報提供 • エビデンスに基づくリハビリテーションの実践	• 多剤大量療法などの不適切な治療 • 治療やケアの質の低さ • 自己決定や個別性を重視しない十把一絡げのケア • 行動制限を当たり前とする専門職者の認識や組織文化 • 入院目的の不明確さ • 症状の消失が目標 • 専門職者の，患者は変化しないという思い込みや無力感，パターナリズム，患者の力や潜在的な力を信じない，患者の症状は退院後に改善することへの無知 • 成功事例をもっていない • 失敗事例に引きずられる • 家族支援の不足 • 地域の支援者の発掘の不足 • 患者を取り巻く支援のネットワークの構築がされていない • セルフヘルプグループやピアスタッフが患者に与える良い影響への知識不足 • 地域の社会資源に対する知識不足と患者や家族への情報提供の不足 • 経験主義的なリハビリテーションの実践
環境要因	• 開放的な入院環境 • 制限の少ない入院環境 • 社会とのつながりを保持した入院環境 • 社会と同様のルール • ルールづくりへの患者の関与	• 閉鎖的な入院環境，制限の多い入院環境 • 社会と隔絶された入院環境 • 社会では通用しない特殊なルール • ルールづくりへの患者の非関与
家族要因	• 家族関係の良さ • 患者の発症や再発にまつわるトラウマ体験がない • 患者への信頼 • 患者の退院への肯定的な考え方 • 家族のことは家族で決定するという気持ち • 医療者などの社会資源の認知と活用	• 高齢化や世代交代による家族機能の低下 • 患者の発症時や再発時の暴力等のトラウマ体験 • 患者に迷惑をかけられるのではないかという心配や恐れ • 患者が地域社会に迷惑をかけるのではないかという心配や恐れ • 患者の退院への否定的な考え方，医療者へのお任せ意識
社会的要因	• 人々のノーマライゼーション・社会的包摂の認識 • 精神障害への社会的偏見やスティグマの少なさ • 整備された法律や制度 • 十分な社会資源 • 精神障がい者のニーズに合った社会資源 • 資源の使いやすさ • 資源へのアクセスのしやすさ • 地域住民の患者の退院の受け入れ • 地域住民の精神科リハビリテーションを行う施設の開所への理解と受け入れ	• 社会防衛的な考え方 • 精神障害への社会的偏見・スティグマの強さ • 法律や制度の不備 • 社会資源の乏しさや精神障がい者のニーズに合わない社会資源 • 資源の使いにくさ • 社会資源へのアクセスのしにくさ • 地域住民の患者の退院への反対 • 地域住民の精神科リハビリテーションを行う施設の開所への無理解や反対

3）PASセルフケアプログラムとPASセルフケアセラピィのアセスメントツール

PAS（Psychoanalytic Systems）セルフケアプログラムとPASセルフケアセラピィのアセスメントツール[4]は，精神状態の査定，自我機能の査定，自己の機能の査定，人格の傾向の査定，発達の状態の査定を，詳細にしかも系統的にできる。

4．精神科リハビリテーション

精神科リハビリテーションは，従来の医療モデルだけでなく心理社会的モデルを取り入れて行う必要がある。特に，ストレングスモデルとリカバリーモデルが必須であり，自己効力感が鍵概念である。

1）適切な向精神薬による治療

適切な向精神薬による治療は，患者の再発，再入院を予防することがわかっている。しかし，2009年の世界の抗精神病薬の単剤化率の平均が70%というなかで，わが国は2016年の単剤化率40.4 %と格段に低く，処方量739.1mg/日，平均投与剤数は1.77剤であった[5]。

３剤以上処方の効果に関するエビデンスは全くなく，デメリットは，副作用の増強，副作用を精神症状の悪化と誤って判断し，さらなる大量処方につながることである。

これにより患者のセルフケアの低下，医療不信，結果としての服薬の中断につながる。そのため，コンコーダンススキルやShared Decision Makingを用いて，向精神薬のスイッチングや単剤化を進める。

2）リカバリー志向のストレングスモデルを意識した看護介入

リカバリーとは，「人が精神病の破局的な影響を乗り越え成長するにつれて，人生の新しい意味と目的が発展していくこと」[6]である。精神に障害のある人自身が自分を信じられない状況でも，援助者が患者のストレングスを信じ，希望をもち援助することが成功につながる。

ストレングスとは，個人と環境の強さや良い面のことである。個人のリカバリーを促進するためには，個人が本来もっている潜在的な力を引き出すことと，環境に自然に備わっている，障害のある人々を温かく包み込む，仕事や娯楽の機会，家族とのかかわりや地域社会への参加の機会を増やし，障害者という烙印や，失業や貧困といった阻害因子を減らす働きかけをする。

これらのことにより，対象者の自尊心，自己効力感，自信が育まれ，リカバリーがいっそう促進される。ストレングスを意識した看護を展開するツールとして，ストレングス・マッピングシート[7]が開発されている。

3）認知療法，認知行動療法（CBT），メタ認知療法，マインドフルネス認知行動療法，アクセプタンス・コミットメント・セラピー（ACT），弁証法的行動療法（DBT）

近年，認知療法は進化し，メタ認知療法，マインドフルネス認知行動療法，アクセプタンス・コミットメント・セラピー（ACT）などの第三世代の認知行動療法が開発されている。

メタ認知療法は，認知の内容ではなく，「心配の機能」にダイレクトに働きかける点が従来の認知行動療法と大きく異なる点である。また，マインドフルネス認知行動療法は，瞑想法を用いて「あるがまま」に自分を受け入れることを目指すアプローチである。アクセプタンス・コミットメント・セラピー（ACT）は，自分の欲求や感情に振り回されず，自分が大切にしている価値観に沿う行動を選択し，実行してみるという行動療法的な技法である。情動のコントロールが苦手な人に対しては弁証法的行動療法（DBT）が開発されている。

4）心理教育

心理教育は，精神に障害のある人の心理に配慮しながら行う教育で，援助者からの一方的な教育ではなく，参加者の相互作用を通じて病気や治療についての理解を促進し，生きづらさの軽減を目指す個人や集団を対象にしたプログラムである。

目的により，内容や方法が異なり，アルコール・リハビリテーションプログラム，統合失調症を対象にしたプログラム，気分障害を対象にしたプログラムなど疾患に対応したプログラムや復職支援，服薬管理，退院支援など対象者のニーズや状況に合わせたプログラムがある。

5）社会生活技能訓練（Social Skills Training：SST）

SSTは，行動療法の１つで，精神に障害のある患者の服薬管理の技能や対人技能など，社会で生活していくために必要な技能の向上を目指す。患者の受診技能，認知技能，発信技能のいずれに課題があるかを特定し，ロールプレイングを用いて獲得が望ましい技能を段階的に習得できるようにする。

精神に障害のある人は，ストレッサーに対する耐性が低いため，ほめる，承認するなどの肯定的なフィードバック（正の強化子）を活用して，望ましい行動を獲得できるようにトレーニングする。

6）作業療法，芸術療法

作業療法や芸術療法は，患者の巧緻性の向上，さまざまな技能の向上にとどまらず，協調性や集団の凝集性を高め，心身のリラクセーションや精神に障害のある人の生きがいや意欲の向上，その人らしさの発見にも寄与する。主に臨床では作業療法士が中心となり行う。

7）住居プログラム

障害者権利条約第19条は，障害をもつ人が特定の生活施設で生活することを強制されず，その人が望む場所，望む住居で望む人と一緒に生活し，地域社会に包摂される必要性を述べている[1]。そのため，まずは精神障害のある人の希望の把握が住居支援の第一歩である。住居プログラムは，宿泊型自立訓練施設（ケア付きの共同住居），共同生活援助（グループホーム），単身アパート，自宅等があり，対象に合わせて段階的に援助する。

特に，精神科病院に長期に入院していた人の場合，地域移行に困難が伴うため，外泊訓練と退院前訪問を組み合わせて援助し，実際の生活で何が困るのかを把握し，対応方法を一緒に考え，実行できるようにサポートする。

共同住居に移動する場合は，事前に移動先で行われているミーティングなどに参加できるように調整し，適応を援ける。

8）地域定着のためのソーシャルサポートの活用

障害者総合支援法には，居宅介護，重度訪問介護，同行援護，行動援護，重度障害者包括支援，療養介護，生活介護，移動支援等がある。

精神障害のある人とその家族の地域生活を支援するアウトリーチには，精神科訪問看護，ACT（包括型地域生活支援プログラム，Assertive Community Treatment）やCBCM（Community Based Case Management）などの包括的なケアマネジメント，ホームヘルパーによる訪問介護，保健師などの行政職員による訪問，病院の多職種による退院前訪問など，さまざまな形態があり，対象者のニーズに合わせて活用する。精神障害者地域移行・地域定着支援事業も行われ診療報酬が支払われるため，積極的に活用する。

9）PASセルフケアプログラム[4]

PASセルフケアプログラムは，Psychoanalytic Systems Theoryに基づく看護介入の方法として，普遍的セルフケアへの援助の他に，症状マネジメント，ストレスマネジメント，心理教育，認知行動療法（CBT），アンガーマネジメント，アサーション，ソーシャルサポートなどを対象にあわせて行う。

10）PASセルフケアセラピィ[4]

PASセルフケアセラピィは，セルフケアを改善したり，セルフケアが維持できない重症の精神障害のある人を対象に開発された，ケアとキュアを統合し体系化した高度実践看護師の介入技法である。

健康な人の精神内界では通常，［衝動（性衝動と攻撃衝動）⇒欲求⇒願望⇒意思⇒行動］という欲動展開があるが，重度の精神疾患やパーソナリティ障害，および発達的な問題のある人は，［衝動⇒行動］［欲求⇒行動］［願望⇒行動］というように，短絡的に行動化が起こりやすい。

高度実践看護師が，自我の脆弱性による行動化等により短期間で入退院を繰り返す人々と契約を結び，DERソフト（DERとは，D：Describe（体験の認知を記述する），E：Express/Explain（体験に伴う感情や思考を表現する），R：Response（DとEの自己フィードバック）のことで，体験の記述，その体験に対する感情，そのような自分をどう思うか）を用いて，衝動，欲求，願望を意識化することにより，自分で適切なセルフケア行動がとれるように援助する。

11）就労支援

障害者の権利条約第27条は，平等と公正を基本に，障害者の労働の権利を保証し，雇用における障害を理由とした差別を禁じている[1]。入院中の精神障害者の希望として，「社会参加と就労」があり，就労している統合失調症のある人は，自分の希望を叶える生き方を追求し生活との調和を図っていることが明らかになっている。そのため，病いがあっても就労し続けたいというニードを理解した支援が必要である。

障害者総合支援法のサービスでは，就労移行支援事業所A型とB型，就労定着支援事業所がある。また，精神に障害のある人の法定雇用率も見直され，ジョブコーチ制度も法律に明記されている。そのため，就労を希望する人には積極的に個別化された就労支援を行う。

12）セルフヘルプグループとの協働

セルフヘルプグループは，同じ生活上の課題をもつメンバーが，体験的な知識を活用してグループを主体的・自律的・継続的に運営・活動するボランタリーなヒューマンサービスの運動体である[7]。

セルフヘルプグループの機能は，人が精神に障害のあることで，自分を閉じる過程をいったんはたどるが，相談やセルフヘルプグループへの参加という主体的な依存とその活用がターニングポイントになり，回復の継続，主体性の促進と強化という開く過程，つまりリカバリーし続けることにつながる[8]。

13）ピアサポーターによる支援

ピアサポーターの支援は，経験的な知識を用いて体験の共有を通して行う。また仲間ならではの情緒的な支援にとどまらず，専門職にも良い影響を与える専門的な内容の支援を行い，リハビリテーションに大きく貢献する。そして，仲間同士の情緒的なサポートは，社会参加の自己効力感を促進する。

看護師は，精神に障害のある人やそのグループの主体性を損なわないように，パートナーシップに基づく援助関係の構築と，リカバリー志向の援助により，個人と環境のストレングスを強化し，結果として個人のエンパワメントによる社会への統合と共生社会の実現に寄与するように支援する。

Ⅱ　精神科リハビリテーションの看護ケアとその根拠

精神科リハビリテーションは，精神疾患の急性期と慢性期では大いに異なる。急性の状態では，入院時から精神科リハビリテーションの視点をもって治療・看護を実践し，急性の極期を過ぎた時期から実践する。慢性の状態からの精神科リハビリテーションは，長期にわたり，時には数年を要することがある。

ここでは，主に慢性の経過をたどる場合の精神科リハビリテーションについて記述する。長期入院患者の中には退院することをあきらめている，あるいは考えていない患者がいる。その場合は，ピアサポーターが病院に来て，退院することの意味や退院後の生活を教えることが精神科リハビリテーションの入り口になる。

1．治療の第１段階における看護

１）リハビリテーションに必要な能力のアセスメント

ICF チェックリストや日本語版 WHO-DAS2.0（WHO Disability Assessment Schedule2.0），PAS セルフケアプログラムのアセスメントツール[4]，GAF，BPRS，PANSE，AIMS + EPS，ADL，IADL，退院を困難にしている要因などの評価表を活用して，長期の入院による精神疾患そのものの状態のアセスメントと薬物療法の副作用の評価，日常生活能力の評価，就労する力について，多職種専門家，患者，そして可能であれば家族とともに評価を行う。

特に，繰り返し入院している患者は，なぜ，再入院になったのか，を明らかにする。①外来通院を中断した，②薬を飲み忘れた，③無理をした，が再入院の３大理由である。これらの奥にある理由は，移動手段がない，家族の支援が少ない，断れない，孤独，助けを求める力の不足，助けを求められる資源がない，助けを求める方法がわからない，社会の偏見，余暇時間を持てない，などである。

２）患者とリハビリテーションの目標の共有

前述のアセスメントの結果から，互いに取り組む課題を明らかにする。例えば，単身で退院後，食事の支度が困難，が課題であれば，手軽に作れる食事について習得することと買い物の仕方を身につける。退院後の生活が単純でつまらない，というのであれば，お金をかけずに楽しめることを探す。仕事に就きたいが，外に出る自信がない，ということであれば，30 分散歩をするなど小さな目標を設定する。

３）治療プログラムの選択と決定

前述の課題・目標に応じて有効なプログラムを決める。例えば，食事の支度ができない，ということであれば料理教室に参加することを企画する。退院後の生活が単純でつまらない，ということであれば作業療法でいろいろなことを試すことを計画する。外に出る自信がない，ということであれば，個別の外出プログラムを計画する。

具体的には，精神科リハビリテーションの治療技法で紹介した治療プログラムを組み合わせることを患者とともに決める。

2．治療の第２段階における看護

1）達成度の確認

第２段階は，第１段階で選択した治療プログラムを実施する時期である。治療プログラムを実施しながら定期的に目標の達成度を患者とともに確認する。この時期には，外出や外泊など，より実践的な活動も取り入れるので，実際の場でどれだけできたのかを目標に照らして確認する。また，第１段階で行ったアセスメントの視点から患者の変化をモニタリングする。

2）一進一退に耐える

第２段階は長期に渡る活動の時期である。時には，服薬中断や無理をすることにより病状が悪化することがある。そのときに，服薬中断をしたことや無理をしたことから学習する。あるいは，しっかり相談して，さらにメモを書いたのに，食事の買い物で必要なものを買わないで帰ってくることがある。このような体験があったときに，どうしてそのようになったのかを患者と一緒に考える。その際に，紙に書く，イラストを描く，図表にする，アルゴリズムのような関連図にする，など患者が理解しやすい方法を用いる。

精神科リハビリテーションの段階が進んでいるときはいいが，後戻りするときは患者も看護師も落胆は隠せない。そのときに，この時期を耐える，という力を患者と看護師の双方が身につけ，この時期から学ぶ，という姿勢が回復する力を強固なものにする。

3）できていることを認める

できていないことは淡々と事実を確認し，できたことに焦点を当てる。看護師は，大げさにならない程度に，そして率直にできていることを言葉に表し，患者の努力を認める。

4）目標を再設定する

目標が達成できたときは，時期をみて患者とともに次の目標を再設定する。患者が無理しないでできそうな目標と評価日を決める。患者が次のステップに進まないときは，やわらかく患者が次の段階に進めるように提案する。

5）プログラムを再考する

選択した治療プログラムが患者に合わないと評価したときは，早期に別のプログラムに変更する。精神科リハビリテーションの治療技法で紹介した治療プログラムは，多種多様のものがあるので，患者にあった治療プログラムを考えて，患者に提案し，患者とともに決める。

3．治療の第３段階における看護

1）実行して不足な点を再評価する

この時期は，いよいよ地域で暮らす準備段階である。長期の試験外泊などを通して，続けてできる力を試す時期である。例えば，１回の食事をつくることはできるが，３食の食事を１週間作り続けるとなると，これは大きな課題になる。

このように，長期にわたってその力を発揮し続けるのは困難が伴うので，どのくらいはできるのか，もしできないことがあれば，退院後に活用できる社会資源があるか，を検討する。例えば，ナイトケアを病院が行っていれば，ナイトケアを利用して夕食をつくる負担を軽減することができる。

また，第２段階で行ったアセスメントの視点から患者の変化をモニタリングする。

2）小さな手助け

退院後の生活で困ることがないかを想定して，入院中にできることをしておく。例えば，家賃の支払いが銀行口座からの引き落としだとすると，今，銀行口座をもっていなければ，口座の開設の仕方を伝えることや時には同行して口座の開設をする。

退院後に困りごとの山になることで，患者がパニックにならないように，小さな手助けを積み重ねる。特に，退院後に孤独にならない方法や楽しみをみつけられる方法をともに探す。コンサートを聞きに行くことが楽しみな患者がいれば，どのようにしたら地域で行うコンサートの情報が得られるかや，チケットの購入方法を一緒に探す。

3）退院先のサポートの確認・調整

治療を継続できることを確認し，入院していた病院の外来に通院するのか，それとも別の医師の病院やクリニックの外来に通院するのかを確認し，必要があれば情報提供をしてつなぐ。身体的な疾患がある場合は，かかりつけ医を探し，医療が継続できるよう橋渡しをする。

地域定着のためのソーシャルサポートの情報を提供し，精神保健福祉士（PSW）と協働して可能な社会資源を探す。入院中に社会資源に触れて体験することが役に立つ。次なる支援者と顔合わせを行うことで安心感がわく。

退院後の危機的状況に備えて，患者と一緒にクライシスプランを作成し，シミュレーションしておく。また患者と家族を含めた病院スタッフと地域資源のスタッフやピアサポーターによる関係者会議をつみ重ね，患者をサポートするチームを構築しておく。

4．家族への支援

家族の中で役割をもつことや家族からのサポートがあることは精神に障害のある人にとって大きな意味をもつ。わが国は，家族と同居している精神障害害者が80％近くと多く，家族は経済的な困難やさまざまな介護負担，孤立無援感を持ち，医療者に相談したいが遠慮から相談できない実態がある[7]。歴史的には家族を精神病発症の原因とみたり，援助の資源として活用するなど，家族にとってはつらい状況が持続してきた。精神保健福祉法の改正で，保護者の義務が削除されたが，家族の精神的，身体的，経済的，時間的な負担ははかりしれない。

家族が患者をサポートできるためには，家族自身が保健医療福祉専門職から支援を受け，困難感や負担感が軽減することが必要である。看護師は，家族の病気体験を共感的に理解し，家族とのパートナーシップに基づく援助関係を築きながら，「役割，勢力関係」「発達」「ストレス対処」「コミュニケーション」など多角的な視点からアセスメントし，家族像を豊かに形成し，看護を提供する。

看護師は，家族の一員が精神疾患に罹患するという危機的状況に陥った家族に対して，家族がその家族らしく自己決定し，その状況を乗り越え希望を見出せるよう援助する。そのことで，家族は真に患者の支援者に成長し，病気をもった人を再び家族に統合していくことができるようになる。

●家族心理教育

もともと心理教育は，統合失調症の患者の家族の敵意や巻き込まれなどの感情表出が高い（High Expressed Emotion：High-EE）場合に患者の再発率が多いという研究に基づいて，家族を対象に開始された。心理教育で家族が病気や治療への理解や患者への対応方法を学ぶことが，慢性的なストレス状態にある家族の困難を軽減し，それが患者の再発を防止することにつながると考えられている。しかし，わが国では，家族心理教育に対する診療報酬が設定されていないため，多くは医療機関等のボランタリーな介入となっている。家族心理教育の効果は研究により立証されているため，国の早急な対応が求められている。

［松枝美智子，川野雅資］

《文献》

1）The United Nations: CONVENTION ON THE RIGHTS OF PERSONS WITH DISABILITIES, 2007.
http://www.mofa.go.jp/mofaj/files/000018094.pdf

2）World Health Organization，厚生労働省訳：国際生活機能分類－国際障害分類改訂版－（International Classification of Functioning, Disability and Health: ICF）.
http://www.mhlw.go.jp/houdou/2002/08/h0805-1.html#top

3）筒井孝子：WHO-DAS2.0 日本語版の開発とその臨床的妥当性の検討．厚生の指標 61（2）：37-46，2014.

4）小谷英文，宇佐美しおり：PAS セルフケアセラピィ．PAS 心理教育研究所，2018.

5）宇野準二・他：統合失調症患者の薬物療法に関する処方実態調査（2016年）— 全国 105 施設の調査から．精神神経学雑誌（2017 年特別号）6：S297，2017.

6）マーク・レーガン，前田ケイ監訳：ビレッジから学ぶリカバリーへの道—精神の病から立ち直ることを支援する．金剛出版，2008.

7）岩田泰夫：セルフヘルプ運動と新しいソーシャルワーク実践．pp85-98，中央法規出版，2010.

8）萱間真美：リカバリー・退院支援・地域連携のためのストレングスモデル実践活用術．医学書院，2016.

ワンポイントラーニング 機能の全体的尺度（GAF）

GAF（Global Assessment of Functioning，ギャフ）は，Luborskyが，EndicottとSpitzerら[1]が作成したGAS（Global Assessment Scale）を改定したものである。GASについては，30名の入院および通院患者（統合失調症）に査定をした結果，高い評定者間信頼性と併存妥当性が認められた[2]。

GAFは，ある程度の訓練をすれば精神科医，看護師，作業療法士，臨床心理士，精神保健福祉士（PSW）など精神医療の多職種専門家が使用することができ，同一の尺度で評定し検討することはチーム医療を促進する上でも意義がある。GAFは実際的で，入院精神医療の場だけでなく，地域精神医療の場においても使用可能な評定尺度である。

精神医療サービスの評価には，90日以内の再入院率などが評価の重要な視点になっているが，再入院が必ずしも望ましくないわけではないことから，それだけではサービスの質の評価とはいえないという批判がある。また，看護記録だけでなく，ある程度数値化して看護の質を評価することも必要になる。

GAFは，単一の評定値（素点）をつけることで，患者（クライアント）の経過を追跡することが可能である。また，ケースビグネット（訓練用症例用紙）を活用することで，評定者間の一致率を高めることができる。

GAFは，症状の重症度と機能のレベルから評定する。どちらかが低値を示せば，その値が患者（クライアント）の評定値になる。そして精神病状態から精神的に健康な状態は，一貫した継続的次元であるととらえる[3]。

スコアの範囲は，最も重篤な1点から，最高に精神的に健康な状態である100点までの値がある。1～10，10～20のように，10点ずつの範囲でまず評定し，次に単一の評定値（素点）をつける。

評定にあたっては，患者をケアして，行動を観察して，看護記録や他職種の記録から，というように資源を活用する。期間は，ここ1週間の状態を評定する。入院治療の場では，最もよく機能していたとき，最も機能していなかったとき，そしてここ1週間の3つの時期を評定すると有効に活用できる。長期入院治療の場や地域で長期にサービスを提供する場では，3カ月，6カ月と継続的に評定することが患者（クライアント）の状態を把握しやすいし，サービスの評価にも活用できる。

［川野雅資］

《文献》

1) Endicott J, Spitzer RL, Fleiss JZ, et al: The Global Assessment Scale. Arch Gen Psychiatry 33: 776-771, 1976.
2) 羽山由美子，川野雅資：社会適応度査定のための総合評価尺度（GAS）の信頼性および妥当性の検討．日本精神保健看護学会誌 1(1)：35-44，1992.
3) 川野雅資編著：精神科看護―看護診断とケアプラン．pp6-7，医学書院，1996.

ワンポイントラーニング

地域連携，継続ケア

精神障害の特性には「新たな人間関係を築くのが不得手」「病状に波がある」「他者に相談することが苦手」「社会資源の種類や利用法に関する知識が乏しい」など，安定した生活の継続を脅かすものが含まれる。

そのため，退院後も何かしらの支援が必要となるケースが少なくない。よって病院と地域支援者との連携もさることながら，地域支援者間の連携も重要となる。

地域連携機関は，精神保健福祉センター，保健所，行政，障害福祉サービス提供事業者，クリニック，デイケア，訪問看護ステーション，学校など多岐にわたる。また，高齢精神障害者の増加を鑑みると，介護保険領域の関連機関やケアマネジャーなどとの連携も必要になる。

重要なのは，どの機関でもいつでも連携が図れる基盤と体制を整備することである。そして，その人にとって必要な支援とは何かということを本人，支援者が十分に話し合い吟味した上でその人にふさわしい機関と連携を図ることである。

連携を図る際は徹底した情報の共有，支援の方向性の統一，役割分担が必要である。方法はさまざまであるが，例えばケア会議（本人，家族を含む関係者が一堂に会し話し合う場）の開催や地域連携パスなどのツールの活用も有効である。いかに丁寧につなぐかが質の高い継続ケアを展開する上で重要である。

その際に配慮が必要なのは新たな人との出会いである。精神障害者の多くは，新たな人間関係の構築に時間がかかる傾向があるので，看護師は患者のアドボケーター（代弁者）としてサポートしながら両者の距離を無理なく縮めていく必要がある。また，入院中から地域の支援者と顔の見える関係づくりができるような環境や対策があれば患者のストレスが少なく，効果的な地域連携，継続ケアが可能になる。

［岡本一郎］

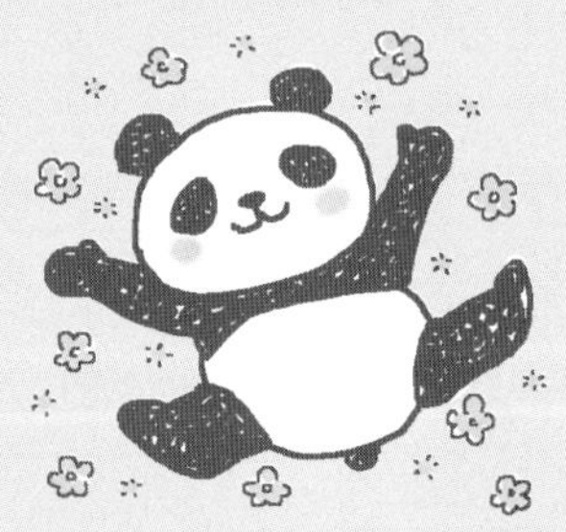

ワンポイントラーニング 地域移行支援

2004（平成16）年9月，厚生労働省精神保健福祉対策本部は「精神保健医療福祉の改革ビジョン」を提示した。その内容は「国民意識の変革」「精神医療体系の再編」「地域生活支援体系の再編」「精神保健医療福祉施策の基盤強化」をもって「入院医療中心から地域生活中心へ」という方策を推し進めていくというものであった。

具体的な目標数値として今後10年間で「受け入れ条件が整えば退院可能な入院患者」約7万人の退院を明言した。しかし，期待された目標数値とは程遠い実績で10年が経過した。その背景として病院，地域支援者のマンパワー不足や地域体制整備の遅れなどさまざまな問題点が指摘されたが，2014（平成26）年の厚生労働省「患者調査」は約19万人が1年以上の入院期間となっていることを報告した。その中でも注視すべきは1年以上入院者の死亡退院数が年々増加していることである。

精神科病院からの地域移行を実現し，その人らしい人生が送れるように支援する上で欠かせない要素が3点ある。

1点目は「看護師の支援意識の向上と積極的参画」である。もともと医学モデルで患者をとらえる傾向が強い看護師は症状変化の察知や薬物療法をはじめとする各種治療法の理解には非常に長けている。一方で，生活モデルやストレングスモデルで患者をとらえることが不得手な面がある。地域生活を送る上で「何ができて，何ができない」という視点や，障害に起因する「生活のしづらさ」を入院早期からアセスメントすることが地域移行支援を行う上で非常に重要である。さらに，患者のもつストレングス（強み）に「気づき」「引き出し」「強化する」というアプローチが重要なため，24時間365日，患者に寄り添う看護師の参画は大きな推進力になる。

2点目は「院内多職種連携・協働」である。多職種連携による支援を効果的に展開するために，各職種の専門性を互いに理解し尊重する姿勢と役割分担が重要である。例えば，社会資源や制度に精通している精神保健福祉士（PSW）は患者の退院後の生活を見据えて，その人に必要な社会資源・制度利用の際にリーダーシップを発揮する。また院内で退院準備プログラムを展開する際には，普段から個別・集団に対して教育的なかかわりを多くもつ作業療法士が企画・運営のリーダーシップを発揮する。あくまでもその職種の専門性によるリーダーシップであり，他職種はチームとしてこれに帯同する必要がある。

多職種チームによる支援の最大の利点は多角的視点でのアプローチが可能になることである。これにより患者の選択肢が増し，退院後の生活の幅が広がる。

3点目は「外部支援者との連携」である。患者が退院する地域の支援者とのネットワーク構築は，その地域のリアルタイムな情報の収集や地域移行支援事業（障害者総合支援法による個別給付）の利用がスムーズに行えるなど，患者にとって多岐にわたるメリットになる。

上記3点は連動して効果を発揮するものであり，多くの支援者の存在が退院時の患者・家族のさまざまな不安を軽減し，安心して地域生活に一歩を踏み出すことにつながる。

［岡本一郎］

ワンポイントラーニング　地域移行機能強化病棟

1）地域移行機能強化病棟とは

地域移行機能強化病棟とは，当該保険医療機関に1年以上入院している患者または1年以上に及ぶ可能性がある患者に対して，退院後に地域で安定的に日常生活を送るための訓練や支援を集中的に実施し，地域生活への移行を図る病棟である。2016年の診療報酬改定により新設され，長期入院の精神疾患患者の退院支援や精神病床の削減を行う。さまざまな基準を満たすことにより，地域移行機能強化病棟入院料として，1日1,527点を算定することができる。

2）長期入院患者の特徴

① 入院生活以外の生活を考えられない

長期入院患者は，病院で生活することに何の違和感もなく，むしろ医療の専門家である主治医，看護師，精神保健福祉士（PSW），作業療法士などに囲まれて安心して生活できる環境が当たり前であると感じており，地域で生活することを望んでいないことが少なくない。

② 家族が「一生入院させてほしい」と望む

患者が入院する前のさまざまなエピソードが忘れられず，「退院したらまた暴れるのではないか」「近所に迷惑をかけるのではないか」といった不安や，家族が高齢になり，面倒を見る人がいないといった問題があり，「一生入院させてほしい」と望むことがある。また，患者が入院している間に家族機能が変化しており，一緒に生活することが困難となっていることから「連れて帰ることができない」と言うことがある。

③ 退院先（住居）がない

長期入院により，入院前に住んでいた住居はすでになくなっていたり，家族構成の変化により元の環境への退院が困難な場合がある。

④ 自分の病気や薬に関する知識が乏しい

十分な説明を受けたことがなく，治療に対する理解が不足している患者が少なくない。

⑤ 生活に必要なスキルが不足している

入院中は家事を行う必要がなく，生活に必要なスキルが不足していく。また，入院前にはなかった家電（電子レンジ，コードレスの電話等）があり，その使用に戸惑いを感じる。

3）長期入院患者の退院支援

退院支援は患者個々に応じたオーダーメイドであり，それぞれの患者に必要なものは何かを患者とともに考え，必要な支援を整える必要がある。それは，患者が失敗しないようにと全てを整える必要はなく，失敗することも患者の権利であることを意識し，患者の意思を尊重した調整が必要である。「患者が何を望むか」の視点をもった退院支援を行うことが重要である。

① 退院意欲喚起プログラム

ピアサポーターや退院後に支援を行う機関と入院中より連携，協力を行い，退院の意欲喚起，情報共有，顔の見える関係づくり，退院後のイメージづくり，地域とのさらなる連携の強化を行う。

② 教育プログラム

疾患教育や治療，症状が再燃する前の注意サイン，困ったときの相談先などの教育を受けることにより，必要な技能や対処能力を獲得し，患者が安心して退院することができるよう支援を行う。

③ 生活スキルアッププログラム

日常生活のスキルを身に付けるための援助を行う。その内容は，電子レンジや携帯電話の使い方，食事の調達方法など患者の退院先で必要なスキルを身に付けるための支援を行う。

④ その他個別に必要な支援

退院後の住居や社会資源，受診先の調整など退院後の医療や生活に関する支援を整え，患者が安全安心に生活できるための調整を行う。可能であれば，外泊を行い，少しずつ地域で生活することに慣れていく必要がある。

［大西恵］

ワンポイントラーニング 精神科訪問看護

1）精神科訪問看護の視点

訪問看護は，病院のベッドサイドで行うケアとは異なり，地域で生活している利用者（患者・家族）が生活の主体であることを第一に，本人のテリトリーである生活の場に支援者は訪問させていただかせているという配慮と気配りを忘れずにかかわることが，関係性の構築に不可欠である。利用者が訪問スタッフを支援者と認め，受け入れが可能となることで，はじめて支援開始になる。

利用者が地域で安心して生活するために，「利用者は，「今，どのような生活を送りたいと考えているのか，イメージはできているのか。地域生活に伴う不安は何か？」など，利用者のニーズを丁寧に把握する。そのためには，利用者・家族の主体的な意思決定を尊重し，専門的知識と技術を活用し，そして利用者の地域生活上で生じる可能性のある生活上の不都合や生きづらさについて，利用者・家族とともに考え，困難を乗り越えていく力を養う支援を行う。

利用者に対し温かい関心をもってかかわることから訪問看護がスタートする。利用者のありのままの生活を認め，問題点を探すのではなく，利用者・家族のもっている強み・力（ストレングス）を活かす生活支援は，利用者と家族が自ら問題を解決していく力を高めること（エンパワメント）につながる。

2）退院促進支援・地域移行支援

① 退院促進支援

精神科病床における入院患者数は，2014（平成26）年で28万9,000人，その内，18.5％は1年以上の長期入院であり，平均在院日数は266.9日である[1)]。入院の必要はないが，地域でのケアの担い手がいない，家族の受け入れ困難状況などを理由に長期の入院を余儀なくされている，社会的入院患者の自立の促進を目的に，国は，2004（平成16）年「精神保健福祉改革ビジョン」を掲げ，「入院医療中心から地域生活中心へ」の改革を図り，「精神障害者退院促進事業」を開始し，2010（平成22）年より，「精神障害者・地域定着支援事業」として強化し，2012（平成24）年度から，新規事業として高齢入院患者地域支援を開始した。

② 地域移行支援

この事業は，長期入院患者の地域移行に必要な体制を整える調整役として，総合調整役を担う地域体制調整コーディネーター，個別支援計画を担う地域移行支援員を配置することを目的とし，入院患者に対し，地域行政機関から積極的な病院訪問を行い，医療と福祉が連携し退院促進に取り組むものである[2)]。

③ 地域包括ケアシステム

地域生活中心へのケア推進［図］を行っている状況であるにもかかわらず，精神科病床からの退院者の約４割は１年以内に再入院している。再入院理由の１つとして，精神障害者の多くが必要な地域サービスを十分利用できていないことが挙げられ，「精神障害にも対応した地域包括ケアシステム構築にむけた取り組み」を，2017（平成29）年新たな政策理念として示した。

これは，精神障害のある人が，地域の一員として安心して自分らしい暮らしをすることができるよう，医療，障害福祉・介護，住まい，社会参加（就労），地域の助け合い，教育を包括的に確保した地域包括ケアシステムの構築を目指すことを目的としており，❶精神科病院における入院期間の短縮化・地域における継続支援，❷生活支援サービスの充実，❸住まいの整備，❹早期発見・予防視点による相談窓口の充実，❺地域住民やボランティア，ピアサポーターを含む地域の助け合いなどを，一体的に提供するシステムの構築に向け，都道府県・各市区町村で取り組みを進めている[3,4)]。

3）訪問看護の制度

日本の総人口は，１億2,671万（2017年）であり，そのうち65歳以上の高齢者人口は3,515万人，高齢化率が27.7％になり，世界でも類をみない超高齢社会に突入している[5)]。団塊の世代が75歳を迎えて後期高齢者となる2025年には，国民の医療や介護の需要が，さらに増加することが見込まれてい

［図］地域包括ケアシステム（厚生労働省）

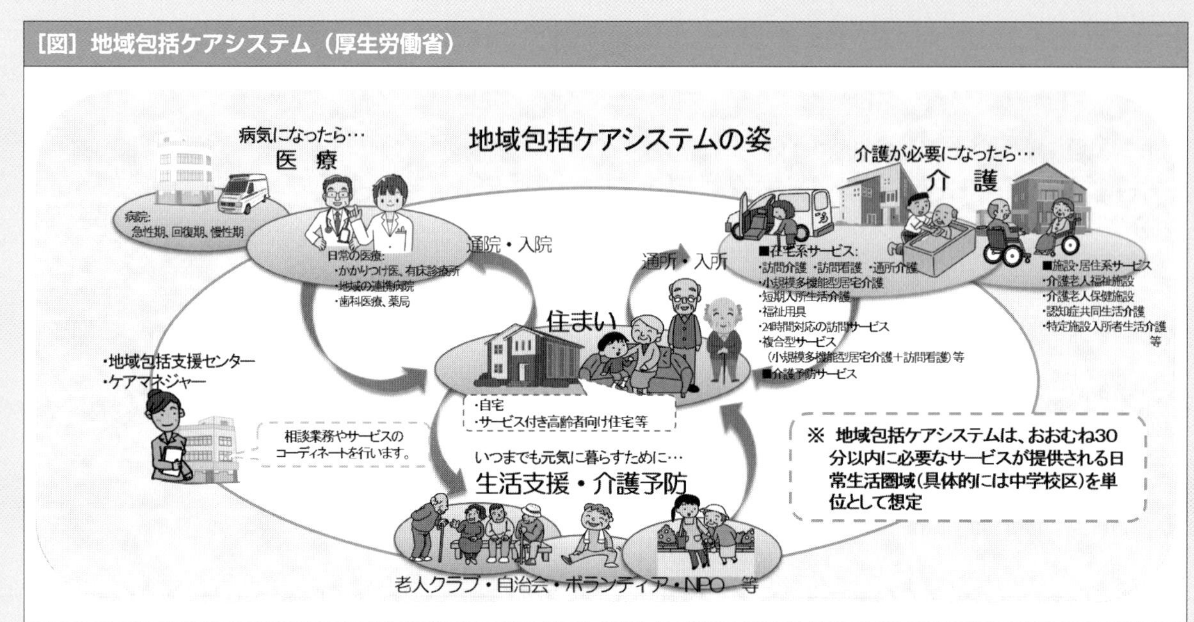

る。訪問看護の利用には，介護保険，医療保険，後期高齢者医療を適応する。利用者は原則１割負担であるが，別途で交通費を追加されるステーションもある。また，訪問看護ステーションの中には，精神科訪問看護に特化した事業所や，24 時間の連絡・対応体制を設けている事業所がある。

訪問看護利用の制度についてまとめる。

① 介護保険の訪問看護の利用者の場合

介護保険の被保険者であり，要介護者・要支援者と認定されたもの（訪問看護費用は原則介護保険から給付される）。

② 後期高齢者医療の訪問看護の利用者の場合

後期高齢者医療の対象者（75 歳以上の者，65 歳以上で寝たきりの状態にあるとして，後期高齢者医療広域連合から認定を受けた者）で，ただし，介護保険の給付対象の訪問看護を受ける者は除く（訪問看護費用は，後期高齢者医療から給付）。

③ 「①・②」以外の者（訪問看護費用は医療保険から給付される）の場合

疾病，負傷等により，居宅で継続して療養を受ける状態にあるもの。主な対象者としては，40 歳未満の難病患者，重度障害者（筋ジストロフィー，脊髄損傷など），末期の悪性腫瘍の患者，精神疾患を有する者等で，在宅療養生活を継続する上で，看護師などが行う看護が必要な者が対象となる[6]。

4）訪問看護の役割

訪問看護は，可能な限り退院前訪問時より介入することが望ましく，そうすることで，退院後の生活を見据えたアセスメント・生活環境調整が行える。また，退院前から支援者チームに加わることで，地域における顔の見える関係づくりと切れ目のないサービス提供につながる。

精神科退院前訪問指導料（380 点）は，入院中の患者の円滑な退院のため，患者・家族等に対して，退院後の療養上の指導を行った場合，当該入院中３回（６カ月を超えると見込まれる患者にあたっては，当該入院中６回）に限り算定でき，また，保健師，看護師，作業療法士（OT），精神保健福祉士（PSW）が協働して訪問看護指導を行った場合は，320 点を所定点数に加算することができる[7]。

入院中のベッド周囲の整理整頓は行えているが，自宅内は物にあふれ，かろうじて生活ができる状況に至っていることや，室内にびっしりと貼り付けてあるメモ紙から，病的体験の事実が明らかになることもある。患者が病院で見せている生活者としての側面は，ごくごく一部に過ぎない。

統合失調症においては，認知機能障害に伴う社会的活動力の低下の背景から，社会での暮らしにくさにつながり，それが急性期の症状増悪の引き金（トリガー）となっていることがある。そのために，住環境（騒音，隣人との関係，人通りの多さ），ゴミ出しや光熱費の支払い手続きの実際についての，生活能力アセスメントを本人の生活の場で行うメリットは大きい。

また，高齢者は，環境の変化時の適応に時間を要するため，退院後の生活環境の把握が重要である。神経系に作用する薬剤を使用している場合（抗精神病薬，抗うつ薬，気分安定薬，睡眠薬）は，睡眠環境（光量，寝具およびベッド周囲）の把握と環境調整を丁寧に行うことが，在宅における事故防止につながる。

退院後の寝具環境を布団からベッドへ変更が必要な際は，担当介護支援専門員（ケアマネジャー）に退院前訪問への同席依頼を行い，福祉用具専門相談員ともに，ベッドの選択や配置位置の検討・設置立ち合い等を行う。

障害と介護の双方の視点から，精神障害の特性に応じた支援をプランニングするためには，地域支援者との連携が不可欠である。いつのタイミングで，どの職種が率先して動くかといったマニュアルは存在しないので，平素からの顔の見えるフラットな関係づくりが多職種支援チームに必要である。

地域生活に慣れた患者の訪問時には，どのような楽しみを持ちながら生活をしているか，生活を整えるための工夫は何かといったと問いかけることにより，患者の意欲や興味，関心について対話することが，患者のエンパワメントを促す支援になる。患者の好みや性格の情報は，部屋のいたるところにあらわれている。患者が何か新しい活動を生活に取り入れた際，どのようなことがきっかけになったのかを把握して，患者の行動変容に活かす。

［柳田崇姉］

《文献》

1) 厚生労働省：平成 28 年度医療施設（動態）調査・病院報告の概況. https://www.mhlw.go.jp/toukei/saikin/hw/iryosd/16/
2) 厚生労働省：「精神障害にも対応した地域包括ケアシステム」の構築～各自治体における精神障害に係る障害福祉計画の 実現のための具体的な取組. https://www.mhlw.go.jp/content/12201000/000307970.pdf
3) 厚生労働省：知ることからはじめようみんなのメンタルヘルス. https://www.mhlw.go.jp/kokoro/speciality/data.html
4) 厚生労働省：精神障害にも対応した地域包括ケアシステムの構築に向けて. https://www.mhlw.go.jp/file/06-Seisakujouhou-12200000-Shakaiengokyokushougaihokenfukushibu/0000155617.pdf
5) 内閣府：平成 30 年高齢社会白書. https://www8.cao.go.jp/kourei/whitepaper/w-2018/html/zenbun/s1_1_1.html
6) 社会保険研究所：訪問看護業務の手引き．2018.
7) 今日の臨床サポート：I011-2 精神科退院前訪問指導料. https://clinicalsup.jp/contentlist/shinryo/ika_2_8_1/i011-2.html

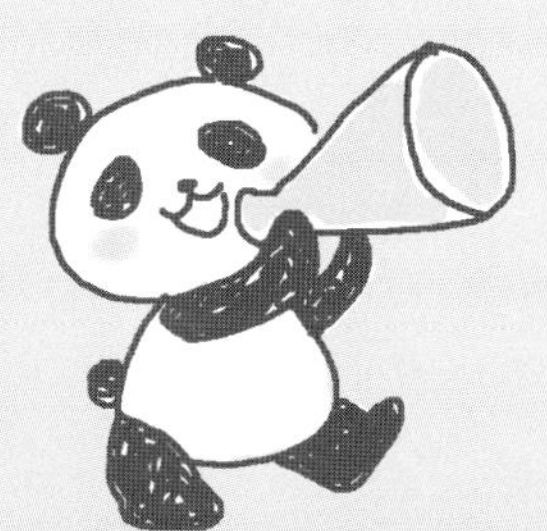

ワンポイントラーニング

統合失調症の長期入院精神障害者における退院支援と退院後の地域定着支援の実際

1）はじめに

看護は，❶情報収集，❷アセスメント，❸計画立案，❹実施，❺評価という看護過程の展開をし続けることにある。この過程をらせん状に繰り返すことでやがて対象のニードに即した看護が展開できる［図1］。

看護過程は，どのような情報を収集するのかという情報収集の内容がカギになる。それは情報収集の視点といい換えることができる。病態や病名，時期，提供するサービスによって情報収集の視点が異なる。看護過程の入り口であるこの情報収集の視点と得た情報を分析・解釈・判断するアセスメント力が看護の力があらわれるところである。

そして，潜在する，および顕在する問題と強みを特定し，その問題を解決し，強みをさらに強化するケア，およびサービスを創造的に考えだす計画立案を行う。

次に，必要なケア，およびサービスを侵襲性が最も少ない方法で，トラウマ・インフォームドケアやヒューマンケアリングの視点に立って実施する。

この一連の過程を評価する。そこでは物事のよい点と不足している点を探索するクリティカルシンキングの力を活用する。

このように一連の過程をらせん状に繰り返すのが看護過程である。

［図1］看護過程

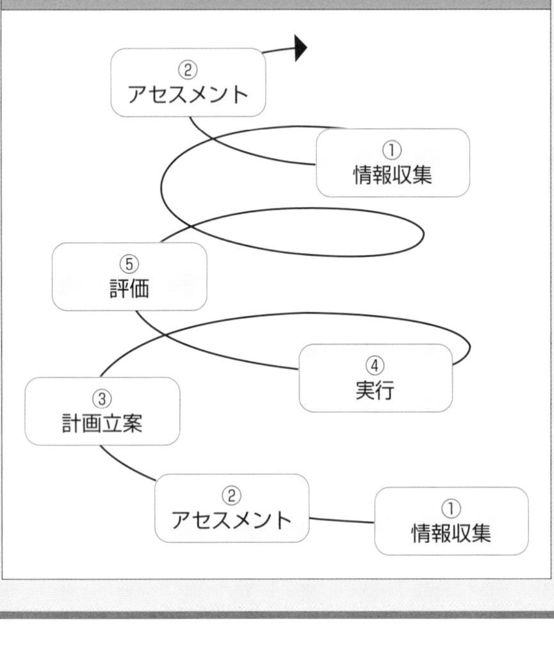

②
アセスメント
①
情報収集
⑤
評価
④
実行
③
計画立案
②
アセスメント
①
情報収集

2）動機

厚生労働省[1]は2004年に，「精神保健医療福祉の改革ビジョン」で退院可能な精神障害者（社会的入院患者）を，条件が整えば10年間で7万2,000人精神病院から地域へ返すという方針を打ち出した。

しかしながら，なかなか効を奏していない。そこで，2008年の診療報酬改定で，患者の同意のもと，退院支援に係る計画を立案した場合，およびその計画に基づき退院できた場合の入院医療を評価する「退院調整加算」を新設した。さらに2009年度には17億円の予算を精神障害者地域移行支援特別対策事業として計上した。精神科退院指導料を320点／回，精神科退院前訪問指導料380点／回（1回の入院につき3回，6カ月超入院は6回），複数職種による訪問加算とさまざまな方策を打ち出している。

退院支援には対象者に対するアセスメントが重要であり，そして退院後の支援体制を整備することが必要である。そして，退院した患者にとって満足度の高い自立した生活が送れ，再入院しないで地域の中で暮らすように支援することである。

長期入院患者が地域に定着して生活を送るうえでは，日常生活の中で起こるさまざまな出来事に対処したり，周囲の人々のコミュニティに参入することが求められる。

そのためには患者個人が，自分の力を生かして，生活のコツを習得することが必要である。また，患者を適宜支える支援体制があることも要因の1つである［図2］。

また，医療スタッフが入院中に退院に向けて環境を整え，退院後も継続して支援する体制をつくることができれば，長期入院患者の退院支援，地域定着が高まるであろう［図3］。

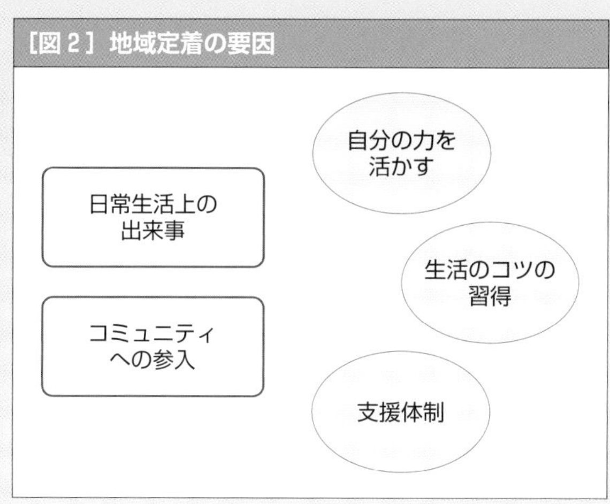

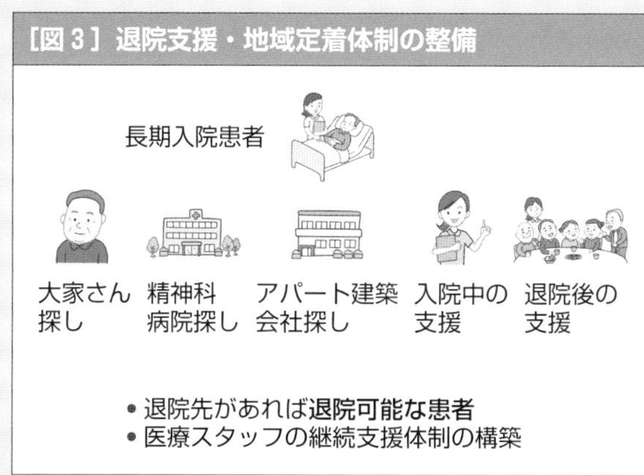

3）看護の実際

以下に，主に統合失調症の長期入院精神障害者が退院する支援の実際と退院後に地域に定着する支援の実際について筆者らの実践を紹介する。

筆者は，条件を整える第一歩として❶長期に入院患者が退院できるアパートを建築する地権者を探す，❷協力してもらえる精神科病院を探す，❸生活保護の住宅手当で支払える範囲のアパートを建築してくれる建設会社を探す，そして看護過程に則り，❹入院中に筆者が作成したアセスメントの視点に基づき，情報収集，アセスメントをして入院中の支援計画を立案し，入院中に支援を実施する，❺アパートに退院後は退院後の支援計画を立案し，退院後支援計画に基づいて支援を実施し，その支援を評価することを計画した。

① アパートを建築してくれる地権者を探す

土地が空いていて運用を考えている地権者を見つけては声をかけたが，なかなか賛同してくれる人は現れなかった。それでも続けていると，ついに篤志家の方が現れ，主旨に賛同していただいた。篤志家の方（以降，大家さんとする）は，「現在ある家は一人暮らしでは大きすぎるし，古くなってきて水回りなど不都合が生じているのでどうしようかと思案していた」と言われた。

② 協力してもらえる精神科病院を探す

大家さんの家の近所の精神科病院をリストから探すと1つしかなく，まったくこれまでかかわりがない病院だった。知人の事務長に相談したところ，「そこの病院の事務長とは会議で一緒になることがあるけど立派な方です」というので仲介をお願いした。事務長とお会いしてお話をすると，「院長と看護部長に報告します」と言われた。後日，院長，看護部長，事務長が同席している場で主旨を説明したところ，大歓迎で「全面的に協力する」と言われた。

③ 建設会社を探す

知り合いがアパートを建てたので，その建築会社を紹介してもらい，主旨を説明した。まったく手掛けたことがない案件なので，会社で会議にかけるという返事だった。後日，引き受ける，という返事をもらった。こちらの条件として，アパート建築のローンの支払いが部屋代で賄えること，設計には筆者の意向を取り入れてほしいことを提示した。

具体的には，調理器具は電磁調理器にする，風呂は追い炊きができないようにする，各室の部屋の色は明るくそして異なる色調にする，窓を大きくすることである。大家さんと相談して，4室を退院する患者用に，そして2室を大家さんが使用するように設計した。さらに，冷蔵庫，洗濯機とベッドは大家さんが備え付けることを話し合いで決めた。

④ アセスメントの視点に基づき，情報収集，アセスメントをして入院中の支援計画を立案し，入院中に支援を実施する

筆者が作成したアセスメントの視点によるデータ収集用紙とその実施者は，**[表1]** のとおりである。

[図4] の❶アパート生活支援者の現状（基本情報）の中において，**[表2]** を用いて精神面，身体面，社会面のアセスメントとしてGAF，BPRS，MMSE，AIMS-Plus E-PS，嗜癖，食生活の情報を得る。現

[表1] データ収集用紙	
データ収集用紙	実施者
❶アパート生活支援者の現状（基本情報）[図4]	看護師，精神科医，精神保健福祉士
❷生活情報 [表2 ～4]	看護師，精神保健福祉士
❸現在の生活・1週間の暮らし方	看護師，精神保健福祉士
❹生活技術チェックリスト[表5]	看護師
❺入院継続の理由	精神科医
❻ BASIS-32	対象者に依頼する自記式の調査用紙（本人（患者）記入）
❼ PC（perception of care,「入院中に受けたケアに対する満足度」）	

[表2] 生活情報のデータ収集項目（入院中 / 退院後）
①病気についての理解 ・精神的健康： ・身体的健康：
②通院 ・精神科： ・身体科： ・歯科：
③服薬 ・精神科： ・身体科（処方薬の内容も含む）：
④支援を求める力 ・生活上困ったときはどうするか？：
⑤社会参加：
⑥家族のサポート：
⑦その他：

[表3] 食生活の力の評価
＊それぞれ0・1・2・3 の3段階で聴く
①食事に対する関心はありますか ②予算を考えて食事のメニューを計画できますか ③栄養のバランスを考えて食事内容を工夫できますか ④電気の調理器で調理をすることはできますか ⑤食材を電子レンジで温めたりすることはできますか ⑥スーパーやコンビニエンスストアなどで食材を購入することはできますか ⑦1日3回，規則正しく食事がとれる自信はありますか

[表4] 食事の調達の主な調査項目
• 調達の方法 • 食品の選択 • 調理 • 道具が使える

在の処方薬とクロルプロマジン（CP）換算については，薬剤師が作成した換算表を用いて評価を行う。食生活については，[表3] であげた項目について食生活の力を評価し，また食事が退院後に重要な要因になると考えて，[表4] の項目で食事の調達について詳しく情報を得る。

これらの情報収集で特徴的な点は，[表3] のように食事について詳しい情報を収集したことである。食生活は，1日3回，毎日続く生活の基盤である。

[表2] の生活情報では病気についての理解は身体面と精神面に分けたことであり，同様に通院，服薬でも精神科と身体科に分けた。身体科と精神科を分けて情報収集しないと，例えば，「薬は飲んでいますか」と問いかけて，「はい。飲んでいます」と回答したからとしても，身体科の薬は飲んでいるけど精神科の薬を飲んでいないことが起こりえるからである。また退院後に重要な力として支援を求めることができるかどうかを加えた。それには社会参加，家族のサポート，そして生活技術の情報が必要である。

[表5] の生活技術チェックリストで，「食事の調達」の次に「排泄行動と対処ができる」という項目を設けた。その理由は，特に高齢の患者が多く排泄機能と行動に課題が出やすいためである。「清潔を保つ力」をチェックする理由は，ゴミの分別，理美容室の利用が入院中に特に経験が少ないこと，「金銭の管理」は大事な生活力で生活破綻の引き金になりやすいためである。また「余暇の過ごし方」をあげた理由は，それは大切な力で，退院後にある程度潤いのある生活を送ることが人間として重要であり，回復力を押し上げる源になるもので，「人との交流・会話」にも共通するからである。また「インターネット・携帯電話」を使えることがこれからの退院患者には必須である。

今回の取り組みでは，入院中に，退院支援看護師，薬剤師，精神保健福祉士，作業療法士，そして

[図4] アパート生活支援者の現状（基本情報）

アパート生活支援者の現状（基本情報）

作成日	●年　●月　●日	計画作成担当者	△△△△

1. 利用者の状況

氏　名	○○ ○○ 様	生年月日	昭和23年4月3日	年齢	65歳 6ヶ月	性別	男・(女)
住　所	○○区○○○2-1-1 ○○病院 [持家・借家・グループ/ケアホーム・入所施設・(医療機関)・その他（ 退去 ）]			電話番号	090-1111-11××		
				携帯/FAX番号			
主病名1	統合失調症	身体合併症その他	糖尿病	身体合併症その他			
障害程度区分		障害者福祉手帳	有（級）・(無)	保険	(生保)・国保・政府管掌・共済組合・家族		
保護者氏名		本人との続柄		経済状況(主な収入)	(生保)・年金・給与・貯蓄私産・家族・その他		
住　所				電話番号(携帯TEL)			

医療の経過
【医療情報】
・医療の経過（受診歴）
200●年●月栄養失調・脱水で△△病院へ救急入院。生活保護受給となる。在宅加療となるが，往診にも拒絶が強く，奇異行為行為・滅裂興奮傾向であり，200●＋1年8月福祉CW同伴で○○病院受診，入院となる。
・入院回数　1回

・現在の主治医（　□□ □夫　）

・現在の処方薬（CP換算量：12.5mg）（評価日：●年9月17日）

【アセスメント】
・GAF
（　35　点）（評価日：●　年　9月　26日）

・BPRS
（　38　点）（評価日：●　年　9月　26日）

・MMSE
（　30　点）（評価日：●　年　9月　26日）

・AIMS-PLUS E-PS
（AIMS　0　点）（評価日：●　年　9月　26日）
（E-PS　0　点）（評価日：●　年　9月　26日）

・嗜癖（付録6）
・コーヒー・タバコ・飲酒・ギャンブル　(無)　（評価日：●　年　9月　26日）

・食生活（付録7）
（　11　）（評価日：●　年　9月　26日）

家族構成　※続柄、年齢、同居の有無を記載
・経歴不詳
・母名義の都営住宅に母と同居していたが，その後一人暮しとなる。

社会関係図　※本人と関わりを持つ機関・人物等（役割）
・○○生活福祉課　第一係
・△△生活支援センター　登録
　ランチ会に毎月参加
・××精神障害者地域移行促進事業
　退院促進グループワークのメンバー

本人のアパート生活への意向や希望
・病院近くのアパートへの入所を了承
・足の捻挫が治らないと希望がわいてこない
・具体的なことはわからない

家族のアパート生活への意向や希望
・家族なし

2. 医療・福祉支援の現状
公的支援（医療・障害福祉・介護保険等）の状況

	名称	提供機関・提供者	支援内容	頻度	備考
公的支援1（医療・障害福祉・介護保険等）					
公的支援2（医療・障害福祉・介護保険等）					
公的支援3（医療・障害福祉・介護保険等）					
公的支援4（医療・障害福祉・介護保険等）					
公的支援5（医療・障害福祉・介護保険等）					

[表5] 生活技術チェックリストの項目
＊○：できる，△：ちょっと不安，×：できないで評価しコメントをつける
1．食事の調達ができる (1) 近くのスーパーマーケットでの買い物 (2) コンビニエンスストアの利用の仕方 (3) レトルト食品の使い方 (4) 保存食の使い方 (5) 電子レンジの使い方
2．排泄行動と対処ができる (1) 排尿行動 (2) 排便行動 (3) 便秘や排泄困難時の対応
3．清潔が保てる (1) 掃除機の使い方 (2) 風呂・トイレの掃除 (3) 台所の整理 (4) ゴミの分別 (5) ゴミの処理 (6) 洗濯機の使い方 (7) 身体の清潔 (8) 理美容室の利用 (9) 身だしなみ（髭・化粧・整髪・爪・服装）
4．金銭の使い方 (1) 銀行での出金の仕方 (2) 銀行のカードの使い方 (3) 公共料金の払い込み (4) 生活費の上手な使い方・小遣い帳 (5) 預金 (6) 借金
5．症状の管理 (1) 眠れない時はどうするか (2) 薬の飲み忘れはどう対処するか (3) 不安が強くなった時の対処
6．余暇の過ごし方（趣味）
7．人との交流・会話
8．インターネット・携帯電話の使用

特に栄養士が協力してもらい，入院中に行うアパート生活への支援計画［図5］，週間計画書に基づいて，集団と個別で学習会を週1回開催した。

具体的には，［表6］のとおりである。アパートが完成して［図6］，アパート見学を実施したときに，あまりの綺麗さに皆さんは目を見張った。そして，大家さんがとても素晴らしい人柄の方ですっかり安心した。しばらくして，アパートに試験外泊して，退院することを実感したという。

[表6] 学習会の内容
❶電磁調理器使い方講座（管理栄養士，精神保健福祉士，退院支援看護師） ❷アパート一人暮らし講座 a. 服薬教室（再発を防ごう）（薬剤師，退院支援看護師） b. 掃除（ゴミ処理）と洗濯（退院支援看護師） c. 生活リズムを作ろう（精神保健福祉士，退院支援看護師） d. お金のやりくり（精神保健福祉士，退院支援看護師） e. 外来部門の利用の仕方（退院支援看護師） f. アパート暮らしの第一歩（退院支援看護師） g. アパート見学（精神保健福祉士，退院支援看護師） ❸家具什器買い物（退院支援看護師） ❹手続き（退院支援看護師） ❺アパートに試験外泊（退院支援看護師）

⑤ 退院後の支援計画を作成し，支援計画に基づいて実践する

退院後は，アパート生活継続支援計画書［図7］に基づいて，集団と個別で支援を行った。回復者は，病院・地域生活支援センターのデイケア，ホームヘルパー，精神科外来，身体科外来，訪問看護などさまざまな支援を受けた［表7］。

さらに，毎月1回筆者が訪問し，生活上の不便さなどを伺い，かつ精神的な病状の変化，身体的健康状態，日常生活能力を観察と会話から判断した。その結果を精神科病院の院長，看護部長，事務長，訪問看護師，栄養士，社会福祉士と小さな困りごとをすぐに解決するためのケース会議を行った。

また筆者が大学院生などのボランティアとともに毎月1回大家さんも交えて食事会を開催した。大家さんの発案で，長野県の温泉に2年続けて出かけた。また，東京湾クルーズと高級ホテルでの食事会を行った。回復者が自主的にお世話になっている大家さんに感謝の気持ちを込めて大家さんの誕生日会を開催した。その後，それが定例化して，回復者と病院スタッフが中心になって月に1回の茶話会を開催するようになった。

回復者は，それぞれ旧友と会い，コンサートに出かけ，映画鑑賞に行き，お墓参りに出かけ，温泉旅行に行く，規則正しい生活を続ける，というように思い思いの生活を楽しんでいる。

この活動が6年経過している。3年目に1名が身体的不調と生活破綻で再入院になり，別の患者が退

［図5］入院中に行うアパート生活への支援計画

入院中に行うアパート生活への支援計画

作成日	● 年 ● 月 30 日
総合的な援助の方針 長期目標	感情的引きこもりを防ぎ，緊張の少ない生活を送る
短期目標	楽しみながらアパート生活の準備をする

優先順位	伸ばす力・課題（本人のニーズ）	具体策	達成時期	医療・福祉サービス等 種類・内容・量（頻度・時間）	医療・福祉サービス等 提供事業者名（担当者名・電話）	本人の役割	評価時期	その他留意事項
1	生活能力の向上	簡単な調理，電子レンジ，IH，炊飯器の使用，病院近くのスーパーマーケット以外のお店を見てみる，糖尿病食，高脂血症食のメニューを計画する，体操の継続，退院後に必要な道具を購入する準備	11月30日	公的支援1・2・3・4・5 その他				
2	引きこもりの予防	服薬の1週間自己管理・服薬教室への参加・友人との会話・音楽鑑賞	12月25日	公的支援1・2・3・4・5 その他				
3	身体的健康の維持	□□整形外科(捻挫)の治療の継続，内科受診の継続，糖尿病・高脂血症の治療の継続	11月30日	公的支援1・2・3・4・5 その他				
4	地域資源との調整	○○生活福祉課，△△生活支援センターとの話し合い	11月30日	公的支援1・2・3・4・5 その他				
5				公的支援1・2・3・4・5 その他				
6				公的支援1・2・3・4・5 その他				

［図6］アパート

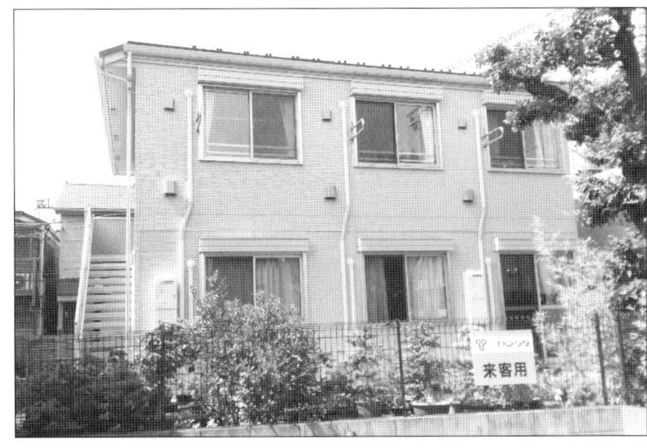

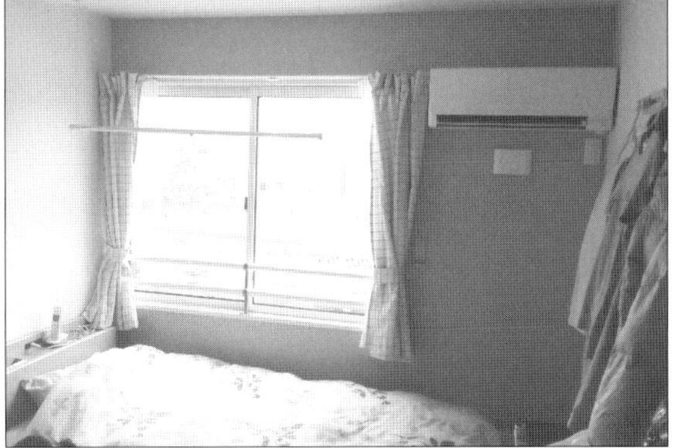

［図７］アパート生活継続支援計画書

アパート生活　継続支援計画書

○○○○様

計画作成日	●年　●月　26日

優先順位	支援目標	達成時期	サービス提供状況	本人の感想・満足度	支援目標の達成度（ニーズの充足度）	今後の課題・解決方法	計画変更の必要性			その他留意事項
							サービス種類の変更	サービス量の変更	週間計画の変更	
1	アパート生活に慣れる	6月30日	南晴病院で実施していること　調理ができていることを支持する。	満足している	達成している	継続，規則正しい生活を送っていることを支持する，を追加	有・無	有・無	有・無	
	アパートでの生活能力向上	6月30日	訪問看護：大きな買い物・家具の組み立て支援，生活費の引き出し方・サイクルの確立，設備の使い方支援	満足している	達成している	訪問看護：タンスを購入する支援　生活費の引き出し方・サイクルの確立	有・無	有・無	有・無	
		6月30日	デイケア担当PSW：負担にならない程度デイケア参加を促す。生活の困りごと，不調等の早期対応	満足している	達成している	デイケア担当PSW：2週1回デイケア参加を促す，生活の困りごと，不調等の早期対応	有・無	有・無	有・無	
2	地域の資源との調整	6月30日	地域定着支援導入：○○地域庁舎CW・PHN，△△地域庁舎PHN，□□生活支援センターとの調整	満足している	達成している	継続	有・無	有・無	有・無	
		3月31日	こうじや生活支援センターとの協働：ランチ会に参加できるようスケジュール調整する	足をねん挫してランチ会で長時間に発っていることができないので参加できない	達成せず	中止	有・無	有・無	有・無	
		6月30日	××退院支援GW月1回			新規	有・無	有・無	有・無	
	身体的健康の維持	6月30日	定期的受診，糖尿病食の維持，無理のない歩行訓練	満足している。一日おきに買い物に出かけている。歩かないと足が弱ってしまう。	達成している	継続	有・無	有・無	有・無	
3		6月30日	外来：採血データの確認。医師・栄養士と処方変更や栄養指導の必要があるか相談する。 栄養士：検査データをもとに食事指導，運動調理指導をする	満足している	中性脂肪が高値	継続	有・無	有・無	有・無	
	潤いのある生活	6月30日	他患者とコンサートに出かける。チケット購入や会場への移動支援	雪の中で出かけた。3月29日に次の予定。大家さんたちとの食事会に参加，と満足し充実している。大家さんから吹奏楽のコンサートを誘われている。	達成している	継続	有・無	有・無	有・無	
4										

院してアパートに入居した。別の１名は身体科の治療のために４カ月病院に入院したが退院後継続してアパート生活を送っている。

６）おわりに

長期に入院している高齢精神障害者の退院支援には，的を得た情報収集に基づいて，アセスメントを行い，的確な支援計画を立案して，さまざまな社会資源を活用して入院中から退院後を見据えた能力の回復を支援することが重要である。退院後に再入院しない，そして地域生活を継続するには，回復者と支援者が対等の立場で，危機的介入をすることである。小さな課題を早期に解決することが，大きな問題にならない重要な介入である。さらに，異常の早期発見の視点を失わないで共同することと，地域の資源を活用して切れ目のない支援をし続けることである。

アパートという特別な場への退院で，回復者が地

［表７］全体の支援体制

退院支援時	退院後１年	現在
・医師 ・看護師 ・精神保健福祉士 ・作業療法士 ・薬剤師 ・栄養士 ・筆者	・医師 ・看護師：訪問 ・精神保健福祉士：訪問 ・作業療法士：デイケア ・薬剤師：服薬指導 ・栄養士：週１回昼食会 ・ホームヘルパー ・生活支援センター：通所，相談 ・大家さん ・食事会（月１回） ・筆者 ・ボランティア	・医師 ・看護師（訪問） ・精神保健福祉士：訪問 ・作業療法士：デイケア，茶話会（月１回） ・薬剤師：訪問 ・ホームヘルパー ・生活支援センター：相談 ・大家さん＋娘さん ・ボランティア ・食事会（月１回） ・筆者

域で生活を継続できているコツは，❶住みやすい環境であること，❷経済的な心配がないこと，❸医療と福祉のサービスを受けられること，❹そのサービスを選択できること，❺住民同士の支援と距離感を保つこと，❻さまざまな支援者がいること，❼退院前に必要なスキルを学ぶこと，❽小さな課題を早期に解決すること，❾自由であること，❿希望があること，⓫希望をかなえることができること，そして⓬回復者が力を発揮することであろう。

［川野雅資］

《文献》

1）厚生労働省：精神障害者の方の地域生活への移行支援に関する取り組み—入院医療中心から地域生活中心へ.
www.mhlw.go.jp/kokoro/nation/area.html

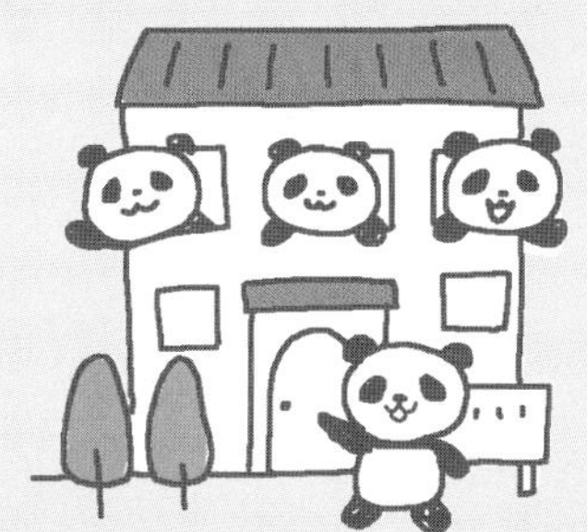

索引

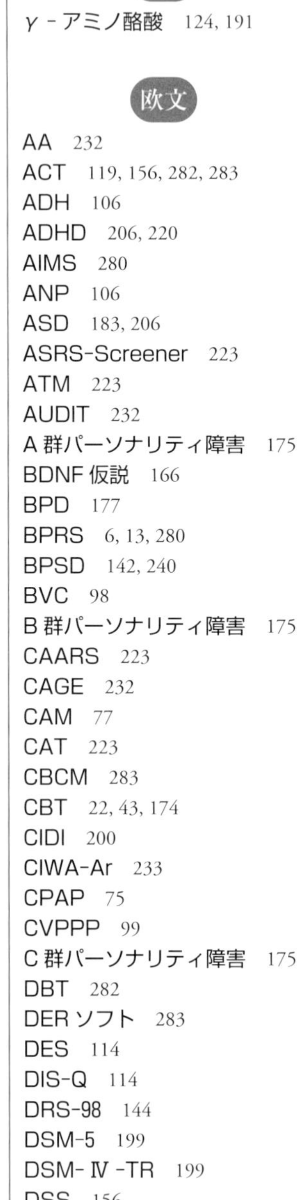

記号

欧文

あ

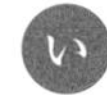

い

う

え

お

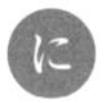

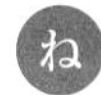

編集・執筆者一覧

[編著]

川野雅資（奈良学園大学保健医療学部看護学科　教授）

[執筆者]（五十音順）

安藤満代（聖マリア学院大学看護学部　教授）

石川純子（東京慈恵会医科大学医学部看護学科　講師）

伊藤桂子（東邦大学看護学部　教授）

大谷須美子（一般財団法人信貴山病院ハートランドしぎさん看護部）

大西　恵（有馬高原病院看護部）

岡本一郎（訪問看護ステーションいち縁　管理者）

片岡三佳（三重大学医学部看護学科　教授）

川野雅資（前掲）

鬼頭和子（名桜大学人間健康学部看護学科　上級准教授）

木下愛未（信州大学医学部保健学科　助教）

近藤浩子（群馬大学大学院保健学研究科　教授）

櫻井信人（関西国際大学保健医療学部看護学科　准教授）

下里誠二（信州大学医学部保健学科　教授）

鈴木啓子（名桜大学人間健康学部看護学科　教授）

曽谷貴子（元川崎医療短期大学看護学科　教授）

髙間さとみ（鳥取大学医学部保健学科看護学専攻　講師）

多喜田恵子（愛知医科大学看護学部　教授）

田中留伊（東京医療保健大学東が丘・立川看護学部　教授）

戸田岳志（社会医療法人芳和会菊陽病院看護部）

西出順子（奈良学園大学保健医療学部看護学科　助教）

西本美和（奈良学園大学保健医療学部看護学科　准教授）

萩　典子（四日市看護医療大学看護学部　教授）

福田浩美（東京女子医科大学東医療センター看護部）

松枝美智子（福岡県立大学看護学部・大学院看護学研究科　准教授）

村上　茂（医療法人和同会片倉病院看護部）

森　千鶴（筑波大学医学医療系　教授）

柳田崇姉（紫雲会横浜病院地域連携訪問看護）

エビデンスに基づく精神科看護ケア関連図 改訂版

初版発行……………………2008年12月20日
改訂版発行…………………2020年 1月 1日
改訂版第2刷発行……………2021年 7月10日

編著……………………………川野雅資
発行者…………………………荘村明彦
発行所…………………………中央法規出版株式会社
〒110－0016 東京都台東区台東3－29－1 中央法規ビル
営　業 TEL 03－3834－5817 FAX 03－3837－8037
取次・書店担当 TEL 03－3834－5815 FAX 03－3837－8035
https://www.chuohoki.co.jp/

DTP製作………………………株式会社ジャパンマテリアル
印刷・製本……………………図書印刷株式会社
装丁・本文デザイン…………有限会社アースメディア
表紙絵…………………………ネモト円筆
本文イラスト…………………イオジン，藤田侑巳
編集協力………………………木野まり

ISBN 978-4-8058-5979-7
定価はカバーに表示してあります。
落丁本・乱丁本はお取り替えいたします。

本書の内容に関するご質問については，下記URLから「お問い合わせフォーム」にご入力いただきますようお願いいたします。
https://www.chuohoki.co.jp/contact/